時兆文化

STOP CANCER

With Phytotherapy : With 100+ Anti-cancer Recipes

遏阻癌細胞

植物療法新視野 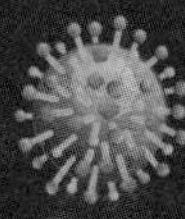 抗癌食譜100+道

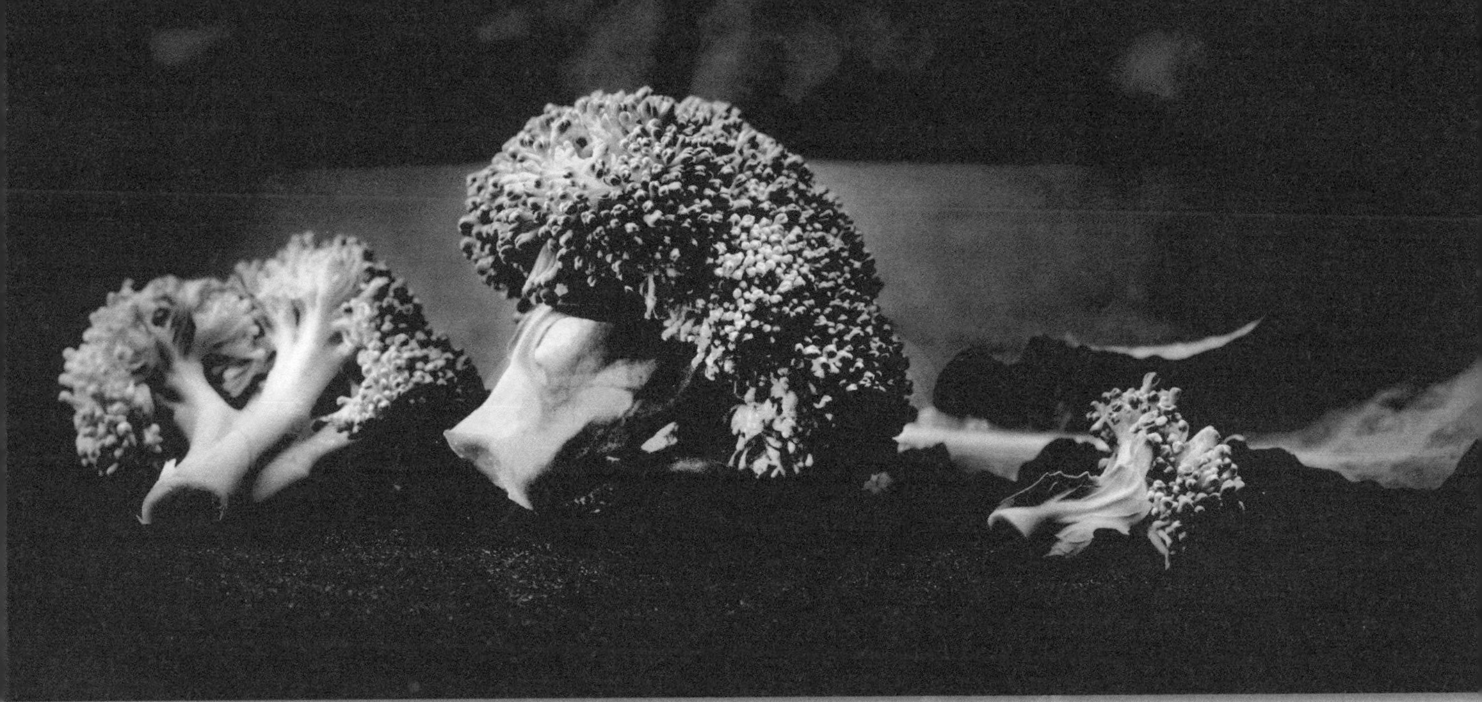

附抗癌食譜 100+

亞馬遜書店讀者五星好評力薦，
美國長壽村抗癌秘辛首度公開！！

羅馬林達大學醫學博士親自解構，
致癌與抗癌重大關鍵！

讓您天天吃出健康，遠離癌症陰影！

作者
劉漢新教授
Benjamin Lau, MD, PhD
王守美營養師
Esther Wong, MS, RD

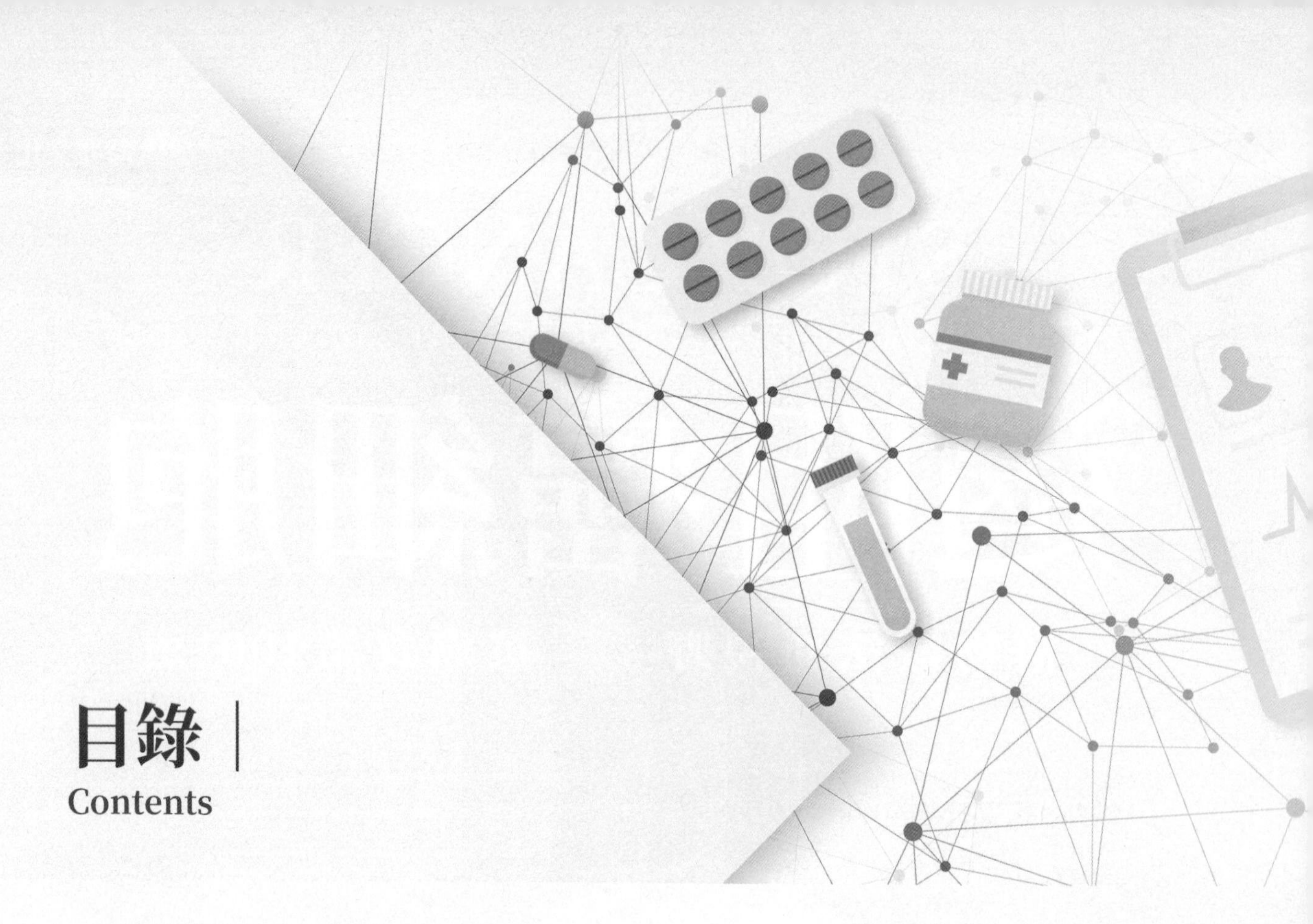

目錄

Contents

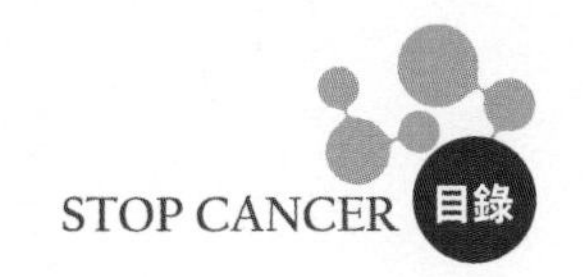

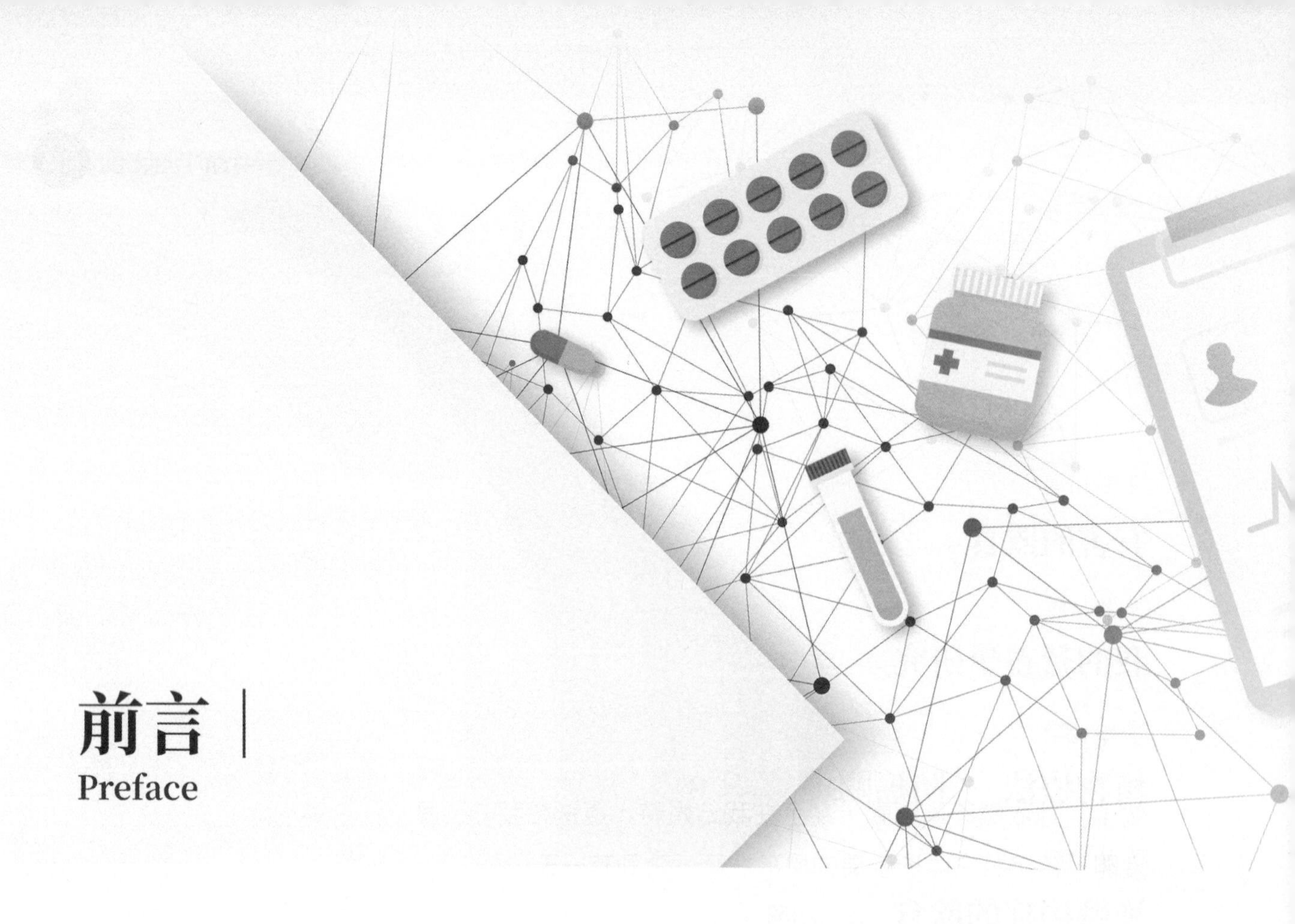

前言

Preface

「癌症的特效藥就快出現了嗎？」

自從美國尼克森總統在1971年頒布《國家癌症法》（National Cancer Act）以來，癌症倖存者的數字經過數十年的努力確有顯著提升。但時至今日，癌症依然是無法根治的疑難病症。

除非我們願意採取行動改變，否則那一天永遠不會來！

許多年前，我（王守美）記得在媽媽的廚房裡，經常聽到從果汁機傳出攪拌紅蘿蔔或其他蔬果汁的聲音，然後是這些鮮榨蔬果汁倒入瓶罐的聲音。裝好之後，母親就會帶著這些寶貝，開始發送給癌症病患，其中多位乃是飽受癌症蹂躪，並且已被醫生宣判「無藥可救」的病患。

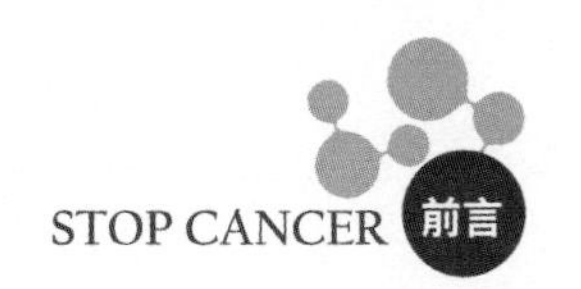

母親對人的關懷與憐憫，讓她即使在伊利諾州的嚴冬之際，都還願意每天開車到處派送果汁，長期服務病患。這些果汁為沮喪的病患們帶來莫大安慰，並讓無助之人重得希望。

其中有一位罹患乳癌末期的女按摩師，在得到母親幫助後，她的恢復讓所有親友感到不可置信，因為他們親眼看到她的生命不但沒有如醫生預期般結束，反而重啟自己的事業，享有健康快樂的生活。

當時年少無知的我，卻公然挑戰母親說：「媽媽，我很快就可以拿到加州大學柏克萊分校的碩士學位了，我非常清楚在紅蘿蔔和蔬果汁裡，根本就沒有什麼特別的功效！」她依然不為所動，甚至在我結婚時，還送給我一台蔬果榨汁機。我卻連紙盒開都沒開，直接將它收進廚房的櫃子裡面，直到有一天……

「妳的兒子得了淋巴瘤！」

外科醫生這句冷冰冰的話，使我膽顫心驚。就在當天上午，十三歲的兒子步基，才剛剛做完一項小手術，切除臉龐下方的小顆粒，但這只不過是為了美觀而已。外子（劉漢新）一再告訴我，這小顆粒只不過是數月前得到的傳染性單核細胞，並無大礙。

但是醫生一句話，讓我不得不面對殘酷的現實，他繼續說：「我明天已經為他安排了化療。」講完這句話之後，他轉身就離開了病房。

等等！等等！他剛說了什麼？淋巴瘤？化療？明天？

頓時我腦袋發昏，心跳加速，我得坐下來才行，整個人癱在冷清空蕩的會客室沙發上。「天啊！這不會是真的吧？不會的！」淚水奪眶而出，我吶喊著：「神啊！難道祢忘了他是我們向祢虔誠禱告了六年，才得到的寶貝嗎？」我失聲痛哭。

人生真是殘酷無情。我才剛讀到一則故事，是關於一位母親如何痛失她罹癌小孩的辛酸經歷，其實數年前，我自己還曾經安慰過這位母親。

「請不要奪走我的兒子！祢聽見了嗎？」我激動地無法呼吸，甚至感到頭暈⋯⋯

外子湊巧在這一天去到車程兩小時外的洛杉磯開會。我該怎麼辦？我能怎麼辦呢？

結果我站起來，意志堅定的表示：「不，我們明天不做化療！」我需要時間考慮⋯⋯

經過漫長的兩小時之後，我聽見外子快步走進來，一如既往興沖沖地對我說：「哈囉！」。但是他才看了我一眼，就知道情況不對，他的笑容僵住了，我很快地將醫生的診斷告訴他。

「不可能！這一定是誤診！」他立即走到護理站察看報告，又諮詢了病理教授和資深住院醫師，在撥打幾個電話之後，他回到兒子的病房，問道：「兒子，準備好回家了嗎？」

我態度有所保留地鬆了一口氣！起碼明天不用化療！

這就是我們首次接觸癌症的經歷，所幸有驚無險。經過南加州另一所化驗室再次檢驗，結果與外子的診斷相同，淋巴瘤乃是誤診。但是有成千上萬的患者，卻無法如此幸運！

30年過去了，癌症依然猖獗！

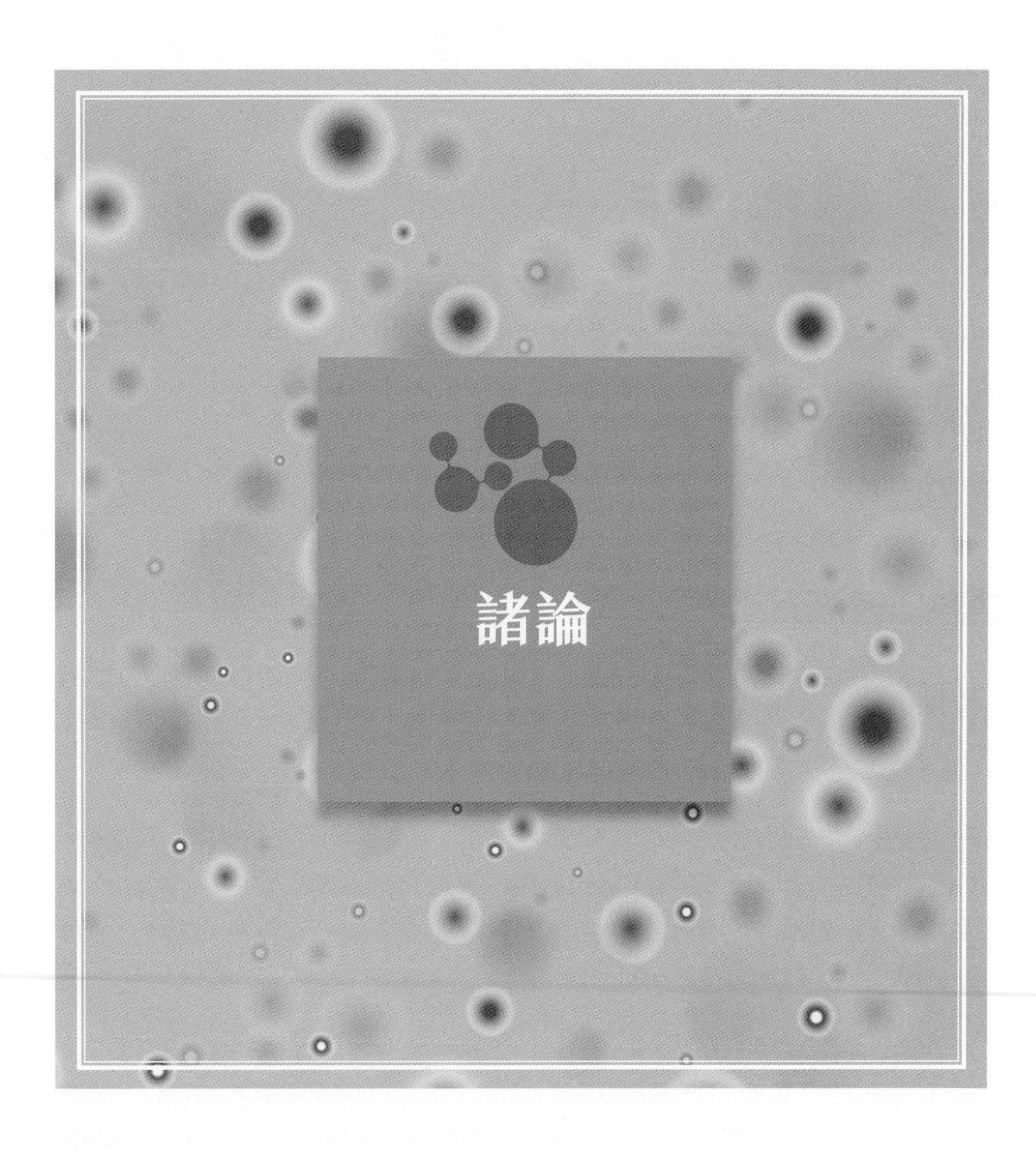
諸論

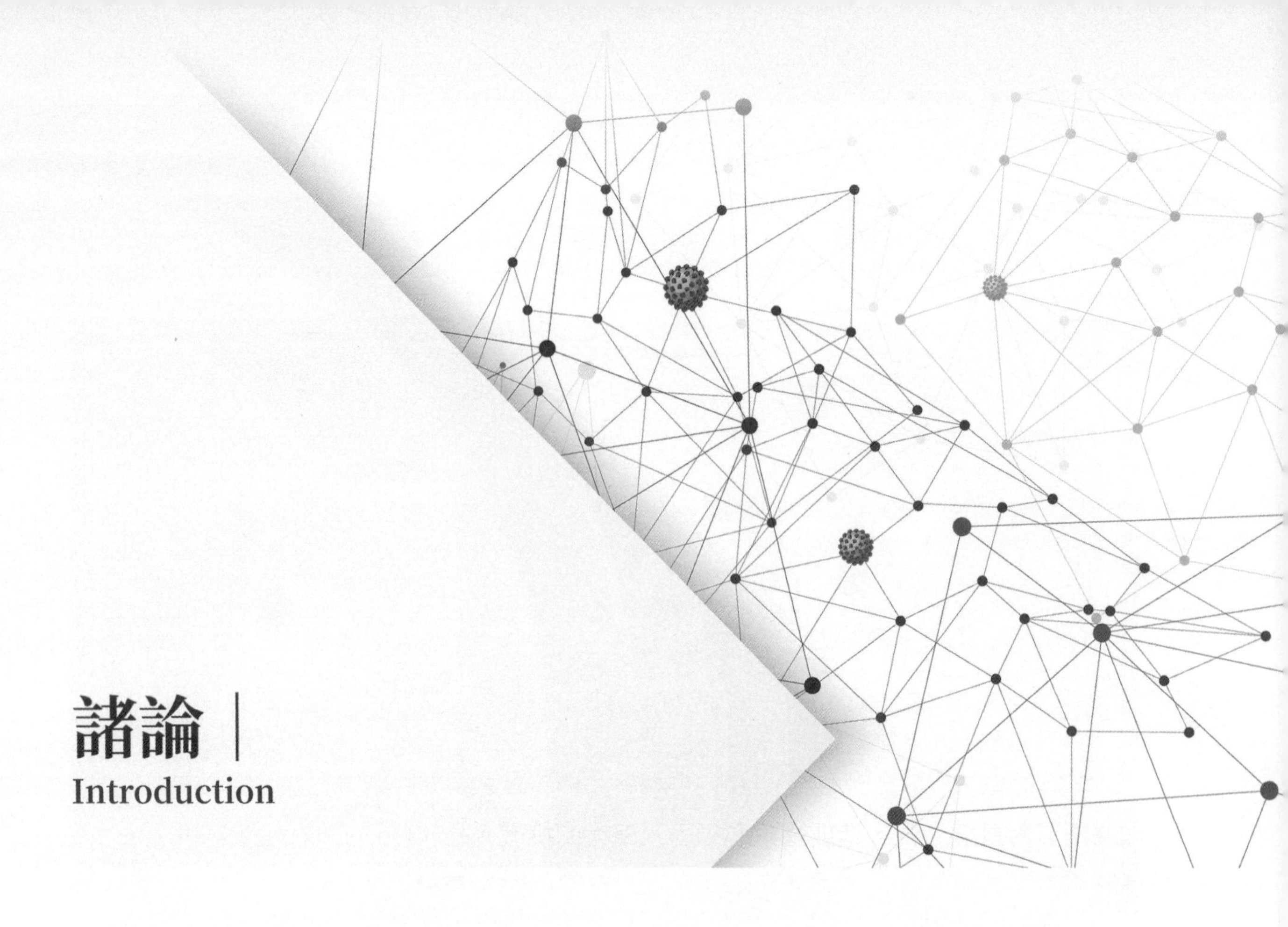

諸論
Introduction

「你得了癌症！」——這句話是多麼令人聞風喪膽、震驚沮喪，且對聽見的人造成致命打擊。光是在美國，癌症每年就奪走了近60萬人的性命。當今癌症的病發率正以驚人的速度攀升！對此我們必須採取行動。

在美國每年有超過160萬被診斷罹癌的新病例。儘管現今科技日新月異、醫療技術發達，這可怕的疾病單單在美國，每年依然還是奪走了超過50萬人的生命[1]。事實上，癌症的死亡率約是確診新病例的1/3。對那些胃癌和大腸癌患者，死亡率更高達50%；而肝癌、胰臟癌和肺癌的死亡率更是超過80%！

根據美國責任醫師協會（Physician Committee for Responsible Medicine）估計，美國每兩位男性或每三位女性之中，即有一位有罹癌的風險。對男性而言，以前列腺癌最為普遍，而女性的最大殺手仍以乳癌居首[2]。在過去五十年內，乳癌的病例顯著增加，從1960年代的6萬2千例，增至2010年的20萬例，其中竟增加了三倍之多[3]！其他各種癌症病例，亦逐年增

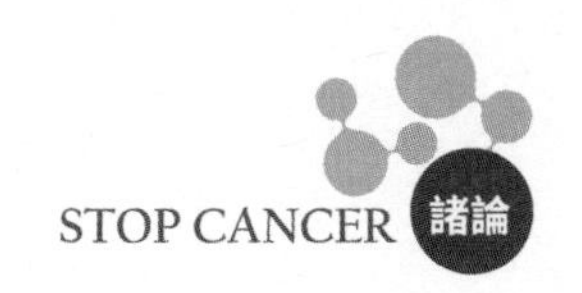

長。其中原因何在？接下來幾章將會為您詳細分析。當您知道原因後，就更能瞭解如何預防，甚至扭轉劣勢擊敗癌症。

這種罹癌案例及比例爆增的情況，不單只發生在美國，全球各地亦是如此。癌症以驚人的速度飛快蔓延。根據統計，2005年有760萬人死於癌症，按照這樣速度，十年內有840萬人因癌症喪命[4]。世界衛生組織發出警告：預計全球罹患癌症的病例，將從2012年的1,400萬例，在往後二十年裡每年增加2,200萬例[5,6]。到了2020年時，估計約有1,500萬確診的新病例，而其中有1,200萬病患會喪失生命[7]。

這統計數字帶來了多方面的憂慮，其中之一乃是它對醫療危機上所產生的影響，例如醫療費用直線上升，造成國家必須面對龐大的挑戰。除非作出重大改變，否則這樣的局勢將無法改善。2010年，美國納稅人支付了將近2,600萬美元的醫療費用，這是1980年的十倍之多[8]。美國超過17%的國內生產毛額（GDP）均花費在醫療上，比其他任何國家都多。但是如此鉅額的醫療費用，卻無法讓美國人民的壽命延長。與其他文明國家相比，美國人的心臟病和癌症增長率不但沒有減少，反而增高[9]。

當今的醫療危機不單只是費用過高，還有生產率下降、殘障及死亡等都會造成影響。我們必須採取因應措施，而最明確的解決方法，乃是改變早該轉移的重點方向。與其花費在昂貴的病症治療上，何不著重於疾病的預防工作？

責任醫師協會會長尼爾．巴納德醫生（Neal Bernard）近期指出，「80%的癌症都受到可控制的外在因素所影響，包括飲食。」他更進一步勸說：「飲食與癌症的重要關聯性，是不容忽視的。其中的關鍵在於你和所愛的人，要如何找到正確的資源，認識飲食在防癌方面的重要性。並且，一旦確診罹癌後，如何利用飲食增加病患的存活率[10]。」在本書中，我將詳細闡述他的論點。

我三十年前到中國訪問時，那時中國與其他國家相比之下罹癌率較低。但時至今日，乳癌和大腸癌在中國的病發率卻成長了三十倍之多。原因何在？對此我亦會詳加探討。同時我要各位思考現在的中國與三、四十年前的差別在何處？這又與罹癌率上升有何關係？

誰不渴望與所愛的人過著健康快樂、豐盛又有意義的美滿生活？我們能否做些什麼好讓自己擁有這樣的生活？我們又該做些什麼才能降低患病的機率？

對以上這些問題，其答案是「我們能」。雖然生命中有許多事情無法任我們選擇，但其中有些部份還是能夠由我們掌控的。我們可以學習做出明智的選擇，降低罹癌（及許多其他疾病）的患病機率，並延續充滿活力的健康生活。在本書中，我們一再強調，改變飲食和生活方式的確有助於防癌、抗癌，以及逆轉癌症！

按照2002至2006年，美國國家醫療部長卡蒙那（Richard H. Carmona）醫生所說，在醫療花費裡，75%的疾病都是完全可以預防的。那麼也就是說，有40%的癌症死亡是可以避免的。只要做出簡單的生活改變，就可以降低38%罹患乳癌的風險，大腸癌是45%，胃癌則是47%。他建議政府應該多花錢讓人民保持健康[12]。

我們相信癌症是一種與飲食和生活方式有關的疾病。有八至九成的癌症與不良飲食習慣、吸菸及接觸環境中的毒素相關。當今，越來越多的研究都支持生活方式在健康和疾病上扮演了一個重要角色。不像早期在這方面的研究人員，在發表研究數據時，總是遭受嚴厲的反對。

1980年代，歐爾尼（Dean Ornish）醫生顛覆當時的醫療知識，力排眾議地表示心臟疾病可以藉著改變飲食和生活方式得到扭轉[13]，然而他這項主張在當時並不為醫學界或一般民眾所接受。

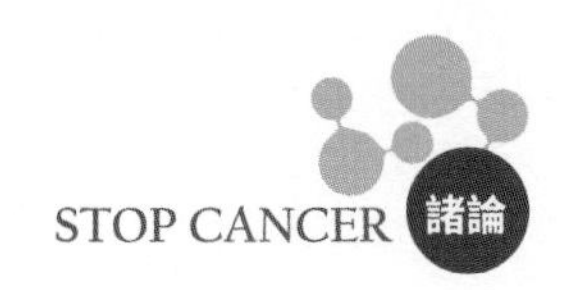

另一位這方面的開路先鋒，在知名的克里夫蘭診療中心任職的埃塞斯廷醫生（Caldwell B. Esselstyn），亦在他的研究中得出相同結論——完全的純植物飲食，不論運動多少，亦可以改善心血管疾病[14]。

透過幾十年來的研究，伯爾納醫生和多位專家發現，純植物飲食與適當的生活方式也可以逆轉糖尿病[15]。

因此繼這兩項發現之後，接下來的疑問就是：如果心臟病和糖尿病都可以藉由飲食及生活方式得醫治，那麼癌症是否也行得通？答案是「可以」。相信這對病患而言，是個振奮人心的好消息！

在坎貝爾博士（T. Colin Campbell）指標性的營養學研究中，明確地顯示有些食物可以「開啟」（open）和「關閉」（close）癌症[16]。換言之，每個人都可以影響自己在防癌和抗癌上的命運！

有趣的是另一位營養學家麥道格（John McDougall）博士，他四十多年來一直倡導素食和健康生活方式對預防及治療疾病上的功效，尤其針對癌症。他指出「大部分的學者都相信美國人營養過剩的的飲食，乃是導致乳腺、大腸、前列腺和其他部位癌症的主要因素[17]。」因此，從這些有力的科學研究數據，我們得知癌症與心臟病及糖尿病一樣，可以藉著飲食和生活方式的改變，得到防治、遏止及復原的功效。

癌症最致命的問題在於無知——對病因、防治和治療方法一無所知。知識乃是力量，擁有知識就能作出明智的選擇。這也是這本書的目的：激勵您積極地增進自己的健康，供給您提升生活品質的工具。其實人體賦有奇妙的復原能力，我們建議你使用一套完整的方案，包括靈智體三方面的組合，讓身體得到自癒的能力。

本書重點如下：

- 呈現作者所進行的基本和臨床實驗，以及其他著名的專家研究，加上從世界各地取得的觀察研究數據。
- 說明免疫系統在防癌和抗癌方面的功能。
- 闡述致癌的因素。
- 藉著三種特定的飲食，配合新起點健康生活規劃（the NEWSTART Lifestyle Program），達成防癌和抗癌的功效。

書中的基本訊息乃是——不論你治療癌症的選擇方式（手術、化療、電療、合併治療或是不治療）為何，最重要的關鍵在於：

❶別再做任何會令你生病的選擇。

❷從此刻起，做出能增進你健康的選擇。

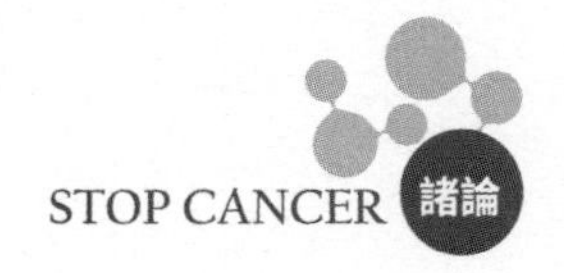

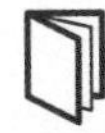

1.AmericanCancerSociety:Estimatednewcancercasesanddeathbysexforallsites, U.S., 2010.
2.NationalCancerInstitute: Comprehensivecancerincidenceandmortalityreport. www.gov/newscenter, 2011.
3.AmericanCancerSociety:Estimatedbreastcancermortality, incidence, andI/Mratios, USA. 2011.
4.www.gits4u.com/health/cancer.htm
5.www.inctr.org/about-inctr/cancer-in-developing-countries
6.healthland.time.com/2014/02/03/cancer-cases
7.Brayand F, and Moller B: Predicting the future burden of cancer. Nat. Rev. Cancer 63-74, 2006. Doi:10.1038/ncr1781.
8.realtruth.org/articles/090203-005-health.html
9.http://www.answerstohealthcare.com/articles/american-Healthcare
10.BarnardN:TheCancerProjectReport. August 26, 2011.
11.American Institute for Cancer Research/World Cancer Research Fund policy report: Lifestyle Changes Vital for Preventing Cancer. http://www.aicr.org/site/DocServer/UICCprWCD2011.
12.Carmona RH: The Future of Health Care – The Role of Preventive and Integrative Medicine. Loma Linda University 80th Annual Postgraduate Convention. March, 2012
13.Ornish D: Dr. Dean Ornish's Program for Reversing Heart Disease. Random House, Inc., 1990.
14.Esselstyn CB Jr: Prevent and Reverse Heart Disease. Penguin Group (USA) Inc., 2007.
15.Barnard ND: Dr. Neal Barnard's Program for Reversing Diabetes. Rodale, Inc., 2007.
16.Campbell C T, Campbell II TM: The China Study. BenBella Books, Dallas, TX, 2005.
17.McDougall JA: The McDougall Program. Penguin Group (USA) Inc., 1990.

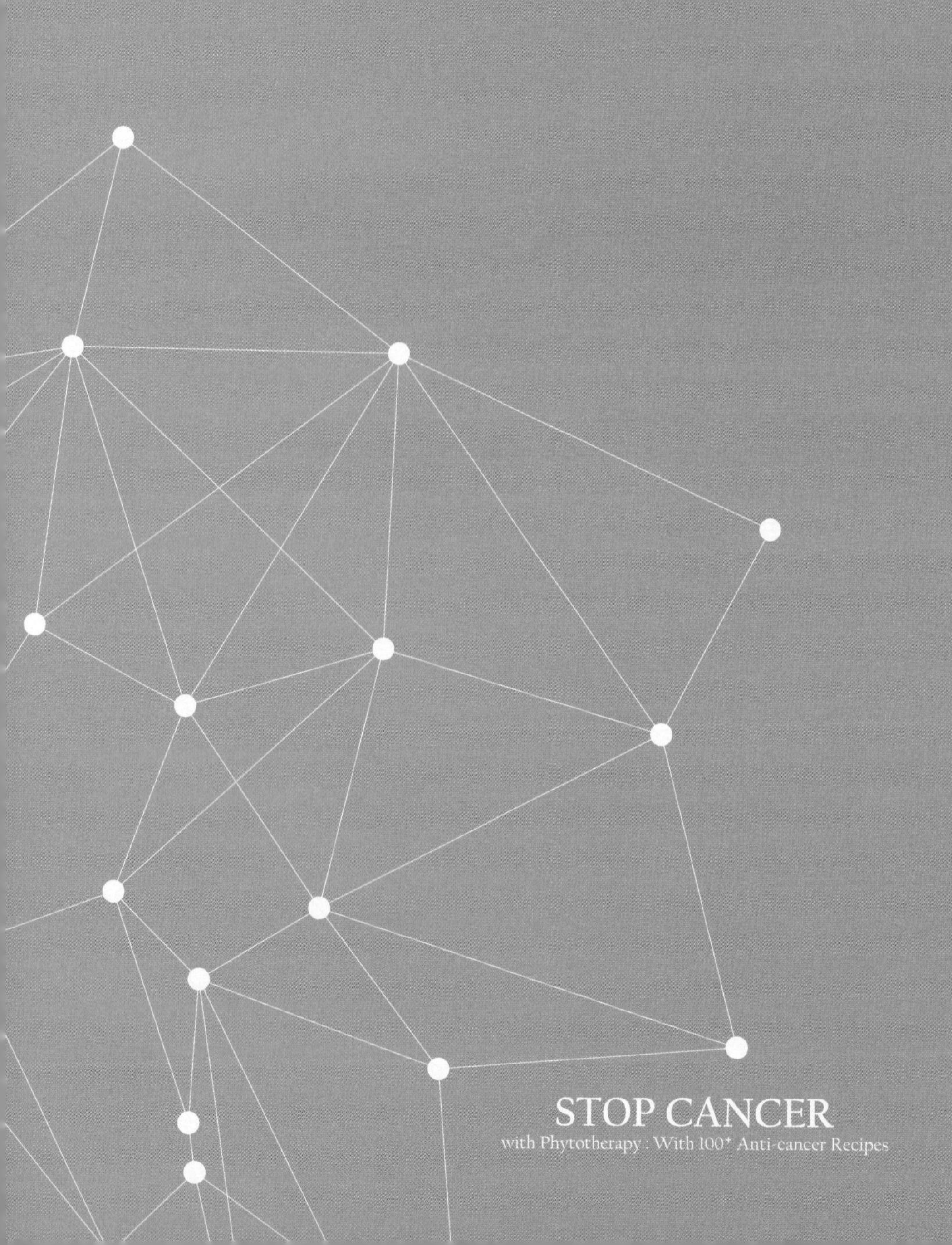

STOP CANCER

with Phytotherapy : With 100+ Anti-cancer Recipes

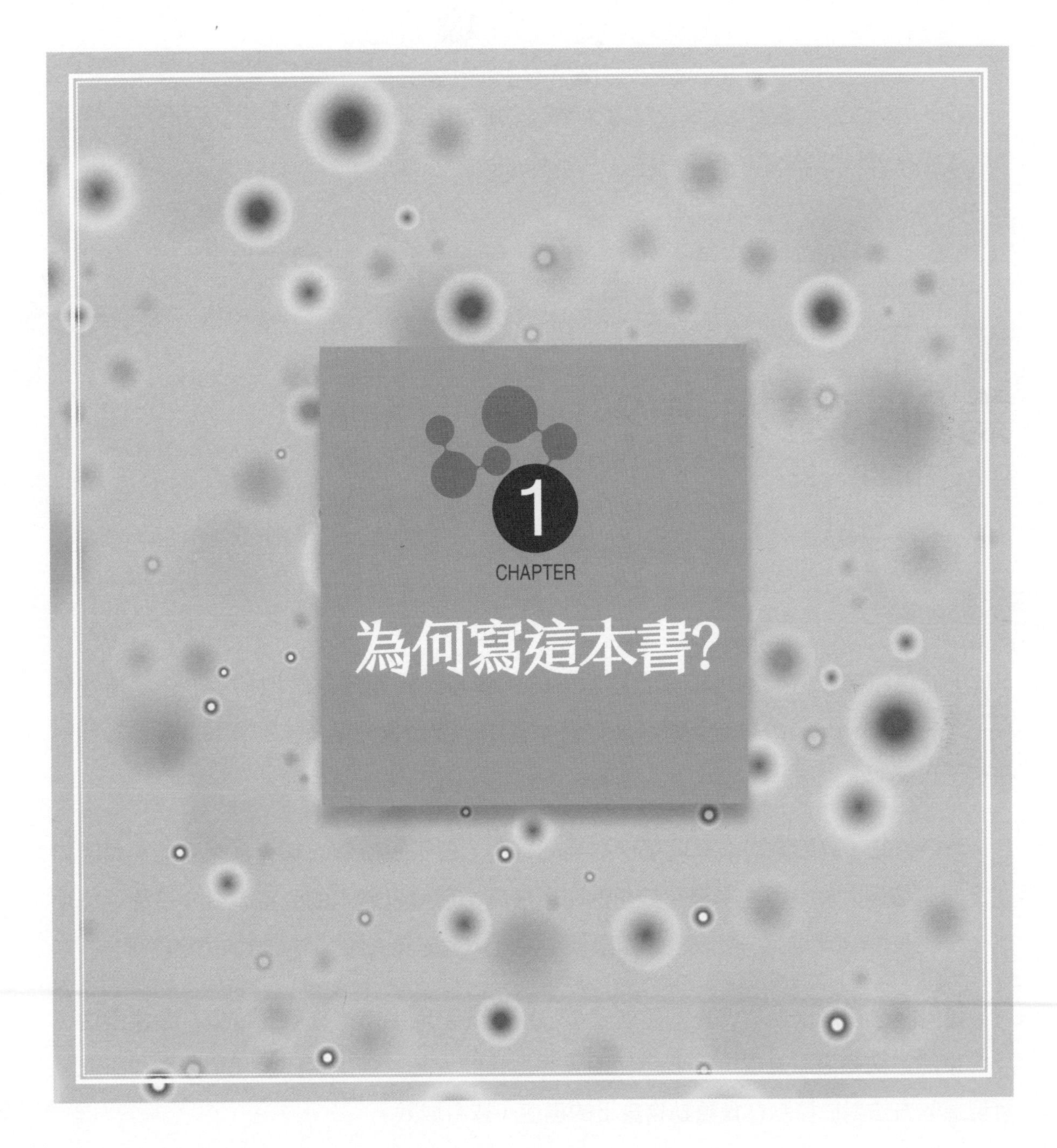
1
CHAPTER
為何寫這本書?

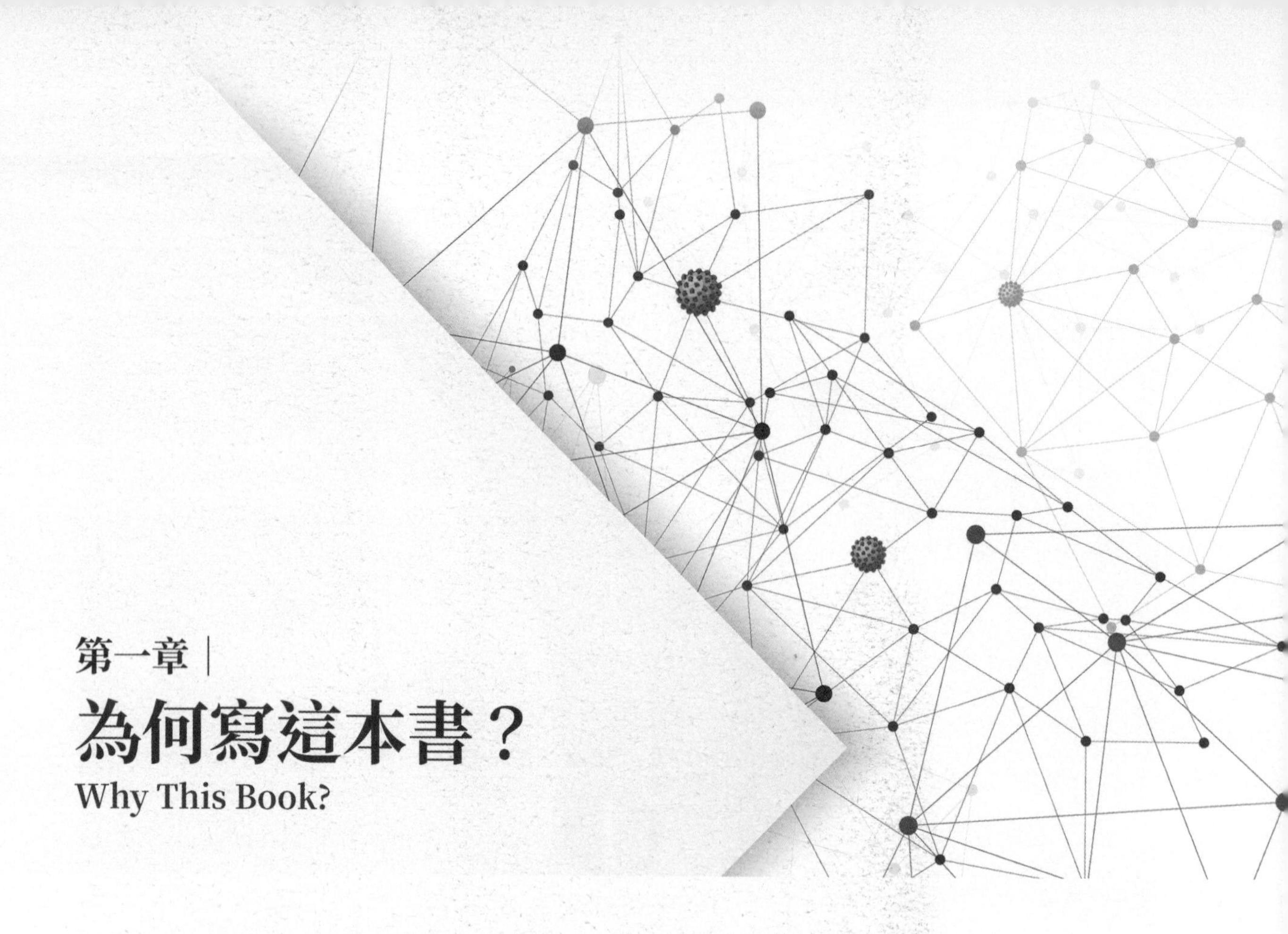

第一章｜

為何寫這本書？

Why This Book?

對於癌症該如何抑制，是有合理解答的。請容許我開門見山地指明——「植物療法」（Phytotherapy）就是答案了。在這本書中，我們會分享多年的實驗以及各項觀察研究，以闡明此論述。

眾所皆知，癌細胞可能早就潛伏在我們體內，但不是每個人都會罹患癌症。原因何在？原來每個人都有與生俱來、神奇的防禦機制，那就是體內的免疫系統。這種免疫功能（尤其是稍後第五章提到的天然免疫力）如果健全的話，就能夠在接觸癌細胞時殲滅它們。

我研究之初是以動物作為實驗模式，分別研究了用手術、化療、電療、免疫療法，及食療的方法來治療癌症[1,2,3]。我也使用天然提榨的大蒜、中國草藥，和植化素作研究。發現這些方法對於控制在實驗動物身上的癌症，皆有成效。

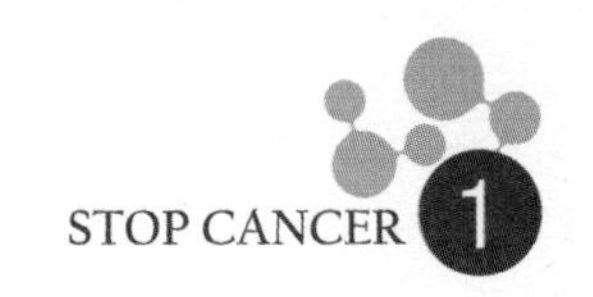

但其中尤以植化素最為有效，請讓我在此方面詳細解釋。

其實許多治療癌症的化療藥物，其中元素乃取自各種植物。但經過提煉後，大多數都會產生嚴重的副作用。當我用植物中所取出的原始物質時，卻發現它們對消滅癌細胞與化療藥物同樣有效，而且副作用極小，甚至不會產生。這與化療藥物在動物身上所產生的毒性副作用，有很大差異。此乃是我在研究初期的一項重要認知。

致癌的三大原因是：化學致癌物、輻射、微生物，尤其是各種病毒。它們能夠入侵體內細胞，對DNA產生變異，或變成容易罹癌的細胞。但是有一小部分的致癌細胞，很快就能被人體中的免疫細胞摧毀。

我與研究同仁們在實驗室對自然免疫系統的巨噬細胞和天然殺菌細胞，曾經作過深入的研究。這種自然的防禦系統，不但有力，並且能夠及時警惕保護身體，抵禦任何外來的入侵者。

癌症的發展分為三階段：啟動（Initiation）、促進（Promotion）、進展（Progression）。

❶**啟動階段：**在此時期，一種因素入侵了正常細胞，然後直入其核心，進而改變細胞的基因結構，使之轉為容易致癌的細胞。此細胞便脫離原來正常的成長模式，快速地複製多量的致癌細胞，最後形成了一顆腫瘤或是可繁殖的群體。

❷**促進階段：**這顆小腫瘤或是可繁殖的群體，獲得某種特定的養分，促進其生長，並向鄰近部位延伸。

❸**進展階段：**最終，腫瘤快速成長，擴散至身體其他部位。

其實在啟動階段，免疫細胞是能夠輕易剷除致癌細胞的。一旦進入促進和進展階段，由於致癌細胞具有矇騙及掩飾的特性，因而不再那麼容易被剷除。雖然如此，大家也毋須灰心。經過我們多年來的鑽研成果，確知植化素可以阻止並剷除這三個階段癌細胞的發展。（請見第二章）

何謂矇騙特性？這乃是一種作戰策略，癌細胞藉著此種逃避機制的掩護，躲過免疫細胞的攻擊。然而癌細胞又是如何騙過人體內的巨噬細胞和天然殺菌細胞呢？答案就在於癌細胞藉著散播帶有可溶性的因素（抗原），而這些可溶性的因素乃來自癌的排泄物。它們就像手帕一樣，遮蓋了免疫細胞的抵抗力。同時，這些盲目的免疫細胞，還以為已經有效摧毀了癌細胞。換言之，體內的免疫細胞受了矇騙，事實上它並沒有完成摧毀癌細胞的工作。但是我們不必失望，實際情況並非完全無望。正如前面所說，多項研究顯示，只要供應植化素給免疫細胞，就能立即除去這層蒙帕，使其恢復摧毀癌細胞的功能[4,5]。

那麼，掩飾特性又是什麼？這乃是另一種癌細胞的自我保護機制，利用蛋白質形成的外層覆蓋其表面。因此免疫細胞無法辨識癌細胞，或者不認識這層新的表皮。這種掩飾表層的形成來自於動物性蛋白質。而癌細胞又如何達成任務呢？在正常情況下，蛋白質表層是可以被體內胰臟所產生的酶素（胰蛋白酶和糜蛋白酶）消化或銷毀。

可是當人體吸收動物蛋白質的時候，這些酶素就被用來消化動物蛋白質，而餘下可用來對付癌細胞的，就所剩無幾了。因此食用肉類，反而保護了癌細胞，阻擋了免疫系統的運作。於是當我們停止食用動物蛋白質時，體內就有充足的胰蛋白酶和糜蛋白酶，去消化依附在癌細胞表面的蛋白質，繼而除去偽裝，讓免疫細胞看見癌細胞的真面目。而且食用植物性蛋白質，不會削減體內的胰蛋白酶和糜蛋白酶，亦不會幫助癌細胞的掩飾。我們的研究報告顯示，植化素能夠大力增強人體的免疫功能[6]。更進一步地說，植化素可以有選擇性的毒害癌細胞，同時又能滋養正常的健康細胞（請見第三和第七章）。這真令人感到興奮！

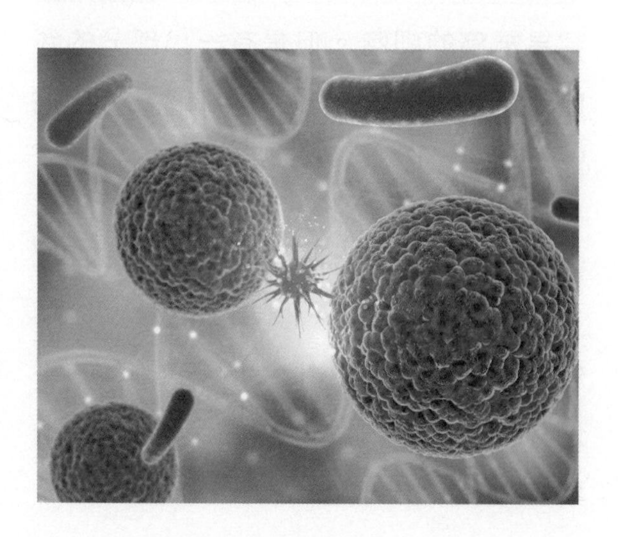

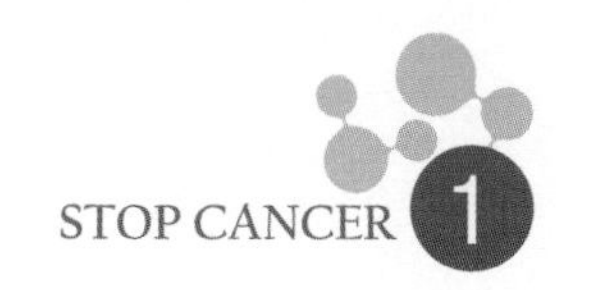

近年來常聽到「血管新生」(angiogenesis)或「新血管形成」，此乃癌細胞進展和轉移的重要過程。在1970年代初期，科學家發現癌細胞能夠分泌成長因素，刺激新血管形成[7]。進而藉著這些新形成的血管，擴展到更多的身體部位，就像為自己搭橋鋪路一樣。在過去十年，科學家用盡心血希望研發新的藥物，抑止這種血管新生，試圖癱瘓癌症的進展。

在等待新藥研發時，營養學家已經發現，許多蔬菜水果均擁有抗血管新生的性能[8]。

其中包括極為普遍的蔬果：蘋果、朝鮮薊(artichokes)、各種莓果、綠花椰菜、高麗菜、白花椰菜、蒜頭、羽衣甘藍(kale)、檸檬、柑橘、番茄等等。多吃這些蔬果，可以抑制癌細胞建立新血管，可見植化素在抗癌方面是多麼有效！

三十多年來，從實驗室的研究顯示植物療法和食療法皆能提昇免疫細胞的功能(包括巨噬細胞，天然殺菌細胞，和T型淋巴細胞)，加強它們殲滅癌細胞的力道。近年來我們也親眼看見，食療法的確成為抗癌最有力的方法。從我們的實驗中，亦證實植物療法與食療法都能達到抗癌的成效。

在此書中，您可以讀到其他幾位科學家的研究報告，支持我們的論述。而在此書的後半部，也會提供植療法的實踐說明和抗癌的實際生活型態。

為何要寫這本書？其實這書是為您而寫的。我們誠摯希望能與您分享心得，進而敦促每一位抗癌歷程中的朋友們兩件事：

1. 不要再做任何可能致癌的選擇。
2. 開始做有益、並能增強免疫系統以抗癌的選擇。

至於該如何著手進行這些事呢？本書的其餘各章將有詳細探討。

1.LauBHS, WoolleyJL, MarshCL, BarkerGR, KoobsDH, andTorreyRR: SuperiorityofintralesionalimmunotherapywithCorynebacteriumparvumandAlliumsativumincontrolof murine transitional cell carcinoma. JournalofUrology136:701-705. 1986.

2.Marsh CL, Torrey RR, Woolley JL, Barker GR, Lau BHS: Superiority of intravesical immunotherapy with CorynebacteriumparvumandAlliumsativumin control of bladder tumor. Journal of Urology 137:359-362, 1987.

3.Woolley JL, Lau BHS, Ruckle HC, Torrey RR: Phagocytic and natural killer cytotoxic responses of murine transitional cell carcinoma to postsurgical immunochemotherapy. Journal of Urology 140:660-663, 1988.

4.Rittenhouse JR, Lui PD, Lau BHS: Chinese medicinal herbs reverse macrophage suppression induced by urological tumors. Journal of Urology 146:486-490, 1991.

5.Lau BHS, Ruckle HC, Botolazzo T, Lui PD: Chinese medicinal herbs inhibit growth of murine renal cell carcinoma. Cancer Biotherapy 9:153-161, 1994.

6.LauBHS, YamasakiT, GridleyDS: GarlicCompounds modulatemacrophageandT-lymphocyte functions. MolecularBiotherapy 3:103-107, 1991.

7.Folkman J, Merler E, Abernathy C, Williams G: Isolation of tumor factor responsible for angiogenesis. Journal of Experimental Medicine 133:275-288, 1971.

8.Dulak J: Nutraceuticals as anti-angiogenesis agents: Hope and reality. Journal of Physiology & Pharmacology 56 (suppl. 1):51-60, 2005

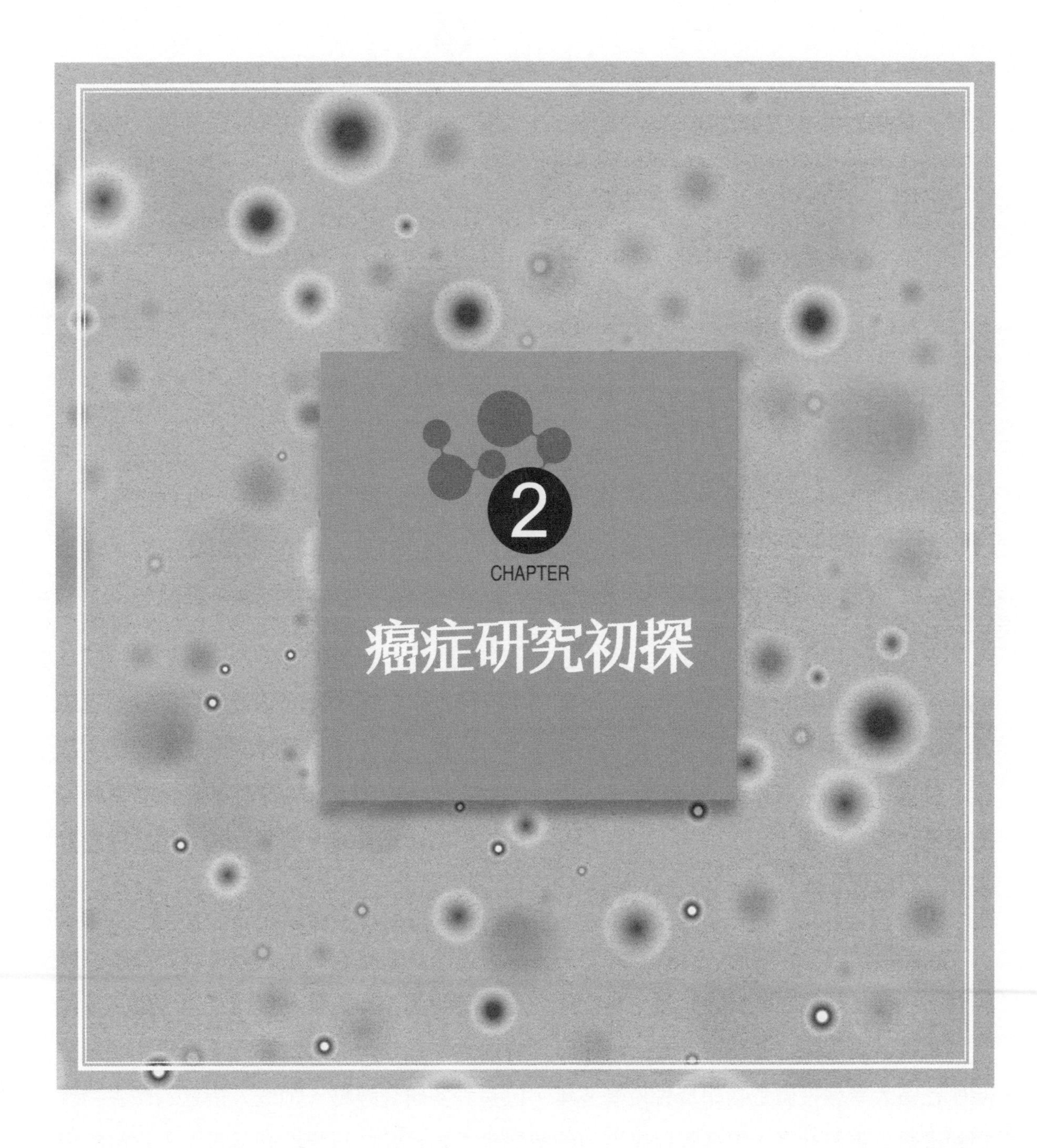
2
CHAPTER
癌症研究初探

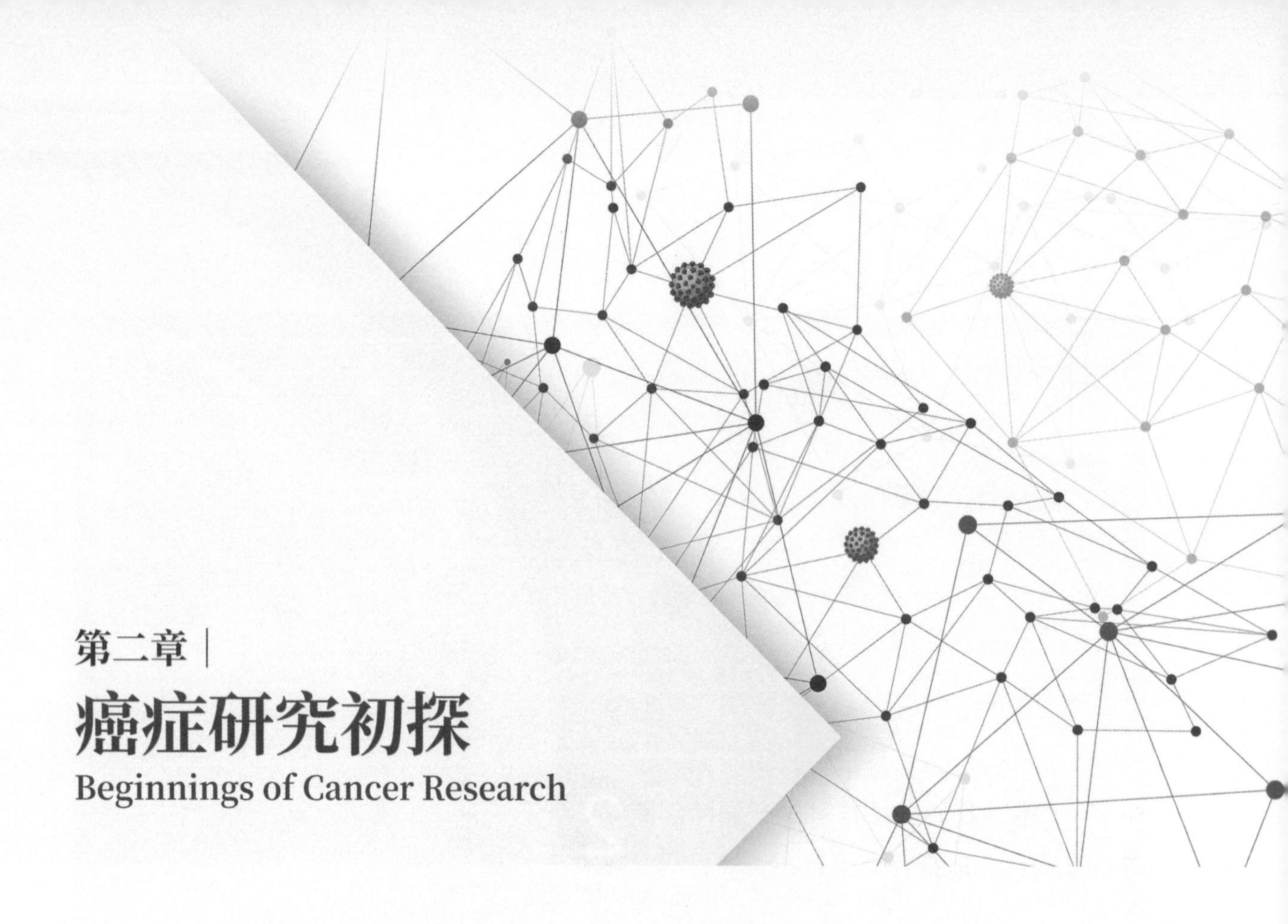

第二章｜

癌症研究初探

Beginnings of Cancer Research

在美國肯塔基大學完成免疫學及微生物學的博士學位後，我回到位於伊利諾州芝加哥市郊、興士戴爾鎮（Hinsdale）的社區醫院，重拾進修前便展開的微生物學研究工作，並擔任院內新成立的研究實驗室主管。在就讀研究所前，我就已在該院做微生物學的研究。我在那裡只待了兩年，即受聘前往南加州的羅馬林達大學醫學院，擔任助理教授並從事研究工作。

回顧醫學院工作時期，對我個人是極富挑戰性及具成就感的。在教導醫學院學生的同時，我亦忙於成立研究實驗室、培訓研究生。當時我指導的第一位研究生，是一位在洛杉磯社區大學擔任教授的女士。她來羅馬林達大學進修是為了獲得博士學位。她曾在該所社區大學教授微生物學及免疫學多年，已有許多研究經驗。她個人撰寫的微生物學相關書籍，更是社區大學多年以來沿用的教科書；她也曾在科學期刊發表過十餘篇的研究論文，所以指導她完成研究報告是件輕省的事。我們一同選定畢業論文研究項目。她在三年之內即完成所有的課程及研究報告，並成功地取得博士學位。之後我們更欣然見到她在免疫學的學術期刊上發表了學術論文[1]。

多項免疫學研究及成果

第一位研究生完成她的博士學位後不久，羅馬林達大學醫院放射科腫瘤部（現稱放射治療部）的主任斯雷特醫生（James M. Slater），邀請我到他那裡參與一個跨部門的合作項目。斯雷特博士是一位舉世聞名的腫瘤放射治療專科醫生。在1990年代，他曾主導醫院設立「質子治療中心」的工程。這是當時第一所在醫院內設立的「質子治療中心」。斯雷特醫生希望我在他的部門成立一所研究免疫學的實驗室，培訓臨床的醫生和技術人員，讓他們能夠獲取親身的研究經驗。他所提供的條件，包括在羅馬林達大學醫院放射科內設立一間特級實驗室，並供應實驗室內所需的一切儀器，外加一名全職技師。我沒有考慮太久即答應了他的邀請。老實說，我對這項邀約非常興奮，因爲這讓我有機會和醫院的臨床醫師及技術人員們互相交流。從我在微生物學系的實驗室，只需步行三分鐘，就能抵達醫學院的實驗室。所以在管理上並不困難。當時我們所選擇的第一個研究項目，乃是由資深的住院醫師吳恩倪（Ernest Ngo）和斯雷特醫生共同擬定，研究長期接受輻射治療對人體免疫反應的影響。我們錄取了六十位即將接受輻射治療的病患，參加這項研究，分別在他們接受治療前、治療期間，和治療過程結束後，都為他們的免疫狀態進行測驗。研究的結果發現，輻射治療抑制了病患的細胞免疫力：以未接受治療前的基礎數據來看，降低了48%至64%不等。這個現象會一直延續到病患治療過程完畢後的兩個月。我們也發現骨盤及腹部的輻射治療，對抑制患者的細胞免疫力，要比胸部、頭部及頸部的輻射治療大得多。而細胞免疫下降的程度，與病患的臨床實際結果相關。知道患者的免疫反應，讓治療的醫生可以調整輻射治療的時間表或劑量，使患者獲得更好的療效[2]。

另外，我有幸與多年好友黃森醫生（Douglas S. Wong）再次合作。黃醫生是羅馬林達大學醫院放射科腫瘤部的專科醫生，亦是羅馬林達大學醫學院教授。當時醫學界已經普遍知道，全身接受低量輻射治療可以延長癌症患者的生命，而且也會改善慢性淋巴細胞白血病患的生活。我們成功地使用以動物為模式的「富蘭德病毒誘發性白血症」（Friend virus-induced leukemia）方法，顯示全身接受低量輻射治療，能夠加速消滅動物體內的癌細胞。在加入免疫調節劑（一種細菌疫苗）之後，我們觀察到，消滅動物體內癌細胞的過程就更加快速[3]。換句話說，使用低量輻射治療，加上免疫調節劑（一種細菌疫苗），在治療RNA誘發的白血病上顯示了最佳效果。當然這項研究結果是要鼓勵臨床醫師們，使用低量輻射來治療患有慢性淋巴細胞白血症的病人。這樣可以盡可能地減輕輻射治療所引起的副作用。

真菌感染研究

我在大學微生物系的主要職責，乃是指導研究生與大學醫院放射科的醫師和科技人員合作，進行多項的癌症研究工作。機會性的真菌感染（opportunistic fungal infections）乃是導致癌症患者病發及死亡的主因之一，特別針對白血症和淋巴瘤的患者更是如此。引發癌症最常見的真菌，包括曲黴菌（Aspergillus，一種絲狀真黴菌），和念珠菌（Candida，或稱假絲酵母，一種酵母狀的真菌）。可是醫學界遲遲無法確定感染的增加，究竟是因為癌症導致抵抗力下降，或是因為病者接受癌症治療所致。使用白老鼠等動物所作的模型試驗，顯示引發白血症的真菌，會抑制淋巴細胞幹旋的免疫反應，進而導致癌症發生，增加感染的風險[4,5]。在我們的實驗室裡，我們先使用「富蘭德病毒誘發性白血症」方法。後來我們決定採用以化學藥物誘發癌症的模式，對動物身上L1210白血症細胞，進行研究。 L1210淋巴細胞白血症的樣品，乃是取自稱為「DBA型」特別品種的白老鼠，在剃了毛的動物皮膚上，塗上甲基膽蒽（methylcholanthrene）這種致癌化學物質[6]。這項研究有雙重的目的：首先是要確定患有L1210淋巴細胞白血症的動物，在沒有壓制免疫反應的情況下，是否對念珠菌更爲敏感；其次是查驗L1210細胞，是否會壓抑動物體內的發炎反應（inflammatory response）。全身性感染的研究，是將白念珠菌（Candida albicans）注射入動物體內的靜脈；然後檢驗從動物血液中和腎臟培養出來的多種念珠菌生物。局部性感染的研究，是將白念珠菌注射入動物的大腿肌肉，然後檢驗大腿腫脹尺寸的改變。與沒有注射癌症細胞的動物（對照組）相比較，結果發現接受靜脈注射的動物，在血液和腎臟內的白念珠菌數目，都比對照組高。而接受白念珠菌肌肉注射的動物與對照組比較，牠們之間大腿的腫脹尺寸，卻沒有顯著的分別。由此可見，L1210白血症使身上患有腫瘤的動物，對全身性感染的白念珠菌更加敏感。這項研究也顯示，L1210白血症細胞減少了中性粒細胞（白血球）的累積，同時壓制牠們對真菌入侵後的正常發炎反應。我們將這份研究報告，發表於「感染與免疫」（Infection and Immunity）學術期刊上[7]。幾乎同一時間，我們發表了另一份報告，顯示L1210白血症與病毒誘導的白血症有所不同。前者雖然不會壓制體液和細胞的免疫，可是在動物體內，發炎反應卻被壓制。[8]在本書稍後的幾章內容，讀者可以看到正常的發炎反應，是屬於非特異型免疫性（non-specific immunity）；而淋巴細胞介導的體液及細胞反應，則屬於特異型免疫性（specific immunity）。重要何在呢？在本書第五章「癌症免疫學入門」，會為這問題提供解答。

能夠與羅馬林達大學醫院放射治療部主任斯雷特醫生，以及他手下的專家密切合作三年，是我人生的一大榮幸。我決定交棒給剛從微生物學系完成博士學位的葛德雷博士（Daila Gridley）之後，仍然繼續與他合作，進行癌症免疫學的研究，並發表學術論文[9-11]。

完成交接後，我有更多的時間專注實驗室裡的研究工作。我接受了幾位研究生，一同研究大蒜的抗菌及抗癌功能。讀者們也許會感到奇怪，我們為什麼會選擇研究大蒜？我有一位來自非洲奈及利亞的研究生叫阿德屯比（Moses Adetumbi）。他希望作一項可以在學成回國之後，繼續研究的題目。我們決定研究大蒜，而且對這個選擇十分滿意。我們在這項研究上，發表了多篇學術論文[12-16]。例如發現大蒜是一種用途廣泛的抗生素，不但可以抗菌、抗黴、抗寄生蟲甚至抗病毒。至於大蒜抗癌的能力，我會在本書稍後篇幅詳細討論。

教學相長的生涯

現在讓我談談定居羅馬林達時的另一段精彩經歷，當時雖在醫學院擔任免疫學和微生物學副教授已有多年，我卻決定回到醫學院當學生。那時候的醫學院課程平均要花是三十六個月或三年修讀，可是我卻花了四年才獲得醫學博士的學位；原因是我在醫學院就讀期間，仍繼續執教。教授及學生的雙重身分，既有趣又幽默。在醫學院教授三個班級微生物學的同時，這些學生也是我的同學。每天早上第一堂課是病理學，跟著是微生物學。第一堂課我和同學們坐在病理學的班上聽教授講課，到第二堂課時，我站起來走到講臺上，開始講授微生物學。有些同學以爲我在開玩笑，當他們看到我不打算回到座位時，還勸我別胡鬧，有幾位甚至試圖將我帶回到座位上。過了數分鐘他們方才意識到，我的確是他們「如假包換」的微生物學教授。於是學生們既驚訝且驕傲地接受我，成為他們的同學和教授。當我完成醫學課程和實習訓練的時候，家人感到萬分雀躍。在我苦讀的那些年，兩個孩子因爲父親無暇陪伴他們，時常悶悶不樂；雖然母親全職照顧他們，但女兒仍然經常向母親埋怨：「為什麼爸爸老是去上學？」我並不怪她，因為那幾年我要上學兼教課，根本沒有機會與家人去度假，所以當我完成學業時，全家都十分興奮。

我又重拾全職的教學工作，教授醫科和牙科學生，同時我也開設了自己的診所，每週看診十小時。大部分病人都是以前作過我學生的醫生們介紹過來的。他們往往是病情複雜，醫生們覺得治療無望的病患。面對這些病例，我發現他們的許多症狀，多半與診斷無關，而是與藥物的副作用息息相關。此外，不健康的生活方式，尤其是在飲食方面，讓他們的病情急劇惡化。我與身為營養師及營養學專家的夫人合作，經過為他們簡單地調整飲食和生活習慣，即可看到令人滿意的成果。不久之後，許多來自美國各地、歐洲、和亞洲的病人都上門求醫，使診所的業務蒸蒸日上。

藉著陳俊基金會（香港知名企業家陳俊博士所設立的國際慈善機構）援助的款項，我可以接受更多來自中國、日本、美國等各國的博士後研究生，加入我的實驗研究團隊。他們也協助我培訓碩士班和博士班的學生。我們最初的研究領域是癌症生物學和免疫學[17-19]。從研究中發現癌細胞所分泌的物質，能夠驅除人體內的抗癌細胞，特別是被科學家稱作吞噬細胞的人體細胞（我在本書第一章稱這現象為矇騙特性）。這項發現使我的實驗室在往後的數年裡，都集中於研究如何藉著多種刺激免疫的「生物反應調節劑」（簡稱 BRM），增強吞噬細胞的活動。在所有被我們測驗的生物反應調節劑之中，只要達到下列三項條件，就會增強身體制止癌症的能力：

1. 腫瘤負荷必須是低的。只有這樣，生物反應調節劑才能奏效。換句話說，腫瘤的規模必須是小的，無論它是因爲剛開始生長，或是已經被移除，或被其他手法所摧毀。
2. 使用生物反應調節劑的份量及時間的安排，都極爲重要。份量少，一般會比份量高功效更佳。「越多越好」的概念並不適用於生物反應調節劑。
3. 使用生物反應調節劑時，應當為它與預定要處理的癌細胞之間，提供最佳的接觸方式。將它用在靠近癌細胞的部位，或直接用在癌細胞上，會比全身使用更為有效。

大蒜——不可思議的抗癌力

我們也專注於研究營養（特別是大蒜）在癌細胞的發展和預防上扮演的角色。我們特別關注到中國的流行病學專家，他們為兩組龐大的山東省人口所作出的對比研究[20]。在蒼山縣胃癌的死亡率，在每十萬居民之中只有三位。而在棲霞縣胃癌的死亡率，則是每十萬居民之中有四十位；比前者足足高出了十三倍之多。

兩縣居民的啟示

蒼山縣的居民每日平均吃20克的蒜頭，而棲霞縣的居民卻很少吃蒜。研究的結果發現：蒼山縣居民的胃液含有亞硝酸鹽的濃度，比很少吃蒜的棲霞縣居民要來得低。很明顯地，大蒜能夠防止亞硝酸鹽——一種致癌物前驅的形成。因此大蒜能夠爲人體提供保護，阻止胃癌的發生。

另一組的中國研究員考察大蒜和二烯丙基三硫（diallyl trisulfide，大蒜所含的成份）在組織培養下，對兩種人體胃癌細胞所產生的影響。他們發現大蒜和二烯丙基三硫，在抑制胃癌細胞的繁殖上，能夠像化療藥物一樣有效[21]。

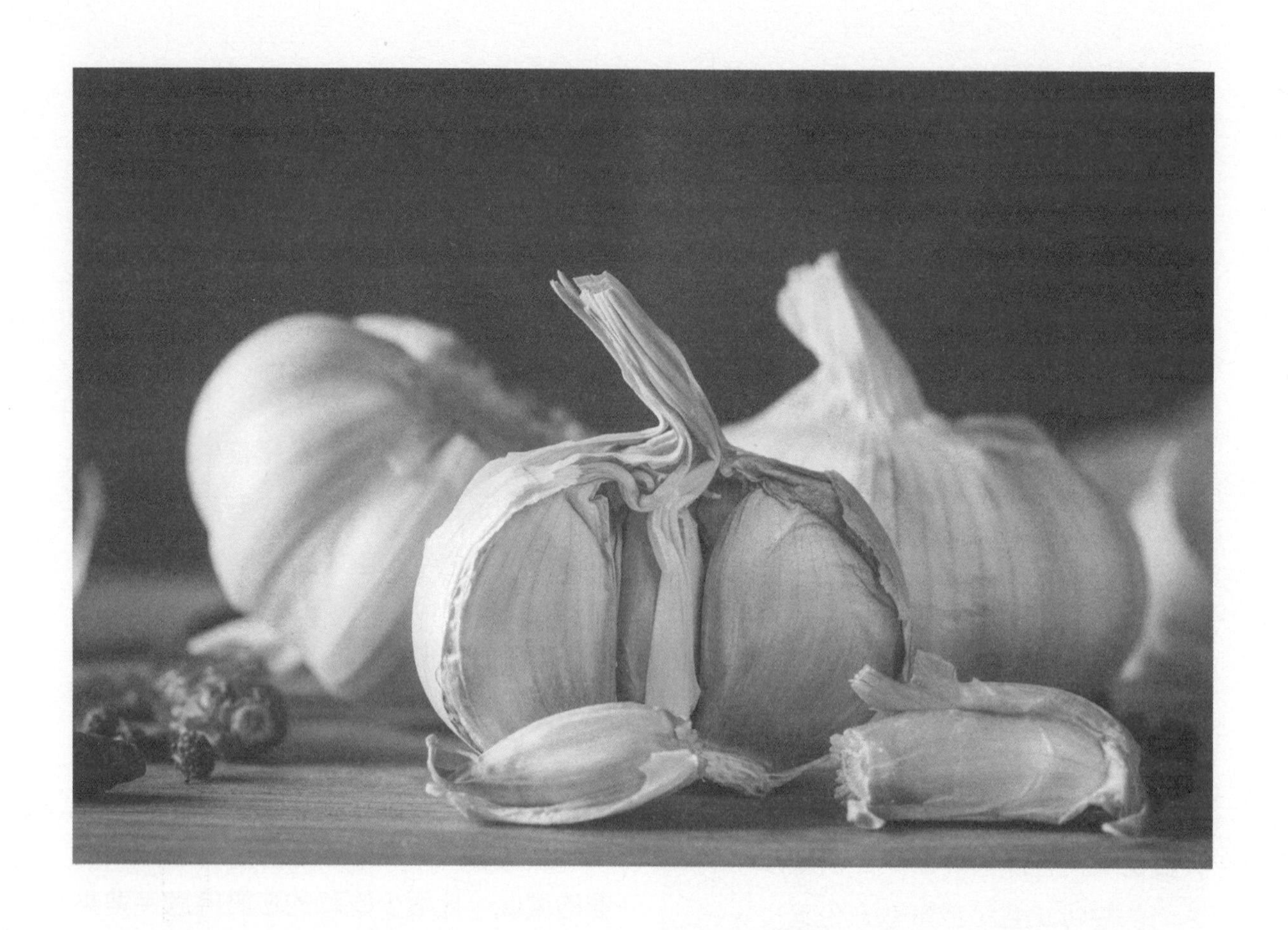

上述兩項研究的含義是甚麼？第一項研究的結果，顯示大蒜能夠制止或預防致癌物引發癌症。第二項研究的結果，顯示大蒜能抑制癌細胞的繁殖。換句話說，大蒜在預防和治療癌症兩方面均有功效。

有許多其它研究的結果，都獲得類似數據。根據德州大學安德森癌症中心腸胃腫瘤科瓦柯維奇博士（Michael Wargovich）所作研究顯示，有機硫化物——包括二烯丙基硫（diallyl sulfide，大蒜的重要成份），能夠制止二甲肼（dimethyl hydrazine）這種致癌物所引發的直腸癌細胞發展[22-23]。瓦柯維奇博士現已轉往南卡羅萊那醫學院的賀林斯癌症中心服務，繼續在癌症化學預防方面作深度研究。

紐約大學醫學中心的貝爾曼博士（Sidney Belman）用老鼠作皮膚癌研究。她發現將蒜油塗抹在老鼠的皮膚上，可以預防化學致癌物二甲苯並蒽（dimethyl benzanthracene）所引發的皮膚癌[24]。明尼蘇達大學的研究員，用老鼠研究苯並芘（benzopyrene）所引發的胃癌。他們將烯丙基甲基三硫（allyl methyl trisulfide，大蒜油所含的有機化學物），用於被苯並芘引發胃癌的老鼠身上；發現在研究期間，減少了70%的腫瘤細胞[25]。根據明尼蘇達大學的研究顯示，大蒜含有某些成份，能夠刺激一種酶素，保護胃不受到致癌物的影響。

蔬菜——強大的抗癌軍團

最近，史萊伯博士（David Servan-Schreiber）出版了一本很棒的書——《抗癌，一種新生活》（Anticancer-A New Way of Life），書中提及多項重要研究。其中一項，是貝利烏博士（Richard Beliveau）測試了30種食物，對抑制五種人體癌症（直腸癌、腦癌、肺癌、前列腺癌、乳癌）的功效。證據顯示對這五種人體癌細胞最具抗癌能力的，就是再普通不過的食品——蒜頭。其他具有抗癌能力的蔬菜包括：韭菜、青蔥、球芽甘藍、高麗菜、紅甜菜、菠菜、芥蘭、蘆筍、白花椰菜、洋蔥、綠花椰菜等[26]。我們的實驗室亦研究了數種可食用的綠葉植物，證實它們也具有強效的抗癌能力[27-28]。根據實地臨床觀察的結果，我們還發表了另一篇學術報告，報導食用綠葉蔬菜，可以增進男女的性功能[29]。因此，我可以下定論：幾乎所有被研究過的食用植物，都擁有不同程度的抗癌功能。這些重要的發現，進一步地印證了以植物為主的飲食，能夠有效的對抗及治療癌症。稍後我將以更多的篇幅，細述史萊伯醫生的書。現在讓我簡單地介紹這位醫生兼哲學博士：他曾患有腦癌，經過化療病情稍得緩解，後來腦癌又復發。他再次接受化療的同時，也改變自己的飲食習慣及生活方式；結果他得到痊癒，直到今天依然保持健康。

膀胱癌研究初探

讓我再講述自己的研究經驗。我與羅馬林達大學醫院的泌尿科醫生們多年合作，研究白老鼠的膀胱癌。事實上，二十多年來，我在醫院裡的第二個職位，就是在泌尿科。因爲泌尿科是外科的一部分，即使我從未為病人動手術（我為動物動過手術），卻能擁有外科教授的頭銜。

在膀胱癌的研究上，我們使用了田納西州曼菲斯市田納西大學索羅維醫生（Soloway）所提供的、一種確立已久的小鼠移行細胞模型（命名作：MBT-2）。這種腫瘤的形成，是將一種化學致癌物（FANFT）餵給C3H/He 型的老鼠吃，然後將在實驗室所形成的腫瘤細胞，以「連續皮下移植」（serial subcutaneous transplantation）的方式植入C3H/He 型老鼠的後腿上。我們進行了兩項試驗，第一項使用「連續皮下移植」，第二項是將腫瘤細胞直接引進膀胱裡。在研究當中，我們使用幾種常用的免疫增強劑，包括活的細菌疫苗（Bacillus Calmette-Guerin、BCG、卡介菌）、死的細菌疫苗（Corynebacfterium parvum，短小棒狀桿菌），以及蒜頭萃取物以檢視它們對免疫治療的影響力。我們將實驗的結果，在知名的泌尿學術期刊（Journal of Urology）上，發表了兩份具有指標性的學術報告[30-31]；指出在上述多種免疫增強劑之中，蒜頭萃取物在降低膀胱癌的病發率上最有成效。而且結果顯示，蒜頭萃取物對其他各種小的腫瘤亦同樣奏效。大蒜顯然可以刺激動物的免疫系統，尤其能夠增強巨噬細胞、自然殺傷細胞、淋巴細胞的活動；這三種都屬於有摧毀癌細胞能力的身體細胞。我們將「蒜頭萃取物」直接應用在腫瘤位置上，得到了最佳成效。全身注射活的細菌疫苗，對縮減腫瘤起不了作用；只有將這細菌疫苗直接注射在腫瘤的位置上，腫瘤才會變小。而全身注射死的細菌疫苗或蒜頭萃取物，也能讓腫瘤縮小，但是將死的細菌疫苗或蒜頭萃取物，直接應用在腫瘤的局部位置上，效果則更為顯著。

在這一系列的實驗之中，最引人注目的觀察是，當我們用顯微鏡再次檢驗這些腫瘤時，發現這些施用過細菌疫苗或蒜頭萃取物的小型癌腫瘤，居然只剩下疤痕組織。基本上腫瘤細胞已經不存在，只留下被殺死的細胞殘骸。換句話說，細菌疫苗及蒜頭萃取物，治好了癌症！而且以局部注射最有成效；全身施用反而無效。

膀胱癌研究再探

泌尿科專家鄔理醫生（James L.Wooley）是我在醫學院的同班同學。他曾在我的實驗室裡從事研究。他和瑞寇醫生（Herbert C. Ruckle）及托瑞醫生（Robert R. Torrey），一同研究綜合外科手術、化療、和免疫療法的治

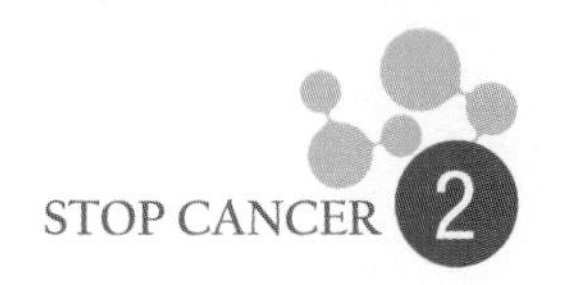

療效果。我們再次使用小鼠膀胱癌細胞，以小鼠移行細胞模型（命名作：MBT-2），將五十萬粒可生長的腫瘤細胞植入小鼠體內。十至十四天後，當腫瘤的直徑達到五至七公分時，我們即用手術將它們摘除。然後不規律地將小鼠分成四組，讓牠們在手術後的第一、三、五日，接受治療。第一組只接受鹽水，牠們是實驗裡的對照組。第二組接受細菌疫苗（Corynebacfterium parvum，CP；短小棒狀桿菌），第三組接受化療藥物（第一代抗癌藥物：順式二氯二氨合鉑或CDPP），第四組則同時接受細菌疫苗及化療抗癌藥物的治療。第一組只接受鹽水的小鼠體內，有70%再產生癌細胞。第二組接受細菌疫苗的小鼠體內，有52%再產生癌細胞。第三組接受化療藥物的小鼠體內，則有55%再產生癌細胞。第四組同時接受細菌疫苗及化療抗癌藥物的小鼠體內，有28%再產生癌細胞。我們將後面三組的實驗結果與第一組的小鼠比較，就顯示出只有第四組在接受了細菌疫苗及化療抗癌藥物的聯合治療後，獲得統計上的最佳結果。作這項研究的三位泌尿科專家們，對這些結果深感興奮。他們重覆作這項研究三次，每一次都獲得相似的結果。

這一系列試驗的第二部分，乃是檢驗吞噬細胞和自然殺傷細胞的活動。實驗中所使用的動物細胞，取自腹膜、脾臟、腹股溝的淋巴結。細菌疫苗或化療藥物單獨地使用，就能增進吞噬細胞和自然殺傷細胞的活動。可是當它們一起使用時，卻有更顯著的功效；由此顯示免疫治療可以改進化療的醫療成果。這項實驗結果，也發表在著名的泌尿學期刊上（Journal of Urology）[32]。

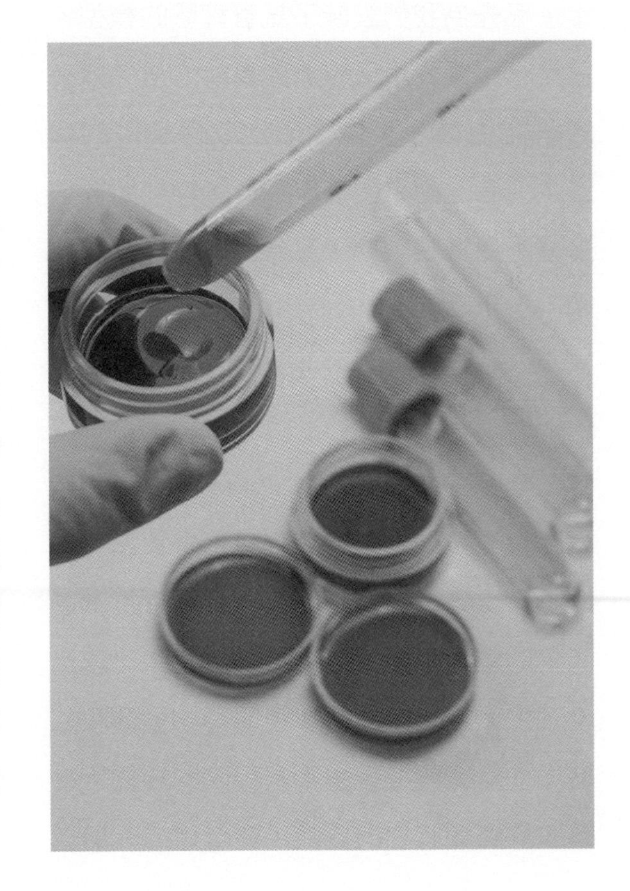

當我們將實驗的結果向歐洲國家發表時，卻遭到抗議。因爲歐洲某些國家反對動物實驗，在美國也曾遭到同樣的抗議，所以我們的研究小組開始設計，使用組織培養的細胞（正常及惡性癌症細胞）作為試管實驗的模型（簡稱：in vitro），繼續我們的研究工作[33-34]。在我們實驗室內工作的兩位人員，博士班的學生圖斯克（Jeffrey Tosk），和來自北京的博士後研究員李麟醫生兼博士，率先為我們設計了試管實驗的模型。這是一種既實用又經濟的實驗方法。所有的研究人員，不論是碩士或博士班的學生，或者是博士後的研究員，均一致歡迎這種不用犧牲動物、又省錢的試管實驗技術。

大蒜 VS 黃麴毒素

博士班的學生塔迪（Padma Tadi），使用試管實驗技術，研究大蒜對化學致癌物黃麴毒素（Aflatoxin）的抗癌效應。由曲黴菌產生的這種化學致癌物黃麴毒素，可以污染花生、大米、穀粒、玉蜀黍、豆類和紅薯；進食這些被黃麴毒素污染的食物，會導致肝癌或其它的癌症。在全球的人口當中，肝癌算是一種廣泛流行的癌症；許多亞洲和非洲地區，皆受到肝癌的侵害。黃麴毒素，其實是一種易致癌物。當這毒素處於天然常態時，並不是致癌物。可是當它在體內經過新陳代謝的過程，被氧化成環氧化後，就會變成致癌物。這環氧化物可與核糖核酸（RNA）及DNA結合，也可與組織細胞內的蛋白質連結在一起，導致突變和癌的形成。我們現在知道身體可以藉著以下三種不同的途徑，阻撓這些過程。首先，身體可以抑制黃麴毒素被氧化成環氧化物。第二，假如環氧化物已經形成了，身體可以抑制環氧化物與DNA連結。最後，身體還可以化解環氧化物或致癌物的毒性；將它們轉變成水溶性的物質，以排尿的方式排出體外。谷胱甘肽共軛（glutathione conjugate）與葡萄糖醛酸（或譯：葡萄糖苷酸）就是水溶性新陳代謝物的例子；它們能夠利用身體排尿的過程，將致癌物排除。塔迪的研究結果，驗證了蒜頭含有多種的有機硫化物，皆能有效地抑制黃麴黴毒素被新陳代謝過程氧化成環氧化物。蒜頭還可以抑制黃麴黴毒素的環氧化物與脫氧核酸DNA連結。蒜頭也能夠增進水溶性物質的份量，藉此解除致癌物的毒

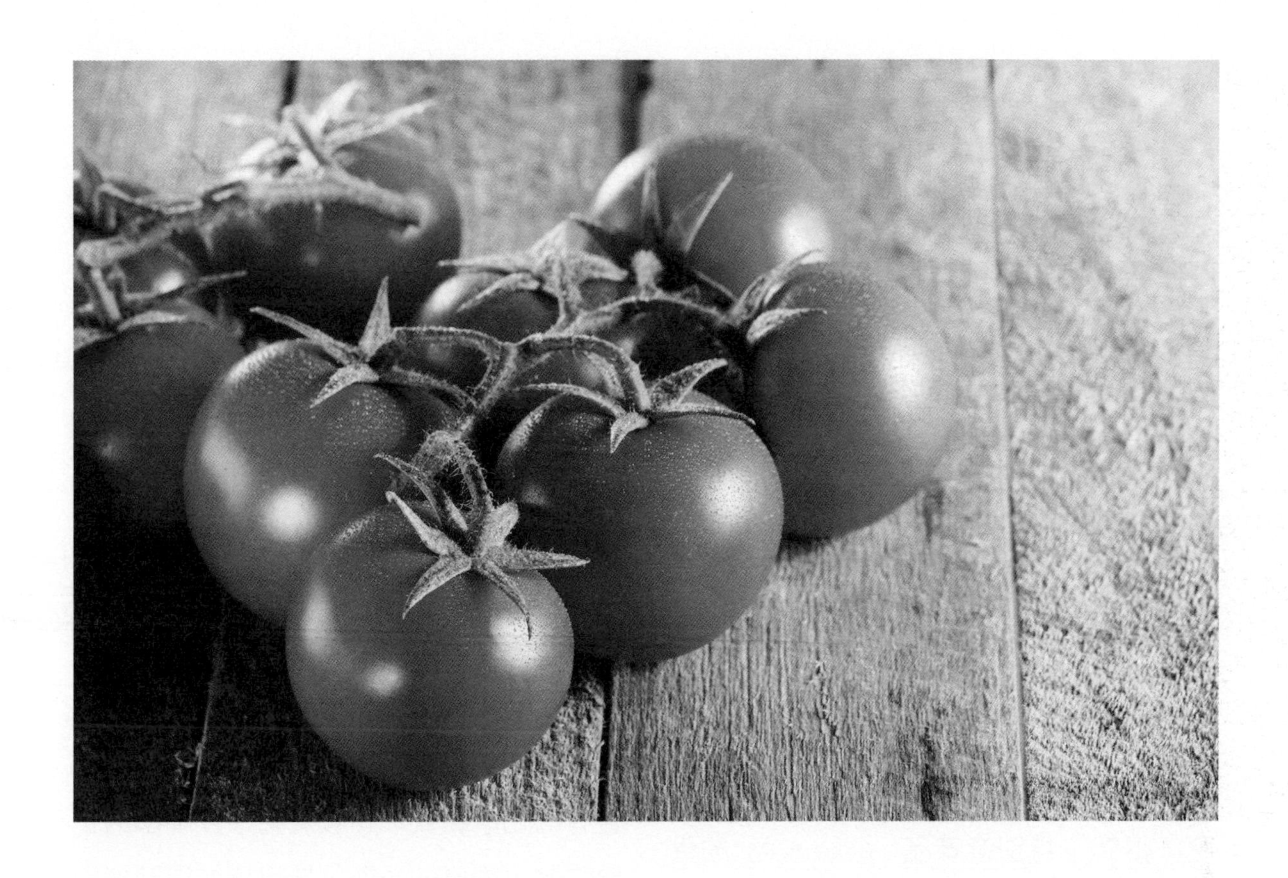

性。換句話說，塔迪的研究結果，證明蒜頭可以藉著上述三種途徑中的任何一種，抑制癌細胞的形成。塔迪的大部份研究工作，都是與羅馬林達大學生理學及藥物系教授提歐博士（Robert Teel）合作進行的。研究的成果，透過數篇學術論文，發表在學術性同行評審的學報上[35-37]。塔迪並成功地獲得博士學位。畢業後，她前往數間大學進行研究工作。最近她回到母校羅馬林達大學公共衛生學院擔任教授。茄紅素（lycopene）是她的最新研究對象。茄紅素，乃是一種天然存於植物果實和蔬菜中的紅色紅蘿蔔素，番茄就含有這種元素。經過「蛋白質組分析」的複雜處理後，她的報告顯示：番茄紅素能夠有選擇性地抑制人體內的乳癌細胞；但同時並不影響非乳癌的乳房細胞。[38]

癌症形成的三階段與起源

在我未更進一步地繼續論述之前，讓我用幾分鐘的時間，談談兩個基本主題：**第一是癌症的三個階段；第二是癌症的起因**。第一個主題論及癌症的三個階段：啟動、促進、進展。**啟動**是指致癌物進入正常細胞內，移入細胞核，更改細胞的脫氧核酸DNA，使這細胞容易成爲癌細胞。換句話說，這個細胞就不再按照正常模式成長。當這個細胞分裂時，所產生的子細胞就擁有新的性質；變成容易致癌的細胞。過不久就會形成一個被稱為局部癌症的小群體。**促進**的意思是，這些容易致癌的細胞，得到了特別營養品（升級的食品）的供給，就會成長為一個大群體或腫瘤；而且會向鄰近部位進展。最後它們持續成長，不規律地蔓延，擴散到更遠的部位，形成有連續性的**進展**。《救命飲食：中國健康調查報告》（The China Study）[39]這本書的作者坎貝爾博士（Dr. T. Colin Campbell）在書中比喻癌症細胞的進展過程，有如種植一片草地。啟動期就像將草種撒在土壤裡；促進期有如草種開始萌芽成長；進展期即類似草地蔓延變得無法控制，延伸到停車道、灌木林、花圃中和人行道上。

第二個題目：癌症的起因是什麼？對此問題截至目前並沒有簡單的答案。導致癌症的發生與發展有許多因素。我們所知道的有：化學致癌物、輻射、細菌病毒等等。

兩百多年前，英國的外科醫生波特爵士（Sir Percival Pott）注意到，許多倫敦的煙囪清掃工人，都罹患陰囊癌[40]。他精準地指明肇禍原因，乃源自煙囪內部的煤煙。現在我們知道，煤煙含有在動物體內能夠引發癌症的多環芳烴。倫敦煙囪內煤煙所含有的化學物質，和吸菸時滲入肺部的化學物質，同屬一類型，皆可增加得肺癌的風險。科學家們懷疑某些化學物質，與大腸內的食物及細菌結合時，就會產生致癌物。在稍後的篇幅裡，我們將會詳細地討論潛在致癌物的問題。

另一個廣為人知的致癌原因，那就是輻射。[41]我們對輻射效應的理解，多半來自曝露在游離輻射之下的人們。其中包括使用X光作檢驗或治療的醫生和牙醫們、鈾礦工人、核子工業的員工們，還有受到廣島及長崎原子彈轟炸後的生還者。根據這些研究，我們相信必須經過相當高量及長期的游離輻射，才會導致癌症。

另一個使人類及動物致癌的原因就是細菌病毒。許多動物罹癌的例子，都與細菌病毒相關。如今也有多種人類罹患的癌症，與細菌病毒有關：例如：乙型及丙型肝炎病毒，與肝癌有關；乳頭狀瘤病毒與子宮頸癌有關；人類皰疹病毒4型（又稱：EB病毒）與鼻咽癌及伯基特氏淋巴瘤有關；人體T細胞白血病病毒與白血病（俗稱血癌）有關等等。我相信經過時間的驗證，我們會發現更多的人類癌症與細菌病毒有關連。

來自日本東京大學獸醫學院的山崎實（Takeshi Yamasaki）博士，到我的實驗室擔任博士後的研究專員，他帶來了一種從大蒜抽取的特別化學複合物，稱作大蒜吡喃酮（allixin）。這是植物中的一種主要帶有防禦性的藥素（phytoalexin）；植物使用這些藥素，抵禦侵害它們的疾病。雖然植物與動物不一樣，本身並沒有一套完備的免疫防禦系統，但是它們運用化學防衛方法保護自己。植物的防禦藥素，曾被形容是「壓力的複合物」，當植物受到某些壓力時，就會促使這種化學合成物產生。形成壓力的例子包括與細菌、黴菌、毒素、昆蟲和重金屬的合成物產生接觸[42]。山崎實獸醫博士用心研究植物的防禦藥素大蒜吡喃酮，對防禦癌症會產生甚麼作用？他使用了塔迪曾使用過的方法，果然不錯，他發現大蒜吡喃酮能夠防止突變（更改細胞的DNA），抑制黃麴毒素（Aflatoxin）的新陳代謝，抑止它與DNA的連結，以及促進水溶性的副產品被排出體外。這與我前述，對蒜頭複合物的說法相吻合。我們將他的手稿，寄給癌症的學術學報登載[43]；該報的編輯們對這份報告深感興趣，在五天內就將原稿刊登。通常一份原稿必需用數月的時間，通過同業們的評估和認定後，方才被刊登。

四種中醫草藥研究

我的另一位博士班研究生，黃元有（Brian Wong）研究了四種中醫的草藥[44-49]：❶白花蛇舌草（學名：Oldenlandia diffusa，OD），及❷半枝蓮（學名：Scutellaria barbata，SB）是抗癌的草藥；另外還有❸黃耆（又名東北黃芪，學名：Astragalus membranaceus，AM），及❹女貞（又名女楨，學名：Ligustrum lucidum，LL）是免疫增強劑。他發現這四種草藥，均能明顯地抑制黃麴毒素 B1（AF B1）與DNA的連結，減少黃麴毒素B1加合物的形成，也減低黃麴毒素B1（AF B1）可溶化在有機溶液裡之新陳代謝物的份量；上述的三個過程，都能制止正常細胞轉變成惡性腫瘤細胞。黃元有向來是一位孜孜敬業的研究員。在我實驗室作研究工作的幾年，他發表了六篇學術論文，也榮獲博士學位。畢業後他擔任大學教授和行政人員，但仍繼續研究上述的兩種抗癌草藥。最近，他與擔任病理學專科醫生的女兒黃曉靈合作，使用半枝蓮作臨床試驗；他們發表的實驗，皆顯示了極佳的成效[50]。

此外，兩位住院醫生——李敦豪斯（Jerry R. Rittenhouse）和雷保羅（Paul D. Lui），在訓練期間選擇研究黃耆（AM）及女楨（LL），探索其是否能扭轉泌尿腫瘤所引起的巨噬細胞抑制作用。巨噬細胞是一種能夠摧毀癌症細胞的免疫細胞。但是科學家已經知道，癌細胞會產生水溶性的因素，遏阻巨噬細胞的正常運作，以至它無法完成摧毀癌細胞的任務。我稱這個現象為癌細胞的矇眼戰術。無論如何，我們還是使用了細胞培養技術，作體外模型檢驗，研究兩種泌尿系統的腫瘤：小鼠腎細胞癌，及小鼠移行細胞癌（膀胱癌）。我們首先顯示這兩種細胞所分泌的水溶性因素，能夠阻止巨噬細胞將它們消滅。換言之，這些癌細胞可以產生一些因素騙過巨噬細胞，藉此保護自己不會受到巨噬細胞的攻擊。我們的示範證明，使用黃耆或女楨的萃取物，可讓巨噬細胞再次恢復其功能，開始攻擊癌細胞。這兩種植物化學物質，均能夠移開矇住巨噬細胞的手帕。從過去的研究顯示，黃耆或女楨擁有調節免疫反應的功能。從上述的試驗數據進一步地證明，這兩種草藥藉著廢止癌細胞抑制巨噬細胞的過程，使它們發揮其抗癌的功能。我們將上述的試驗結果，發表於泌尿學學術公報[51]。使用動物體內的試驗模型（Balb/c 小鼠體內的腎癌），亦產生同樣的現象；這試驗結果也在癌症生物治療學術公報發表（Cancer Biotherapy）[52]。

順便提一下，黃耆及女楨，乃是兩種最有效的免疫增強劑。三十年前，我在規模甚大的北京腫瘤醫院訪問時，該院的醫生就將這兩種草藥介紹給我。該醫院門診部非常忙碌，每天有超過千名病人看

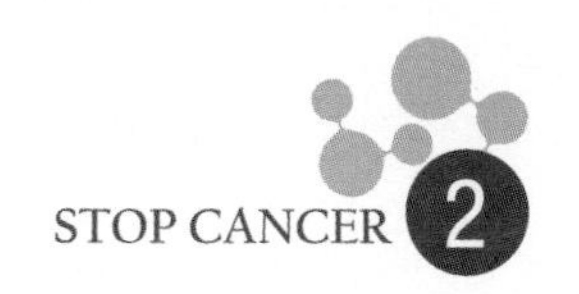

診，醫院結合中西藥物一起治療。他們擁有一項中藥配方，能夠增強免疫力，和減輕輻射療法及化療的副作用。這配方內的主要成分，就是黃耆及女楨。我帶著這兩種中國草藥回到實驗室，使用細胞培養技術作體外模型，並檢驗它們對吞噬細胞、淋巴細胞和自然殺傷細胞的功能。試驗的結果令我們感到振奮：這兩種草藥一起使用時，具有甚為強大的增劑作用。意思就是說，當這兩種草藥一起被使用時，效果超過這兩種草藥單獨使用的效果總和。譬如，50克黃耆可增強吞噬細胞的效力 4.6 倍；50克女楨可增強吞噬細胞的效力 1.5 倍；所以單獨使用效果的總和是4.6 倍+1.5 倍 = 6.1倍。可是當它們一起使用時，增強吞噬細胞的效力可高達 15.4 倍之多[53]。我將這結果在該年紐奧良市舉辦的美國微生物學協會年會發表後，當地的一位報社記者樸約翰（John Pope）立即訪問了我。事後他撰寫了一份轟動一時的新聞稿，題目是「兩種對抗愛滋病的奇妙新草藥」。他的新聞稿得到北美多家報社登載，一夜之間我竟成爲新聞人物。

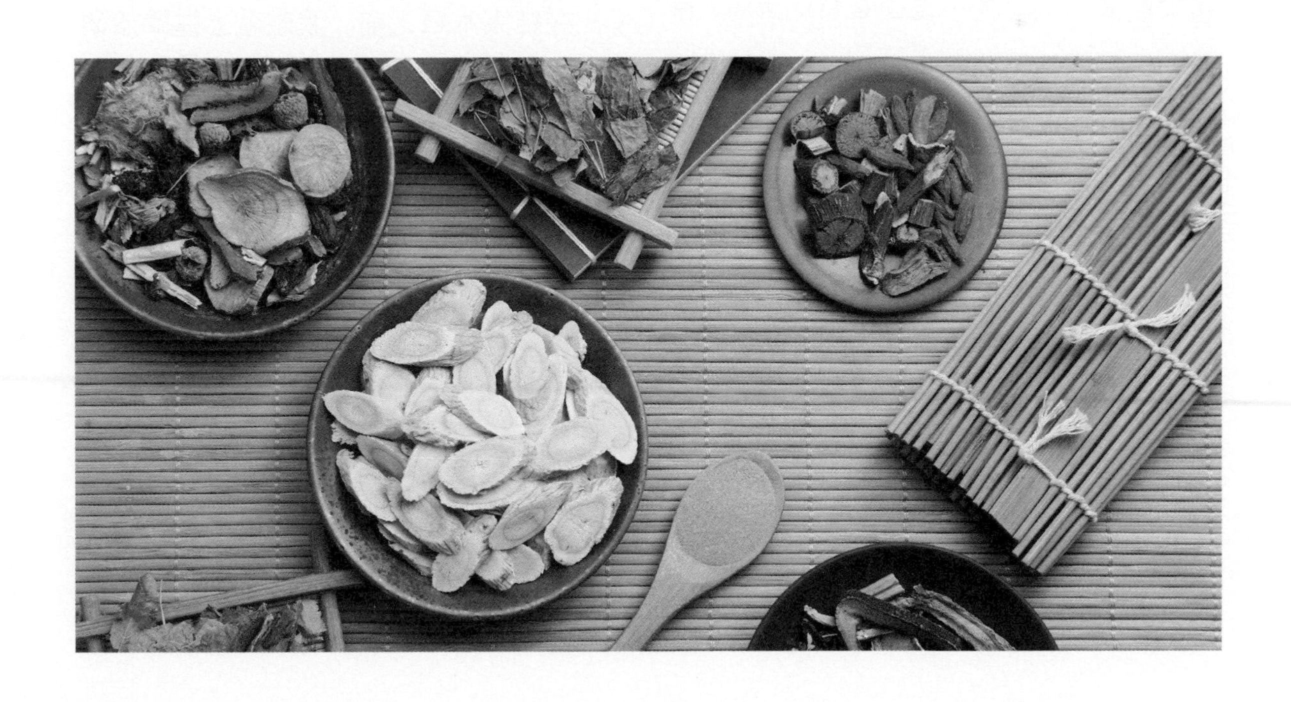

北美最大報──《華盛頓郵報》(Washington Post)的記者打電話給我的實驗室，要求我接受他的訪問，我沒有答應。當我的兒子聽到這消息後，他揶揄地說：「爸爸，你這個教授真是什麼都不懂，竟然不知道華盛頓郵報份量多大！」

1980年代末期，另一項引起轟動的新聞報導，乃是來自國家腫瘤研究中心的羅森柏格醫生(Stephen Rosenberg)，他成功地試驗出一種新的免疫療法。他使用白細胞介素(interleukin-2，rIL-2)和淋巴因子激活的殺傷細胞(lymphokine activated killer，LAK)，治療數種末期無望的癌症，其中有腎細胞癌(簡稱腎癌)和惡性黑色素瘤(皮膚癌)。全國新聞媒體無不大肆報導這令人鼓舞的消息，認為惡性腫瘤的治療已經問世。可是這些成功的治療個案，卻被高量白細胞介素(interleukin-2，rIL-2)產生的嚴重毒性所阻礙。其副作用包括：體液滯留、心臟衰竭、腎衰竭、和其他帶有性命威脅的併發症。泌尿科專家王玉(Yu Wang)及海德利(Roger Hadley)醫生，與在我實驗室裡進行研究的錢肖疆(Xiao-jiang Qian)醫生合作，研究黃耆的萃取物在使用rIL-2產生的LAK細胞治療小鼠腎細胞癌時，對細胞毒性作用的影響。試驗結果顯示，rIL-2產生之LAK細胞的細胞毒性增強了十倍。因此醫生們在使用黃耆的萃取物時，可以減少rIL-2的份量，藉而減輕rIL-2所引起的毒性副作用。我們的研究證實黃耆萃取物還有另一個效益[54]，可是這項探討無法得到進一步的證實。後來羅森柏格醫生結束了這一項臨床研究，因為所有參加這項研究的病人，病情雖然能夠得到一段時間的緩解，可是卻都不幸逝世了。

草藥提純反成「毒藥」

在結束本章之前，我想就上述關於研究中國草藥方面，提出我們所學到的重要心得。當我們獲得具抗癌效果的中國草藥萃取物後，刻意將其有效成分分離出來。在我的實驗室裡，有幾位具化學背景、並從事博士後研究的研究員，他們熟悉化學成分分離及提純的過程。他們認為將草藥裡的成分，分離成個別的化合物，就可以為它們申請專利。但是他們驚訝地發現，當個別的化合物或個別被分離的部分純化後，它們卻會失去原有的功效，或展示出比原本混合物較弱的效能。有些時候，

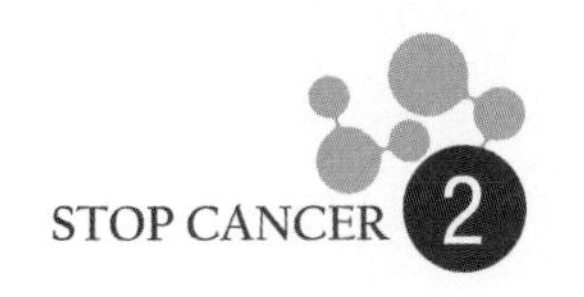

純化後的化合物依舊有效；可是同時它們的毒性卻增加了。無論如何，被純化的個別化合物或個別分離的部分，與原來的混合物相比，都沒有任何提升或進步。很明顯地，草藥含有的各種成分必須混合在一起，才能發揮最佳功效。

用藥、飲食及生活需相輔相成

過去十年，我曾多次訪問中國；與多位傑出的傳統中醫及草藥專家會談。他們告訴我，在使用黃元有博士研究的兩種草藥：白花蛇舌草及半枝蓮寫配方治療大腸癌、肝癌及胃癌的同時，也會指導病人改變飲食及生活習慣。這兩種草藥的配方是用白花蛇舌草及半枝蓮中的多樣成份，混合在一起熬煮成藥湯。在中國，這配方是用一兩的半枝蓮，二兩的白花蛇舌草，加上二十杯的熱開水，然後用低溫火慢熬三小時煮成的藥草茶，每日服用兩次，早晚各一杯。由於藥性過強，他們建議每月只熬煮此配方一次，病人每月只能喝一星期，然後必須休息三星期。草藥專家告訴我，有些藥廠曾嘗試分離及純化配方內的有效成分；但是他們發現，配方所含有的原提物（未經加工的原物質），才是最有效的。因此中醫們繼續使用配方的藥湯治療病患。現今正在用來抗癌的幾種藥品，都是從植物和草藥衍生而來。但是因爲它們純度高，所以毒性也很強。中國的抗癌藥物多半使用原提物，因此無法取得專利權；可是它們不含毒性，而且價錢低廉，人人都買得起。

我們服用的是「藥」還是「毒」？

幾年前，我的實驗室曾測試從太平洋紫杉（學名：Taxus brevifolia）樹皮抽取的原提物；結果顯示它能夠克制多種動物體內的腫瘤，以及體外培養的癌細胞生長。 後來有一間製藥公司要求我們試驗一種由太平洋紫杉樹抽取的紫杉酚（Taxol）和紫杉醇（Paclitaxel）半合成的純藥品，我們發現紫杉酚的確能夠有效地抑制動物體內的數種腫瘤，可是它亦顯示了多種毒性副作用，包括內臟損傷和死亡；這是我們試驗抽取的原提物時，所沒有觀察到的。該藥品公司建議我們不要公佈這項結果，我們同意了他們的要求而沒有發表。在此期間，紫杉酚繼續廣泛被用來治療乳癌、肺癌、子宮癌和前列腺癌。接受紫杉酚治療的病患，壽命可被延長幾個月至幾年。

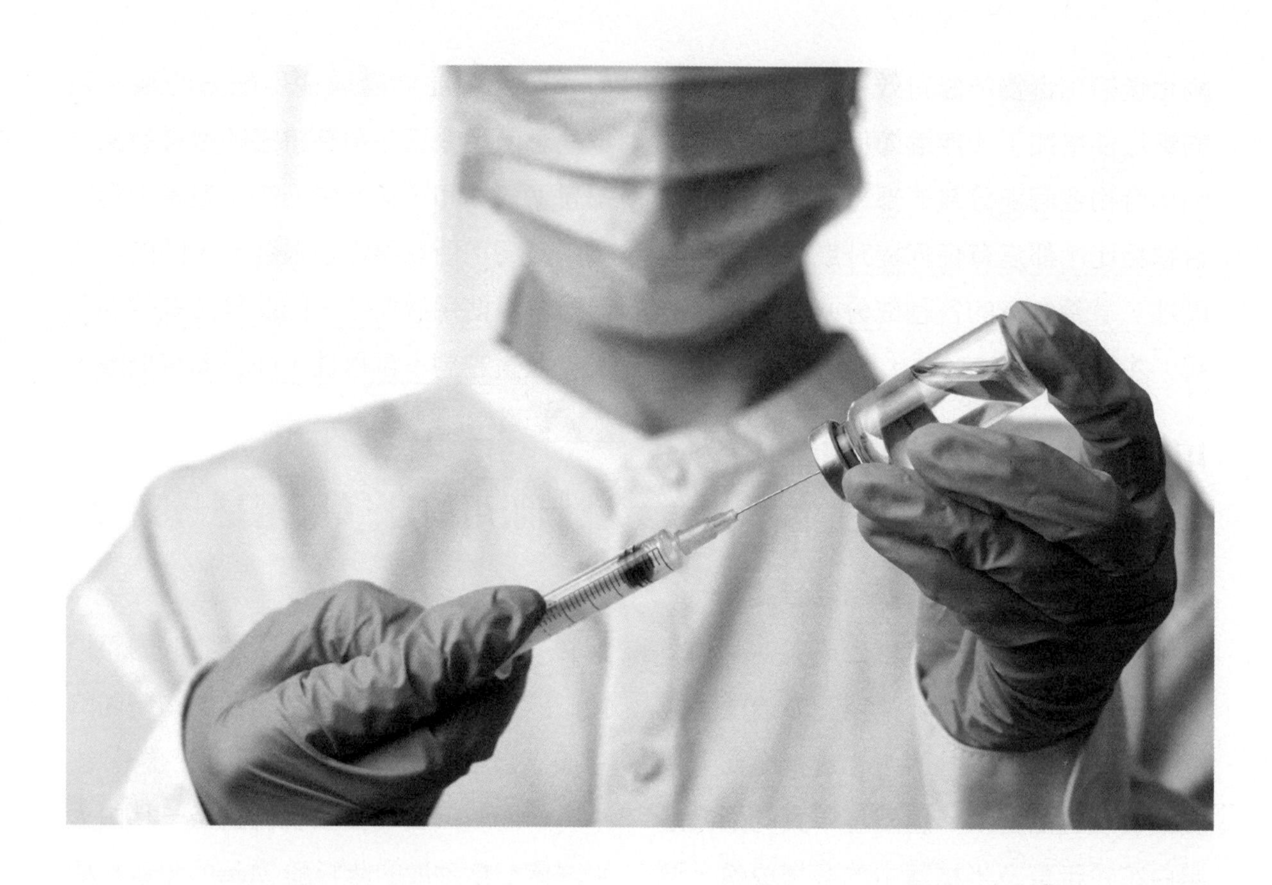

但是它的價格甚高，每一劑都需要付數千美元，而且副作用很多。我曾這樣想，既然使用動物所作的試驗，證實了由太平洋紫杉樹皮抽取的原提物具有抗癌效能，那麼它對治療人體的癌症，是否有效呢？原始提取物的成本絕對較低，而且所含毒性副作用極少，甚至完全沒有。

當然製藥公司不會對這樣的藥品有興趣，因此從來沒有以抽取原提物作過的臨床試驗。

我查閱了最近期的《醫師參考手冊》（PDR），其中並沒有標列紫杉酚（Taxol）或紫杉醇（Paclitaxel），可是卻用了相當的篇幅，提到紫杉特爾（Taxotere），一種與紫杉酚有關的最新藥物；推薦作為治療乳癌、頭部和頸部癌症、肺癌、前列腺癌、和胃癌之用。手冊也列出數頁有關使用紫杉特爾的警告，其中包括猝死。假如病人預先得知這些警告的話，也許會在使用這藥物之前，三思而後行。

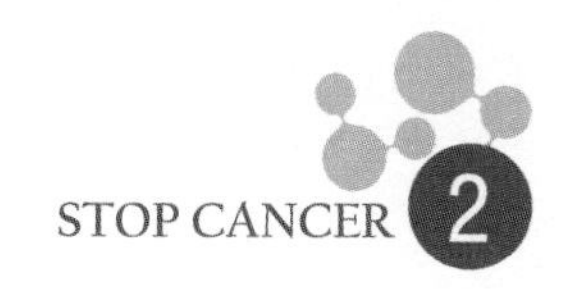

內外兼顧的中藥處方

當中國草藥調製成藥湯用來治病時，就稱之為藥方。這藥方必須能有效的治療所指定之疾病，而且不會引起有毒性的副作用。中醫藥方一般都含有兩種或多種草藥。按照中藥原理，每一劑藥方，一定有四種組方成份，即——君、臣、佐、使。

君（主）：乃是草藥中的主要成份，用來處理治療上出現的病症。

臣（輔）：具有輔佐的成份，為要促進主成份——「君」在治療上的效能。

佐（佐）：可以限制或減少主成份的副作用；尤其在「君」含有毒性時，「佐」能夠減輕其毒性。

使（引）：為要確保「君」盡速被送往目的地，並且讓藥方容易入口。

一般含有這四種成份的藥方，都會含有多種草藥，像白花蛇舌草（OD）及半枝蓮（SB），就是兩種草藥一起被使用的例子。因此，草藥的藥方通常含有四種或更多種的草藥。其目的就是：使主要的草藥成份有效地達到治療效果，同時減輕或消除其中含有的毒性副作用。

1.BergquistLM, LauBH, WinterCE:Mycoplasma-associatedimmunosuppression: effectofhemagglutinresponsetocommonantigensinrabbits. InfectionandImmunity 9:410-415, 1974.

2.Slater JM, Ngo E, Lau BHS: Effect of therapeutic irradiation on the immune responses. American Journal of Roentgenology 26:313-320, 1976.

3.Wong DS, Masek TD, Slater JM, Lau BHS: Effect of low dose total body irradiation on the in vivo destruction of Friend virus-induced leukemia. International Journal of Radiation Oncology 2:168, 1977.

4.Cremer NE: In Virus Tumorigenesis and Immunogenesis (Eds.WS Ceglowski and H Friedman; Academic Press, New York), p. 239, 1973.

5.Friedman H, Ceglowsky WS: in Progress in Immunology (Ed. B Amos; Academic Press, New York), p.815, 1971.

6.Law LW, Dunn TB, Boyle PJ, Miller JH: Observations on the effect of a folic-acid antagonist on transplantable lymphoid leukemia in mice. Journal of Natioanl Cancer Institute 10:179-192, 1949.

7.Johnson JA, Lau BHS, Nutter RL, Slater JM, Winter CE: Effect of L1210 leukemia on the susceptibility of mice to Candida albicans infections. Infection and Immunity 19:146-151, 1978.

1.Lau BHS, Masek TD, Chu WT, Slater JM: Antiinflammatory reaction associated with murine L1210 leukemia. Experientia 32:1598-1600, 1976.

2.Gridley DS, Lau BHS, Tosk JM: Phagocytic cell chemiluminescence using different zymosan preparations. Journal of Clinical Laboratory Analysis 5:101-105, 1991.

3.Gridley DS, Prabhu MR, Lau BHS, Kettering JD: Modulation of lymphoproliferation and oxidative burst by herpes-transformed tumors. Molecular Biotherapy 3:88-94, 1991.

4.LauBHS, YamasakiT, GridleyDS: GarlicCompounds modulatemacrophageandT-lymphocyte functions. MolecularBiotherapy 3:103-107, 1991.

12.AdetumbiMA, LauBHS: Alliumsativum (garlic) - anaturalantibiotic. MedicalHypothesis12:227-237, 1983.

13.AdetumbiMA,LauBHS: InhibitionofinvitrogerminationandspherulationofCoccidioidesimmitisbyAlliumsativum. CurrentMicrobiology13:73-76, 1986.

14.AdetumbiMA, JavorGT, LauBHS: Alliumsativum (garlic) inhibitslipidsynthesisbyCandidaalbicans.AntimicrobialAgentsandChemotherapy30:499-501, 1986.

15.LauBHS: Garlicfordiseaseprevention. JournalofHealthandHealing13:3-6, 1990.

16.LauBHS, TadiPP,ToskJM: Alliumsativum (garlic) andcancerprevention. NutritionResearch10:937-948, 1990.

17.Tosk J, Lau BHS, Myers, RC, Torrey R: Selenium-induced enhancement of hematoporphyrin derivative phototoxicity in murine bladder tumor cells. BiochemBiophys Res Comm104:1086-1092, 1986.

18.Lau BHS, Wang-Cheng RM, Tosk J: Tumor-specific T-lymphocytes cytotoxicity enhanced by low dose of C. parvum. Journal of Leukocyte Biology 41:407-411, 1987.

19.Lau BHS, Marsh CL, Barker GR, Woolley JL, Torrey RR: Effects of biological response modifiers on murine bladder tumor. Nat Immun Cell Growth Regul4:260, 1985.

20.Mei X, Wang ML, Xu HX, Pan XP, Gao CY, Han N, Fu MY: Garlic and gastric cancer. ActaNutrSinica 4:53-67, 1982.

21.Pan XY: Comparison of the cytotoxic effect of fresh garlic, diallyltrisulfide, 5-fluorouracil, mitomycin C and cis-DDP on two lines of gastric cancer cells. Chung-Hua Chung Liu TsaChih7:103-122, 1985.

22.Wargovich MJ, Goldberg MT: Diallyl sulfide: a naturally occurring thioetherthat inhibits carcinogen-induced nuclear damage to colon epithelial cells in vitro. Mutation Research 143:127, 1985.

23.Wargovich MJ: Diallyl sulfide, a flavor component of garlic (Allium sativa), inhibits dimethylhydrazine-induced colon cancer. Carcinogenesis 8:487, 1987.

24.Belman S: Onion and garlic oils inhibit tumor promotion. Carcinogenesis 4:1063, 1983.

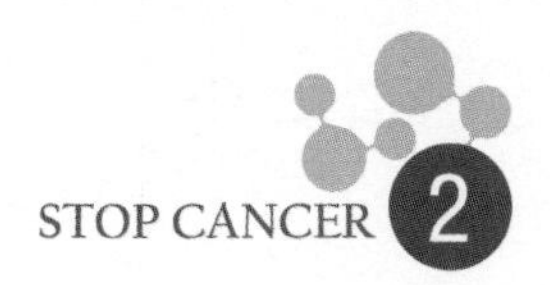

25.Sparnins VL, Mott AW, Barany G, Wattenberg of LW: Effects of allyl methyl trisulfide on glutathione S transferase activity and benzopyrene-induced neoplasia in the mouse. Nutr Cancer 8:211, 1986.

26.Servan-Schreiber D: Anticancer – a new way of life. Anticancer Action insert, pages 9-11. Published by Penguin Group, New York, New York. 2009.

27.Lau BHS, Lau EW: Edible plant extracts modulate macrophage activity and bacterial mutagenesis. International Clinical Nutrition Review 12:147-155, 1992.

28.Lau EW: A powerhouse of nutrients. Explore 4:3-5, 1993.

29.Lau BHS, Lau EW: Kyo-green improves sexual dysfunction in men and women. Medical Science Monitor 9:112-118, 2003.

30.LauBHS, WoolleyJL, MarshCL, BarkerGR, KoobsDH, andTorreyRR: Superiorityofintralesionalimmuno therapywithCorynebacteriumparvumandAlliumsativumincontrolofmurinetransitionalcellcarcinoma. JournalofUrology136:701-705, 1986.

31.Marsh CL, Torrey RR, Woolley JL, Barker GR, Lau BHS: Superiority of intravesical immunotherapy with C. parvum and Allium sativum in control of bladder tumor. Journal ofUrology 137:359-362, 1987.

32.Woolley JL, Lau BHS, Ruckle HC, Torrey RR: Phagocytic and natural killer cytotoxic responses of murine transitional cell carcinoma to postsurgical immuno-chemo-therapy. Journal of Urology 140:660-663, 1988.

33.Wan CP, Park CS, Lau BHS: A rapid and simple micro-fluorometric phagocytosis assay. Journal of Immunological Methods 162:1-7, 1993.

34.Li L, Lau BHS: A simplified in vitro model of oxidant injury using vascular endothelial cells. In Vitro Cell Dev Biol29A:531-536, 1993.

35.Tadi PP, Teel RW, Lau BHS: Anticandidal and anticarcinogenic potentials of garlic. International Clinical Nutritional Review 10:423-429, 1990.

36.Tadi PP, Teel RW, Lau BHS: Organosulfur compounds of garlic modulate mutagenesis, metabolism and DNA binding of aflatoxin B1. Nutrition and Cancer 15:87-95, 1991.

37.Tadi PP, Lau BHS, Teel RW, Herrmann CE: Binding of aflatoxin B1 to DNA inhibited by ajoene and diallyl sulfide. Anticancer Research11:450-454, 1991.

38.Uppala PT, Dissmore T, Lau BH, Andacht T, Rajaram S: Selective inhibition of cell proliferation by lycopene in MCF-7 breast cancer cells in vitro: a proteomic analysis. Phytotherapy Research 27:595-601, 2013.

39.Campbell TC, Campbell II TM: The China Study. Benbella Books, Dallas, TX, 2005.

40.Wigley C: Chemical carcinogenesis and precancer. In Introduction to the Cellular and Molecular Biology of Cancer. L.M. Franks and N. Teich, editors. P 131, 1986.

41.Adams GE: Radiation carcinogenesis. In Introduction to the Cellular and Molecular Biology of Cancer. L.M. Franks and N. Teich, editors. P 154, 1986.

42.Grisebach H, Ebel J: Phytoallexins, chemical defense substances of higher plants? AngewChemInt Ed Engl 17:635-647, 1978.

43.Yamasaki T, Teel RW, Lau BHS: Effect of allixin, a phytoalexin produced by garlic, on mutagenesis, DNA binding, and metabolism of aflatoxin B1. Cancer Letters 59:89-94, 1991.

44.Wong BYY, Lau BHS, Teel RW: Chinese medicinal herbs modulate mutagenesis, DNA binding and metabolism of Benzo[a]pyrene. Phytotherapy Research 6:10-14, 1991.

45.Wong BYY, Lau BHS, Teel RW: Chinese medicinal herbs modulate mutagenesis, DNA binding and metabolism of benzo[a]pyrene 7,8-dihydrodiol and benzo[a]pyrene 7,8-dihydrodiol-9,10-epoxide.Cancer Letters 62:123-131, 1992.

46.Wong BYY, Lau BHS, Tadi PP, Teel RW: Chinese medicinal herbs modulate mutagenesis, DNA binding and metabolism of aflatoxin B1. Mutation Research 279:209-216, 1992.

47.Wong BYY,Lau BHS, Yamasaki T, Teel RW: Metabolism of cytochrome P-450IA1-mediated mutagenesis, DNA binding and metabolism of benzo[a]pyrene by Chinese medicinal herbs. Cancer Letters 68:75-82, 1993.

48.Wong BYY, Lau BHS, Yamasaki T, Teel RW: Inhibition of dexamethasone-induced cytochrome P450-mediated mutagenecity and metabolism of aflatoxin B1 by Chinese medicinal herbs.European Journal of Cancer Prevention 2:351-356, 1993.

49.Wong BYY, Lau BHS, Jia TY, Wan CP: Oldenlandiadiffusa and Scutellariabarbata augment macrophage oxidative burst and inhibit tumor growth. Cancer Biotherapy 11:51-56, 1996.

50.Wong BYY, Wong HHL: An evicence-based perspective of Scutellariabarbata (Skullcap) for cancer patients. In Evidence-based Anticancer MateriaMedica, William CS Cho, editor. Springer, publishers, pages 155-177, 2011.

51.Rittenhouse JR, Lui PD, Lau BHS: Chinese medicinal herbs reverse macrophage suppression induced by urological tumors. Journal of Urology 146:486-490, 1991.

52.Lau BHS, Ruckle HC, Botolazzo T, Lui PD: Chinese medicinal herbs inhibit growth of murine renal cell carcinoma. Cancer Biotherapy 9:153-161, 1994.

53.LauBHS, Ong P, ToskJ: MacrophageChemiluminescenceModulatedbyChineseMedicinalHerbsAstragalusm embranaceusandLigustrumlucidum. PhytotherapyResearch3:148-153, 1989.

54.Wang Y, Qian JJ, Hadley HR, Lau BHS: Phytochemicals potentiate IL-2 generated LAK cell cytotoxicity against murine renal cell carcinoma. Molecular Biotherapy 4:143-146, 1992.

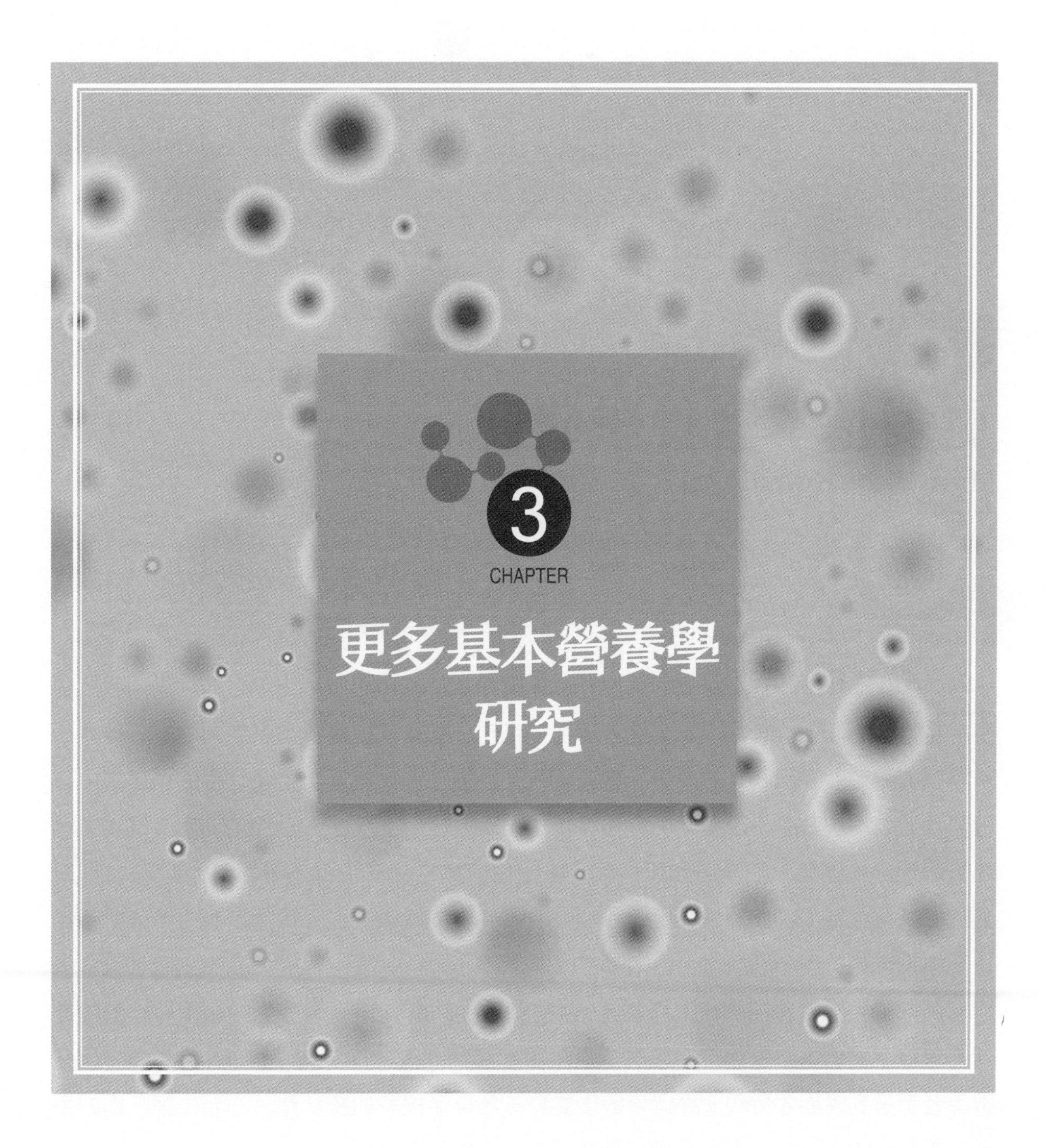
3
CHAPTER
更多基本營養學研究

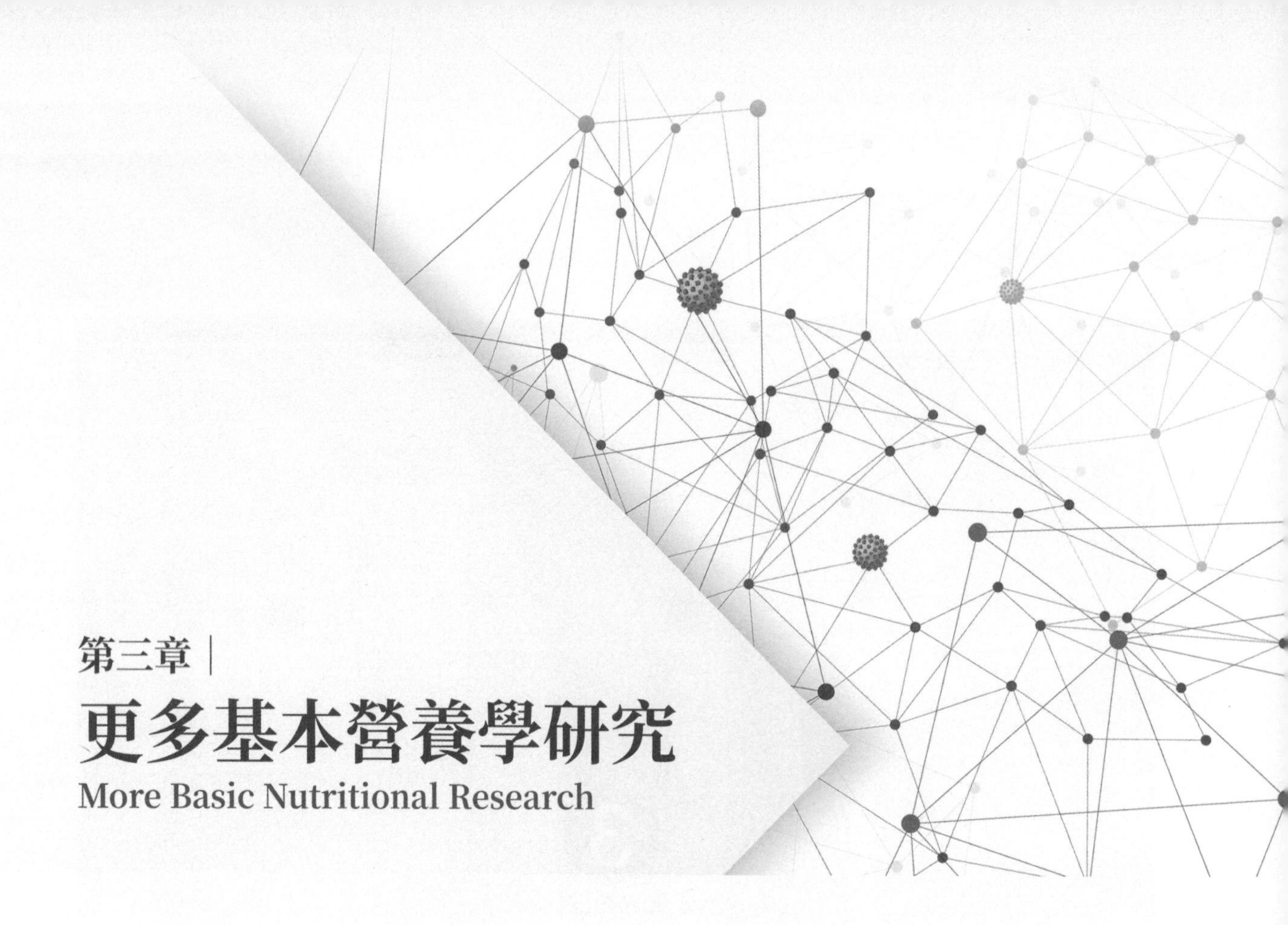

第三章｜

更多基本營養學研究

More Basic Nutritional Research

白查爾（Amber R. Buz' Zard）在羅馬林達大學醫學院修讀碩士及博士學位時，來到我的實驗室作研究。她對卵巢癌特別關注，而且有意專研相關腫瘤病症。她仔細檢視所有相關文獻，並說服我們的小組同意這項研究計劃。卵巢癌在婦女最常見的癌症當中排行第六。它的病徵並不明顯，很容易與其他疾病相混淆。所以將近2/3的病例，是到末期才被發現的。因此，卵巢癌的死亡率，要比任何其它婦女生殖系統的癌症都高[1]。卵巢癌的的病徵包括：腹部腫脹（來自腫塊或積水）、異常的陰道出血、骨盆受壓、背痛、腿疼以及消化系統失調（例如大量排氣、胃脹氣、消化不良、長期性的胃痛）[2]。假如卵巢癌發現得早，而且仍處於局部病發期的話，那麼有95%的病患從診斷到接受治療之後，還可以繼續存活五年以上。但很不幸地，大多數病例中屬於這種狀況的，只有不到25%的患者。大多數患者都是到晚期才發現。經過治療後能有五年存活機率的統計是——若為第三期的患者，機率為20%至40%；但若是第四期的患者，大約僅剩11%。

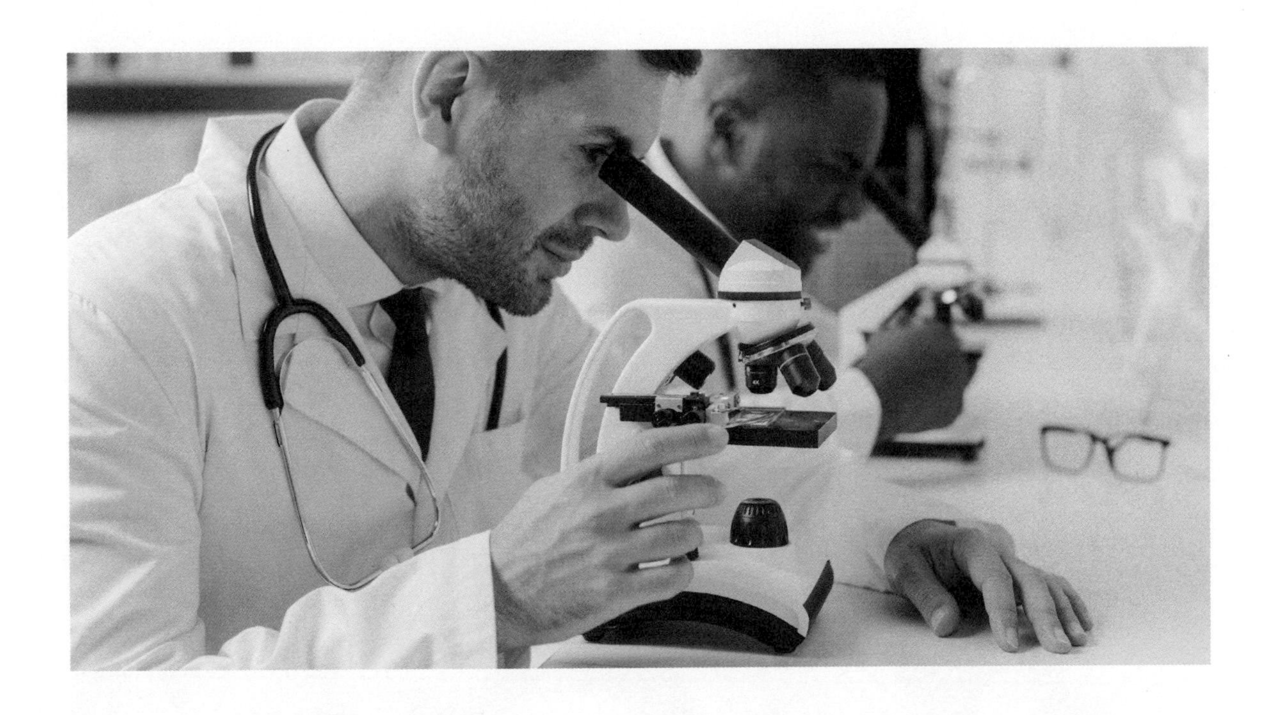

爲了對抗這種致命的疾病，我們急需研發有效的化學預防劑。最有效的化合物，其所含毒性必須長期處於極低狀態，同時還要顯著地減低癌症發生率，延遲癌症病發點，或防止癌細胞擴展。

當白查爾博士提議研究卵巢癌的時候，我的實驗室已經停止使用動物體內試驗的模式。取而代之的，乃是使用細胞培植技術的體外模式檢驗。白查爾博士決定選用人體卵巢癌的細胞株和正常的良性卵巢細胞作研究。基本上，她使用了三種組織培植細胞系列：正常、良性和源自人體的惡性卵巢細胞。由於她有廣大的人脈網，可與全球不同地區的科學家們聯絡，知道哪裡可以找得到這三種人體的卵巢細胞。她從位於維吉尼亞州馬納薩斯郡的美式細胞培植儲藏中心（American Type Culture Collection Center），購買了數種細胞系列。另外兩種極爲重要，但無法購買到的細胞系列，則由南加州大學的杜彪（Louis Dubeau）博士，和日本熊本大學的崗村仁志（Hitoshi Okamura）博士所捐贈。當初她可能選擇使用的化學預防劑，乃是來自法國海岸松

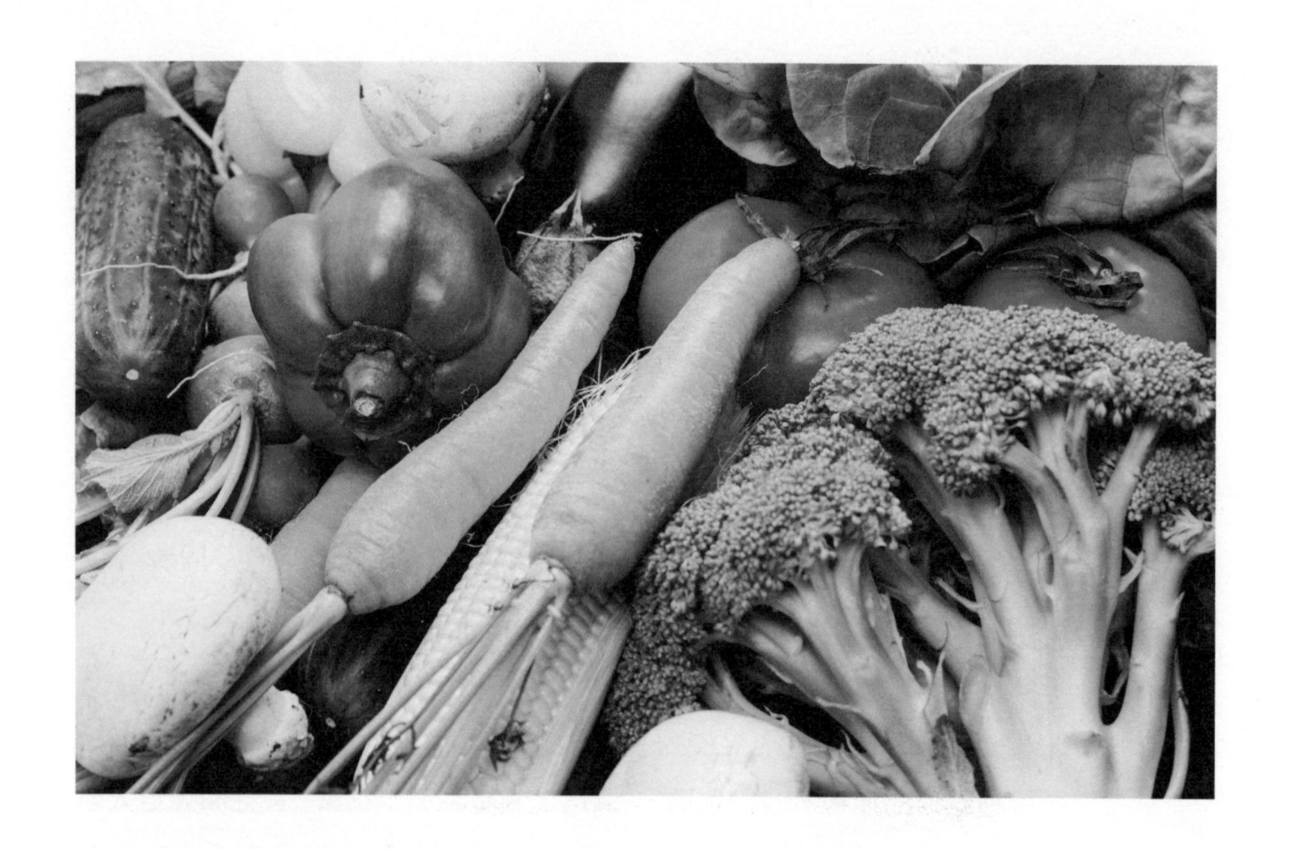

樹皮所提煉的碧蘿芷（Pycnogenol，又稱碧容健）：它的主要成份是水溶性生物類黃酮素（bioflavonoids）。結果後來是由瑞士日內瓦市的賀法格研究實驗室（Horphag Research Laboratory），向我們提供了這種化學預防劑。這種生物類黃酮素以不同的濃度，存在許多種蔬菜和水果中。我們選擇使用碧蘿芷，因爲它是一種標準產品，能夠產生一致的效果。

關於碧蘿芷研究

白查爾博士發現，碧蘿芷對惡性卵巢生殖細胞的毒害是有選擇性的，它以依賴劑量的方式，使這些細胞凋亡。所謂凋亡，就是指有程式的細胞毀滅。換句話說，這類生物類黃酮素，能夠導致癌細胞自殺。有趣的是，碧蘿芷卻對正常的卵巢生殖細胞毫無毒性；而對良性的卵巢生殖細胞，也只含輕微的毒性。因此，碧蘿芷就成為既完美又有效的化學預防劑[3]。

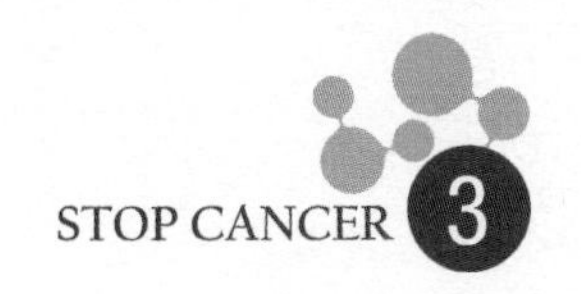

白查爾博士的另一項研究，發現滑石粉（爽身粉的主要成分）在組織培植時，導致人體的卵巢細胞產生腫瘤或惡性轉化。而碧蘿芷能夠減少滑石粉所引起的惡性轉化，再次證明這一種化學預防劑，具有防止腫瘤發展的功能。我們大膽的認為食物所含有的生物類黃酮素，同樣可以預防或反轉人體內的卵巢癌。從來自許多教育機構所作的研究觀察，均顯示營養治療是值得一試的抗癌方法。[4]

例如，位於加州聖地牙哥市的蓋爾遜研究所（Gerson Institute），長久以來一直倡導民衆採取純植物飲食，克服各種疾病和恢復健康。

數年前有一位患有卵巢癌的女士請她的腫瘤專科醫生，為她提供二十位曾經接受過卵巢癌治療的患者名字。她致電給這二十位患者；發現其中的十八位已經不在人世。這位婦女又詢問蓋爾遜研究所，為她提供二十位曾經使用過飲食營養治療卵巢癌的病患名字，而她能夠與其中的十八位患者在電話中交談，發現她們的癌症已經消失了[5]。這個例子證明營養療法的確能爲卵巢癌的病患提供有利效用。

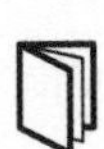

1.American Cancer Society: Ovarian Cancer. http:/ www.cancer.org 2000.

2.National Ovarian Cancer Collation: Symptoms of ovarian cancer. 2001.

3.Buz' Zard AR, Lau BHS: Selective toxicity of Pycnogenol® for malignant ovarian germ cells in vitro. International Journal of Cancer Prevention 1:207-212, 2004.

4.Buz' Zard AR, Lau BHS: Pycnogenol reduces talc-induced neoplastic transformation in human ovarian cell cultures. Phytotherapy Research 21:579-586, 2007.

5.Michael Anderson Documentary Film: Healing Cancer From Inside Out. 2008.

STOP CANCER

with Phytotherapy : With 100+ Anti-cancer Recipes

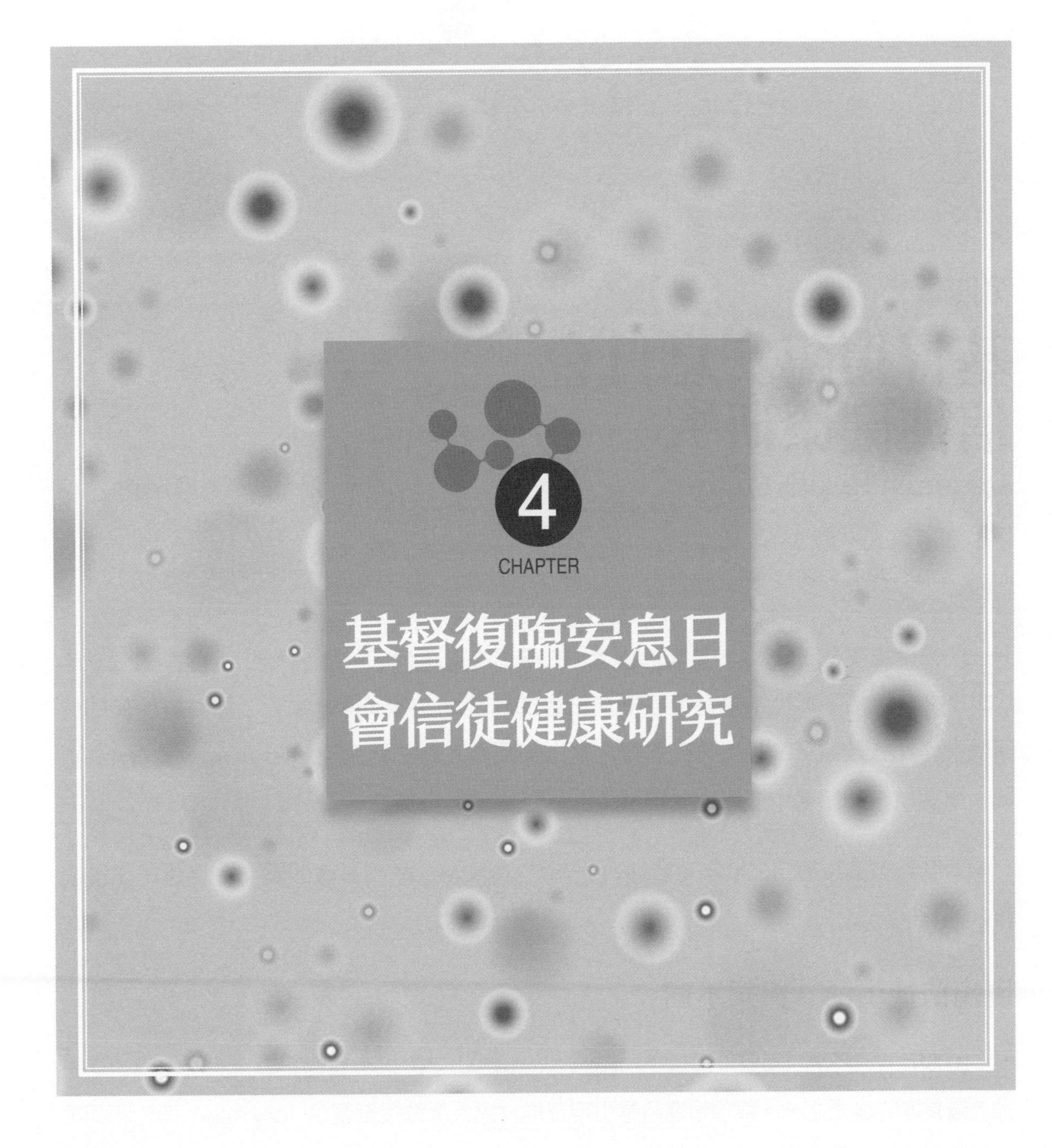
4
CHAPTER
基督復臨安息日
會信徒健康研究

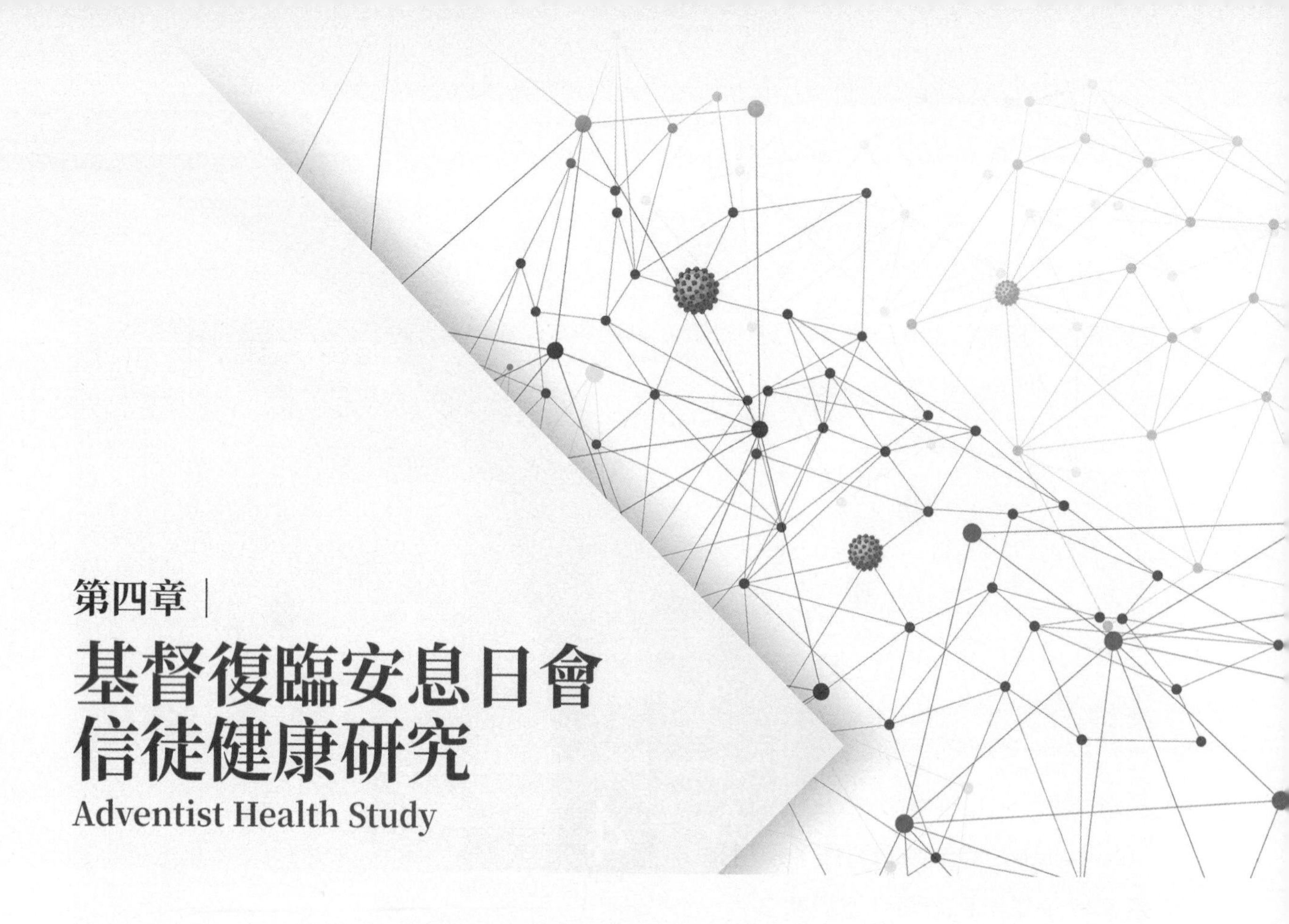

第四章｜

基督復臨安息日會信徒健康研究

Adventist Health Study

基督復臨安息日會（以下簡稱復臨教會）的羅馬林達大學公共衛生學院，在過去三十年來，持續不斷地為基督復臨安息日會的信徒（以下簡稱復臨信徒），與一般民衆的健康情況作比較及研究。這項研究經費，是由美國國立衛生研究院（National Institute of Health）資助。研究所得的結果，在流行病學調查上具有深遠的指標性意義。

本章資料多半取自2007年，我在《光譜》（Spectrum）季刊發表的論文。這是一份復臨教會的報刊[1]。

復臨信徒生活「與眾不同」

2005年十一月份的國家地理雜誌（National Geographic Magazine）以大篇幅報導，說明復臨信徒是世上最長壽的群眾之一。這項報導乃是引用羅馬林達大學教授費賽爾（Gary Fraser）博士和同事們的研究結果，顯示居住在加州的復臨信徒，壽命要比一般加州居民長4至10年。復臨信徒的生活習慣包括：食用全穀類食物、蔬菜、水果、核果，另外他們也不吃紅肉、不吸菸、不喝

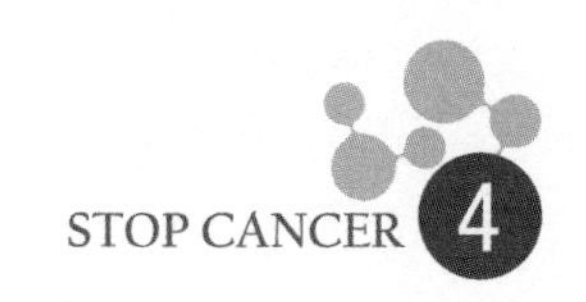

酒——這一切都能減少罹患癌症及心臟病的風險。這項研究也注意到，復臨信徒得以延長壽命的另一個因素，就是與實踐相同生活習慣的人們密切交往。

國家地理雜誌所刊登的文章內容，乃是根據「基督復臨安息日會信徒健康研究」的三篇重要學術報告。第一篇學術報告發表於《內科檔案》（Archives of Internal Medicine），是由羅馬林達大學公共衛生學院教授費賽爾（Gary Fraser）博士和沙弗力克（David Shavlik）博士共同著作，題目是：「延長壽命十年，是否與選擇相關？」[2]。

在這篇報告中，加州復臨信徒的預期壽命是：男性78.5年，男性素食者80.2年；女性82.3年，女性素食者84.8年。與這些預期壽命年齡相比較的，乃是下列表格中列出的十個國家居民之平均預期壽命。其中包括四個國家： 澳大利亞（男性73.9年，女性80.0年），加拿大（男性73.0年，女性79.7年），日本（男性75.9年，女性81.8年），美國（男性73年，女性79.7年）。日本常被認為是最長壽的族群，可是右列的表格（表格❶）卻顯示，加州復臨信徒的預期壽命比他們更長。這份報告並強調，加州的男女復臨信徒之中，素食者比肉食者的壽命長。

表格❶

比較加州復臨信徒與全球十個國家居民的預期壽命

國家名字	男性預期壽命	女性預期壽命
澳大利亞	73.9歲	80.0歲
加拿大	73.0歲	79.7歲
丹麥	72.0歲	77.7歲
芬蘭	70.9歲	78.9歲
冰島	75.7歲	80.3歲
日本	75.9歲	81.8歲
新西蘭	71.6歲	77.6歲
挪威	73.4歲	79.8歲
英國	71.9歲	77.6歲
美國	73.0歲	79.7歲
肉食的加州復臨信徒	78.5歲	82.3歲
素食的加州復臨信徒	80.2歲	84.8歲

資料來源：費賽爾及沙弗力克，「延長壽命十年，是否與選擇相關？」，《內科檔案》（Archives of Internal Medicine），第161期，2001年7月，第1645至1652頁。

第二篇學術報告發表於《美國臨床營養學報》（American Journal of Clinical Nutrition），作者同樣是費賽爾博士和他的研究同仁，題目是：「1976至1982年：加州基督復臨安息日會信徒癌症病發率報告」[3]。這篇報告將加州男性復臨信徒的癌症病發率，與美國東北部康乃狄克州男性居民相比較。首先計算這兩組人的標準病發率（Standardized morbidity ratio; SMRs），然後將這些數字列在下頁表格中（表格❷）。

表格❷

1976至1982年度：男性復臨信徒之觀察及預期的癌症病發率			
癌症的位置或類型	觀察的(O)	預期的(E)	標準病發率
所有的癌症	598	814	0.73*
食道癌	0	14	0.11*
胃癌	15	30	0.50*
大腸癌	62	98	0.64*
直腸癌	25	49	0.51*
支氣管及肺癌	41	162	0.25*
皮膚惡性黑色素瘤	23	13	1.77
前列腺癌	186	149	1.25*
膀胱癌	37	62	0.59*
腎癌	8	21	0.37*
腦癌	15	10	1.49

資料來源：密歐司（P.K. Mills），畢森（W.L. Beeson）,費力普斯（R.L. Phillips）,費賽爾（Gary Fraser），「1976至1982年：加州基督復臨安息日會信徒癌症病發率報告」,《美國臨床營養學報》（American Journal of Clinical Nutrition），第59卷，1994年5月，第11365至11425頁。*（星號）指統計學上的顯著差異。

表格❷顯示了一些有趣的發現。由1976至1982年之間，觀察加州男性復臨信徒的罹癌病例是598例（O）；同一時期內，在參考的男性人口中，預期罹癌病例是814例（E）；計算結果顯示，男性復臨信徒罹患不同癌症的標準病發率（O/E 或SMR）是0.73（598 / 814 = 0.73）。在統計學上，這標準病發率具有顯著差異。

第三篇學術報告，同樣的發表於《美國臨床營養學報》（American Journal of Clinical Nutrition）。作者亦是費賽爾博士。題目是：「非拉丁裔的白種加州復臨信徒，在飲食、癌症，及缺血性冠心病之間的死亡因素關係」[4]。研究對象是下列三組加州復臨信徒：❶全素食者：不吃肉類、魚類和家禽類；❷半素食者：每週進食肉類、魚類和家禽類不超過一次；❸非素食者：他們每週進食肉類、魚類和家禽類多過一次。這三組男性中，平均體重如下：❶全素食者：77公斤（169.4磅）；❷半素食者：80公斤（176磅）；❸非素食者：83公斤（182.6磅）。而從女性信徒的研究對象來看，這三組女性平均體重為：❶全素食者：63公斤（138.6磅）；❷半素食者：66公斤（145.2磅）；❸非素食者：69公斤（151.8磅）。不論是男士或女士，純素食者在體重表現上都比非素食者來得輕盈。

奶蛋素真的健康嗎？

雖然上述的統計似乎是好消息，可是仔細地審查資料後，研究人員卻提出一些令人不安的問題。例如：習牧師是一位精明能幹的傳道人，他負責一所發展蓬勃的

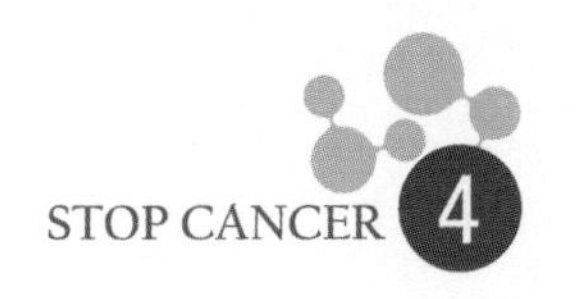

教會。教會擁有300名教友，過半數是年輕人和他們的家庭。他很注重身體健康，經常運動，也是一位食用奶蛋素（乳類及蛋類食物）的素食者。有一天他正在室外跑步時，突然嚴重的心臟病發作，當場倒地身亡。當時他只有42歲，身後留下妻子和兩位年幼的兒女。一位身體健康的壯年人，怎麼會突然身亡？

不久之前，一位46歲的醫生，也因心臟病發作；在冠心病加護病房度過兩週之後去世。他一生都是奶蛋素的素食者，可是為什麼他也英年早逝？賈奧女士是一位傳道人的妻子。她一直也是奶蛋素的素食者。最近患有卵巢癌，經過手術及化療之後離開人世。為甚麼她的飲食習慣，不能防止她罹患癌症？

上述問題的可能答案就是：奶蛋類食物，正是罪魁禍首。許多研究結果證實奶類及蛋類食物，亦能導致癌症、心臟病、糖尿病、骨質疏鬆症，以及富裕的社會大眾常患的多種疾病。「基督復臨安息日會信徒健康研究」中，接受調查的加州復臨信徒，有1/3是奶蛋類的素食者。其中只有大約4%是純植物飲食的素食者。

讓我們來觀察與某些特定癌症有關的數據，在表格❷中，我們可以看到加州男復臨信徒罹患癌症的標準病發率（SMRs），這些數據顯示：食道癌（0.11），胃癌（0.50），大腸癌（0.64），直腸癌（0.51），支氣管癌及肺癌（0.25），膀胱癌（0.59），腎癌（0.37）。這些數字都在統計學上有顯著差異。與一般男性相較，男復臨信徒患這些癌症的機率比較低，在統計學上是具有顯著差異的。可是男復臨信徒，在下列這三種癌症的標準病發率（SMRs）卻高過一般的男性居民：皮膚惡性黑色素瘤（1.77），前列腺癌（1.25），及腦癌（1.49）。意思就是說，男復臨信徒患皮膚惡性黑色素瘤、前列腺癌及腦癌的機率，高過一般的男性居民。特別引人關注的，就是病發率較高的前列腺癌。我們可以再次推測，奶蛋類素食就是罪魁禍首。眾多的研究顯示，奶蛋類食物是導致前列腺癌的首因。2001年的一篇哈佛流行病學研究評論[6]，更指出在乳製品與癌症的相關研究試驗及其14個病例對照研究（case-control study）中，有12個呈陽性，而在9個群組研究（cohort study）的病例中，有7個呈陽性。

最近一篇發表於《美國傳染病學期刊》（American Journal of Epidemiology）的學術論文亦指明，喝低脂牛奶及脫脂牛奶，與患前列腺癌風險之間有直接關係。一項多種民族的「隊列研究」（multiethnic cohort study）問卷調查，得到82,483 份由男性完成的回應。在八年的追蹤調查期間，其中有4,404名患上前列腺癌。顯示每天喝一杯或多杯的低脂或脫脂牛奶，與罹患前列腺癌的風險成正比[7]。另一項研究，是由國家衛生研究院（NIH）及美國退休人士協會（AARP）聯合主導的營養及衛生研究。有293,888名人士回應這項研究所發出的食物頻率問卷調查。其中有10,180名男士，患有前列腺癌。這項調查亦顯示每天喝兩杯或多杯脫脂牛奶，與罹患後期前列腺癌的風險呈正比[8]。

讓我們來看看表格❸，這個圖表顯示由1976至1982年間，女性復臨信徒中罹患惡性腫瘤病發率。

從1976至1982年之間，觀察加州女性復臨教會信徒，患有各種不同癌症的病例總數是862（O）；與預期患得癌症的病例總數937（E）相比，計算結果顯示，女性復臨信徒罹患上述不同癌症的標準病發率（O/E 或SMR）是0.92（862 / 937 = 0.92）。換言之，女性復臨信徒罹患上述不同癌症的發生率，等於引為參考的女性人口中之92%。兩者之間的差別只有 8%。在統計學上，這標準病發率並沒有顯著差異。而女性復臨信徒罹患下列癌症的標準病發率（O/E 或SMR）為──胃癌（0.16）、大腸癌（0.76）、直腸癌（0.36）。從統計學上來

表格❸

1976至1982年度：女性復臨信徒觀察及預期的癌症病發率

癌症的位置或類型	觀察的（O）	預期的（E）	SMR（O/E）
所有的癌症	862	937	0.92*
胃癌	4	24	0.16*
大腸癌	95	126	0.76*
直腸癌	37	52	0.71*
支氣管及肺癌	27	76	0.36*
皮膚惡性黑色素瘤	24	14	1.71*
乳癌	231	254	0.91
子宮頸癌	32	24	1.60*
子宮癌	129	68	1.91*
卵巢癌	47	36	1.29
生殖器癌	208	135	1.54*

資料來源：密歐司（P.K. Mills），畢森（W.L. Beeson）,費力普斯（R.L. Phillips）,費賽爾（Gary Fraser），「1976至1982年：加州基督復臨安息日會信徒癌症病發率報告」，《美國臨床營養學報（American Journal of Clinical Nutrition）》：第59卷，1994年5月，第11365至11425頁。*（星號）指統計學上的顯著差異。

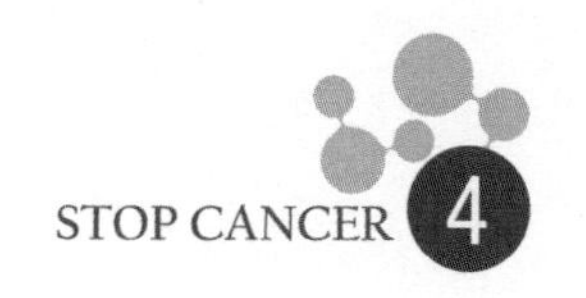

説，這些標準病發率展示了顯著的差異。女性復臨信徒患乳癌的標準病發率（SMR）是0.91。換句話説，每一百名引為參考的女性乳癌患者之中，就有91名是女性復臨信徒。在統計學上，這兩者之間的差別，就沒有顯著的差異。

更進一步觀察，女復臨信徒患下列癌症的標準病發率（O/E或SMR）是：皮膚惡性黑色素瘤（1.71）、子宮頸癌（1.60），子宮癌（1.91）、卵巢癌（1.29）、生殖器癌（1.54）。換句話説，女性復臨信徒患得這五種癌症的發生率，高過非復臨信徒的女性人口。尤其令人不安的是，生殖器官癌症的發生率，還包括可以致命的卵巢癌。正如男性患有的前列腺癌，導致患卵巢癌的罪魁禍首，仍是奶蛋類食物。在近期的復臨教會信徒健康研究調查中，也關注到導致罹患卵巢癌的飲食因素。根據羅馬林達大學研究專家們的報告，食用肉類和乳酪會增加罹患卵巢癌的風險[9]。瑞典國家環境醫療機構卡洛林斯卡研究院，發表了一篇有關傳染病研究的綜合分析（對已擁有的研究結果作分析），結論是大量進食奶蛋類食物和乳糖（lactose），會增加罹患卵巢癌的風險[10]。

低脂及脫脂牛奶害處更大

這篇有關乳糖的評論報導，引起了我們的興趣。多數的研究均指向牛奶含有的蛋白質（奶蛋白質或酪蛋白質），乃是導致癌症發生的因素，而不是乳糖。許多人飲用低脂或脫脂牛奶，認爲它們比全脂牛奶更有益。可是他們不知道將牛奶中的脂肪濃度降低後，無形之中也就升高了酪蛋白質及乳糖的濃度。換句話説，低脂或脫脂牛奶比全脂牛奶，含有更多的酪蛋白質及乳糖。而高量酪蛋白質會導致多種癌症的形成，例如乳癌及肝癌。高濃度的乳糖，又與卵巢癌及前列腺癌有連帶關係。乳糖在人體內會被分解成半乳糖（galactose）。這種半乳糖對卵巢有破壞作用，會降低生育率並增高罹癌的風險。

紅肉與心臟病

讓我們回到費賽爾博士和同仁所做的第三項研究──食用牛肉與致命性心臟病的關係。他們以三組男性復臨信徒作比較：❶從不吃牛肉；❷每週吃牛肉三次；❸每週吃牛肉超過三次以上。研究的結果顯示：每週吃牛肉三次的男士，得致命性

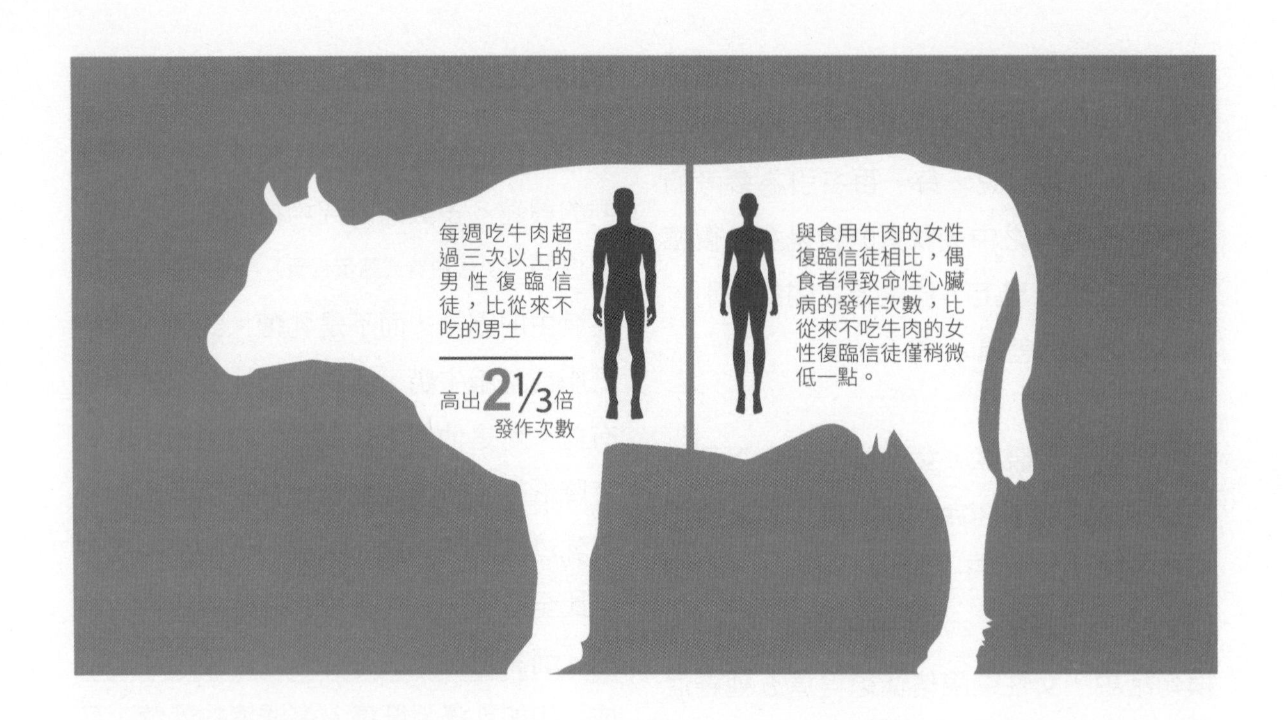

心臟病的發作次數，比從來不吃的男士幾乎高出兩倍（1.93倍）。而每週吃牛肉超過三次以上的男性，得致命性心臟病的發作次數，比從來不吃的男性，高出2⅓倍（2.31倍）。與食用牛肉的女復臨信徒相比，她們得致命性心臟病的發作次數，比從來不吃牛肉的女性僅稍微低一點。可能牛肉所含有的荷爾蒙（激素）是導致這些差異的因素。根據廣泛發表的資料顯示：更年期之前的婦女（或停經前的婦女），因爲受到雌性荷爾蒙的保護，她們得致命性心臟病的危險性比較低。這項研究還發現了另一個值得關注的現象。將非素食的復臨信徒與素食的復臨信徒作比較，前者在罹患幾種常見癌症的病發率上，明顯要高於後者。例如非素食的復臨信徒患大腸癌的相對危險度，比素食的復臨信徒高1.88倍（幾乎兩倍）。這樣的差別是極為顯著的。非素食的復臨信徒患糖尿病的相對危險度，也比素食的復臨信徒高出兩倍。因此，這些基督復臨安息日會信徒健康研究所獲得的結果，在發表的報告中顯示了下列的幾項重要結論：

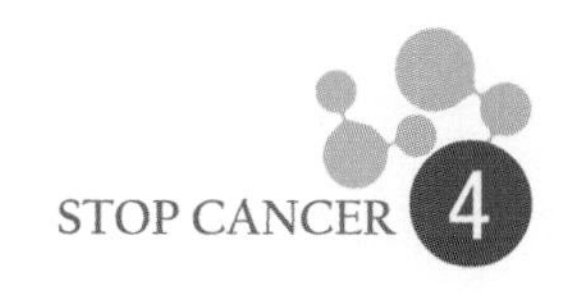

1 復臨信徒的平均壽命，普遍比一般人較長。
2 復臨信徒罹患許多種癌症的病發率，比非復臨信徒低。
3 男性復臨信徒得前列腺癌的病發率，比一般的男性高。
4 女性復臨信徒罹患生殖器官癌症的病發率，比一般的女性高。
5 女性復臨信徒罹患乳癌的病發率，與一般的女性相似。
6 食用牛肉使男性復臨信徒增加罹患致命心臟病的機率。
7 與非素食的復臨信徒相比，素食的復臨信徒可能避免患大腸癌、糖尿病、或高血壓等疾病的機率是兩倍之多。

所以2005年11月的國家地理雜誌（National Geographic Magazine）報導，究竟有何含義呢？對那些因飲食和生活習慣得益的復臨信徒，這篇報導肯定了他們所實踐的是正確的。可是對許多死於心臟病及癌症的人，又該如何是好呢？有沒有辦法可以減低復臨信徒過早死亡的人數呢？答案是有的。

奶蛋類食品製程的隱憂

奶蛋素食物在過去數十年間，因為主要產自於不使用荷爾蒙、殺蟲藥、致癌物和藥物等化學物品來牧養乳牛的農場，而能達到了其預期健康果效。

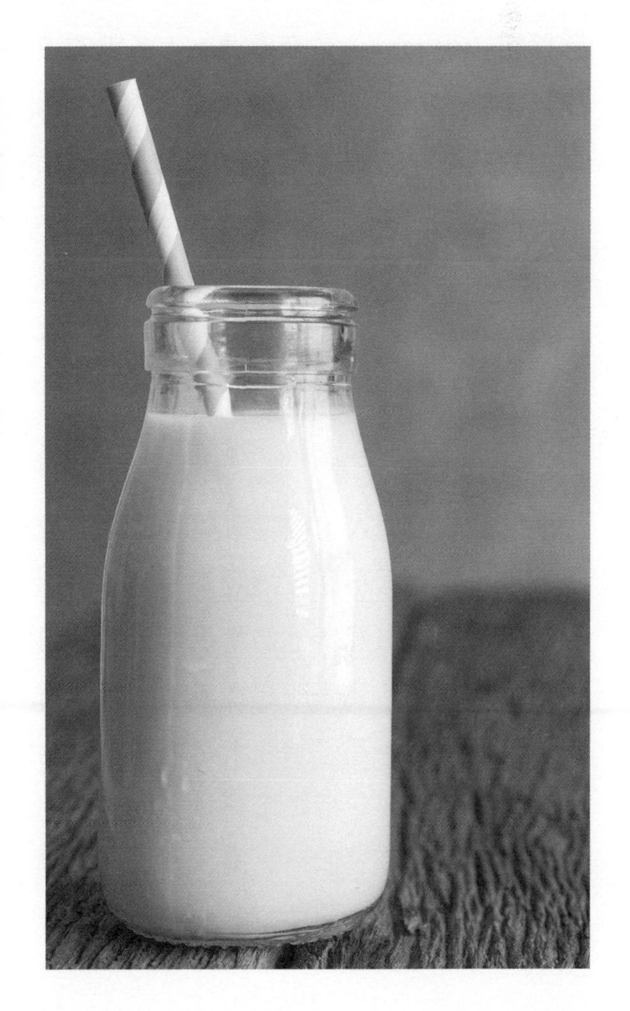

但是今天大多數市售的牛奶和乳製品卻有別於過去製作過程，是由「牛場」大量製造，而不是由「農場」生產。研究牛奶與癌症之間關係的學者們，發表了超過兩千篇的學術論文；其中有許多顯示牛奶與乳癌、大腸癌、卵巢癌、前列腺癌、血癌（白血症）、淋巴癌均有牽連。牛奶與多樣硬化症（multiple sclerosis），阿茲海默症（Alzheime's disease）和骨質疏鬆症（osteoporosis）也有牽連。大多數的復臨信徒食用奶蛋類食物，而不食用肉類。因此他們進食的動物性食物（牛奶及乳酪）在比例上，會比食用肉類食物的人士更多。這或許可以解釋為何復臨信徒患前列腺癌及卵巢癌的發生率偏高。這兩種癌症均與與牛奶及乳酪有關。

在我的診所裡，前列腺特異抗原（PSA）偏高的病人，經常會與我討論治療的方法。當泌尿科醫生懷疑病人患有前列腺癌時，通常會建議他們動手術，接受輻射治療或化療。我一般建議無論他們選擇何種治療方法，都必須先大量地減少動物性食物的攝取，包括奶蛋類食物。他們在改變飲食習慣兩三個月之後，通常都能夠降低他們的前列腺特異抗原（PSA）。

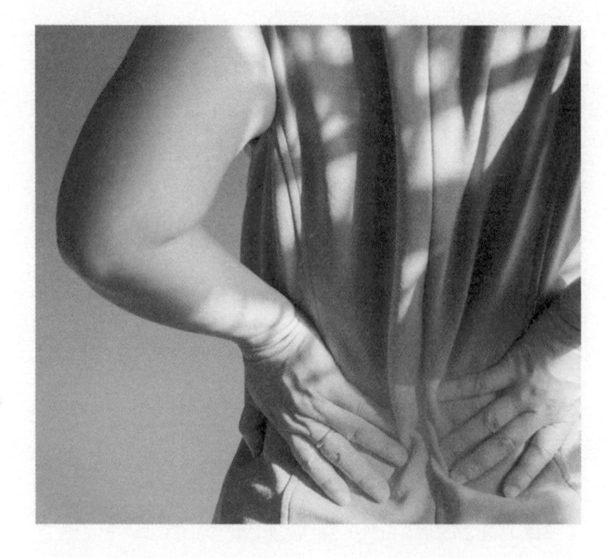

純植物飲食 VS 前列腺癌

在2005年，服務於加州大學舊金山分校醫學院的歐尼許（Dean Ornish）醫學博士及其研究同仁在《泌尿學學報》（Journal of Urology），發表了一篇引人注目的研究[12]。參加此項研究的男士有93位，都是已經接受過活組織切片檢查（biopsy），被診斷患有早期前列腺癌的病患。他們決定不接受傳統的癌症治療方法。所有參與者被分作控制組和實驗組兩組。控制組的49位男士，不需要改變飲食或生活習慣，但是要按時接受監督疾病的健康檢查。實驗組的44位男士，被要求改變飲食及生活習慣（吃全素食食物，經常運動並進行壓力管控）。

12個月之後，控制組有6位男士，因病情惡化，前列腺特異抗原（PSA）增高6%，需要進行傳統性的治療。相反地，實驗組的44位男士，他們的前列腺特異抗原（PSA）卻降低了4%。比較這兩組人士的醫學檢驗報告，更令人印象深刻的是：這些改變飲食及生活習慣的男士，他們的血液在抑制前列腺癌細胞生長的能力上，比其他人高出八倍。研究顯示：越是殷勤地遵照歐尼許醫生的指示，改變自己生活習慣的病患，他們的血液也更活躍地控制前列腺癌細胞的增長。

六年前，我和夫人到中國的一所健康中心，擔任以改變生活方式為題的醫學講座主講人。赴會的人士之中，有一位罹患致命卵巢癌的女士，已經接受了兩次化療，可是她體內的癌細胞仍舊不停地擴散。醫生已經對她放棄治療，她只能等待生命抵達終點。在朋友們的鼓勵下，她搬到這所健康中心度過剩餘的時日。這所健康中心為她提供簡單的純植物飲食，每天有規律的做運動，並為她按摩和做水療。

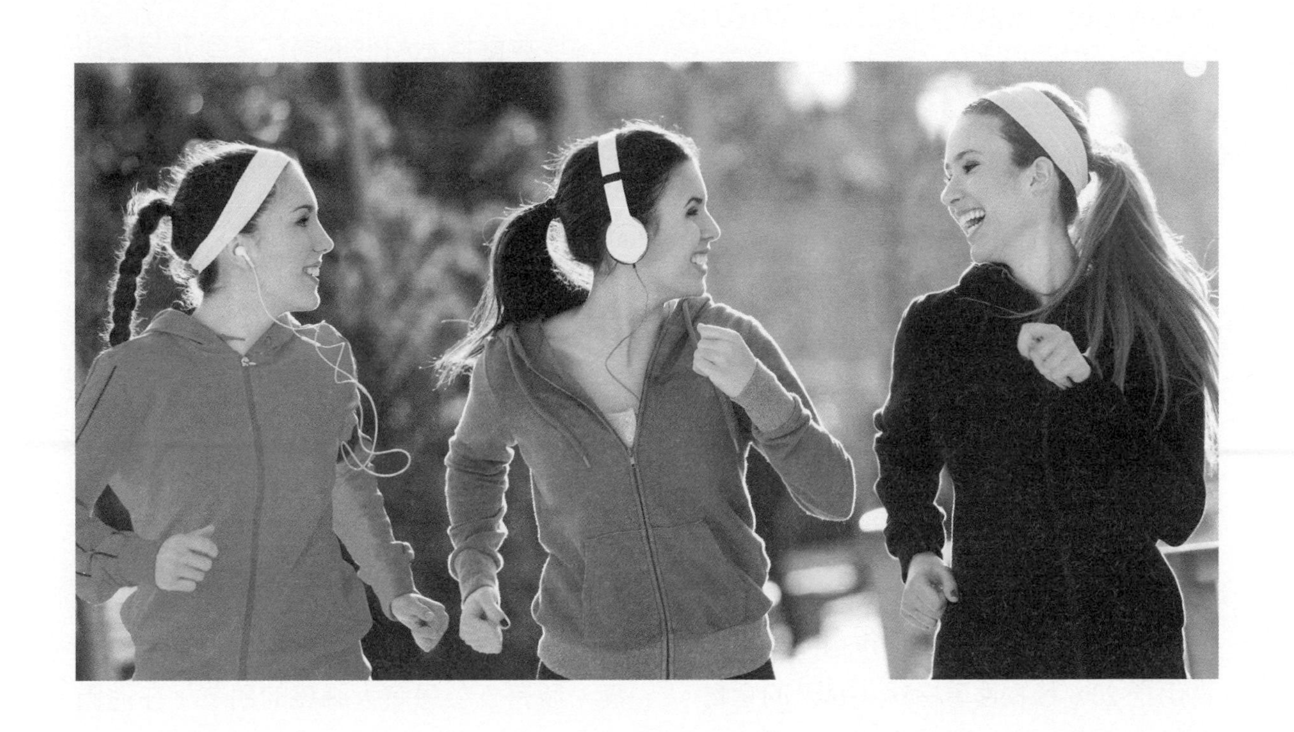

我們在演講中，提到牛奶與卵巢癌之間的關連，她聽到之後甚為震驚。然後向我們透露，在過去的十年之中，她每天喝大量的牛奶，而且在接受化療期間，幾位醫生鼓勵她喝更多的牛奶。搬到這所健康中心後，為她提供的不是牛奶，而是豆漿。她在這所中心住了兩個月，健康不但沒有走下坡，反而改善不少。六個月之後，她在電話中向這所中心報告，北京和上海的腫瘤科專家們都感到訝異，因爲她體內的癌細胞竟然都消失了。去年我們又回到中國見到這位女士。與多年前第一次見面時相比，她真是判若二人。現在的她精神充沛，滿有活力，而且無癌症纏身。

坎貝爾博士的《救命飲食》

在本書的第二章，我曾提到坎貝爾博士（Dr. T. Colin Campbell）和他舉世聞名之作——《救命飲食：中國健康調查報告》（The China Study）。在研究動物體內的肝臟腫瘤時，他先讓動物曝露在含有致肝癌物的黃麴毒素（Aflatoxin）中，然後將這些動物分成下列三組：❶食用含 5% 酪蛋白（casein）的食物；❷食用含 20% 酪蛋白的食物；❸食用含 20% 植物性蛋白質（豆漿）的食物。第三組食用20%豆漿的動物，沒有一隻患有癌症。第一組食用含有 5% 酪蛋白食物的動物，也沒有一隻患有癌症。可是第二組食用含有 20% 酪蛋白食物的動物，卻每一隻都患有肝癌。坎貝爾博士又報導他所做的另一項研究，可以「開啟」和「關閉」癌症。當他改變患有肝癌動物的食物，從含酪蛋白 20%變成 5%時，肝癌細胞就逐漸地消失了。可是他一改變原來未得肝癌動物的食物，從含酪蛋白 5%變成 20%之時，牠們卻又都在不同時間內患上肝癌。

坎貝爾博士和他的同仁又到菲律賓研究當地兒童患肝癌的情況。許多兒童們都已經感染乙型肝炎病毒，其中有些或許已經曝露在含有致肝癌物黃麴毒素的環境中。可是他們發現只有進食大量動物性蛋白質的兒童，才患有肝癌。

坎貝爾博士在他所做的實驗中，證實癌症是可以「開啟」和「關閉」的。這項結果引起我極大的興趣。我親自見證有些患乳癌、大腸癌和前列腺癌的病人，在轉變自己的飲食為純植物飲食後，就得以痊癒。我有三位患有大腸癌的朋友，在他們

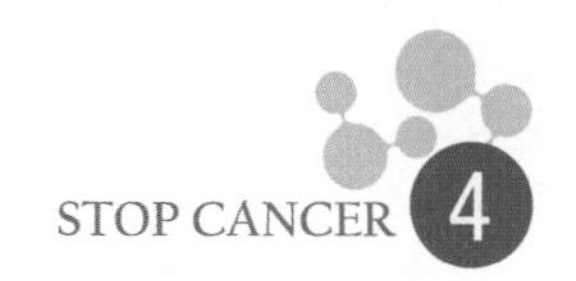

轉變成只食用純植物食物後，癌症即受到控制；可是不到六個月，他們又開始食用動物性的食物後，就再次罹患癌症。在美國及海外的多個知名組織，都提倡純植物飲食，預防心臟病、中風、癌症，和其它多種慢性身體退化的疾病。例如：本書中已經提到過的「責任醫師協會」（Physicians Committee for Responsible Medicine，www.pcrm.org），在過去廿多年來，一直大力提倡純植物飲食。該委員會的會長巴納德醫生（Neal Barnard）曾說過：「飲食和癌症之間的關連是不容忽視的。比以往更重要的是，你和親人們都應該學習善用資源，讓飲食在預防癌症上，扮演至關重要的角色。而且，假如你真的被診斷患有癌症，必須讓所攝取的飲食，增加你生存的機會。」[13]

巴納德醫生還著有多本關於純植物飲食對健康有益的書籍。最近，他又與營養師瑞埃莉女士（Jennifer Reilly）合作，共同完成了《癌症倖存者指南——能幫助你反擊的飲食》（The Cancer Survivor's Guide—Foods that Help You Fight Back），這是一本值得個人收藏的書。

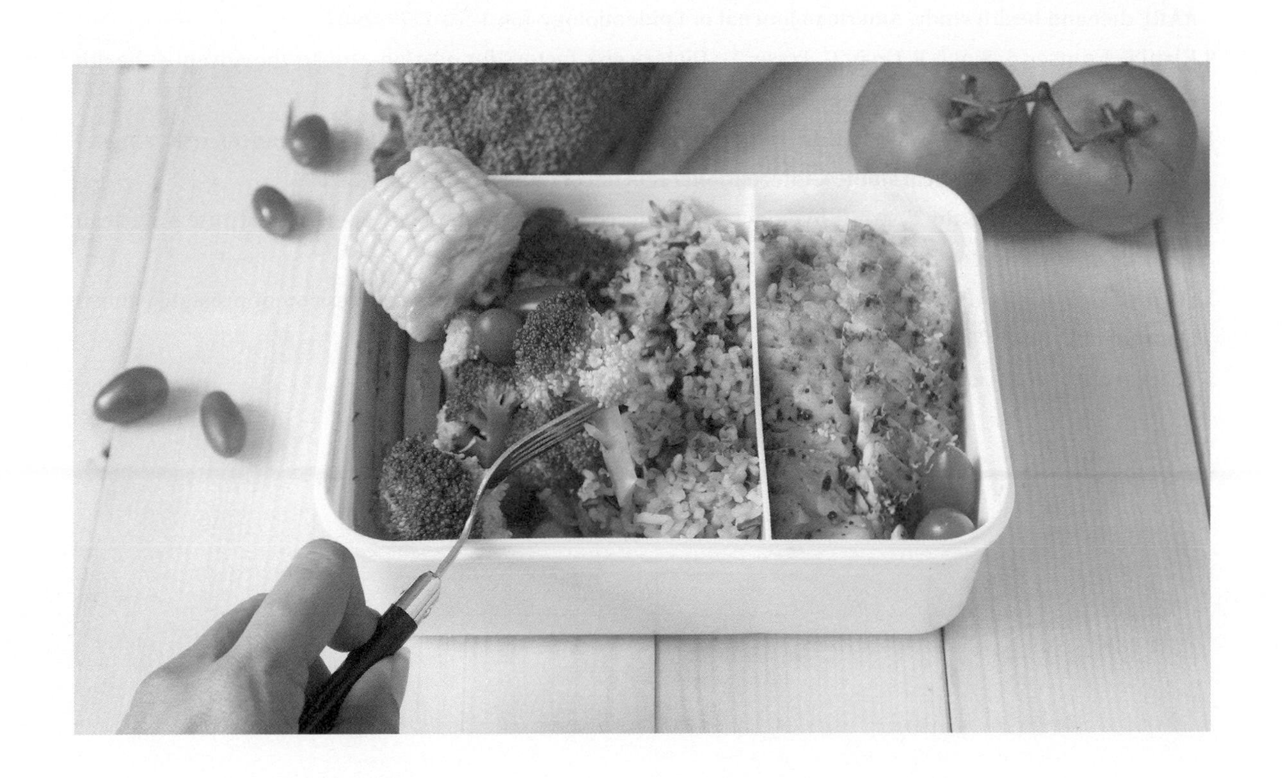

1.Lau B: The Adventist advantage—a closer look. Spectrum 35(4):59-63, 2007.

2.Fraser GE, Shavilk DJ: Ten years of life: Is it a matter of choice? ArchivesofInternalMedicine 161:1645-1652, 2001.

3.Mills PK, Beeson WL, Phillips RL, Fraser GE: Cancer incidence among California Seventh-day Adventists, 1976-1982. American Journal of Clinical Nutrition 59 (suppl.):1136S-1142S, 1994.

4.Fraser GE: Association between diet and cancer, ischemic heart disease, and all-cause mortality in non-Hispanic white California Seventh-day Adventists. American Journal of Clinical Nutrition 70 (suppl.):532S-538S, 1999.

5.Campbell TC, Campbell II TM: The China Study. Benbella Books, Dallas, Texas. 2005.

6.Chan JM, Giovannucci EL: Dairy products, calcium, and vitamin D and risk of prostate cancer. Epidemiologic Reviews 23:87-92, 2001.

7.Park S, Murphy SP, Wilkens LR: Calcium, vitamin D, and dairy product intake and prostate cancer risk—the multi-ethnic cohort study. American Journal of Epidemiology 166:1259-1269, 2007.

8.Park Y, Mitrou PN, Kipnis V: Calcium, dairy foods, and risk of incident and fatal prostate cancer risk: NIH-AARP diet and health study. American Journal of Epidemiology 166:1270-1279, 2007.

9.Kiani F, Knutsen S, Singh P, Ursin G, Fraser G: Dietary risk factors for ovarian cancer: the Adventist health study (United States). Cancer Causes Control 17 (2):137-146, 2006.

10.Larsson SC, Orsinin N, Wolk A: Milk, milk products and lactose intake and ovarian cancer risk: a meta-analysis of epidemiological studies. International Journal of Cancer 118:431-441, 2006.

11.Cramer DW, Xu H, Sahi T: Adult hypolactasia, milk consumption and age specific fertility. American Journal of Epidemiology 139:282-289, 1994.

12.Ornish D, Weidner G, Fair WR: Intensive lifestyle changes may affect the progression of prostate cancer. Journal of Urology 74:1065-1069, 2005.

13.BarnardN:TheCancerProjectReport. August 26, 2011.

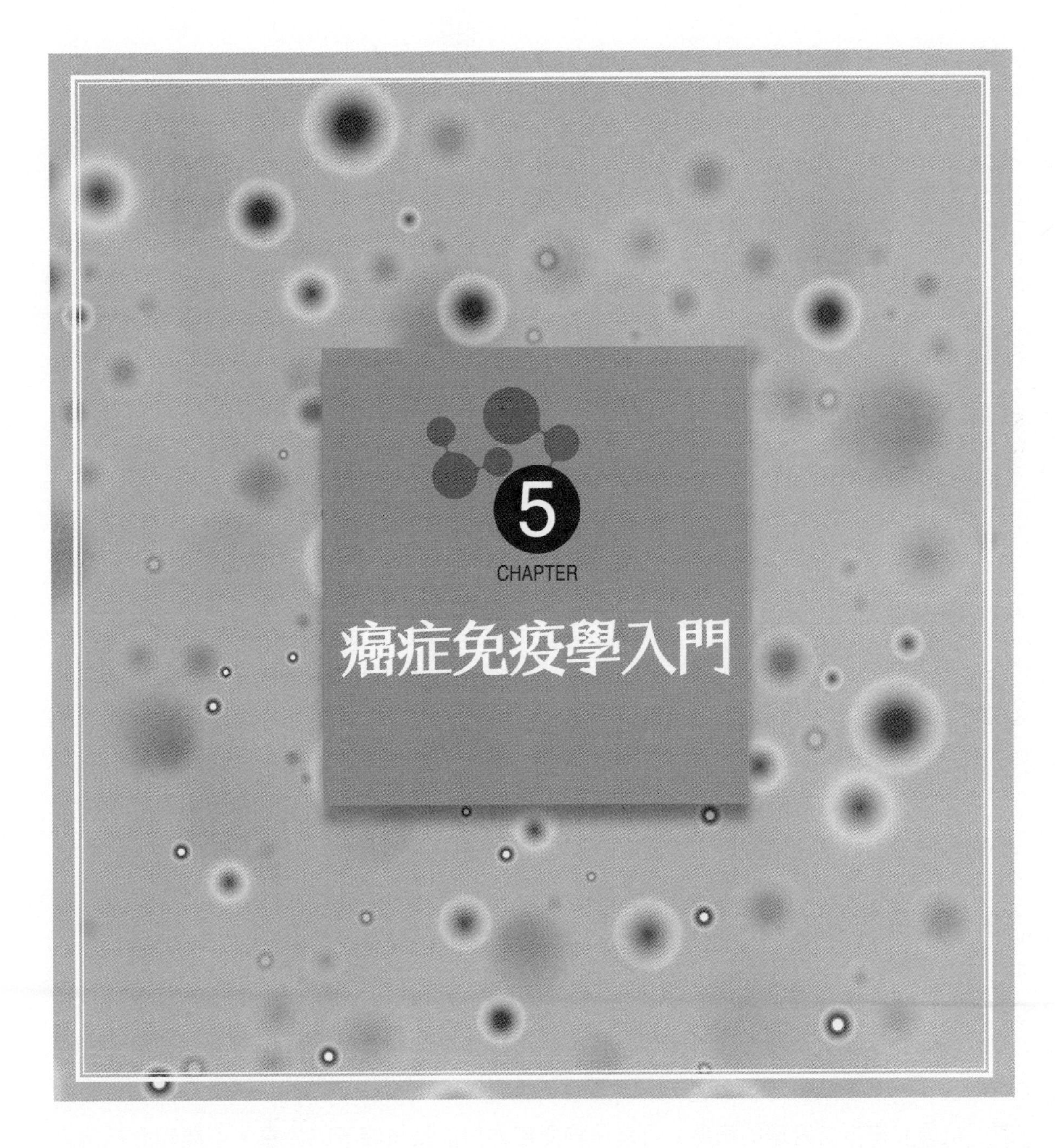
5
CHAPTER
癌症免疫學入門

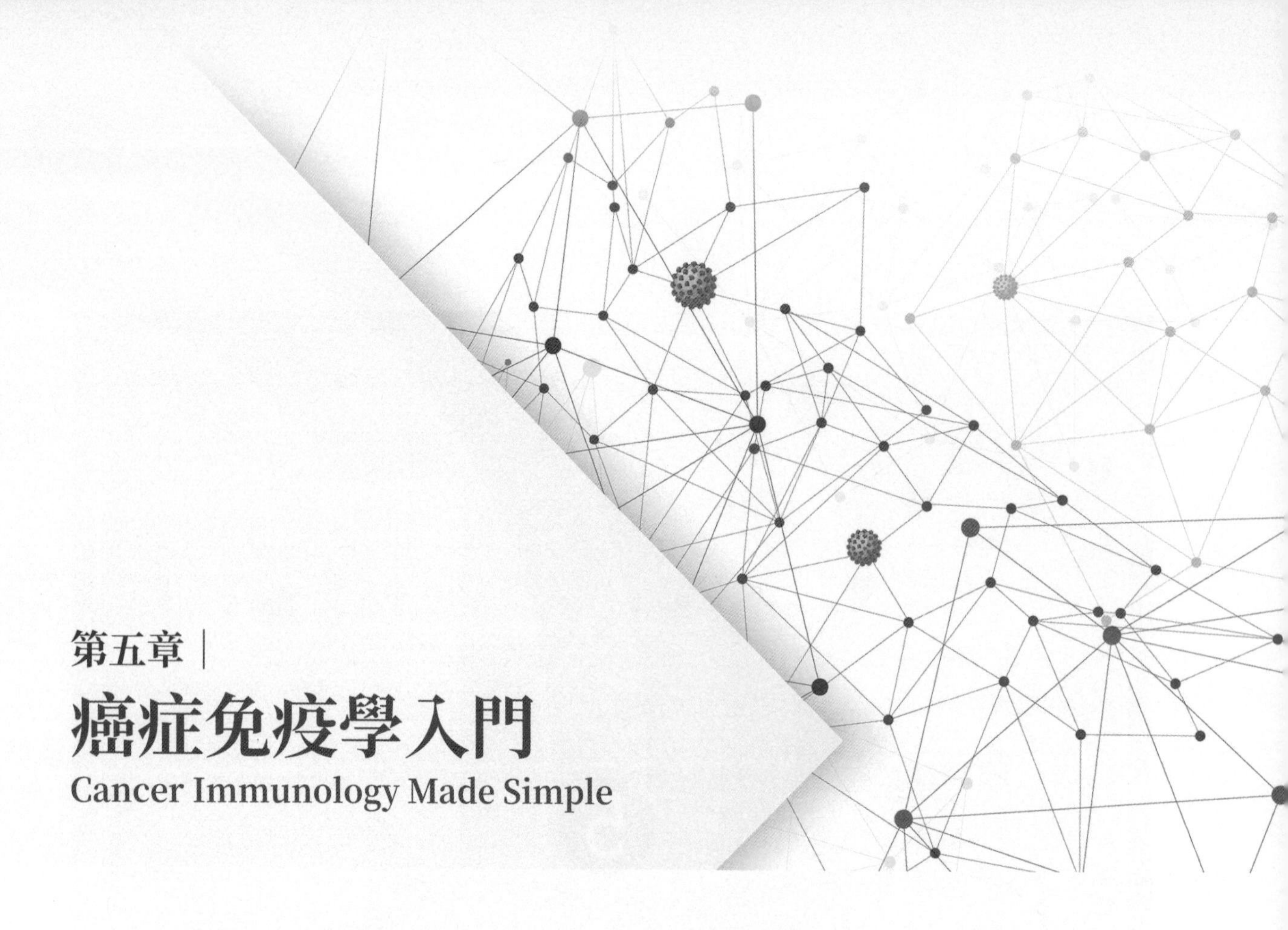

第五章｜癌症免疫學入門

Cancer Immunology Made Simple

免疫學是一門專研免疫功能（又稱為自我防禦或抵抗）的學門。本章的目的在於向讀者介紹「免疫力」，尤其是它與癌症之間的關係。

「免疫力」分為兩種：原有和適應性的免疫力。原有的免疫力，常被稱為天然或天生的免疫力；適應性免疫力，則是經後天調適後而取得。

各司其職的免疫力

原有的免疫力是你我與生俱來就擁有的，而適應性免疫力則是後來在生活中所獲取的。適應性免疫力的獨到之處在於它的特定性質，因爲它具有「抗原驅動性」（antigen driven）。舉例說明：假如一位孩童患有麻疹，大約兩個星期後，他的身體就會產生免疫力或「抗原」來抵抗麻疹的病毒。可是這種免疫力只能抵抗麻疹的病毒，不能轉而抵抗水痘或德國痲疹病毒。請注意適應性免疫是在病毒入侵後兩週方才生效（以痲疹病毒為例）；

剛開始遇到病毒時，這種免疫力是無效的。然而，原有的免疫力會在與入侵的病毒首次接觸時，就立即展開攻擊行動。更進一步地說，它不是特定或專門的，因爲它不是由一種「抗原」所驅動。因此，原有的免疫力在對付多種細菌、真菌、病毒和癌症細胞等身體不喜歡的東西，都是有效的。[1]當我在教授醫學院的學生時，通常此時我會提出的問題是：「這兩種免疫力，哪一種是多功能的？」答案當然是原有或先天的免疫力。這就是為什麼我和同仁要花三十多年的時間研究天然的免疫力。

這兩種「免疫性」的另一項主要分別，乃在於後天所得的免疫力是擁有記憶的。讓我用上述患麻疹孩童的例子，解釋擁有「記憶」的意義。大約兩個星期內，這位孩童的身體就產生免疫力抵抗麻疹的病毒。可是這免疫力在數月至一年後，會開始變弱。假使幾年之後，這位孩童又得到麻疹病毒，在48小時之內，他的身體就會啟動強大的免疫力，抵抗入侵的麻疹病毒。記得嗎？病毒第一次入侵時，這位孩童的身體，需要大約兩個星期，才能產生免疫力，但是這一次，只需要兩天。原因何在？答案是他的身體有記憶細胞，能夠辨識入侵的病毒，然後立即引發反應，啓動免疫系統。原有的免疫力卻是沒有記憶的，因為它不需要。天然的免疫細胞隨時都存在，不論白天或黑夜，隨時都可以保護身體。

我們的皮膚和粘膜，皆屬於我們所擁有的原有免疫力。正常的微生物群（The normal microbial flora），乃是駐留在身體表面和體腔內的細菌，它們能夠保護身體抵禦外來的入侵者；也是原有免疫力的一部分。但不幸的是，由於抗生素被濫用，傷害了這些對身體有益的微生物群，使部分的天然性免疫力受到破壞。其他會影響我們體內原有免疫的因素包括：補充素（complement，在受到病菌感染時，扮演重要角色的一種蛋白質），和干擾素（interferon，病毒感染後，體內細胞所產生的葡萄糖蛋白）。干擾素能妨礙病毒的成長。干擾素一旦產生後，它不但可以有效地對抗原定的病毒，而且也能夠對抗其它各種病毒。由於干擾素的效能是非特定性的，因此也成爲原有免疫力的一部分。此外，我們還有下列的因素：

防禦素（defensins）——中性白血球分泌的蛋白質，功能是殺死細菌；乳鐵蛋白素（lactoferrin）——結合鐵質的蛋白質，用來抑制細菌的成長；和溶解酵素（lysosomal）——可以破壞細菌的細胞膜，藉以消除細菌[2]。

下列四種細胞，也是原有免疫力的一部分：中性粒細胞（neutrophils）、單核細胞（monocytes）、巨噬細胞（macrophages）和自然殺傷細胞（natural killer cells）。自然殺傷細胞乃是消除癌細胞的基本要素。幾乎每一天，人體內都會有少數正常細胞轉變成癌細胞。可幸的是，在它們的數目還未增長之前，就已被自然殺傷細胞摧毀。

自然殺傷細胞是免疫系統的特殊成員。正如其它的白血球細胞一樣，它們不停地在身體內巡邏，尋找病毒及癌細胞。B淋巴細胞及T淋巴細胞必須事先接觸過導致疾病的介體（agents），才有辦法辨別及摧毀它們。可是自然殺傷細胞不需要在事前與入侵的介體接觸，就能隨時動員及採取行動。當它們偵察到敵對的介體時，就先包圍這入侵的介體，然後展開與細胞膜之間的接觸。一旦接觸到，自然殺傷細胞就會釋放小囊泡。小囊泡內的化學武器包括：穿孔素（perforin，一種穿透細胞膜的蛋白質）和顆粒酶（granzymes）。穿孔素和顆粒酶能夠損壞入侵介體的細胞膜，令它破裂和死亡[3]。這些洩了氣的遺體便被巨噬細胞消化掉；巨噬細胞是免疫系統的垃圾收集工人。所以自然殺傷細胞出現時，巨噬細胞也會出現[3-4]。

適應性或後來取得的免疫力可以再細分為：由B淋巴細胞組成的「免疫應對或體液免疫」（humoral immunity），以及由T淋巴細胞組成的「細胞免疫」（cellular immunity）。B淋巴細胞以產生抗體（antibody）因應各種刺激，來幫助身體對抗許多常見的感染。我們可以再將T淋巴細胞分為四類：❶補助性淋巴細胞，它們隨時準備好協助其他細胞；❷細胞毒性淋巴細胞，這種細胞的主要責任是控制入侵的異類介體；❸抑制性的淋巴細胞，它們扮演憲兵或員警的角色，去保證其它的各類細胞不會超越自己的界限。❹第四類的T淋巴細胞，具有消滅寄生蟲的能力。不幸的是它們會涉及一些不良的過敏反應，例如對毒藤或化妝品過敏的人士，與這些物質接觸後，就會產生接觸性皮膚炎。

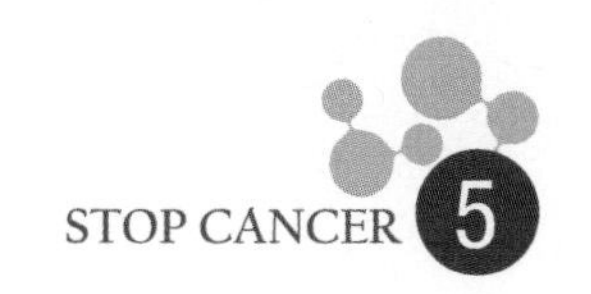

淋巴器官可分作主要及次要兩種：主要的淋巴器官如同工廠，能夠製造淋巴細胞。次要的淋巴器官好像市場，讓淋巴細胞可以在那裡進行活動。按相似層級，主要的淋巴器官又可分為：❶「胸腺」，一個位於胸骨後面，體積甚小的淋巴器官，T淋巴細胞（T細胞）就是在那裡生產的。❷「骨髓」，特別在稍長的骨頭內，含有豐富的骨髓，能夠生產B淋巴細胞（B細胞）。所以T細胞是在「胸腺」（thymus）生產；而B細胞是在骨髓內生產的。

次要的淋巴器官則包括：❶位於腹腔左邊的脾臟。❷遍佈體內戰略位置的淋巴結。

現在，讓我為你講解各種不同免疫細胞的功能。中性粒細胞（neutrophils）、單核細胞（monocytes）、巨噬細胞（macrophages），這三種被稱作吞噬細胞（phagocytes源自希臘文phago，原意便是吞吃；cytes則是指細胞）。它們專負責「吞噬」細菌、病毒、寄生物和體內不受歡迎的微粒，不受歡迎的微粒也包括癌細胞。身體需要B細胞去與細菌、病毒和寄生物搏鬥，但不是在首次與它們接觸的時候。B細胞必須等待「抗體」的產生，這個過程甚為複雜，而且需要時間。正如T細胞一樣，中性的殺傷細胞（neutral killer cells）在對抵抗病毒和癌細胞時，也是極為重要。它與T細胞不同，中性的殺傷細胞採取行動時，是在接觸時立即發生的。正如上述提及，每一天人體內都會有些正常的細胞轉變成癌細胞。通常這些癌細胞會立刻被中性的殺傷細胞及吞噬細胞摧毀。如同曾有人形容，「人人都有癌細胞存於體內，可是並不是每一個人都會罹患癌症。」為此，我們應當感謝身體內由天然免疫系統所促成的防禦機制。

假如我們的免疫系統是處於最佳狀態的話，我們便可以很容易對抗癌症。但是當我們的免疫系統變弱，幾顆癌細胞就會成為致命的癌症。

然而現今我們知道，生活上的諸多習慣，可導致癌症、冠心病、傳染病和其它多種疾病。我們採取的生活方式，對身體的免疫系統有直接影響，其影響能帶來益處，亦可導致傷害。哪些生活習慣會令我們的免疫系統衰弱呢？我曾用過兩個英文單字，FAT CAT（肥貓），來形容六項可以令免疫系統衰弱的重要因素。[6-7]

以下是FAT CAT（肥貓）影響免疫系統的六大因素：
F 食物(food)：指含大量脂肪和精製糖的食物
A 焦慮(anxiety)：也可稱作壓力
T 毒性(toxic)：如化學品和毒品等毒性物質
C 咖啡因(caffeine)：如咖啡和茶
A 酒精(acohol)：包括所有含酒精之飲料
T 菸草(tobacco)

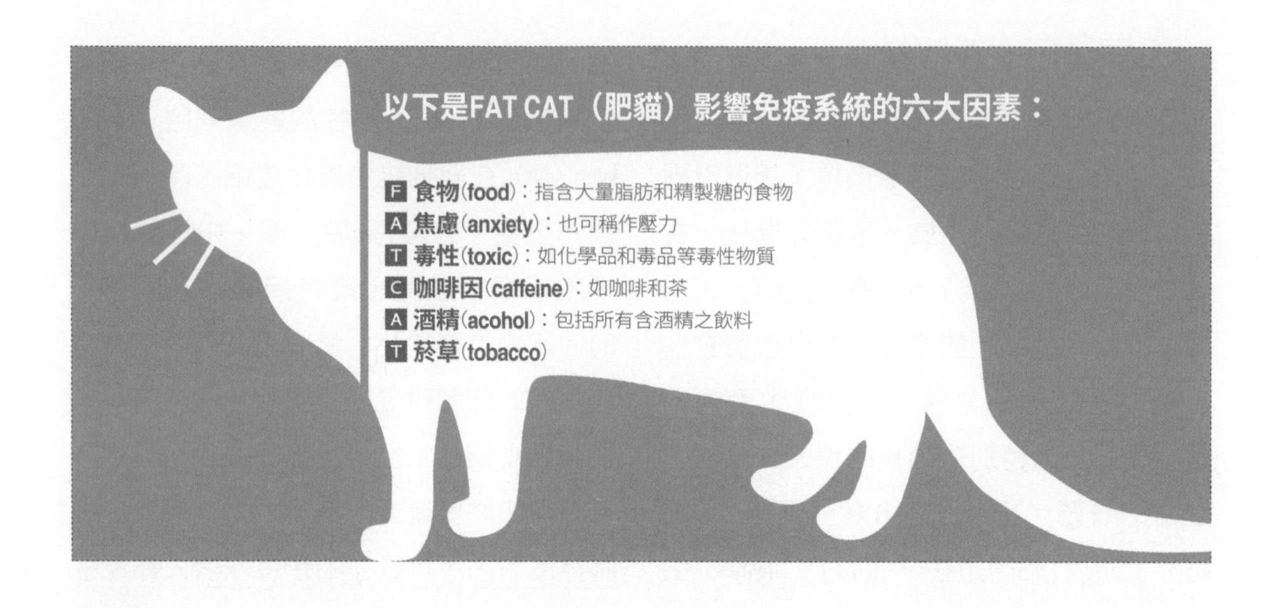

F（Food）讓我們從頭細說，自食物開始講起。美國癌症學會（American Cancer Society）和國立癌症研究所（National Cancer Institute）這兩個權威性的組織皆強力推薦，要減低脂肪的總攝入量，增加新鮮蔬果和全穀食物的攝取量[8-9]。比方說，血液內含有大量反式脂肪（Trans-fat）的婦女，她們患乳癌的危險性，比一般的婦女高兩倍[10]。有趣的是，我們的免疫系統也不能容忍高脂肪。高脂肪令免疫系統的細胞懶惰，不能全面地運作。

在另一方面，綠葉和黃葉的蔬菜，以及新鮮水果，皆含有多種的維生素及礦物質，它們令免疫細胞更為健康。攝取良好的營養食物，使免疫細胞在執行防禦及攻擊時，更加積極警惕和負責。免疫系統健康的時候，病原微生物、病毒和癌症等傷害身體的因素，生存機會就更少。

精製糖對免疫系統的傷害甚巨。幾年前，我和同事們發表了一篇論文，顯示精製糖能損害中性粒細胞的功能；這些免疫細胞是一種白血球，它們的功能就是摧毀令身體患病的細菌[11]。現在我們知道，精製糖會降低抵抗力，令我們受到許多常見疾病的侵害。孩童們在進食大量的甜食或糖果後容易傷風就是一例。當母親不再讓孩子吃甜食之後，孩子就不再經常患病了。我曾教導學生們，當孩童患病的病徵

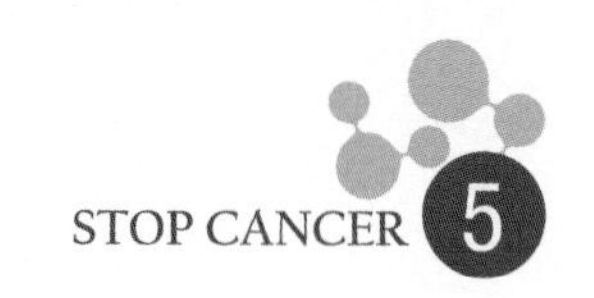

是喉痛、鼻竇炎、耳朵感染的「上呼吸道感染症」時，80%至90%皆是因爲病毒感染。在培養檢驗鼻腔的樣品之後，假如發現不是病菌的話，就不該給他們服用抗生素。抗生素並不能消除病毒，卻會消除良性的細菌，減低病人的抵抗力。預防及治療傷風的最好辦法就是：攝取營養均衡的食物，避免垃圾食物和甜食。

現今我們也認識到，精糖會飼養癌細胞。癌細胞比正常的細胞更能吸收糖份，甚至多至十八倍；因爲癌細胞的細胞膜上，擁有較多的「葡萄糖受體」（glucose receptor）。血糖含量過高，與下列多種癌症有關係：白血症（血癌）、食道癌、喉癌、胃癌、大腸癌、直腸癌、肝癌、膽管癌、胰腺癌、前列腺癌、膀胱癌及腦癌。血糖含量越高，上述癌症的發生率也就更高[12]。

A（Anxiety）——指焦慮或精神壓力。上世紀60年代所做的研究，提出焦慮或精神壓力會影響身體的免疫系統。早期使用動物的研究，顯示生理或精神壓力，都會增加血液內「腎上腺皮質激素」（corticosteroid）或「壓力荷爾蒙」（stress hormone）的含量。

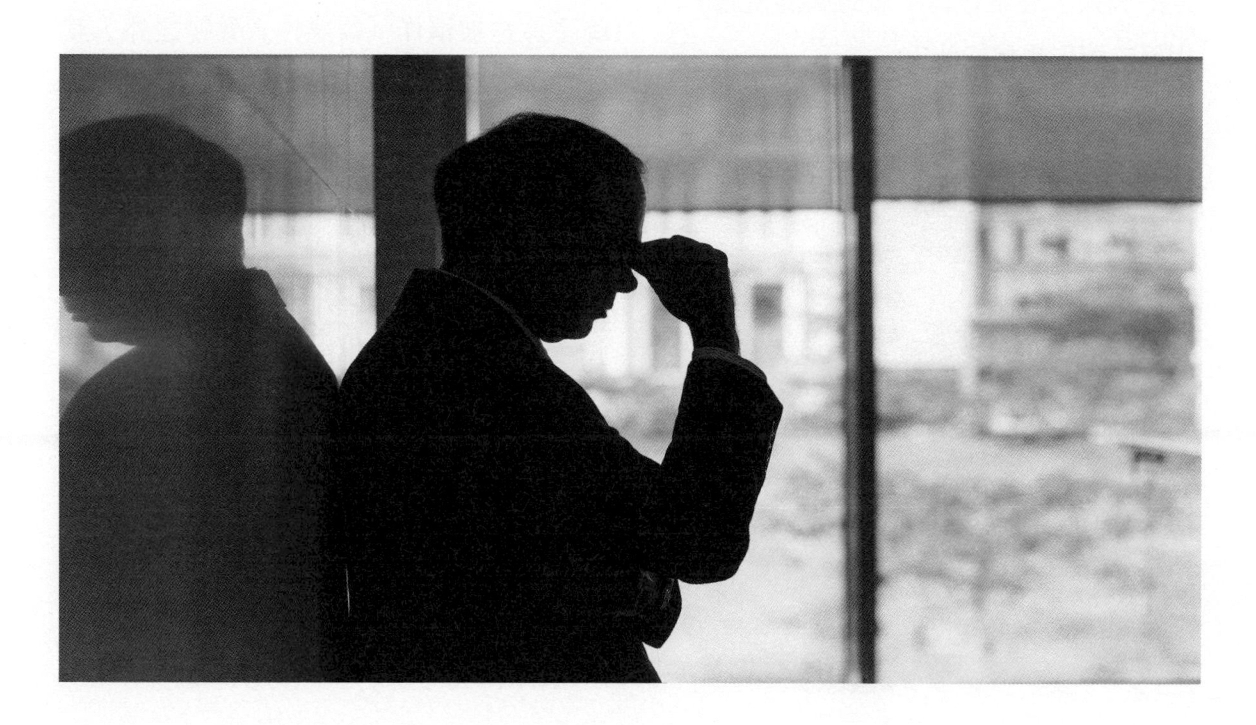

「壓力荷爾蒙」會降低所有的免疫細胞：B細胞、T細胞、中性的殺傷細胞（NK）和吞噬細胞（phagocytes）。在過去五年，人文研究所收集的資料，也都支持這項假設[13]。例如，在重要考試之前，醫學院學生體內的中性殺傷細胞（NK）的活動，和輔助性淋巴細胞（helper T lymphocytes）的程度，都會一致呈現下降情況[14]。失眠已被證實是一種會降低T淋巴細胞功能的壓力，其實壓力本身並不一定會對個人或其免疫系統造成不利，關鍵在於如何成功地因應這壓力[15]。對乳癌病患的研究，顯示應付壓力較差的病人，經常會有不良的病情預測，而相反的情形也是如此[16]。

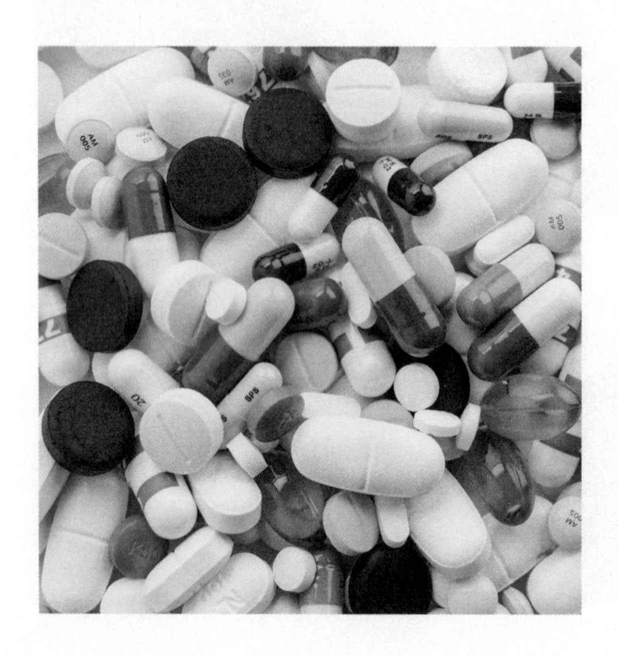

T（Toxicity）——代表毒性，特別是化學品和毒品等毒性物質。毒品或一般在藥房及商店可購買的藥品，以及需要醫生簽字的處方藥，都會對免疫系統產生負面影響。例如「大麻」就可以抑制免疫系統，影響生殖，導致呼吸器官疾病，增高患癌症的危險性。從資料顯示，大麻能降低細胞毒性T 淋巴細胞及巨噬細胞的活躍性[17]。「古柯鹼」（可卡因）抑制T淋巴細胞，中性殺傷細胞（NK），和吞噬細胞的活躍性[18]，這些細胞都是抗拒癌細胞的基本要素。

除了這些被稱作「娛樂性」藥物之外，其他許多不需要醫生開處方即可購買到的藥品，和需要醫生簽字的處方藥品，都可能損傷免疫系統的功能。我一直都鼓勵病人，要細心地閱讀藥物盒裡的説明書，特別要注意藥物的用途，和或許會產生的副作用。許多藥物會導致不良的副作用，例如：白血球減少症（leukopenia）、粒細胞減少症（granulocytopenia，granulocytes一種抵抗疾病的細胞）、或骨髓發育不全症（marrow hypoplasia，白血球是在骨髓中形成的）。

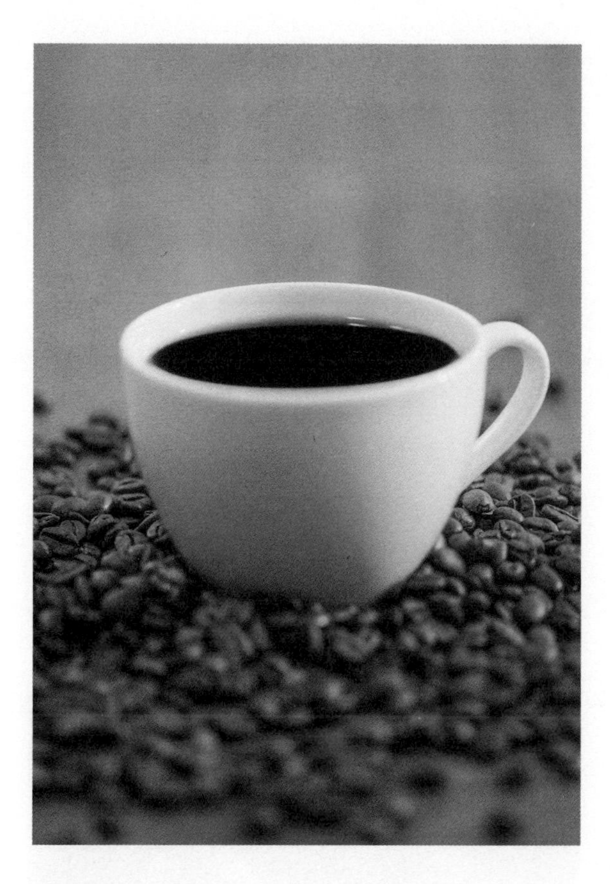

A（alcohol）——則是酒精。大多數人都知道酗酒的可怕。如查閱相關的科學報導，有超過一百多篇近數十年所發表的報導，顯示飲用酒精之後，會導致免疫系統降低。多篇研究報告均顯示，酒精可以極大程度地地降低下列免疫細胞的正常功能：B淋巴細胞、細胞毒性 T淋巴細胞、中性殺傷細胞（NK）和巨噬細胞[21-22]。從受酒精影響之人的舉止，可以看到粗心、冷漠和舉動不穩定等狀況。研究專家發現，當免疫細胞被置於含有酒精的環境中，它們的表現也是一模一樣。 它們似乎漠視了自己的功用。

C（caffeine）——咖啡因。咖啡因已被顯示，會降低男性和女性體內T淋巴細胞的反應。飲用咖啡後，B細胞和中性殺傷細胞（NK）的活躍性，都會因此而減少[19]。身體需要B細胞產生抗體，也需要中性殺傷細胞（NK）作自然的防禦。許多人不知道，除了咖啡之外，更有多種飲料、巧克力和非醫生處方就可以購買到的藥品，都含有相當高量的咖啡因。

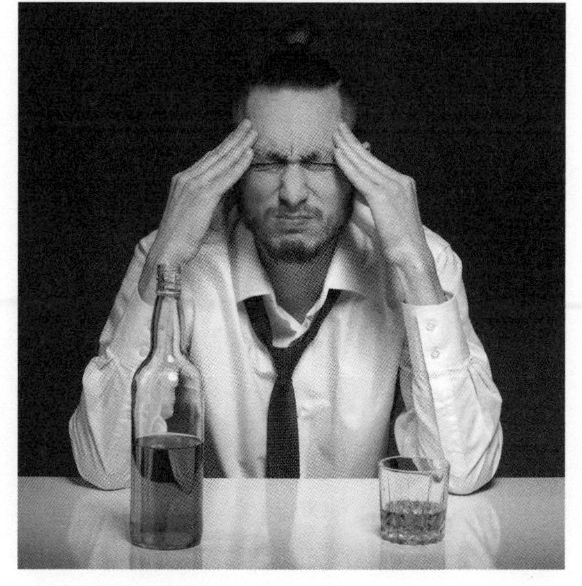

究竟攝取多少酒精後，會對身體產生傷害呢？喝了兩杯酒之後，抗體產生率就會降低三倍。意思就是說，兩杯酒下肚之後，喝酒之人的抗體，就會降至只剩正常時候的1/3。另一項研究顯示平均喝了四杯啤酒的人，他們的細胞毒性會令T淋巴細胞失去抵抗病毒的能力。酒精令免疫系統功能下降的情形會延續數日之久，甚至到酒精在身體內消失之後，仍是如此[23-24]。另一項廣泛被接受的事實就是，酗酒的人可能會受到致命的細菌性肺炎感染[25]。

最近幾年，有一些酒類——特別是紅酒，被視爲有益健康，可以降低患冠心病的風險。這樣的論調乃是出自於數篇報導[26-29]。這些報告認為紅酒和一些含有酒精的飲料含有多酚（polyohenol，黃酮醇、黃鹼醇）等抗氧劑，這些抗氧劑可以降低心血管風險，但是這些飲料中的酒精是有毒性的，可以傷害大腦和肝臟。其實多酚等抗氧劑在許多蔬菜水果中都存在，葡萄就是一例，喝純果汁就可獲得它們所提供的益處，不像紅酒含有酒精還會傷害身體。[30] 馬里蘭州州立大學的心臟科專家沃格爾博士（R.A. Vogel）在他發表的一篇論文中曾評論道：「雖然觀察獲得的資料甚多，但是仍舊沒有絕對清晰的證據，證明酒精能降低心血管風險，因爲沒有執行隨機抽樣對照實驗（randomized controlled trails）。在減低心血管風險時，酒精絕對不應該被推薦給病人，取代久已被證明的有效方法，例如適當的飲食、運動和藥物。在美國，酒精仍是造成可預防性過早死亡的第三大原因。在與病人諮詢的時候，對嗜好及濫用酒精所產生的各種不良影響，都應包括在風險考量之內。」[31]

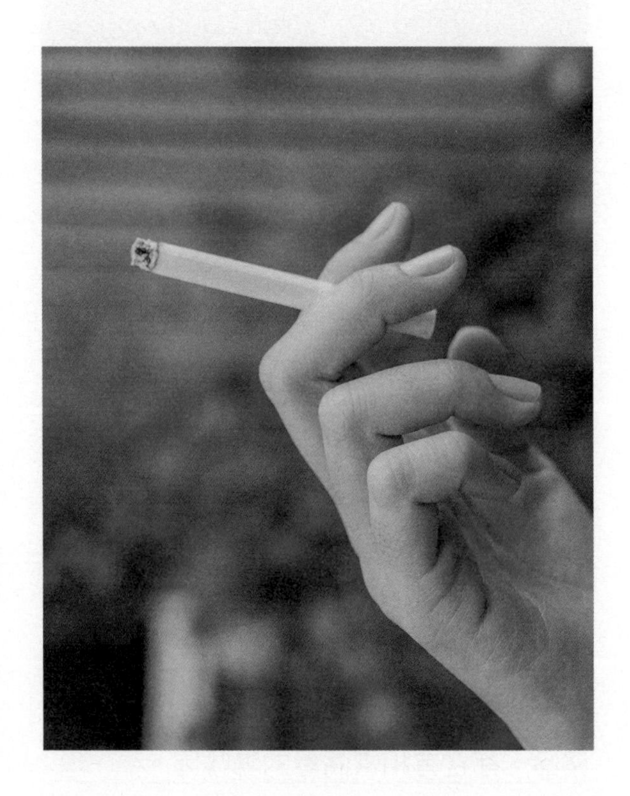

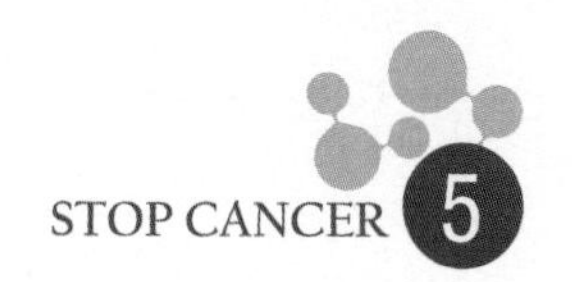

T（Tobacco）——菸草。一項包括4462名男士的大型研究，證實了吸菸人士身上的抗體和CD8 細胞（體內巡邏病毒及癌細胞的細胞）都比較低[32]。每一次開始吸菸時，免疫細胞為要消除所受到的刺激，身體免疫系統的功能會被增強。可是不久之後，免疫細胞中的T細胞、自然殺傷細胞和吞噬細胞就被抑制了[33-34]。被動吸菸（或稱二手煙）同樣會對免疫系統造成影響。父母吸菸的兒童，患有更多的過敏疾病，因爲B淋巴細胞其中有一類型被紊亂了。這類型的B淋巴細胞是用來製造免疫球蛋白IgE抗體的，它們可對付過敏反應，例如：枯草熱（乾草熱，花粉症）、哮喘、慢性鼻竇炎等。而身處此種環境的兒童也更容易罹患癌症。

我們現在知道這兩個英文單字一FAT CAT「肥貓」，六個英文字母代表六項影響免疫系統變弱的重要因素，它們可能導致癌症的出現。而另一方面，改善你的生活方式，正是保障你不會罹患癌症的不二法門。若你現在已經得了癌症，接下來是否就一定會步入死亡呢？答案乃端賴你選擇接受哪一種治療方法。假如你決定使用我們在本書與你分享的簡易療法，你的情況泰半會有極大程度地好轉。如果為你提供治療的醫生，不熟悉本書所闡述、在飲食與生活方式進行改變的重要性，請你委婉地告訴這位醫生，請他在為你制定療程時，也納入這些改變飲食與生活方式的療法。

其實，若能自己學會並實踐這些有效的療法，才是上上之策。根據以往的經驗和觀察，我們可以保證，當你在生活中避免所有會令你致癌的因素（在本書後面幾章將詳加論述），並加強你的免疫系統時，就可以有效的抑止癌症。

1.MaleD: Introductiontothe, ImmuneSystem. InImmunology, 6thedition,Mosby, TimesMirrorInternationalPublishersLtd. Pp. 1-12, 2001.

2.RookGAW: ImmunitytoBacteriaandFungi. InImmunology, 6thedition,Mosby, TimesMirrorInternationalPublishersLtd. Pp. 245-258, 2001.

3.Trapani JA, Smyth MJ: Functional significance of the perforin/granzyme cell death pathway. Nature Reviews Immunology 2:735-747, 2005.

4.Voskoboinik I, Trapani JA: Addressing the mystery ofperforin function. Immunology and Cell Biology84:66-71, 2006.

5.NashT: ImmunitytoViruses. InImmunology, 6thedition,Mosby, TimesMirrorInternationalPublishersLtd. Pp.235-243, 2001.

6.LauB: FatCatFightstheImmuneSystem. InEnergized —1998 Devotional. Review&HeraldPublishingAssociation, Hagerstown, MD. P. 103, 1998.

7.LauB: SweetandWeak. InEnergized —1998 Devotional. Review&HeraldPublishingAssociation, Hagerstown, MD. P. 166, 1998.

8.Nixon DW: Nutrition and cancer: American Cancer Society guidelines, programs, and initiatives. CA-A Cancer Journal for Clinicians 40:71-76, 1990.

9.Butrum RR, Clifford CK, Lanza E: NCI dietary guidelines: Rationale. American Journal of Nutrition. 48:888-895, 1988.

10.Chajes V: Association between serum trans-monounsaturated fatty acids and breast cancer risk in E3N-EPIC study. American Journal of Epidemiology 167:1312-1320, 2008.

11.Sanchez A, Reeser JL, Lau BHS: Role of sugars in human neutrophilic phagocytosis. American Journal of Clinical Nutrition 26:1180-1184, 1973.

12.Jee SH, Ohrr H, Sull JW: Fasting serum glucose level and cancer risk in Korean men and women. JAMA 293:194-202, 2005.

13.Ader R, Felton DL, Cohen N: Psychoneuroimmunology, 2nd edition. Academic Press, New York, 1991.

14.Kiecolt-Glaser JK, Glaser R, Strain JC: modulation of cellular immunity in medical students. Journal of Behavioral Medicine 9:5-21, 1986.

15.Palmblad J, Petrini B, Wasserman J, Akerstedt T: Lymphocyte and granulocyte reactions during sleep deprivation. Psychosomatic Medicine 41:273-278, 1979.

16.Schleifer SJ, Keller SE, Camerino M, Thornton JC, Stein M: Suppression of lemphocyte stimulation following a bereavement. JAMA 250:374-382, 1983.

17.Yahya MD, Watson RR: Immunomodulation by morphine and marijuana. Life Sciences 41:2503-2510, 1987.

18.Chao CC, Molitor TW, Gekker G, Murtnugh MP, Peterson PK: Cocaine mediated suppression of superoxide production by human peripheral blood mononuclear cells. Journal of Pharmacology and Experimental Therapeutics 256:255-258, 1991.

19.Melamid I, Kark JD, Spirer Z: Coffee and the immune system. International Journal of Immunopharmacology 12:129-134, 1990.

20.Szabo G: Consequences of alcoholconsumption on host defence. Alcohol 34:830-841, 1999.

21.Watson RR: Ethanol, Immunomodulation and Cancer. Progress in Food and Nutrition Science 12: 189-209, 1988.

22.Mutchbik MG, Lee HH: Impaired Lymphocyte Response to Mitogen in Alcoholic Patients, Alcoholism, Clinical and Experimental Research 12: 155-158, 1988.

23.Glassman AB, Bennett CE, Randall CL: Effects of Ethyl Alcohol on Human Peripheral Lymphocytes. Archives of Pathology and Laboratory Medicine 109: 540-542, 1985.

24.Johnson S, Knight R, Marmer DJ, Steele RW: Immune Deficiency in Fetal Alcohol Syndrome. Pediatric Research 15:908-911, 1981.

25.Brooks GF, Butel JS, Morse SA: Jawetz, Melnick, &Adelberg' s Medical Microbiology, 21th edition, page 212. Appleton & Lange, 1998.

26.Zenebe W, Pechanova O: Effects of Red Wine Polyphenolic Compounds on the Cardiovascular System. BratislLekListy 103:159-165, 2002.

27.Huxley RR, Neil HA: The Relation between Dietary Flavonol Intake and Coronary Heart Disease Mortality: A Meta-analysis of Prospective Cohort Studies. European Journal of Clinical Nutrition 57:904-908, 2003.

28.Mukamal KJ, Conigrave KM, Mittleman MA, Camargo CA Jr, Stampfer MJ, Willett WC, Rimm EB: Roles of Drinking Pattern and Type of Alcohol Consumed in Coronary Heart Disease in Men. New England Journal of Medicine 348:109-118, 2003.

29.Fernandez-Jarne E, Martinez-Losa E, Serrano-Martinez M, Prado-Santamaria M, Brugarolas-Brufau C, Martinez-Gonzalez MA: Type of Alcoholic Beverage and First Acute Myocardial Infarction: A Case-controlled Study in a Mediterranean Country. Clinical Cardiology 26:313-318, 2003.

30.Suh I, Shaten BJ, Cutler JA, Kuller L: Alcohol Use and Mortality from Coronary Heart Disease: the Role of High-density lipoportein cholesterol. The Multiple Risk Factor Intervention Trial Research Group. Annals of Internal Medicine 116:881-887, 1992.

31.Vogel, R.A.: Alcohol, Heart Disease, and Mortality: A Review. Review of Cardiovascular Medicine 3:7-13, 2002.

32.Johnson, J.D., Houchens, D.P., Kluwe, W.M., Craig, D.K., Fisher, G.L.: Effects of Mainstream and Environmental Tobacco Smoke on the Immune System in Animals and Humans: A Review. Critical Reviews in Toxicology 20:369-395, 1990.

33.Mili, F., Flanders, W.D., Boring, J.R., Annest, J.L., Destefano, F. The Asosciations of Race, Cigarette Smoking, and Smoking Cessation to Measures of the Immune system in Middle-aged Men. Clinical Immunology and Immunopathology 59:187-200, 1991.

34.Moszczynski, P., Slowinski, S., Lisiewicz, J.: Effect of Tobacco Smoking on Selected Immunologic Indices. Folia Haematologica (Leipz):305-310, 1989.

35.Magnusson, C.G.: Maternal Smoking Influences Cord Serum IgE and IgD Levels and Increases the Risk for Subsequent Infant Allergy. Journal of Allergy and Clinical Immunology 78:898-904, 1986.

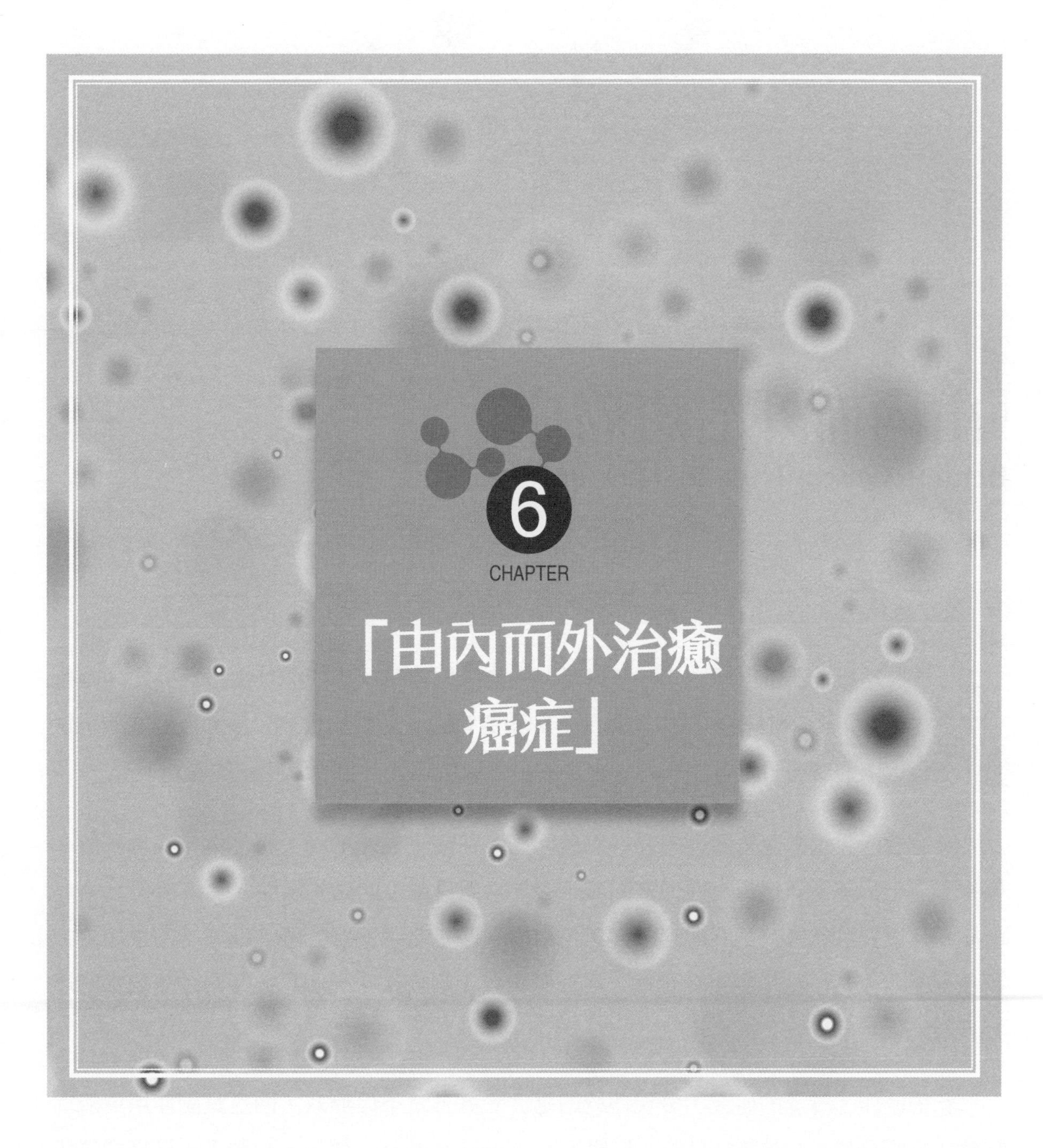
6
CHAPTER
「由內而外治癒癌症」

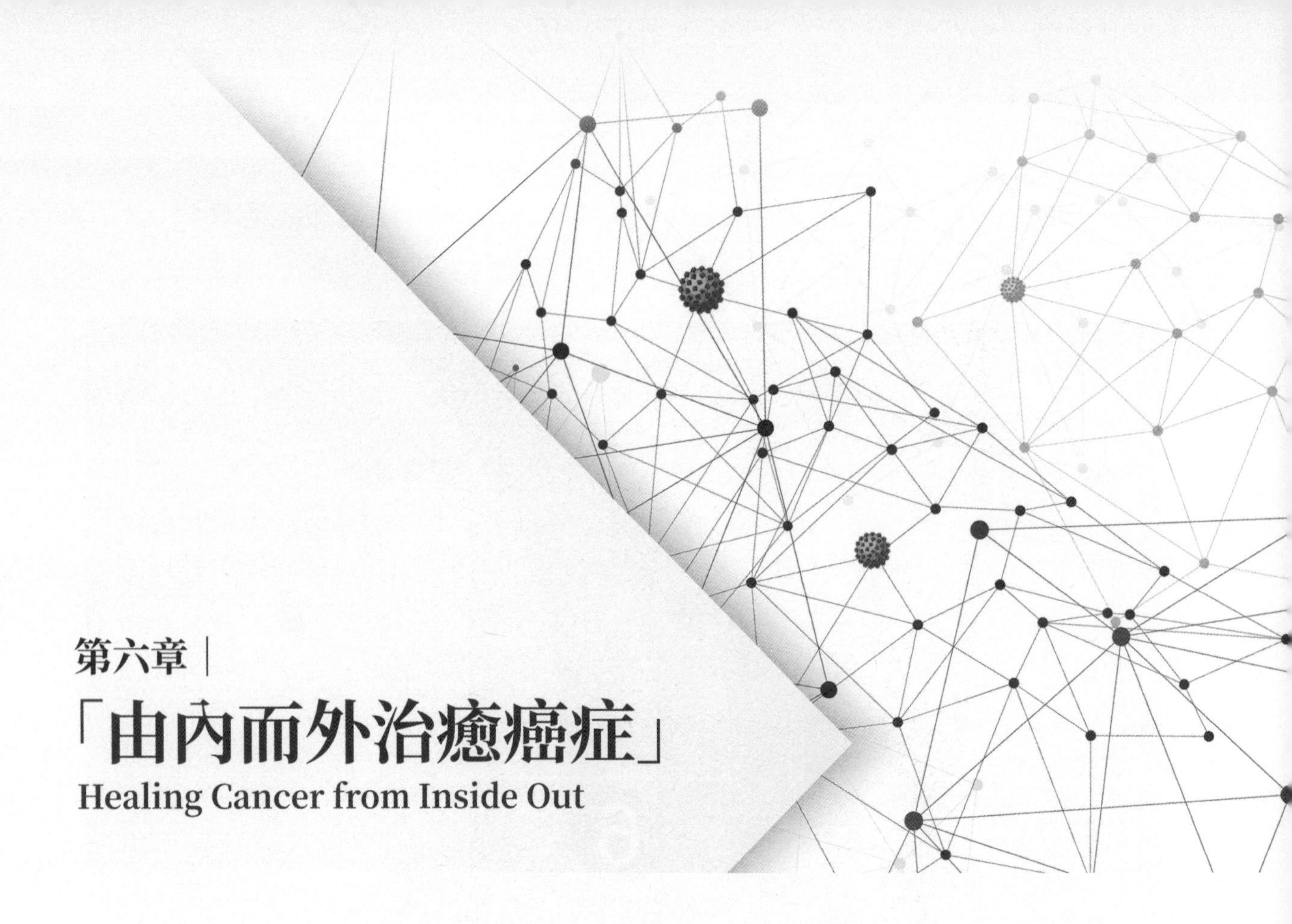

第六章｜「由內而外治癒癌症」

Healing Cancer from Inside Out

本章標題乃是源自安德遜（Mike Anderson）的獲獎紀錄片《由內而外治癒癌症》（Healing Cancer：From Inside Out）。片中充滿深入的研究報告、訪談和資料。這部教育性的紀錄片，不但令人震撼，且極具說服力。它談的是主導生與死，健康與病痛的區別。

安德遜的父親患有第四期的惡性黑色素瘤，在接受治療期間，毒瘤進一步地擴散。醫生預測他只能活六個月，將他送回家，果然六個月後，他死於癌症。哈瑞頓女士（Mary Harrington）也被診斷患有第四期的惡性黑色素瘤，醫生為她安排化療，保證她的生命會被延長三至六個月。她拒絕接受化療，寧願選擇營養治療法。十個月後，醫生發現她的癌症竟然消失了。

安德遜作了廣泛的研究，發現傳統的癌症治療方法不但無效，而且其副作用更能促使病人提早喪生。1985年11月的《科學人》（Scientific American）期刊，刊載了一篇指標性研究，文中論道：「對抗癌症的戰爭開始14年之後，在所有的癌症病例之中，化療僅對2

至3% 的病例有些成效[1]。這些癌症是：霍奇金病症（Hodgkin's disease，淋巴肉芽腫病）、急性淋巴細胞白血病、睪丸癌、和絨毛膜癌（Choriocarcinoma）。」五年後，使用化療醫治病人的主要醫療中心對此做調查，著名的生物統計學家——德國海德堡大學的艾堡博士（Ulrich Abel），作了下列結論：「對於大多數常見的癌症來說——就是每年令90%的癌症病人喪生的病例，證明化療並未帶來任何功效[2]。」澳大利亞的腫瘤專家於2004年，在《臨床腫瘤學報》（Clinical Oncology）報導上說，接受化療治療後五年，睪丸癌患者的生存率是37.7%，霍奇金病症患者的生存率是40.3%，末期乳癌患者和大腸癌患者的生存率則是低於2%，而末期惡性黑色素瘤患者，末期膀胱癌患者，末期腎癌患者，末期胰腺癌患者和末期前列腺癌患者的生存率是0%[3]。換句話說，上述癌症的患者之中，在接受化療治療五年後，能夠生存的患者極少。許多曾發表於《美國醫學會雜誌》（Journal of American Medical Association），《刺胳針》（The Lancet），和《新英格蘭醫學雜誌》（New England Journal of Medicine）的報告均闡述：不接受化療病人的生存率，要比接受化療的病人更高。理查醫學博士（Dick Richard）說：「我挑戰任何人，是否可以提供合理的數據，證明患有乳癌末期的病人，在接受傳統治療之後，可以比未接受這些治療，活得更好更久。」他的結論是——「根據我的經驗，他們不能。」勒溫醫學博士（Allen Levin）則更進一步地宣稱：「患有乳癌的婦女，在接受化療之後，可能比不接受化療的病人，更早喪生。」

在安德遜的紀錄片中，訪問了幾位曾經教導病人以改變飲食及生活方式，扭轉癌症的醫生和機構職工。他們展示了這種治療方法，比傳統性的治療法，獲得更好的結果。許多癌症末期的病人，傳統療法已經無法治療他們了，可是當他們使用改變飲食及生活方式的療法時，癌症卻能得到抑制，而且可以正常地生活。

麥克杜格爾醫學博士（John A. McDougall）這樣說：「除了少數的例子之外，癌症是一種慢性發展的疾病；應給予病人充足的時間去考量。問題是醫生們經常讓病人感到必須立刻作出迫切的決定，或應當在數小時內，切除患病的乳房、前列腺、或大腸。事實並非如此，因爲病人所患之癌症，已經在體內發展了十年才被發現，可能還要再繼續發展十年、十五年甚至二十年，才會危害病人的生命。癌症是一種慢速發展的疾病；病人（英文名稱patient）應當有耐心（patient）去思考所有的可能性，不要過於驚慌。」麥克杜格爾醫學博士，是一位以改變飲食及生活方式進行治療的權威專家。他曾寫作並出版多本書籍，協助醫護人員及一般民衆學習這些治療方法。他和夫人在加州北部的聖塔柔薩市（Santa Rosa），開辦了一所健康醫療中心。在過去數十年中，協助了超過數千名的病人克服慢性、退化性以及其他與生活方式有關的疾病。

科布（Brenda Cobb）女士於喬治亞州亞特蘭大市（Atlanta, Georgia）創辦及主持「活食物協會」（Living Foods Institute），她藉此協會在全球各地教導以植物為基礎的活食物生活方式。十二年前，科布被診斷患有乳癌及子宮頸癌。她的家族成員中也曾有罹患乳癌及子宮頸癌的病例，因此醫生們對她的病情預測並不樂觀，並建議她立即動手術。首先他們必須為她開刀，診斷腫瘤有多大。然後才決定是否應當切除單邊或雙邊的乳房，以及是否要作全部或部分子宮切除手術。手術完成後，還要決定她是否需要化療或放射治療，或兩種療法都進行。科布嚇壞了！作爲一位虔誠的基督徒，科布覺得上帝對她一定會有更好的安排。她利用了有生命的食物及其他替代的治療方法，讓自己得到痊癒。她撰寫了《活性食物的生活方式》（Living Foods Lifestyle）一書。在書的封底內容印有她這段話：「我擺脫了癌症、過敏、白頭髮、近視及老花眼、關節炎、憂鬱症、胃酸逆流症、消化不良等疾病，另外還加上減去了75磅（約35公斤）的體重。可是這一切，都比不上我的屬靈覺醒重要。我發現自己生活的意義和新的人生目的。能夠將這本書的資訊分享給世界各地的人，是我無上的榮幸及快樂，因爲我內心深知這是真理！不斷見證學生在實踐這些簡易的原理後，得以消除所患之嚴重疾病，這一過程令我讚嘆不已！」在過去的十餘年中，科布與她在「活性食物協會」（Living Foods Institute）的同仁們，協助了患有不同種類癌症的絕望病人重獲健康。

除此之外，他們也見證了不少患有愛

滋病、多發性硬化症、狼瘡症和帕金森氏症等絕症患者，在改變飲食營養及生活方式後，獲得痊癒。

安德遜的紀錄片分上下兩集，一共長達兩小時。下集一開篇就論及為什麼到了這一世紀癌症依然繼續增加。有些人相信，人的壽命增長是癌症增加的原因。一百年前，人類的平均壽命比較短；原因是嬰兒的夭折率偏高。例如，有兩個人，一位活到90歲，另一位卻只活到1歲就死了，那麼他們的平均壽命只有45歲半。但另一例，以一位活到90歲，和一位活到70歲的兩人作計算，他們的平均壽命就是80歲。其實比較人類平均壽命的更好方法，是以年齡高過65歲人士的平均壽命作比較：

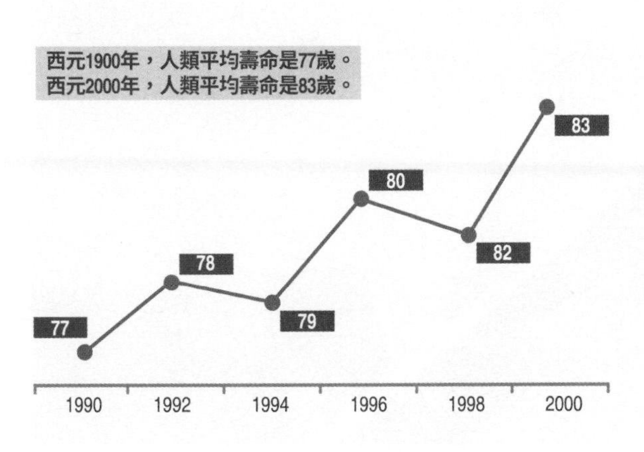

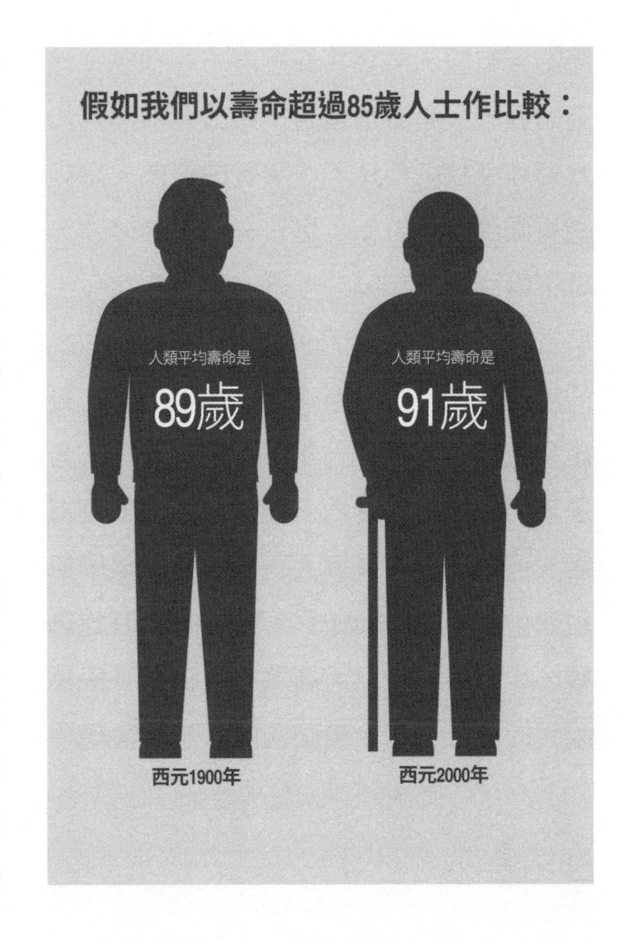

由此可見，今天人類的壽命，比一百年前稍長幾年。可是如果我們排除一百年前的嬰兒夭折率，那麼今天人類平均壽命與一百年前相比，差別就不是太大了。沖繩（Okinawa，亦稱琉球）的居民普遍較長壽，罹癌率也低。但是當沖繩人移居北美後，他們的罹癌率卻與一般北美居民沒有顯著差異。所以壽命變長，並不是癌症增加的原因。有些人認爲，最近幾十年罹癌率增高的原因，是受環境污染所致。當然污染會導致癌症，但這不是事實的全部。讓我們再回到琉球群島，這是一個工業發達、環境受到嚴重污染的地區，可是癌症發生率卻極低。如今我們知道，只有3%到5%的癌症病例，是因環境污染或環境中的致癌物所導致的。另一個可導致癌症的因素是輻射。無可置疑地，輻射對人體的確有害。但是這傷害有多大呢？高弗曼醫學兼哲學博士（John Gofman），對醫療輻射的影響，作出了一項令人震驚的聲明：「根據我們的估計，當今美國國內每年所發現罹患乳癌的病例，大約75%的起因來自電離輻射；基本上就是曝露於醫療上的電離放射。雖然來自治療的電離放射可以導致癌症，卻不是罹癌的主要原因。」[4]某些人將罹癌的原因，歸咎於遺傳。但是只有2－3%的癌症病例，可以歸咎於遺傳。做父母的可能將不良的習慣和生活方式傳給下一代，但是壞的基因則不太可能。如今我們知道，藉著良好的飲食和生活習慣，可以使壞的基因進入休眠狀態。我的實驗室曾在1997年發表了一篇論文，顯示可藉著大蒜所含的化合物，使壞的基因陷入絕境[5]。

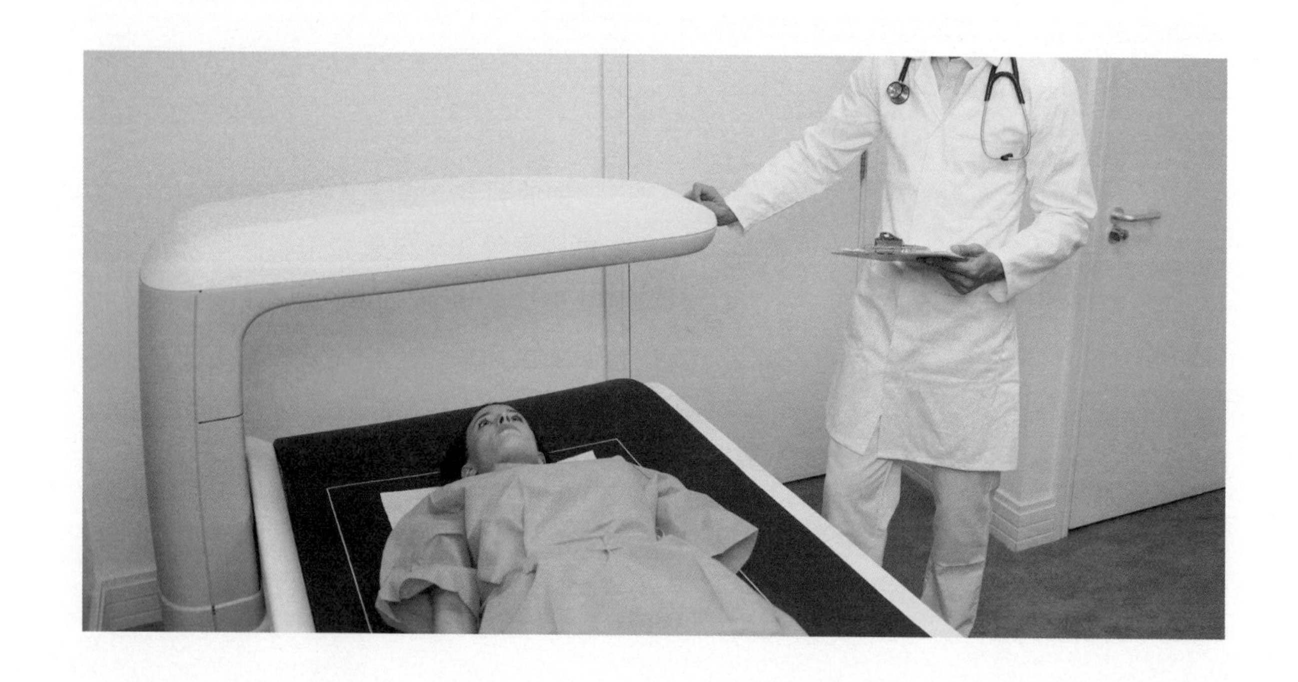

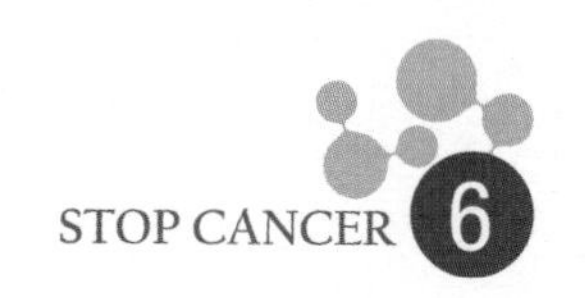

坎貝爾博士（T. Colin Campbell）用了大量篇幅，討論動物性的食品如何飼養壞的基因並令其擴展。可是純植物飲食則完全相反，它們滋養好的基因，令好的基因擴展[6]。事實上營養能夠掌控基因的表現。

羅迪醫學博士（Thomas Lodi）認同壞的飲食能導致癌症，而不是壞的基因。他的臨床經驗顯示：大部分的癌症，皆可藉著改變飲食而獲得痊癒。羅迪博士在夏威夷大學醫學院畢業後，完成了內科、綜合腫瘤專科、和代謝醫療科的深造。他持有營養專家的執照，現行醫於亞利桑那州，是一位主張非傳統療法的醫生。

他在該州的梅撒鎮（Mesa, Arizona），創辦了「復原的綠洲」（An Oasis of Healing）療養院，並擔任該院的主治醫生。這是一所非傳統的癌症醫療中心。許多原本已經宣告不治或末期的癌症患者，都在這所醫療中心獲得醫治。病人在住院期間所獲得的醫療，是純植物營養食品，和綠色的飲料。某些病人也會接受補充性的低量化療，名稱是「胰島素強化治療」（Insulin Potentiation Therapy，IPT）。

在癌症的因果關係難題之外，安德遜紀錄片的下集，也提到幾項有趣的疑問。

例如：日本民衆的吸菸率屬全球最高，可是他們患肺癌的比例，卻是最低的。與此相反的是，在過去幾十年，美國民衆的吸菸率下降了超過50%，然而患肺癌的比例卻在增長。而且許多患肺癌的病人，一生從未吸菸。同樣地，我們觀察到在過去一百年，美國民衆罹患皮膚癌的人數越來越多。於一百年前，民衆在室外的時間遠超過今日，可是那時患皮膚癌的人數卻很少。這些例子均告訴我們，在我們身體裡面確實有其他問題存在。讓我們檢視現今的飲食結構，並與一百年前人們的飲食結構相比較。

下列表格將食物分成三大類，然後將每一種類所產生的熱量（卡路里）百分比作比較：

食物種類熱量（卡路里）比較

食物種類	一百年前	現代
動物性食品	5%	42%
經過精製化或人工處理的食品	0%	51%
天然植物性食品	95%	7%

證據清楚地顯示，近代癌症病發率的上升，與動物性食品及人工精製化食品的增多，以及純植物食品的大幅降低，有直接關係。坎貝爾博士的研究顯示，環境的因素是罹癌的種子，動物性的食品（特別是動物性的蛋白質）是飼養癌細胞的養分，後者令癌細胞在人體內快速地成長。

飲食營養能令癌細胞消失嗎？讓我們來看以下案例。

癌細胞擁有以蛋白質包裹的外層，使免疫系統無法探測到它的存在。在正常的情況下，胰臟分泌的兩種蛋白酶——胰蛋白酶（trypsin）和胰凝乳蛋白酶（chymotrypsin），可以溶解蛋白質包裹的外層，讓免疫系統可以探測到癌細胞本身，然後將它消滅。但是當攝取的食物含有大量的動物性蛋白質時，胰臟分泌的蛋白酶，就都被用來消化這些動物性蛋白質，因此可用來溶解癌細胞外層蛋白質的蛋白酶就不夠了。

相反地，消化植物性的蛋白質，不需要使用胰臟分泌的蛋白酶。不論身體攝取了多麼大量的植物蛋白質，都不會影響體內用來清除癌細胞外層之蛋白酶的儲備量。坎貝爾博士的研究毫無疑問地證明，動物性蛋白質會促進癌細胞的增長，而植物性蛋白質卻不會。癌症可能被逆轉嗎？若真的可以，該如何逆轉它呢？答案很簡單，就是減少攝取動物性蛋白質（最好是完全不要攝取動物性蛋白質），而且只吃天然的植物性食品。位於美國佛羅里達州西棕櫚灘的「希波克拉茲健康研究所」（Hippocrates Health Institute）自1956年迄今，可算是美國最老的自然健康中心，該研究所一直都在使用這種治療方法。

克里門博士（Brian Clement）是該研究所的負責人；他舉辦多元化的教學班，教導各界人士，如何藉著改變飲食及生活方式，克服各種慢性退化的疾病。

安德遜也撰寫了一本書，書名與他獲獎紀錄片的標題相同——《由內而外治癒癌症》。書內討論傳統性及替代性（非傳統）的治療方法，特別是癌症的飲食療法，並引用了數百項參考資料。我曾經將他獲獎的紀錄片，與我同僚中的腫瘤科專家們分享。他們對飲食及生活療法的效力，持半信半疑的態度。但是他們也無可奈何地

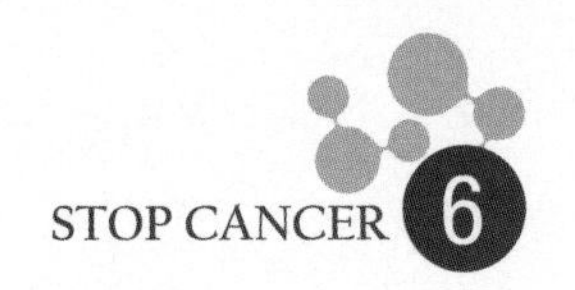

承認，傳統癌症療法的效果及持續性，並不可靠。我希望有越來越多的醫療專家可以花更多時間研究這些療法。雖然有這麼多可信的科學實證研究已發表，可是改變依舊是十分緩慢。

從我自己的臨床診斷經驗，知道化療及放射治療，並不能使罹癌的病人痊癒。它們可以暫時抑制癌細胞的增長。但除非癌細胞被殺死的同時，免疫細胞也可以被增強，否則癌症的復發乃是無可避免、一定會捲土重來。身為一位免疫學專家，我同意上述紀錄片中受訪的醫生所講的話。他們明確宣稱，體內唯一可以摧毀癌細胞的組織系統，就是免疫系統。而免疫系統可藉著攝取植物性的營養食品得到滋養。可惜在醫學院的教學，甚少提供利用營養治療的教導。

我個人的盼望是，所有同仁們能在有關營養學與腫瘤學的科學文獻中多作鑽研，並將飲食及生活方式的改變，納入治療方案。我也呼籲讀者（消費者）多閱讀這方面的書籍，並實踐所獲得的知識。只要大家願意共同努力，定能大幅降低美國和世界各地，因癌症而死亡的人數。

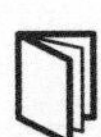

1.Cairns J: The treatment of diseases and the war against cancer. Scientific American 253(5):51-59, 1985.
2.Abel U: Chemotherapy of advanced epithelial cancer: a critical survey. HippokratesVerlag Stuttgart 1990.
3.Morgan G, Ward R, Barton M: The contribution of cytotoxic chemotherapy to five-year survival in adult malignancies.Clinical Oncology 16:549-560, 2004.
4.Gofman JW: Preventing breast cancer: The X-ray and health project. www.x-rayandhealth.org.
5.Geng Z, Rong Y, Lau BHS: S-allyl cysteine inhibits activationof nuclear factor kappa B in human T cells.Free Radical Biology & Medicine 23:345-350, 1997.
6.Campbell TC, Campbell II TM: The China Study. Benbella Books, Dallas, Texas. 2005

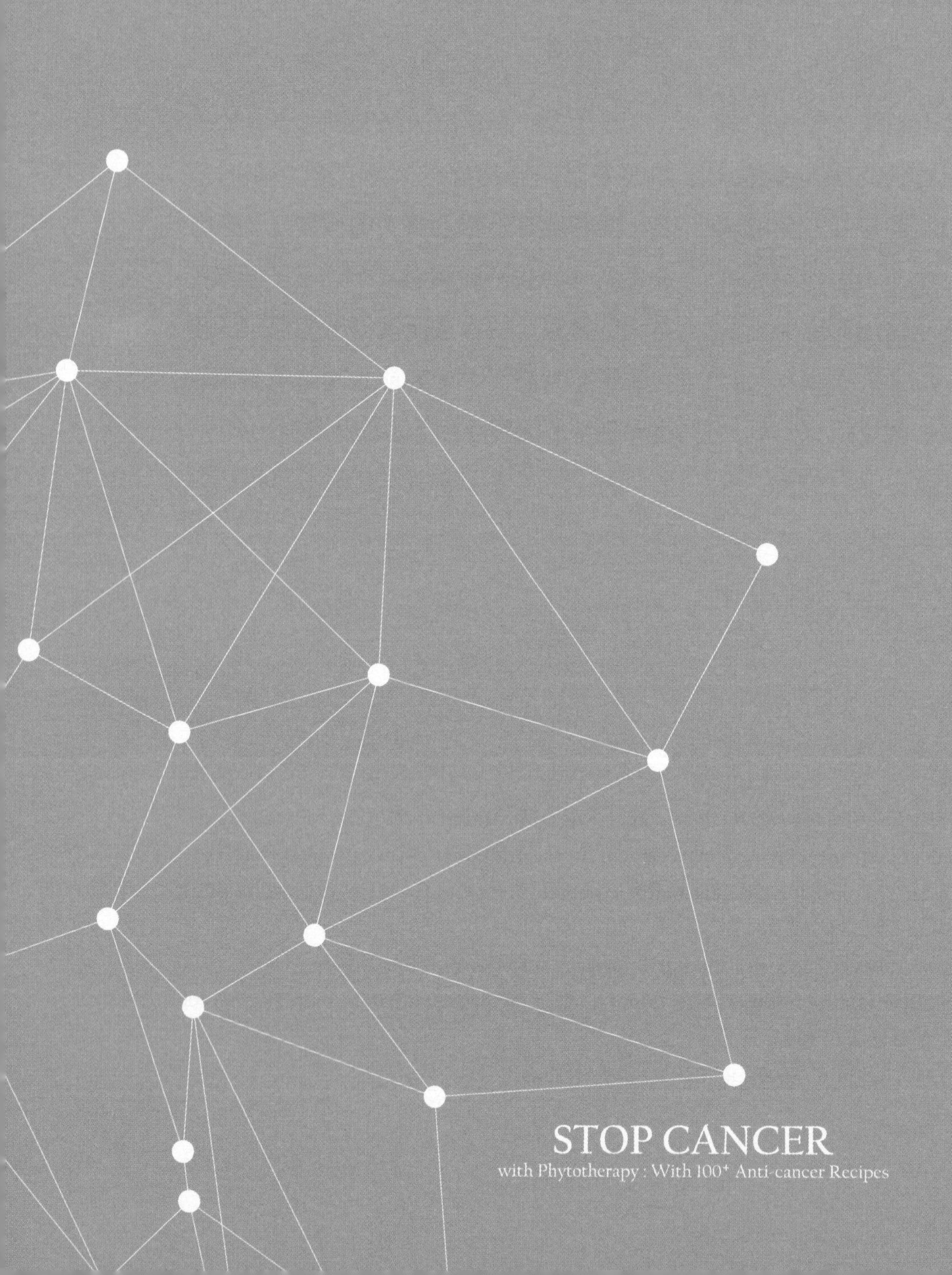

STOP CANCER

with Phytotherapy : With 100⁺ Anti-cancer Recipes

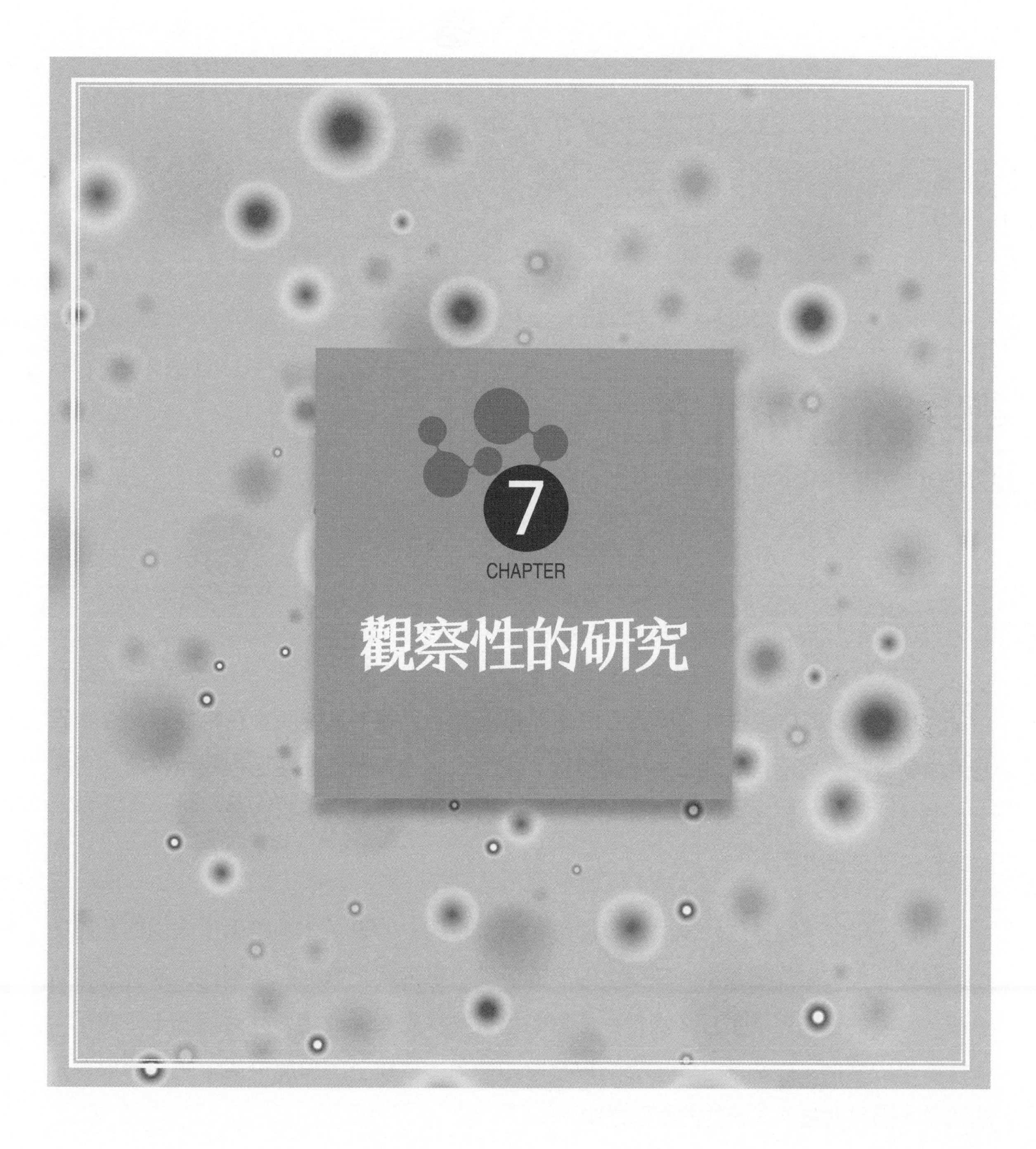

7

CHAPTER

觀察性的研究

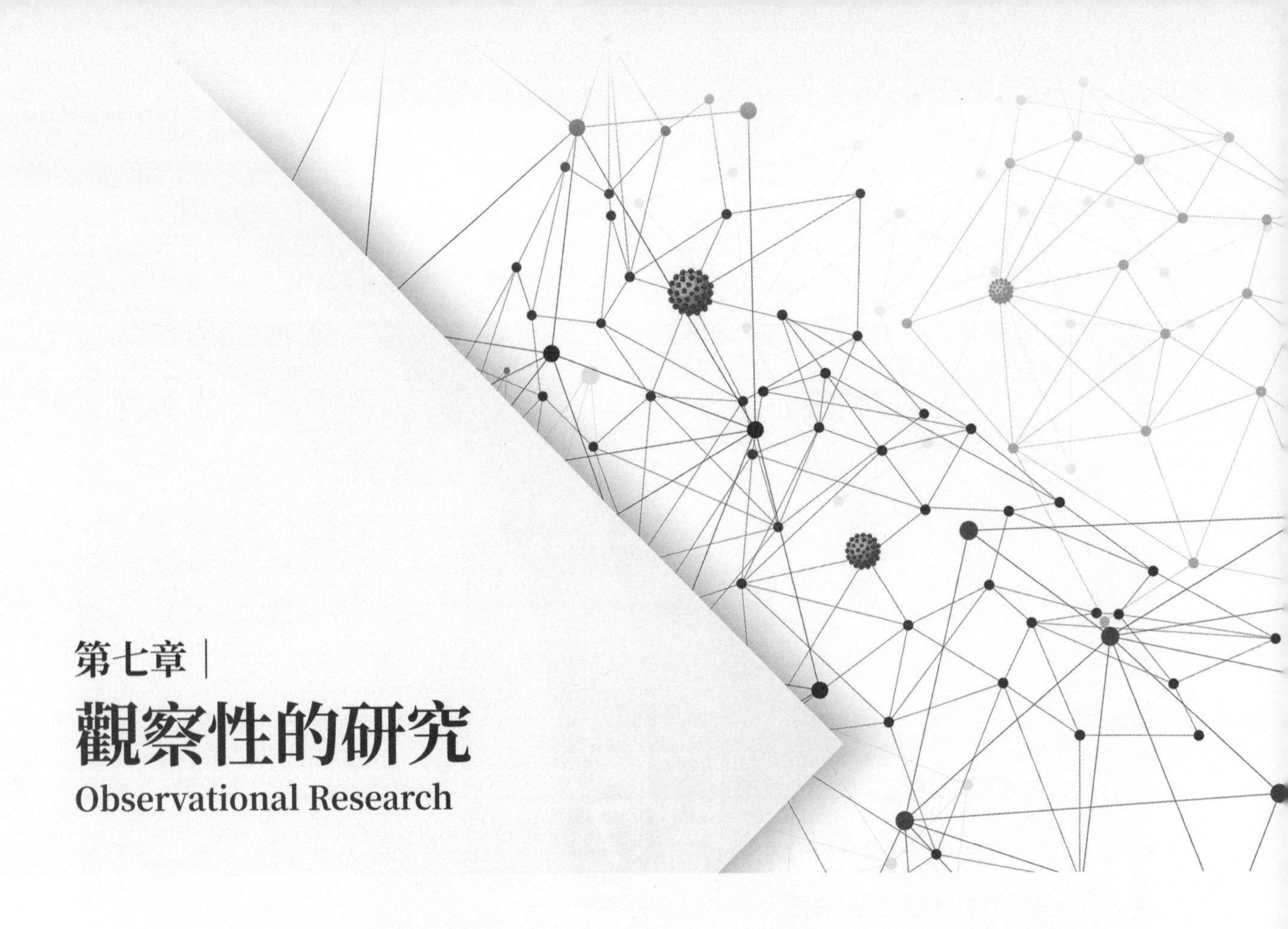

第七章｜

觀察性的研究

Observational Research

今年是我人生中最悲慘的一年。我有五位知己（其中三位是同事，兩位是我的好友）都因為患了肺癌相繼去世。他們去世之前都接受過化療，其中四人在化療開始之後三個月內就去世。另一位完成了化療的療程，醫師告訴他，他的癌症已經暫時停緩。可是十八個月之後，他的癌症再度復發，必須重新接受新的化療。不幸的是，還未完成第二個療程，他就去世了。

在同一年中，我見到六位女士，都是我同事和朋友的妻子。她們患了末期的乳癌，也都在美國最有名的醫療中心接受了最好的手術、電療與化療。雖然都得到最好的傳統治療，其中的五人只活了三、四年。最後的那位在診斷和治療之後共活了五年四個月。根據醫學的慣例，能夠活五年，哪怕只超過四個月，以統計的角度來說，她的治療算是成功了，而且會被納入統計的案例之中。

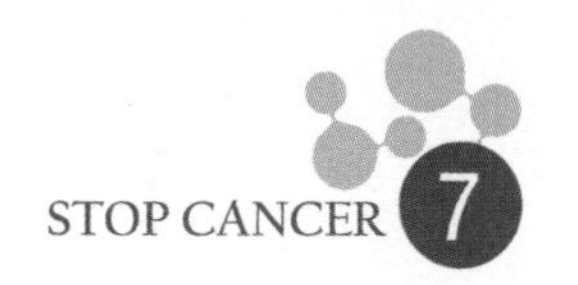

由於我參與癌症研究，所以幾乎每年都參加美國癌症研究協會（AACR）的會議。最令我興奮的事就是聽取治療癌症最新的突破報告。我為那些沒有得到最新治療的朋友感到惋惜，於是就詢問那些癌症專家在末期乳癌和肺癌方面的治療成果。他們回答「不錯」之後，我再度追問，可是他們卻不能具體地提供這些患者活超過五年以上的統計數字，因為他們並沒有收集這些記錄。顯然只有病歷室才保留這些記錄。有些與我比較熟悉的腫瘤醫師告訴我，乳癌末期和肺癌患者活過五年以上的比例大約是5%。換言之，這類患者每100人之中，只有5個人能活到五年以上。反過來說，這100個患者裡，有95位不會活過五年。

我的診所裡有兩位患過癌症的病人，如今已經六十出頭了。她們都是在十多年前經醫師診斷罹患乳癌，但卻沒有接受傳統的治療，反倒接受營養和另類的治療。當時她們去了加州聖地牙哥的一所教育機構，名叫「最佳健康中心」（Optimum Health Institute，OHI）。我們夫婦二人受邀至該中心訪問，停留了一週；一面觀察，也一面參與他們的研習班，聽取何謂健全的植物性飲食，及如何藉果汁和清洗大腸排毒。在那裡，我們結識了十幾位「校友」，他們都是接受治療後、生存了五至十年的癌症患者，如今重返中心修讀課程。順便一提，該機構的工作並不在治病，當然更不是治療癌症。他們乃是一個健康教育中心，目的為增進人在身體、情緒、心靈方面的健康。

當我在美國或其他國外健康中心訪問時，注意到他們的共同點就是——提倡不吃肉食和精製食物。在本書其他部分會提及近年來的研究，一再指出肉食有三方面的害處：❶向癌細胞提供餵養❷保護癌細胞不受體內抗癌的免疫細胞所牽制❸使身體得不到所需之養分。一旦我們停止使用肉製品，就不再為癌細胞提供養分，進而開始加強身體免疫細胞抵抗癌症的能力。但是當腫瘤或癌已經長得相當大，免疫細胞對它就無能為力了，因此必須借助其他一般的傳統治療。在第二章裡，我提到縮減腫瘤大小的其他治療方法，例如手術、放射治療或化療。但是我們必須瞭解，這些治療可能無法消滅所有的癌細胞，因此

仍會有復發的可能性。而且，放射治療和化療經常還會抑制體內的免疫功能。[1,2]

在羅馬林達大學醫學院腫瘤治療中心主持免疫研究室期間，我和同仁研究了60位接受放射治療的病患在免疫方面的反應。我們注意到在接受放射治療期間，他們在細胞和體液方面的抵抗力均降低。這抑制的現象持續到療程之後的兩個月。直等到第六個月，身體的抵抗力才恢復到治療前的狀態。根據他們對接受放射治療的身體部位反應作評估時，我們發現在骨盆部位以及骨盆與腹腔均受到放射治療的患者之中，這抑制的現象比胸部和頭頸部受到放射治療的患者來得大。癌症開始蔓延或後來不治的患者，在放射治療期間，身體的抵抗力都會顯著下降。這說明免疫力下降與治療的成果有直接的關係。正如在第二章所討論，一般的傳統治療會抑制身體正常的免疫功能，我建議降低治療時的劑量，以減少治療所帶來的不良副作用。這與一般所謂「多多益善」的觀念正好相反。現在我們知道，能夠完全阻止癌細胞生長的機制，乃是源於身體本身的防禦機制——免疫系統。我們亦知道肉類和精製食品會為身體的抵抗力帶來威脅，而純植物的食物卻能加強免疫力。

過去25年來，我的妻子以她專業營養師的身分，用她擅長的營養治療法幫助了許多癌症患者。有一位46歲婦女，在乳房發現一顆類似核桃大小的硬塊，切片化驗證明是癌症。她的醫生建議以手術切除，然後再接受放射治療或化療。但是她選擇到北加州的威瑪健康教育中心（Weimar Center of Health & Education）接受「新起點健康生活計畫」（NEWSTART）生活方式的治療（www.newstart.com）。所謂「新起點」乃是綜合八項自然治療的簡稱，如右圖所示（第93頁）。

她到威瑪健康教育中心住了還不到一個月，就發現腫瘤已經開始縮小。回到家後，她認真地遵行在威瑪學到的健康生活方式。過了三個月，腫瘤已經小到摸不著了。從此這位女士就在教會裡，倡導以素食維持健康。

另一位33歲的婦女，乳房裡有一個1x2.5吋的腫塊，化驗的結果證明是惡性，而且她腋下的淋巴結也有癌細胞。醫生要她做乳房切除手術，然後接受化療。因為

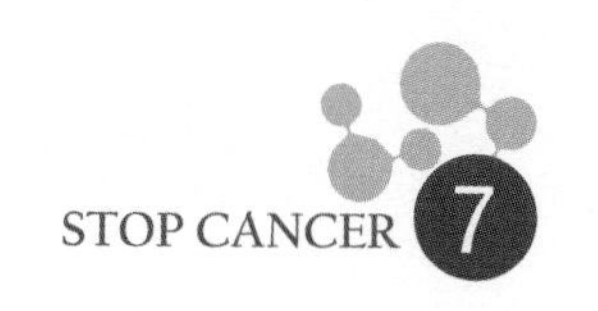

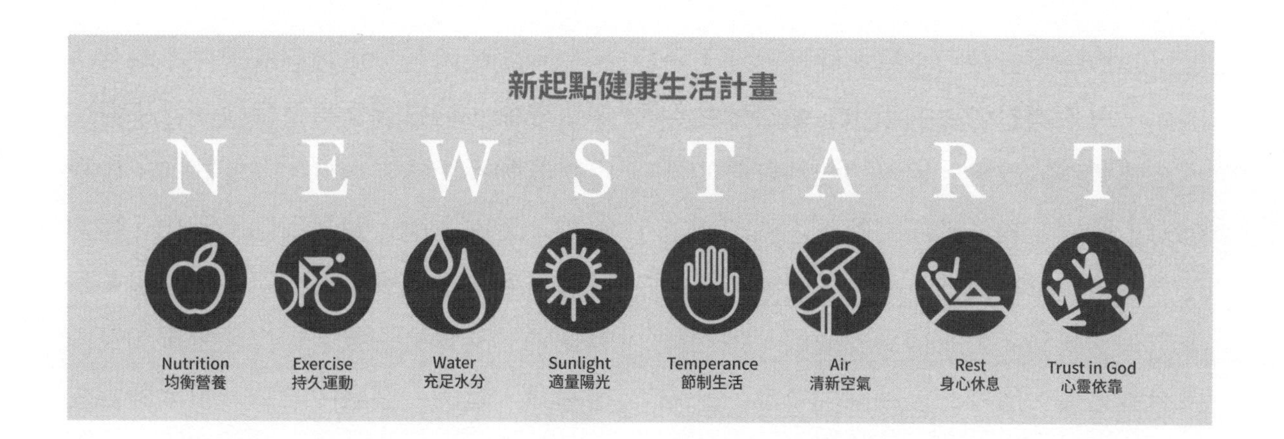

她自己的母親亦曾做過同樣手術，手術之後也接受化療，後來仍是不治去世。

這位年輕的患者在母親去世之後六年，注意到自己的腫塊變硬而且變大。切片化驗的結果證明是惡性腫瘤。經過三位病理醫生的檢驗，確診她的癌瘤是惡性的。她來我診所的時候，很清楚地表示，她和丈夫曾經為這事懇切地祈禱，決定不接受傳統治療。她想知道，有沒有非傳統的治療方法。我建議她做兩種血液化驗，一種名叫CA 15－3，另一種是乳癌相關抗體27.29（Breast Carcinoma Associated Antigen 27.29）。這些化驗能夠探測血液是否含有癌抗原。雖然很少醫生會使用這些化驗，但是身為免疫學家的我，覺得做這些免疫的化驗比病理的切片更有意義。這位病人化驗的結果顯示她的癌抗原很少，屬於正常範圍。對我來說，這就說明她的癌症依然局限於一個地區。她的血液中只含有極少量的癌抗原，乃是一個好現象。

既然她和丈夫已經決定不接受傳統的治療，我妻子就建議他們用三個星期的時間到加州聖地牙哥「最佳健康中心」（Optimum Health Institute）去度假。他們在接受三個星期的訓練之後，全家開始進食純植物飲食。此外，她還接受水療法。雖然她覺得很好，但是腫塊的大小和硬度並沒有什麼變化。以後的兩年，她繼續吃全素，情況良好。我覺得應當再給她做一次乳癌相關抗體27.29的化驗。這次的結果依然很低，屬於正常範圍之內。最後，我請一位整形外科醫生把她的硬塊切除，而病理科的檢驗報告顯示：這個硬塊已經不是癌症，只不過是死去的細胞。顯然她在生活方式所作的改變，足以加強她身體的抵抗力，進而能夠消滅癌細胞。這就印證了在本書第二章所提到，用大蒜提煉物質治療患有膀胱癌老鼠所得到的成果。牠們經過治療之後，原有的癌細胞均成為死的細胞。

四年前我曾在中國教學。到了最後一個月，我收到一份電郵通知，我的一位很好的同事罹患胰腺癌。於是我回信給他，叫他先不要從事任何治療，等我回國再說。可是癌症醫生勸他接受化療。當我回到美國時，是直奔他的喪禮而去，因為他在開始接受化療後沒過幾天就去世了。我很懊悔沒有機會幫助這位同事。但是在同一時期，我的妻子卻有機會幫助另一位罹患胰腺癌的中年男性病人，他藉著完全改變飲食和生活習慣，並且每日飲用蔬菜汁，腫瘤也就逐漸縮小了。直到今天，他依然健在。

五年前我受邀至中國一所健康中心講學，課程進行到最後一週時，一位很有名望的商人帶著他的母親來見我。四年來她飽受膀胱癌所苦，這類癌症雖然不會使人很快喪命，但是因為長得很快，每隔幾個月就要動手術把它切除。在此之前，她已經動了五次手術。我見到她的時候，腫瘤已經長到橘子那麼大。她所吃的都是最好的食物，又貴又油膩。她認為水果和蔬菜是給窮人吃的。健康中心的一位年輕醫生為她制定治療方案，包括改變飲食，並且加上水療法。我們回到美國一個月後，醫生在電話裡告訴我們，她的膀胱腫瘤已經縮小一半。幾個月之後，膀胱癌就完全消失了。她的兒子高興萬分之餘，就在城裡開了一家素食餐館，讓別人也有機會享受健康的飲食，過有益身心的生活。

這使我想起幾年前在診所見到的兩位大腸癌患者。他們二人（一男一女）都決定吃素，並拒絕接受一般的傳統治療。後來他們的腫瘤（一個在六個月後，一個在九個月後）竟然脫落。這都是在本書中引用、不透過手術而好轉的眾多實例之一，意思就是指全植物的飲食可以使腫瘤消失。

我曾有機會研究賓叟醫生（Phillip E. Binzel）以營養治療癌症的記錄。這是他從1974至1991年、共18年期間治療病人的結

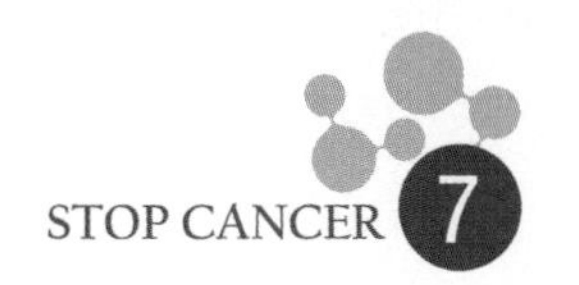

果。[3]這些病人均經過其他醫生診斷，並且具有病理報告，確認他們罹患癌症。賓叟醫生將病人分為兩組。第一組的癌症屬於原發性（primary），意思就是癌細胞只局限於一個區域，鄰近部位的淋巴結也只受到小部分影響。另一組的癌症是屬於次發性（secondary），意思就是原發部位的癌細胞已經擴散到身體其他較遠的部位。原發癌症的患者有180位病人，總共患有30種癌症。在18年當中，35人死於癌症，其他7人死於其他原因。直到1991年他寫這份報告為止，138人仍然活著。其中58人（42%）參與2至4年的追蹤研究，80人（58%）參與5至18年的追蹤研究。而在美國癌症協會的統計裡，患有原發性癌症患者，即使經過早期的診斷和治療（手術或放射治療及化療）也只有15%能存活至5年。以這個案例作比較，營養治療顯然比一般的傳統治療更為有效。

而在另一組已有擴散跡象的患者當中，總共有108人患有23種癌症。他們也都是經過醫生診斷，並且具有病理報告，確認他們罹患癌症。在1974至1991年接受營養治療期間，其中有47人去世，32人因原有的癌症而死，32人因其他與癌症無關的原因而死，另有9人死因不明。在發表報告結果的時候，61人仍然健在。這些人之中，有30人（49%）經過2至4年的追蹤，31人（51%）經過5至18年的追蹤。相形之下，美國癌症協會的統計中，在已擴散的癌症患者能夠存活五年的結果只有0.1%，也就是千分之一，而賓叟醫生所報告的患者存活數據竟然達到51%。從這個案例中，很明顯可以看出，營養治療比一般的傳統治療效果更佳。

賓叟醫生所使用的營養治療與他人所用的極類似。主要是避免肉食和精製糖。賓叟醫生還加上維生素B17（Laetrile），這是一種擁有專利權的成品，含有豐富的氮川物質（nitriloside）。腸內細菌所產生的酵素葡糖苷酶（Beta-glucosidase）能夠將此氮川物質分解為氰化氫（hydrogen cyanide）和苯甲醛（benzaldehyde）。這兩種物質對哺乳類體內的細胞均有害。但是在人體內，氰化氫被硫酸鈉轉移酶（thiosulfate transufurase）改變為對人體無毒的硫氰酸鹽（thiocyanate），而苯甲醛則在氧化之後，變成對人體無毒的苯甲酸（benzoic acid）。因此，在正常情況之下，它們對身體是無毒的。而氮川物質經過正常的新陳代謝，能夠將多餘的養分提供給身體的細胞．但是當它與癌細胞相遇的時候，情形就會有所改變。

癌細胞裡的葡糖苷酶會將氮川物質分解成葡萄糖、苯甲醛和氰化氫。不同的是——癌細胞不使用氧化新陳代謝的途徑，乃是藉著發酵或無氧的途徑。這是許久以前德國籍諾貝爾獎得主奧托．海因里希．瓦爾堡（Otto Heinrich Warburg）所發現的。因此在癌細胞裡，苯甲醛不會氧化成不具毒性的苯甲酸，而且癌細胞裡缺少硫酸鈉轉移酶，無法將氰化氫轉變為無毒的硫氰酸鹽。如此氮川物質對癌細胞的毒性就起不了多大作用。順便一提，在學術界對氮川物質和維生素B17仍然沒有定論。

美國的食品藥物安全管理局（FDA）目前依舊禁止它們在美國使用。但是氮川物質已存在多種植物當中，包括許多種青菜和花、豆類及穀類。

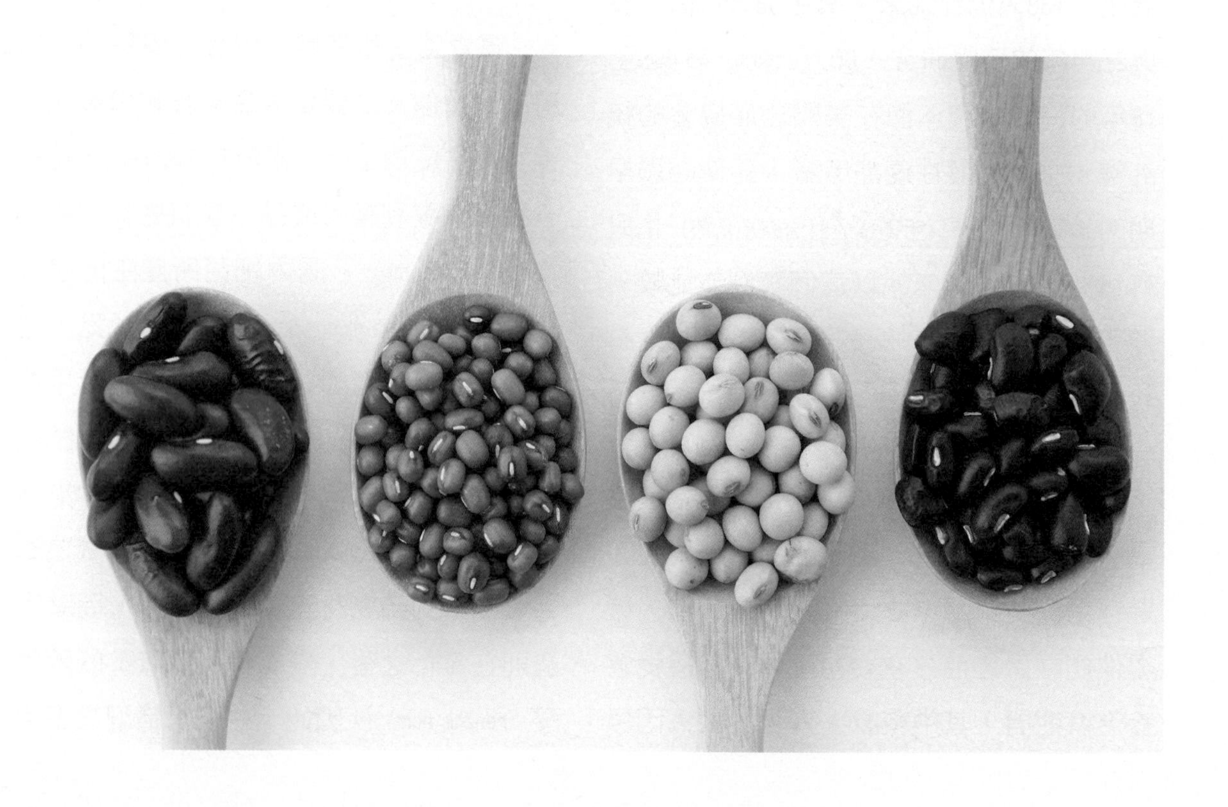

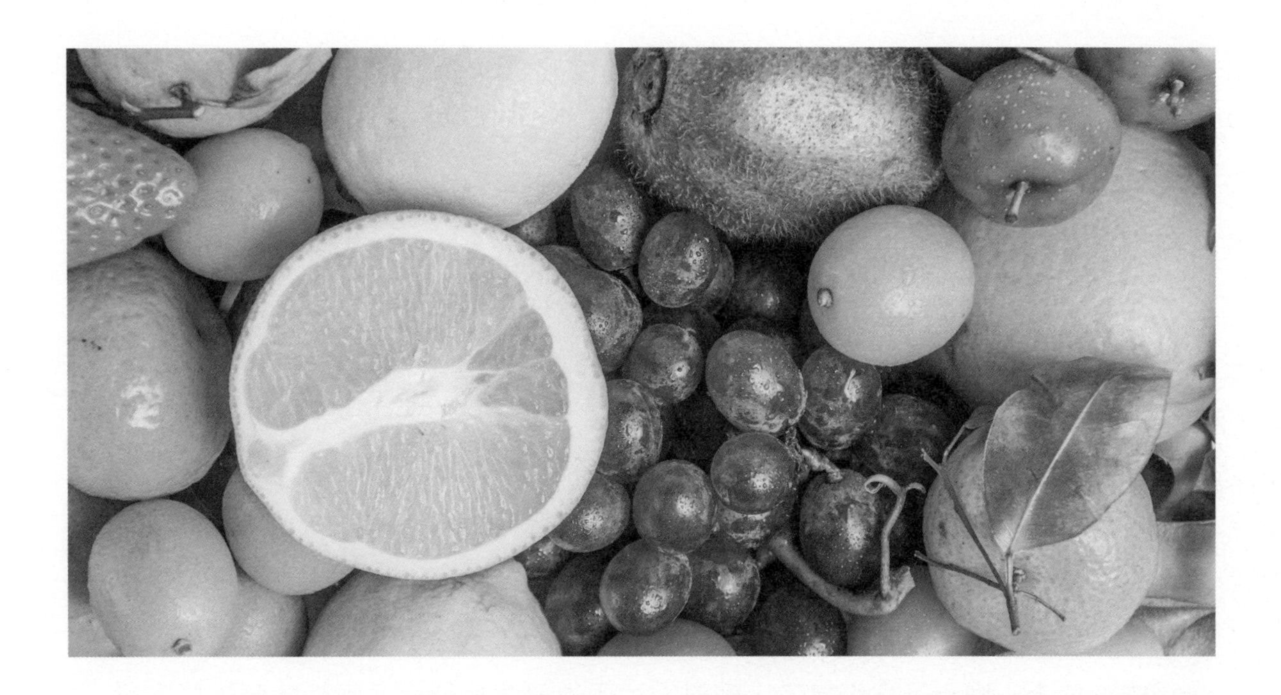

因此，以蔬菜為主的食物就已經含有足量的氮川物質。我們也不需要花錢去購買維生素B17。只要多吃水果、蔬菜、豆類和穀類就行了。

我希望能夠進行一項觀察性的研究，你可以稱它為調查性質的研究。實際上，我個人非常希望你能親身參與。我會提供一些指南以便我們共同來研究。首先，我們先檢視從毛肯莫思博士（Dr. George Malkmus）成立的哈利路亞農莊（Hallelujah Acres）那裡得到的一些資料，然後來講一講如何共同做這項研究。

註：1976年，身為浸理會牧師的毛肯莫思博士在42歲的時候，患有大腸癌。他發現罹癌之後不久，他的母親也因罹患癌症，經過數年治療之後去世。他對母親病情惡化如此之快，感到非常痛心，並且認為母親治療期間所受的痛苦遠比癌症所帶給她的更多。看到母親的痛苦，他決心尋求另一種治療方法。經過多方面研究之後，他決定改變飲食和生活習慣，還不到一年，就完全康復了。不僅他的癌症消失，連其他身體方面的毛病亦隨之而去。35年後的今天，他身體的狀況仍然非常良好。在過去的30年裡，他到世界各地主持健康講座，教導人們怎麼過著無疾病的健康生活。他的教育課程皆以《聖經》為根據。

接著，你需要一部能夠上網的電腦，然後就讓我們按部就班進行下列事項：

1. 開啟電腦和網路。進入哈利路亞農莊（Hallelujah Diet）。可以使用Yahoo、Google來搜尋：www.myhdiet.com.
2. 找到Hallelujah Diet的首頁之後，在這頁的項目「How Does it Work？」中點擊Testimony（見證）。
3. 在這頁的下方按字母的次序尋找到Cancer。
4. 我們可以閱讀許多受益的患者自願寄來的見證。這些人必須因兩件事得益：第一，停止攝取肉食和精製食品；第二，食用健康的純植物飲食。在這些患者之中，有人動過手術，有人接受過放射治療或化療，但是癌細胞仍繼續成長，躺在病床上，眼看就要斷氣了，到最後才不得已改變飲食。但從他們的見證說明，癌症在接受食療法後消失。有些女性病患並未做過一般的傳統治療，一開始就藉著營養治療對抗乳癌。這些病人的癌症都得到醫治，而且比那些接受其他傳統治療的病人好得更快。
5. 在這些病人之中，有些人得了前列腺癌，他們都順利復原。這些人之中有的癌症已經到了末期，醫生束手無策，只好告訴他們乾脆回家準備後事。顯然，他們在吃素後恢復健康時，一定喜出望外。
6. 另外還有患者以前患大腸癌，或患卵巢癌，或患肺癌，後來都得到康復。純植物飲食也能有效幫助一些曾患膀胱癌、腎癌、肝癌、胃癌、胰臟癌等患者。

這就是我希望您參加的研究調查。如果您沒有時間閱讀這些病人所作的全部見證，可以自行選擇想要閱讀的部份。然後看看您的結論與我的是否相同。根據我觀察所作的結論是：植物療法（phytotherapy）雖然簡單，卻非常強而有效。

在本書其他部份，我們看到肉食及精製食物，特別是精煉過的糖，會為癌細胞提供養分。只要停止使用這些食物，癌細胞就會停止生長。不進食這些食物，體內的免疫細胞就能再度辨認並殺死癌細胞。

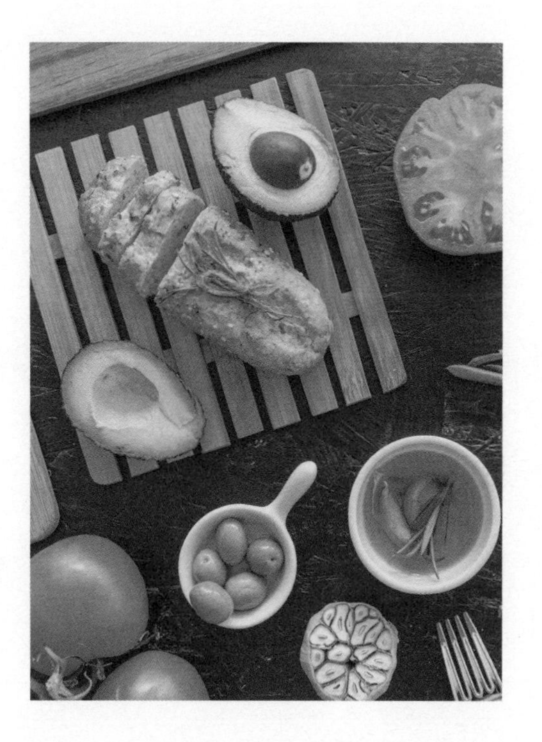

以取自植物的優良食物取代對身體有害的肉食與精製食品，便能強化免疫細胞，做好扼殺癌細胞的工作。

所以，在這裡所提及的植物療法就是一種免疫治療（immunotherapy）、不用開刀的手術，而且沒有副作用的化療。

1.Slater JM, Ngo E, Lau BHS: Effect of therapeutic irradiation on the immune responses. American Journal of Roentg 26:313-320, 1976.

2.Sun Y, Campisi J, Hipano C: Treatment-induced damage to the tumor microenvironment promotes prostate cancer therapy resistance through WNT16B. Natural Medicine10:1038, 2012.

3.Binzel PE: Alive and Well—A doctor’s experience with nutrition in the treatment of cancer patients. American Media Publisher, California, 1994.

4.Malkmus GH: Why Christians Get Sick. Hallelujah Acres Publishing, Tennessee, 1989

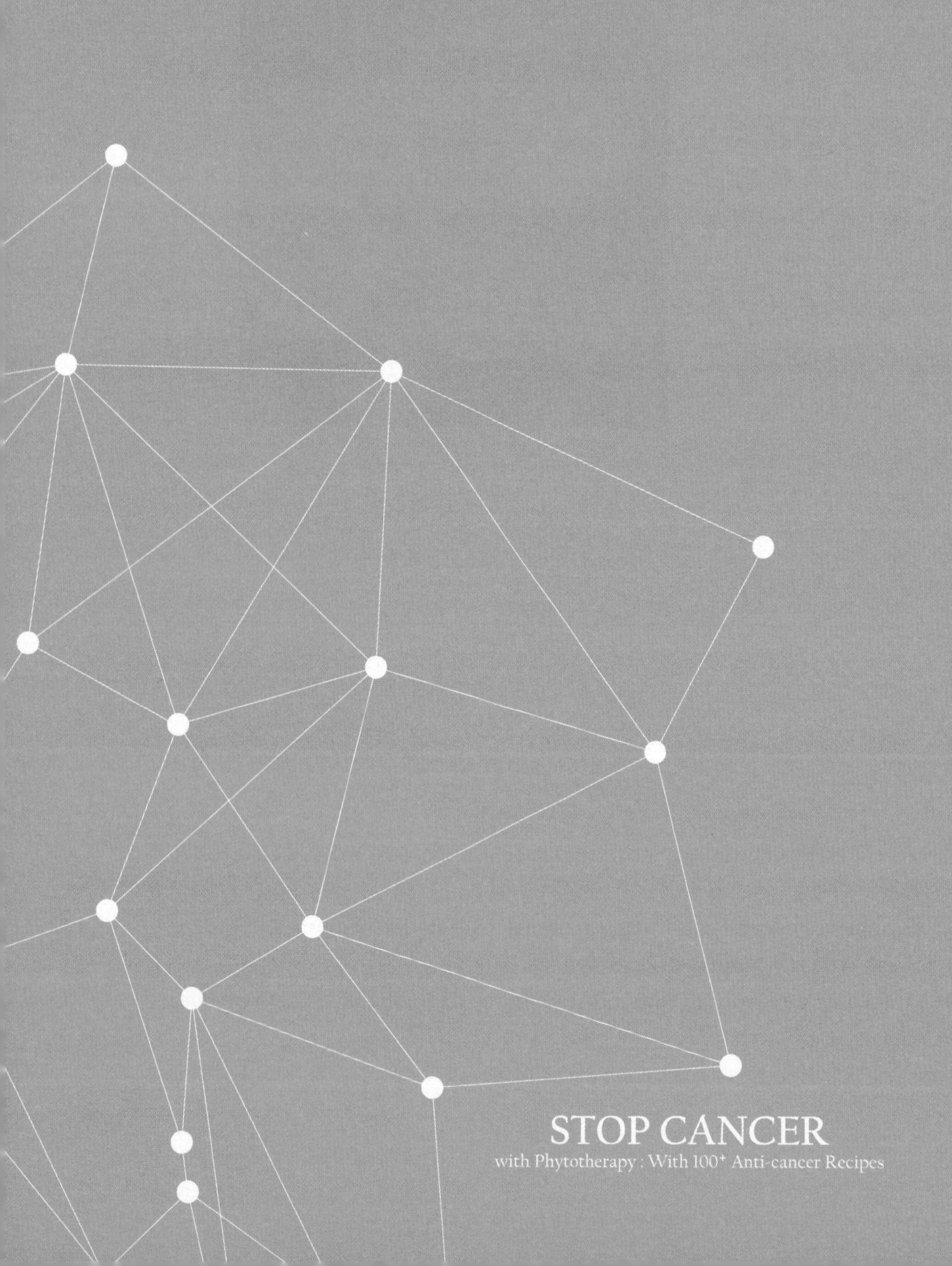

STOP CANCER

with Phytotherapy : With 100⁺ Anti-cancer Recipes

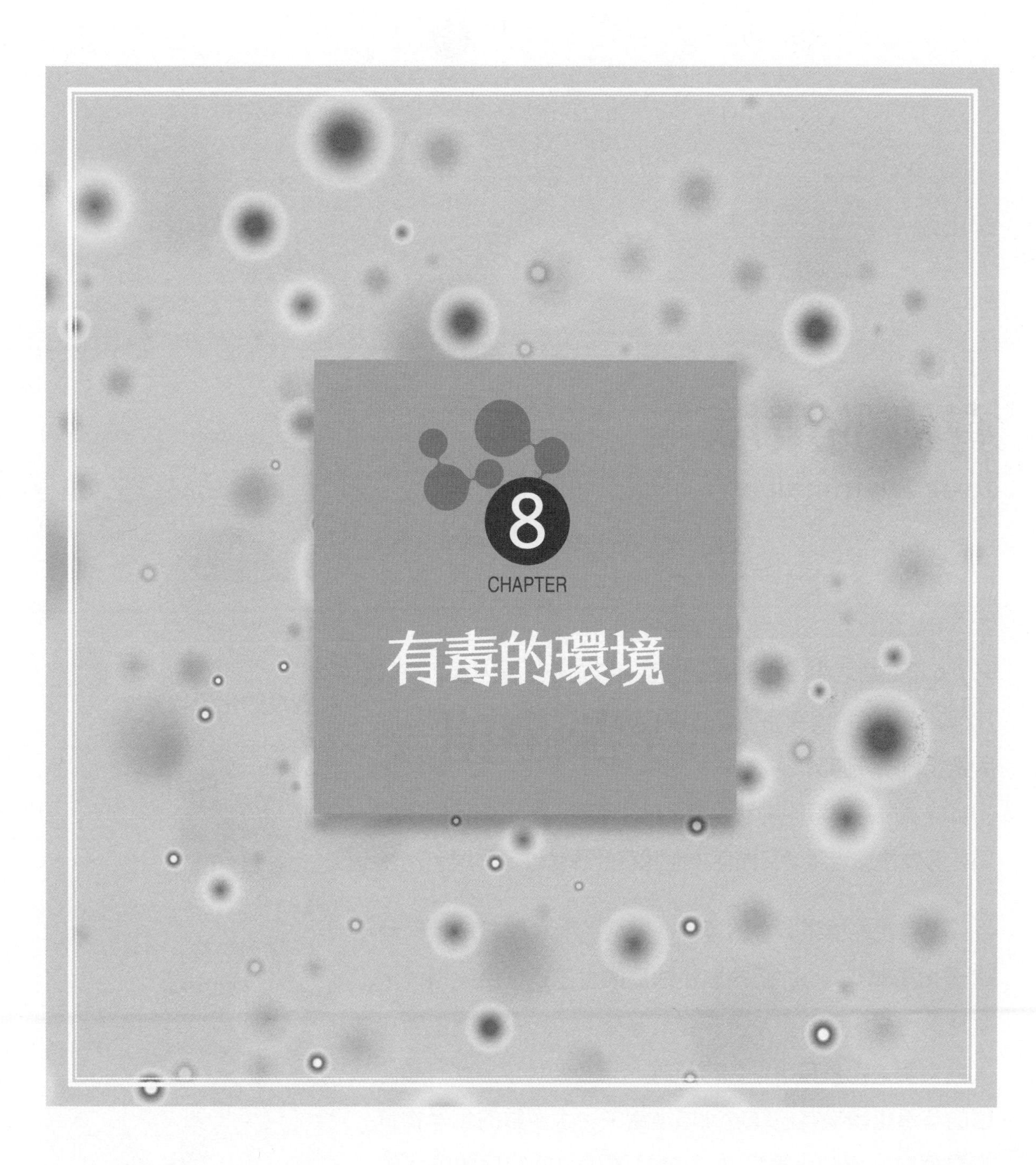
8
CHAPTER
有毒的環境

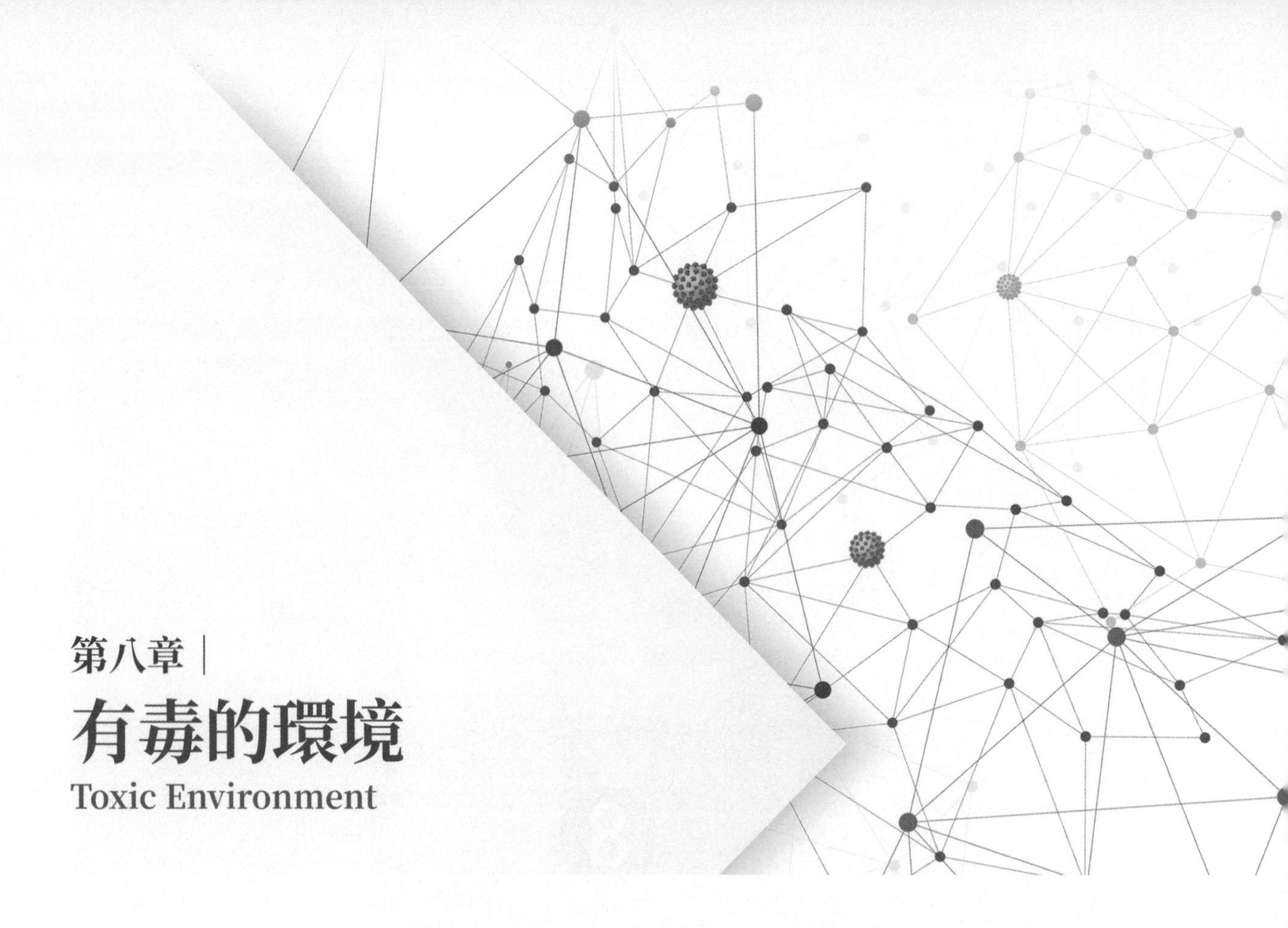

第八章｜

有毒的環境

Toxic Environment

從第二章之中，我們明白癌症的形成有三種因素：造成癌症的化學物品、放射線和病毒。此外還有一些其他因素也與癌細胞的形成有關。在以後的三章裡，我們要討論有毒的環境、有毒的生活習慣，以及有毒的飲食如何使癌細胞在體內快速發展，又如何才能將它們降至最低程度。

讓我們先檢視有毒的環境。著名的營養學權威坎貝爾博士（T. Colin Campbell）認為癌症的形成主要是「由於環境／生活的方式，而不是來自身體的基因。」[1]如今我們生活在人類文明史上最具毒性的環境裡。單在2011年，就有40億磅的有毒化學物質被釋放到環境當中。大多數的化學物質都是埋在土壤和水裡[2]。右列就是環境中能夠導致癌症的一些化學物質。

致癌的化學物質：

- 殺蟲劑／除草劑（農藥），及其他有毒化學物質
- 氯的副產品
- 石棉
- 纖維玻璃
- 核子放射線

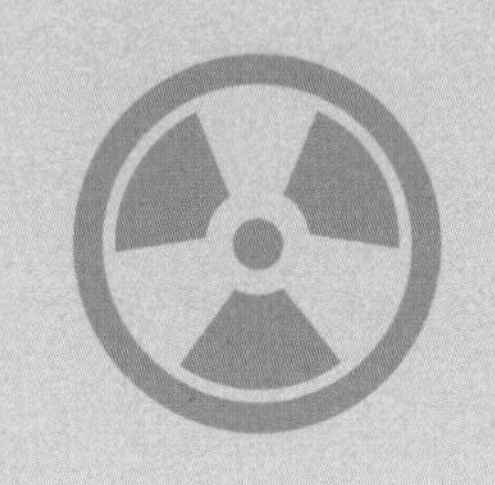

殺蟲劑／
除草劑及其他有毒化學物質

所有的人，包括初生的嬰兒，每天都接觸到殺蟲劑、除草劑以及其他有毒的化學物質。這些物質存於農作物、日用品、園裡生長的農產品、地上和地下的水分當中，甚至連動物的飼料也含有毒的物質。

殺蟲劑：最常用的殺蟲劑是有機磷酸鹽（organophosphates），美國環保局將它列為可能造成癌症的物質。[3]很多殺蟲劑會產生類似雌激素在人體內的作用，因此可能造成與荷爾蒙（激素）相關的癌症，例如乳癌、子宮癌、卵巢癌和前列腺癌。[4]

雙酚A：胎兒在出生之前，體內就已經含有毒素。在美國的化驗室的臍帶血液裡測量到雙酚A（Bisphenol A，簡稱BPA），一種含塑化原料與人造雌激素的有毒物質。[5]這種化學物質能夠透過胎盤，造成畸形的後代。[6]最令人恐懼的是，這種毒素能夠儲存在身體的脂肪細胞中，遺傳給好幾代的子孫。兒童的白血症和腦癌病例日益增加，而在15－30歲的年輕男性中，睪丸癌亦增加了50%，[7]這些數據均讓我們感到沮喪。

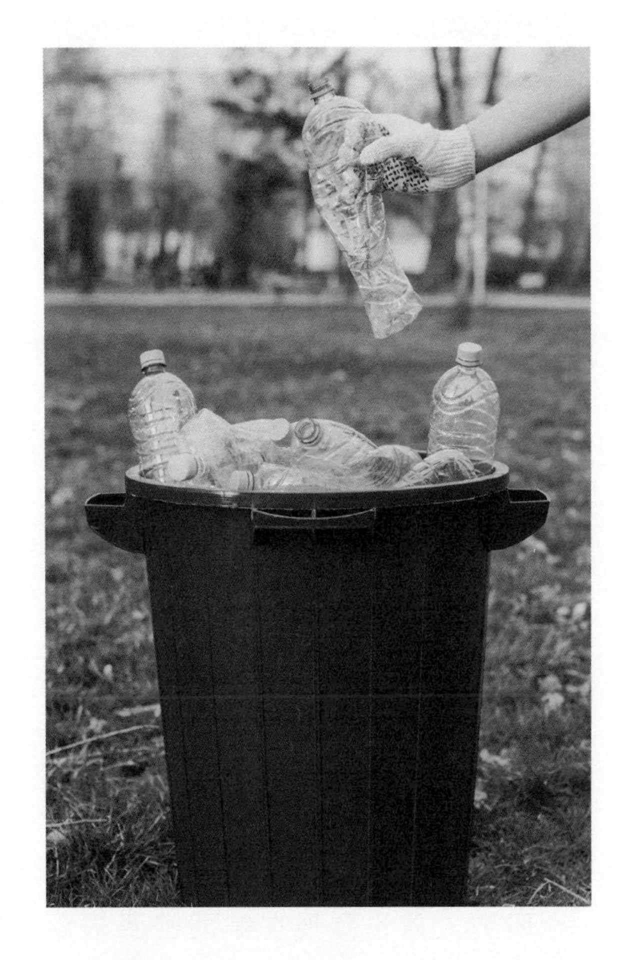

塑膠：鄰苯二甲酸酯（phthalates）存在於許多塑膠產品之內。這些化學物質可藉著與食物、空氣和皮膚接觸而進入體內。人體經常會從食物的精製和儲存過程——甚至可能從醫療手術，與這些物質接觸。政府管理部門將它們歸類於「可能為人體導致癌症」的物質，能夠引致多種健康問題發生。[8]

美國政府的疾病管制中心（Center for Disease Control）在各年齡層的國民血液和尿液中發現148種有毒的化學物質。[9]科學家在尿液標本裡發現，其中75%含有鄰苯二甲酸酯，而且兒童的尿液所含的成分比成人高出許多。[10]

食物：食用動物類食品，包括牛奶和乳製品，都是毒性物質的另一種來源。由於需要控管動物的疾病和增加產量以提高利潤，飼主經常使用抗生素、成長激素、類固醇，和各種藥物餵養動物。此外，動物還會接觸到殺蟲劑、除草劑和各種有害的化學物品。有些化學物品含有致癌的成分，導致了農場的牲畜死亡高達數百案例。[11,12]

研究人員也發現在美國密西根湖和五大湖區的魚，受到多氯聯二苯汞（polychlorinated biphenyls，簡稱PCBs），水銀以及其他化學物質的感染。如果成人飲用含有PCBs的水，可能會促使免疫力不足，或使胸腺、生殖與神經系統出現問題，以及增加罹患癌症的風險。[13]

美國人吃肉的數量比其他世界各國都多，平均每人每年吃275磅的肉。西班牙佔第二位，平均每人每年261磅。印度人平均每人每年11磅，孟加拉國是6.8磅。[14]每年有將近 10億的陸地動物被殺死作為食物。[15]而成為人類食物的雞則有9 億之多。[16]

氯的副產品

在飲水裡常會添加氯作為淨化水質之用。但是氯和其他化學物加在一起，便會產生極毒的副產品。日積月累，就能引致人體的免疫系統受損。[17]

二氯化物（Dioxin）：在人造的化學物質之中，二氯化物被認為最具致癌性。氯化物的副產品會增加肝癌和肺癌的風險，而二氯化物則會干擾免疫系統的運作，使身體容易發炎感染。二氯化物乃是工業和燃燒過程的副產品，一旦流入溪水河流中，即被魚類和農作物吸收；最終則危害到動物和家禽的食物鏈。二氯化物亦存在於動物脂肪裡，例如牛奶、乳製品、蛋製品、肉類、魚類均含有相當高的二氯化物濃度。[18]

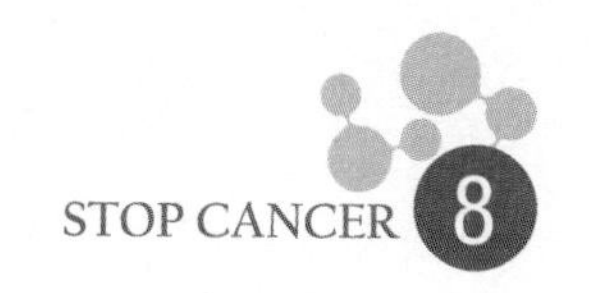

石棉

石棉是已知的致癌物之一。雖然目前石棉的使用已經大量減少，但是與石棉有關的癌症依然快速增加。因為人與石棉接觸之後，是要經過10至40年之後，與癌症相關的症狀才會開始出現。[19]

研究顯示，自然產生的石棉明顯地提高了鼻咽癌、咽喉癌、腸癌、肺癌和間皮瘤的死亡率。這可能與土地的劃分有關係。農地和城市佔地越來越多，而森林佔地比例則越來越小，這也間接造成癌症死亡率的上升。[20]

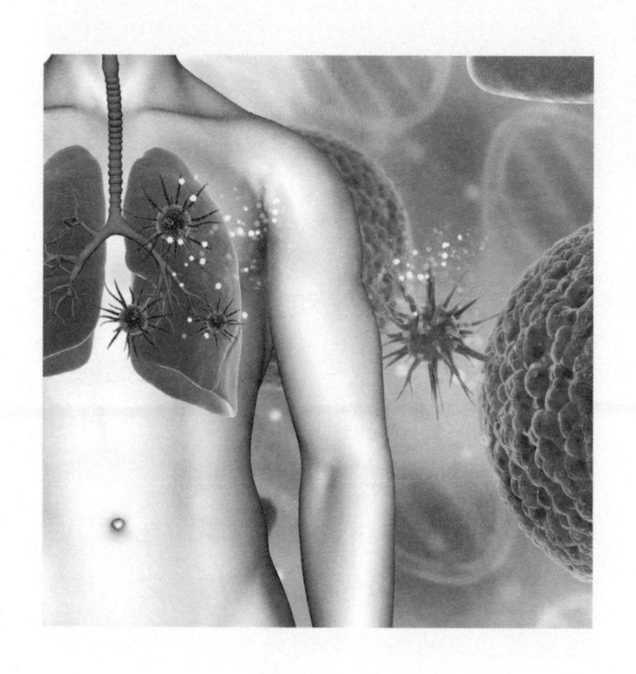

玻璃纖維

玻璃纖維可能也會造成癌症。幾乎每棟住宅和建築都有玻璃纖維。美國國家癌症中心報告指出，玻璃纖維在實驗室的動物和人體內都可能導致癌症。[21]

若在工作上接觸玻璃纖維、礦物性木纖維和造磚的灰塵，都會明顯增加罹患腎癌的風險。[22]

核子放射線

核子放射線日益普遍。看起來，曝露於核子放射線與甲狀腺癌、骨髓（白血球）癌、乳癌、肺癌患者的增多頗有關連。[23]

經過長期累積，核子放射線會對人體的DNA造成破壞。[24]隨著科技的進展，再加上電器及微波爐的盛行，我們受到核子放射線的照射越來越多。雖然偶而照射對人體的影響尚未明確，但是減少曝露在核子放射線的照射，乃是明智之舉。

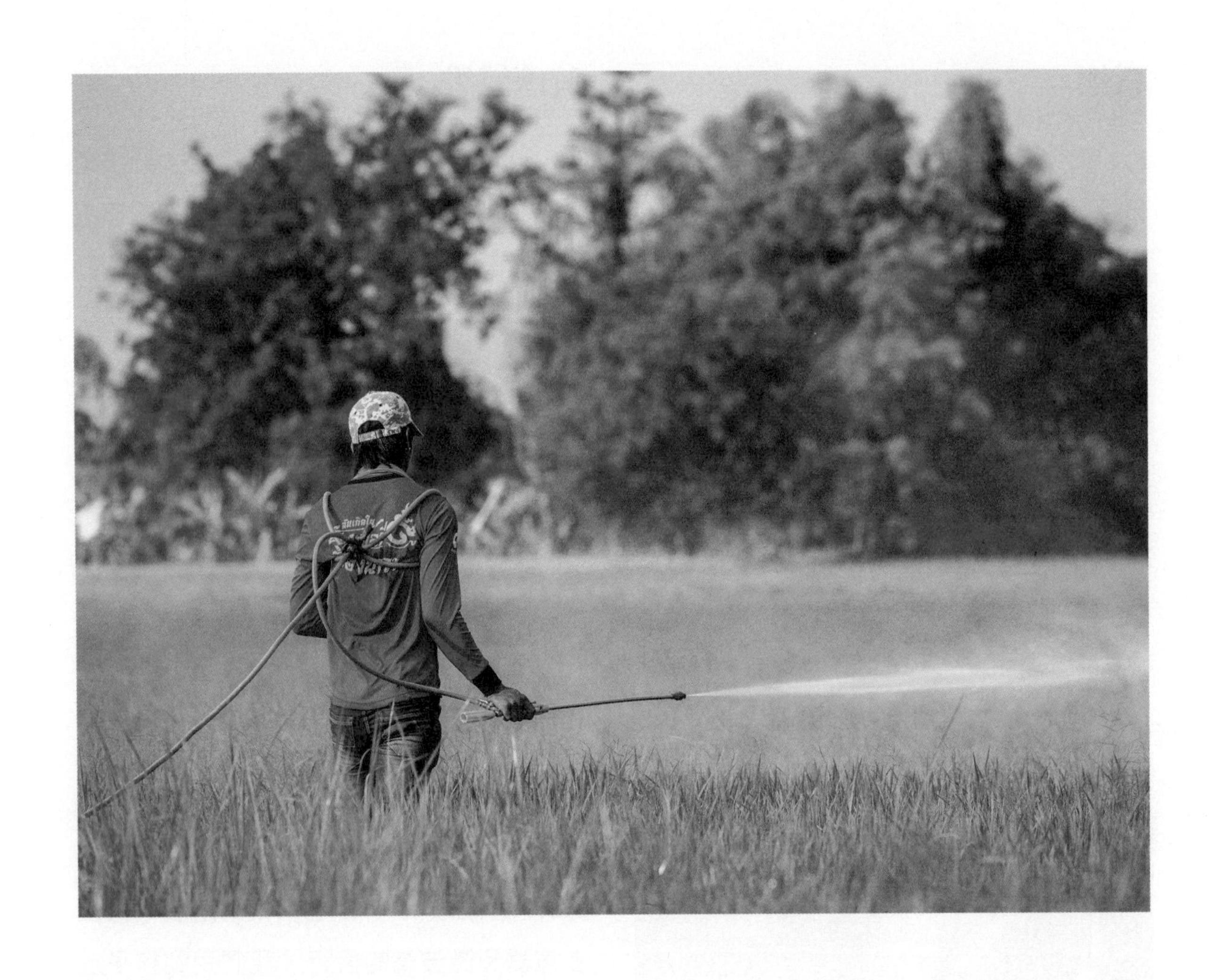

如何減少有毒的化學物質接觸？

若要消除或大量減少與有毒化學物質的接觸，最有效的方法就是減少吃動物類食物。理由是90%以上的有毒化學物質皆來自肉類食品，而只有不到10%是來自植物性的食物。[25]

那麼有機的肉類和其他動物產品是否比較安全？不幸的是，即使以有機方式飼養的動物，牠們體內也可能含有來自環境、水、飼料中的有毒化學物質。我們知道含毒的化學物質多儲存在脂肪裡，而很少儲存在水果和蔬菜之中。換言之，肉食含有較多的毒性化學物質。

因為動物能夠儲存並加強致癌物質滯留在脂肪裡，經過轉變成食物之後，得以進入人體內。著名的農藥權威瑞根斯丹（Lewis Regenstein）這樣說：「肉類所含的農藥比蔬菜多14倍，比乳製品多5.5倍。」因此，肉類食品含有相當高濃度的有毒化學物質。根據美國食品藥物安全管理局（FDA）的分析顯示：肉類、家禽、魚類、乳酪和其他乳製品所含的農藥，遠比其他食物更多。[26]

請記得，健全的免疫系統對於殲滅癌細胞是必要的。天天曝露在環境的毒素中，會使我們的免疫系統變為虛弱，應當儘量減少接觸這些毒素。我們必須保持免疫系統處於巔峰狀態。以下是保護自己的一些方法：

1. 排除或減少食物中的肉類、蛋、奶、和乳製品。
2. 避免家裡使用含毒物的化學物品，例如清潔劑、殺蟲劑及個人日常所用的化學物品。
3. 飲用濾過的水。
4. 盡可能食用以有機方式種植出來的蔬菜。
5. 使用玻璃、陶瓷或不銹鋼的容器儲存食物。避免或大量減少使用塑膠袋或塑膠容器。
6. 避免或盡量減少使用微波爐烹飪食物。

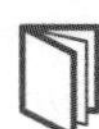

1.Campbell TC, Campbell II TM: The China Study. BenBella Books, Dallas, TX, 2005.
2.Releases of toxic chemicals increased by 8 percent in 2011. Chemical Regulation Reporter January 18, 2013. www2.epa.gov/toxic-release-inventory-tri-protram/tri
3.Organophosphate. En.wikipedia.org/wiki/organophosphate

4.Peattie C: How do chemicals in the environment mimic estrogen? May 22, 2009.www.chem.duke.edu/~jds/cruise-chem/pest/estmim.html
5.http://www.ewg.org/environment.
6."Corporate Crime," Subcommittee on Crime, U.S. House of Representatives. P.25-28, May 1980.
7.Landrigan PJ, Goldman LR: Children's Vulnerability to Toxic Chemicals: A Challenge and Opportunity to Strengthen Health and Environmental Policy. Publicadoemmaio 9, 2011 por HC. www.ecodebate.com.br/2011/05/09.
8.Bis(2-ethylhexyl)Phthalate(DEHP).www.epa.gov/ttn/atw/hlthef/eth-phth.html
9.Centers for Disease Control, Third National Report onHuman Exposure to Environmental Chemicals. Atlanta: Centers for Disease Control and Prevention. 2005.
10.Silva MJ, Barr DB, Reidy JA, Malek NA, HodgeCC, Caudill SP, Brock JW, Needham LL, CalafatAM: Urinary levels of seven phthalate metabolites in the U.S. population from the National Health and Nutrition Examination Survey (NHANES) 1999-2000. Environ Health Perspective 112(3):331-8, 2004.
11.Taylor R, "Cattle Deaths stir Pesticide Debate," LosAngeles Times Nov 5, 1979.
12.Effects, Uses, Control and Research of Agricultural Pesticides," A Report by the Surveys and Investigations Staff, USDA; Presented at Hearings before a Subcommittee on Appropriations, 89th Congress, first session, House of Representatives, Department of Agricultural Appropriations, part 1, p.174.
13."Basic Information about Polychlorinated Biphenyls (PCBs) in Drinking Water." United States Environmental Protection Agency. Water.epa.gov/…/polychlorinated-biphenyls.cfm
14.Food and Agriculture Organization of the United Nations (FAO), FAOSTAT on-line statistical service.http://apps.fao.org
15.Factory Farms – A Well-Fed World. awellfedworld.org/issues/animal protection
16.Food and Agriculture Organization of the U.N. FAOSTAT -Agriculture Livestock Primary Database, 2007. Chicken Meat, Slaughtered (Head). Available at:http:/faostat.fao.org/site/569/default.aspx#ancor.
17.Lourencetti C, Grimalt JO, Marco E, Fernandez P, Font-Ribera L, Villanueva CM, Kogevinas M: "Trihalomethanes in chlorine and bromine disinfected swimming pools: air-water distributions and human exposure." Environ Int. 45:59-67, Sep 15, 2012. EPub 2012 May 8.
18.Dioxin – Our Food –Database of Food and Related Sciences. 2012. www.ourfood.com/dioxin.html
19.NationalCancer Institute http://www.cancer.gov/cancertopics/factsheet/Sites-Types/mesothelioma.
20.Wei B, Jia X, Ye B, Yu J, Zhang X, Lu R, Dong T, Yang L: "Impacts of land use on spatial distribution of mortality rates of cancers caused by naturally occurring asbestos." J. Exposure Science and Environmental Epidemiology 22 (5):516, Jul 4, 2012. Doi:10.1038/jes.2012.63.
21.http://consumerlawpage.com/article/fiber.shtml.
22.Karomi S, Boffetta P, Stewart PS, Brennan P, Zaridze D, Matveer V, Janout V, Kollarova H, Bencko V,

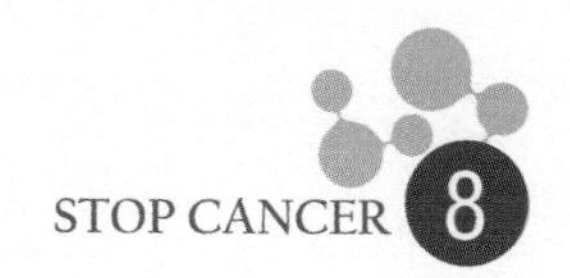

Navratilova M, Szeszenia-Dabrowska N, Mates D, Gromiec J, Slamova A, Chow WH, Rothman N, Moore LE: "Occupational exposure to dusts and risk of renal cell carcinoma" Br. J. Cancer 104(11):1797-803, May 24, 2011. EPub 2011 May 3.
23.National Research Council: Biologic effects of ionizing radiation VII: Health risks from exposure to low levels of ionizing radiation. National Academy of Science, Washington D.C. 2005.
24.Boice JD: Radiation and breast carcinogenesis. Medical and Pediatric Oncology 36:508-513, 2001.
25.Harris S: "Organochlorine Contamination of Breast Milk" Environmental Defense Fund Nov. 7, 1979.
26.Regenstein L: How to Survive in America the Poisoned, Acropolis Books. P. 273, 1982.

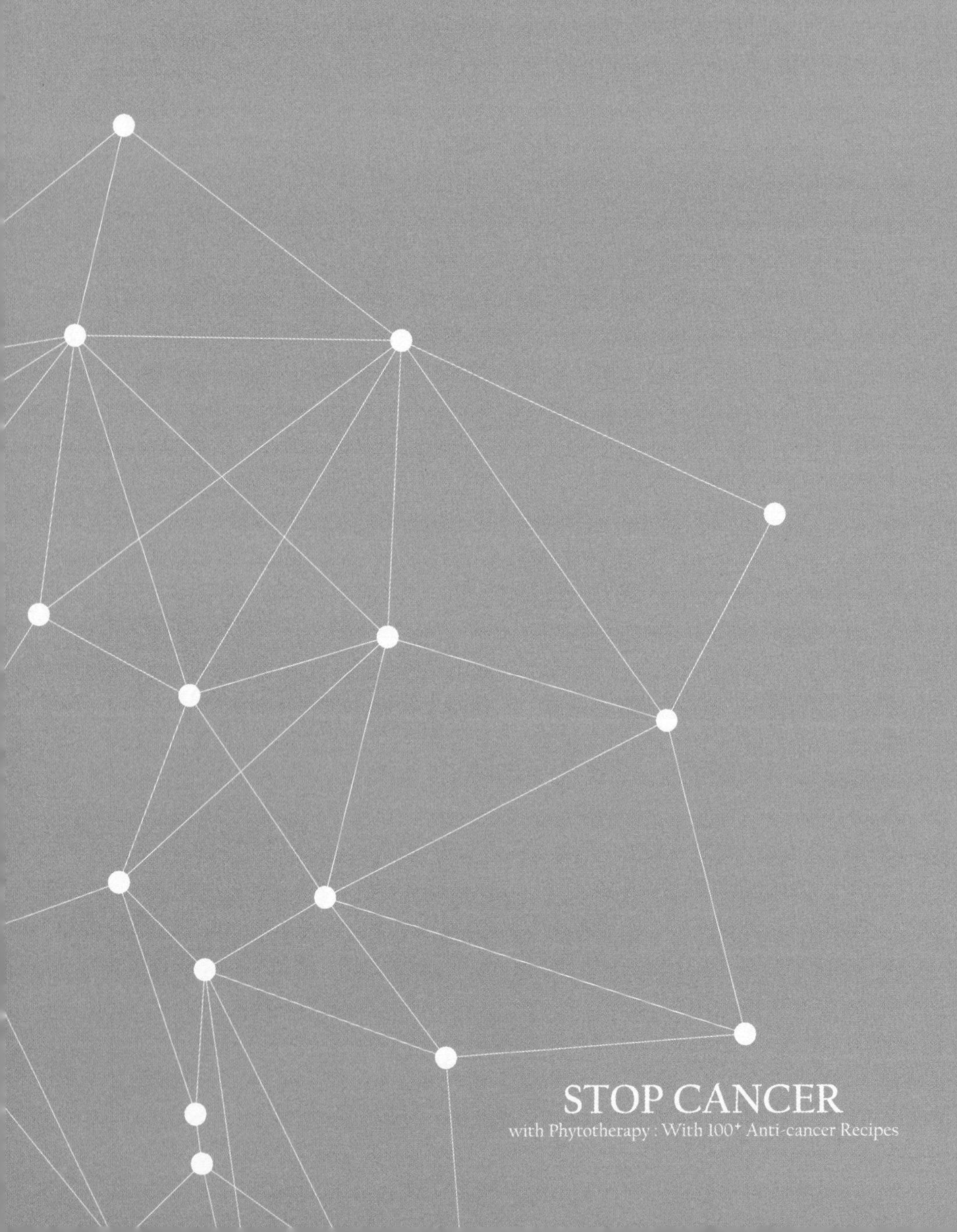

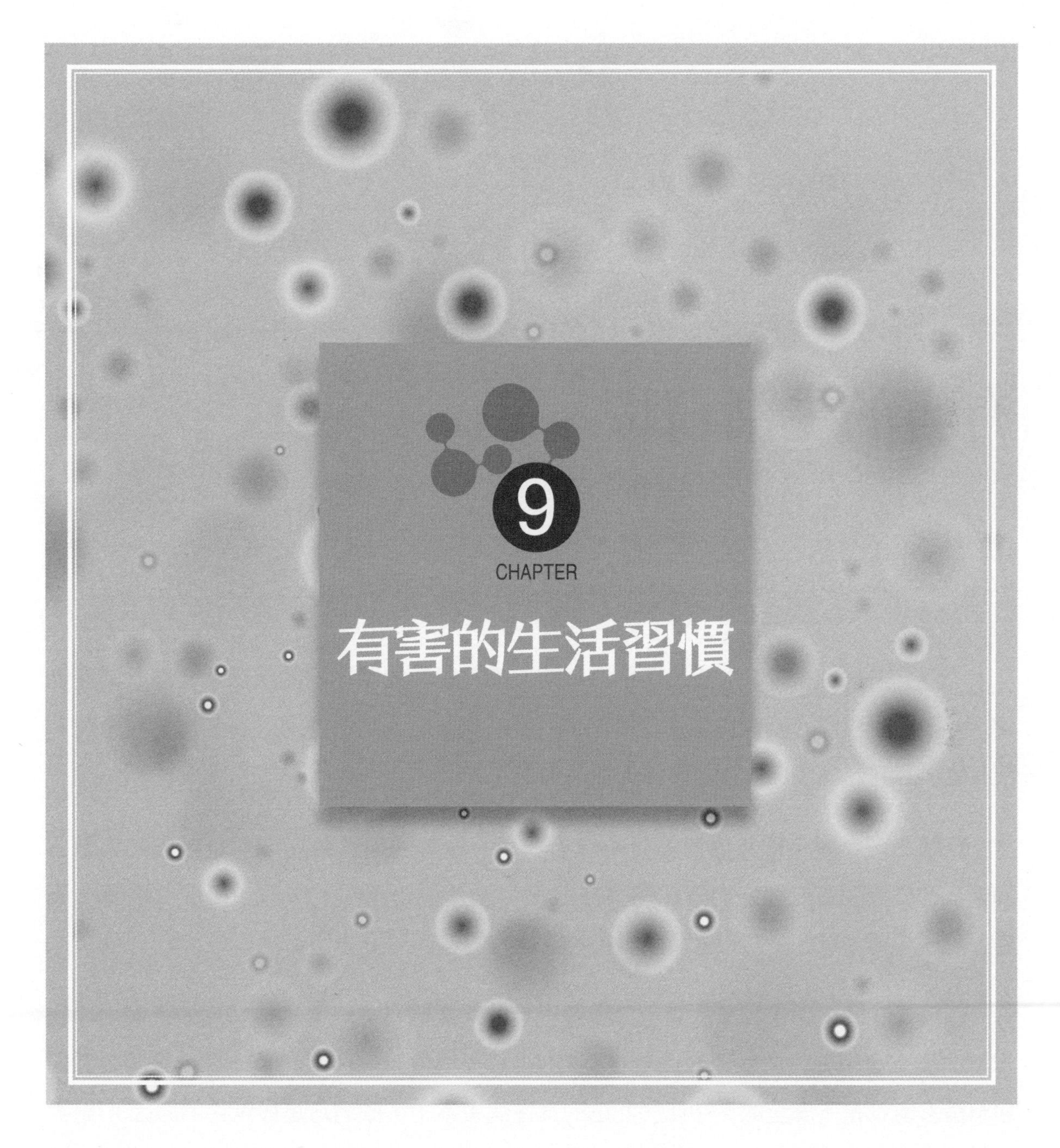

9

CHAPTER

有害的生活習慣

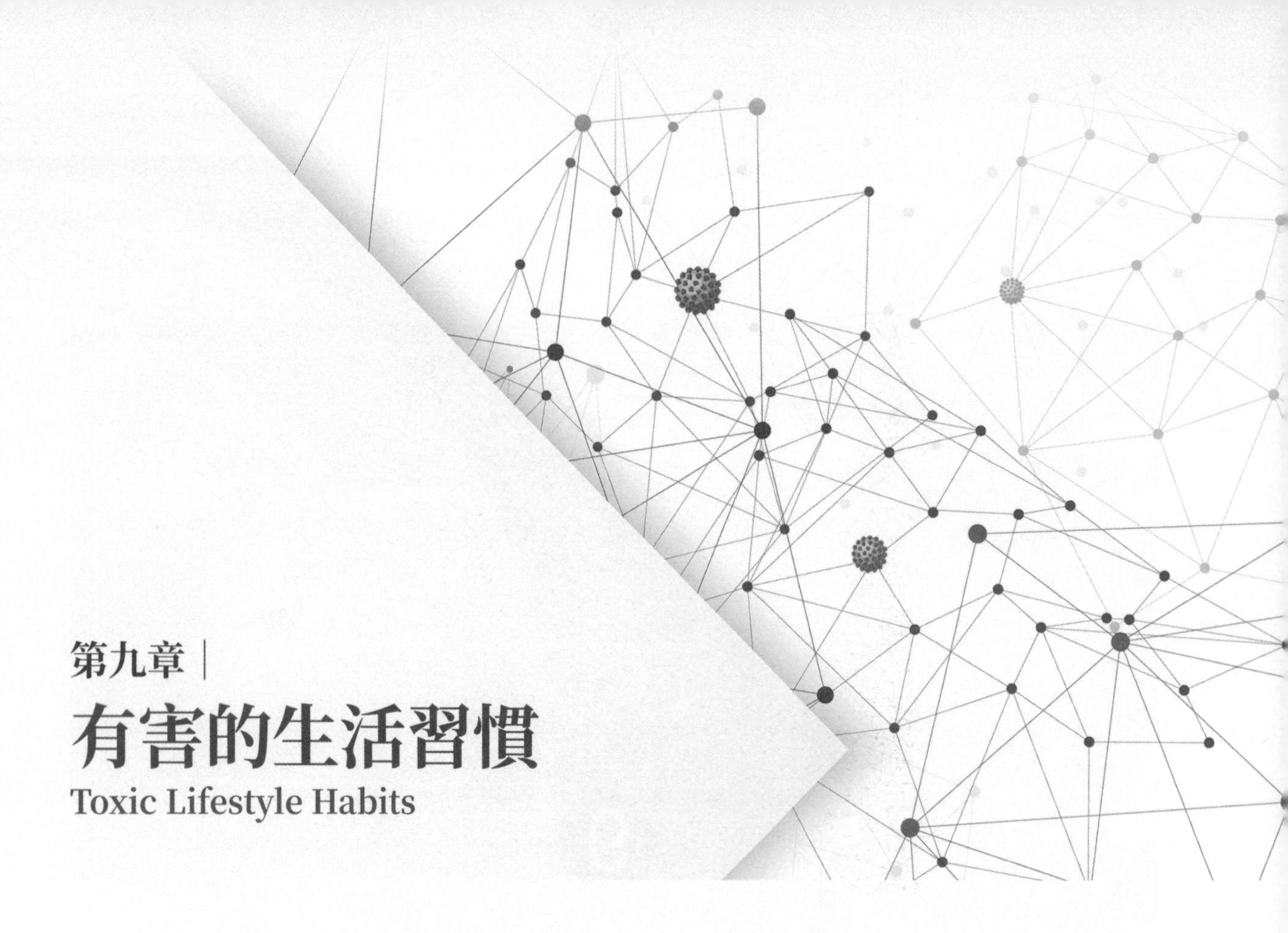

第九章｜有害的生活習慣

Toxic Lifestyle Habits

大致上來說，癌症與生活習慣息息相關，而且是可加以預防的疾病。大多數的癌症乃是由我們的飲食和生活習慣造成。[1,2]在本章裡，我們要探討一些對免疫系統非但有害、且容易大大增加罹癌風險的生活習慣。

菸草：菸草幾乎能夠傷害身體所有的器官。在美國因它罹癌、並且致死的人數占30%。吸菸除了造成肺癌之外，還與白血病、並其他如頭部、頸部、口腔、喉嚨、聲帶、膀胱、腎、胃、子宮頸以及胰臟的癌症皆有關係。[3]

酒精：飲酒，即使少量的酒也是導致癌症的重要因素之一。根據美國波士頓大學醫學院的調查發現，死於酗酒的人當中，有30%每天喝不到一杯半的酒。這就說明喝酒的量無論多寡都是不安全的。在死於乳癌的女性病患當中，飲酒乃是最常見的原因。[4]對男性而言，口腔、喉嚨、食道癌均是最常見與酒有關的死亡原因。[4]飲酒使肝臟、結腸、肛門患癌症的風險相對增加。酒精飲料中含有的糖分，會餵養癌細胞，而糖分加上酒精所

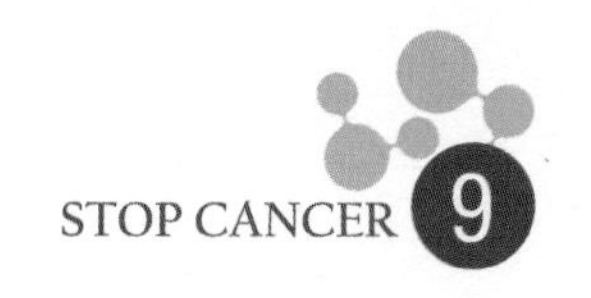

產生的新血管，能使癌細胞更迅速繁殖。[5]

人造（合成）**激素：**女性使用人造激素（荷爾蒙）仍是飽受爭議的議題。實驗指出，人造的雌激素會刺激細胞成長，並增加癌症風險。它也抑制對雌激素有感應的乳癌細胞凋零。[6]細胞凋零（Apoptosis）是指一般細胞的正常死亡過程，但是雌激素過多使癌細胞不但不死，反而繼續繁殖和分裂，此稱為雌激素主導（estrogen dominance）的現象。這種情形與許多健康問題都有關連。造成雌激素主導的原因之一，乃是來自一種名叫異種雌激素（xenoestrogens）的人造化學物質。

這些來自體外的雌激素，能夠仿效體內的天然雌激素，亦會攪亂及破壞身體的荷爾蒙功能。[7]這異種雌激素可在噴射過殺蟲劑或其他化學物的農產品裡，以及在肉類和奶製品中找到。畜牧業者在飼料內會加入雌激素，藉以提高牛奶的產量；或者將其摻進雞的飼料內，增加雞蛋的產量。經過精製和加工的食物通常都含有毒性的添加劑。更進一步說，如果在飲食裡，無法攝取有機新鮮蔬果所含的保護性植物養分，罹癌的風險就會增加。[8]

如果要預防異種雌激素的損害，我們需要做到下列幾點：

1. 避免使用殺蟲劑和居家常用的化學物品。
2. 避免肉食及乳製品。
3. 避免含有防腐劑及化學添加物的精製食物。
4. 減少使用塑膠物品，並避免日用品中的化學物質。[9]

醫院或牙科使用之X光：美國哥倫比亞（CBS）廣播電視公司的新聞報導說，美國人每年浪費70億去做不必要的檢驗。醫療費用佔全國經濟的17%，其中1/3是用來做不必要的測試。在這個訴訟連連的社會裡，醫生為了自保，往往會要求病人做些不需要的篩檢。因此病人在接受檢驗的過程當中，過度曝露於幅射性照射，所造成的傷害超過能得到的益處，這也是當今潛在的一項醫療危機。

幅射是生活當中無可避免的一部分。除了受到自然界的電離輻射——如土壤和太陽本身均會帶來某些輻射之外，我們還會從X光及核能發電廠遭到放射性的照射。[10]應當謹慎提防，盡量避免不必要的輻射。

長期壓力：壓力是生活中必然存在的一部分。但是長期的壓力會增加罹癌風險。當身體的免疫力下降，就會導致腫瘤的產生。有多項動物實驗均已證實此種效應。[11,12,13]但是壓力本身並不是兇手，真正造成傷害的乃是「持續的無助感」。[14]

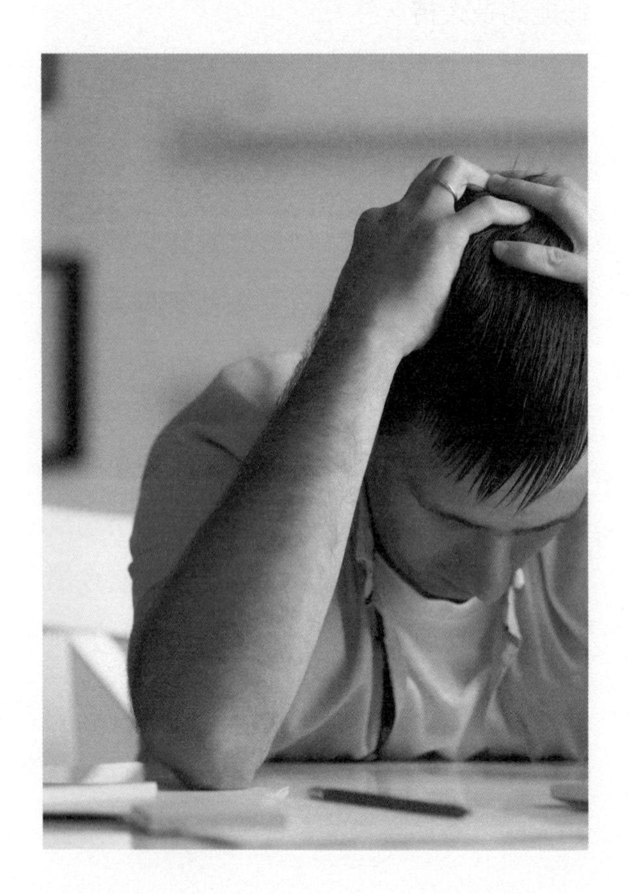

雖然在日常生活中難免會遇到壓力，持正確的態度便能幫助我們坦然面對壓力。應當積極改變自己的心態，不要困在受害者「無助」的情結裡。《聖經》教導我們要「凡事謝恩」。（帖撒羅尼迦前書5：18）即使我們無法決定人生的際遇，卻能掌控自己的態度。心存感恩方能造就我們在身、心、靈三方面的健康。

處方藥物：我們知道所有的藥物均有不良的副作用，有些藥物更與癌症風險的增加相關。美國藥物安全局報告指出，每年約有142,000宗因藥物而受傷或致命的嚴重事件。而這些不良效應也正在持續增長當中。[15]

癌症治療究竟有無成效？

截至目前，上述問題仍舊缺乏明確答案。根據位於西雅圖哈金森癌症研究中心（Fred Hutchinson Cancer Research Center）所做的一項研究，其報導了化學治療對體內健康細胞的DNA會造成破壞。科學家注意到這些受損的細胞，會分泌一種促使癌細胞生存的蛋白質。也就是說，它們能夠與鄰近的癌細胞產生互動，引發癌細胞生長、侵入

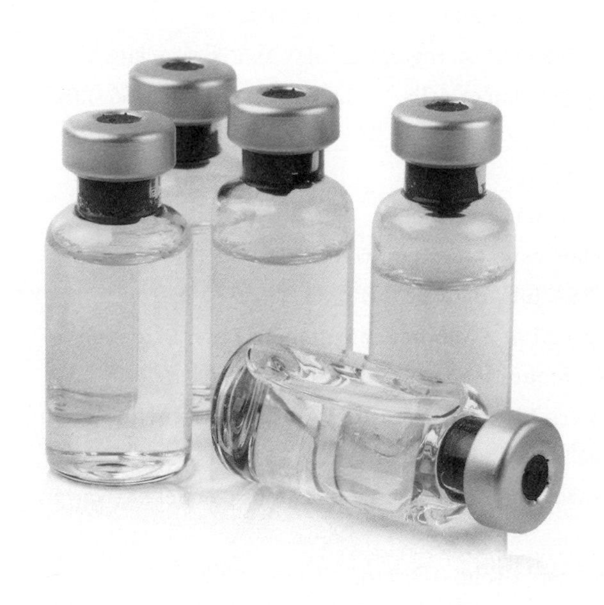

細胞，並能夠使其抗拒治療。這項研究顯示，化學治療能夠損壞DNA，增加癌細胞的存活率與疾病的進展。[16] 研究亦指出，腫瘤在化療初期反應是良好的，接著會迅速的再生，最後還會抗拒治療。簡單地說，化學治療能延長癌細胞的存活，促使癌細胞擴散，並使往後的治療產生抗拒。

除非我們願意放棄這些有害的生活習慣，否則癌症的治療就難以定案。因為任何能夠長久持續的療效，都必須依靠健全的飲食及生活方式所建立的免疫系統。

1.Anad P, Kunnamakara AB, Sundaram C, Harikumar KB, Tharakan ST, Lai OS, Sung B, Aggarwal B: "Cancer is a Preventable Disease that Requires Major Lifestyle Changes." Pharmaceutical Research 25(9):2097-2116, Sep., 2008.

2.Campbell TC, Jacobson H: WHOLE. BenBella Books, Dallas, TX, 2013.

3.U.S. Department of Health and Human Services. The Health Consequences of Smoking: A Report of the Surgeon General. Atlanta: U.S. Department of Health and Human Services, Centers for Disease Control and Prevention, National Center for Chronic Disease Prevention and Health Promotion, Office on Smoking and Health, 2004.

4.Naimi T: Alcohol consumption is a leading preventable cause of cancer death in the U.S. American Journal of Public Health April, 2013.www.bumc.bu.edu/2013/alcohol.

5.Gu JW, Bailey AP, Sartin A, Makey I, Brady AL: Ethanol stimulates tumor progression and expression of vascular endothelial growth factor in chick embryos. Cancer 103(2):422-431, Jan 15, 2005.
6.Liu W, Swetzig WM, Medisetty R, Das GM: "Estrogen-mediated up regulation of NOXA is associated with cell cycle progression in estrogen receptor-positive breast cancer cells." PLoS 6(12): 2011.e29466. EPub Dec.22, 2011.
7.Xenoestrogen-wikipedia. en.wikipedia.org/wiki/xenoestogens
8.GinatD:Xenoestrogens. www.alive.com/aricles/view/20q87 /xenoestrogens
9.Barton L: How to remove xenoestrogens. http://www.yahoo.com. eHow Contributor.
10.Karras T: Could Radiation Harm Your Health? Health P.92, July/August 2011.
11.Ben-Eliyahu S et al: "Stress Increases Metastatic Spread of a Mammary Tumor in Rats: Evidence for Mediation by the Immune System," Brain, Behavior, & Immunity 5(2):193-205, 1991.
12.Sapolsky RM, and Donnelly TM: "Vulnerability to Stress-Induced Tumor Growth Increases with Age in Rats: Role of Glucocorticoids," Endocrinology 117(2):662-66, 1985.
13.Thaker PH et al: "Chronic Stress Promotes Tumor Growth and Angiogenesis in a Mouse Model of Ovarian Carcinoma," Nature Medicine 12(8):939-44, 2006.
14.Servan-Schreiber D: Anticancer A New Way of Life. Penguin Group (USA) Inc., P. 152, 2009.
15.Consumer Reports on Health P.3, Jan 2012.
16.Sun Y, Campisi J, Higano C, Beer TM, Porter P, Coleman I, True L, Nelson PS: "Treatment-induced damage to the tumor microenvironment promotes prostate cancer therapy resistance through WNT16B." Nature Medicine 18(9):1359-68, Sept, 2012.

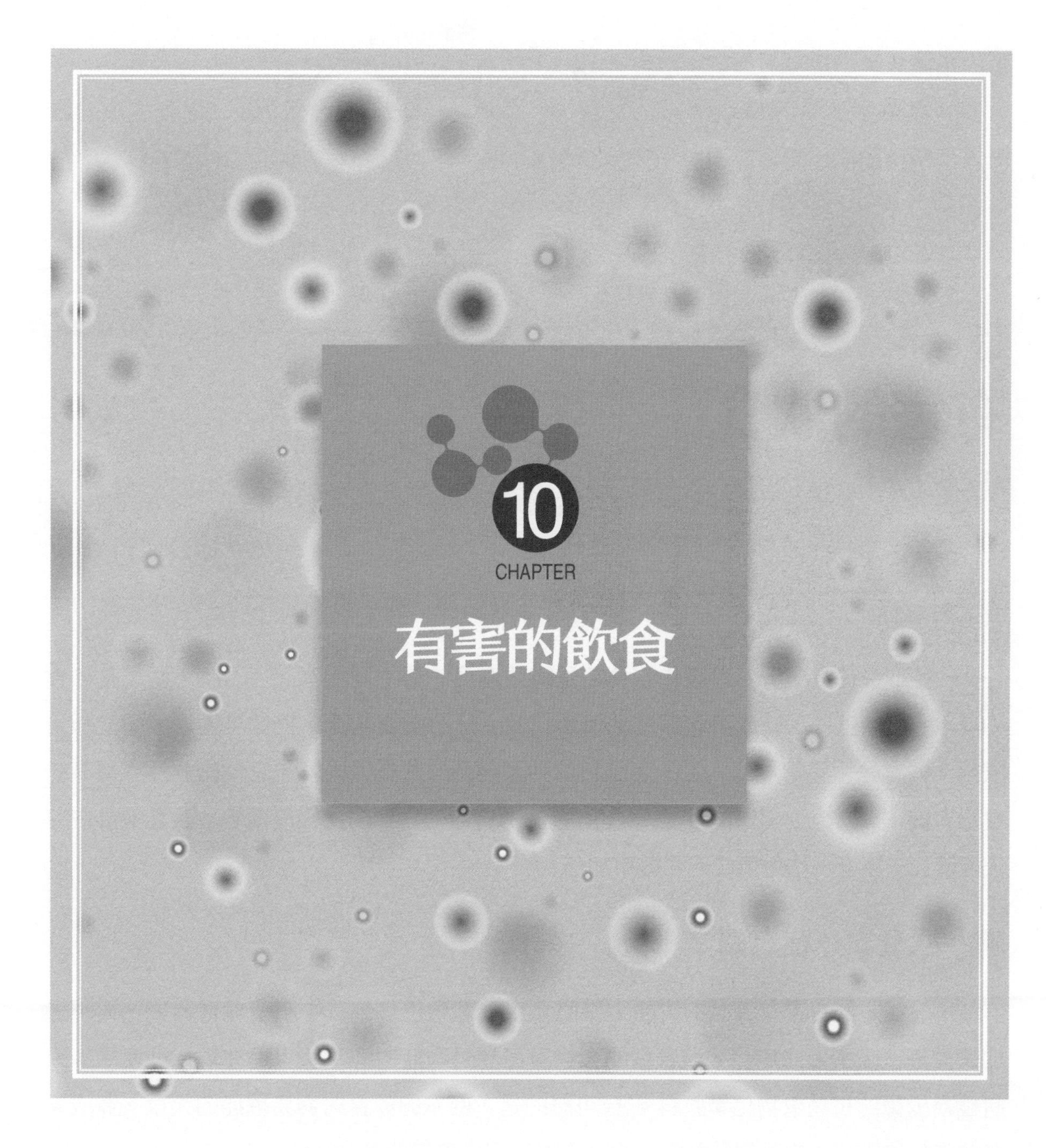
10
CHAPTER
有害的飲食

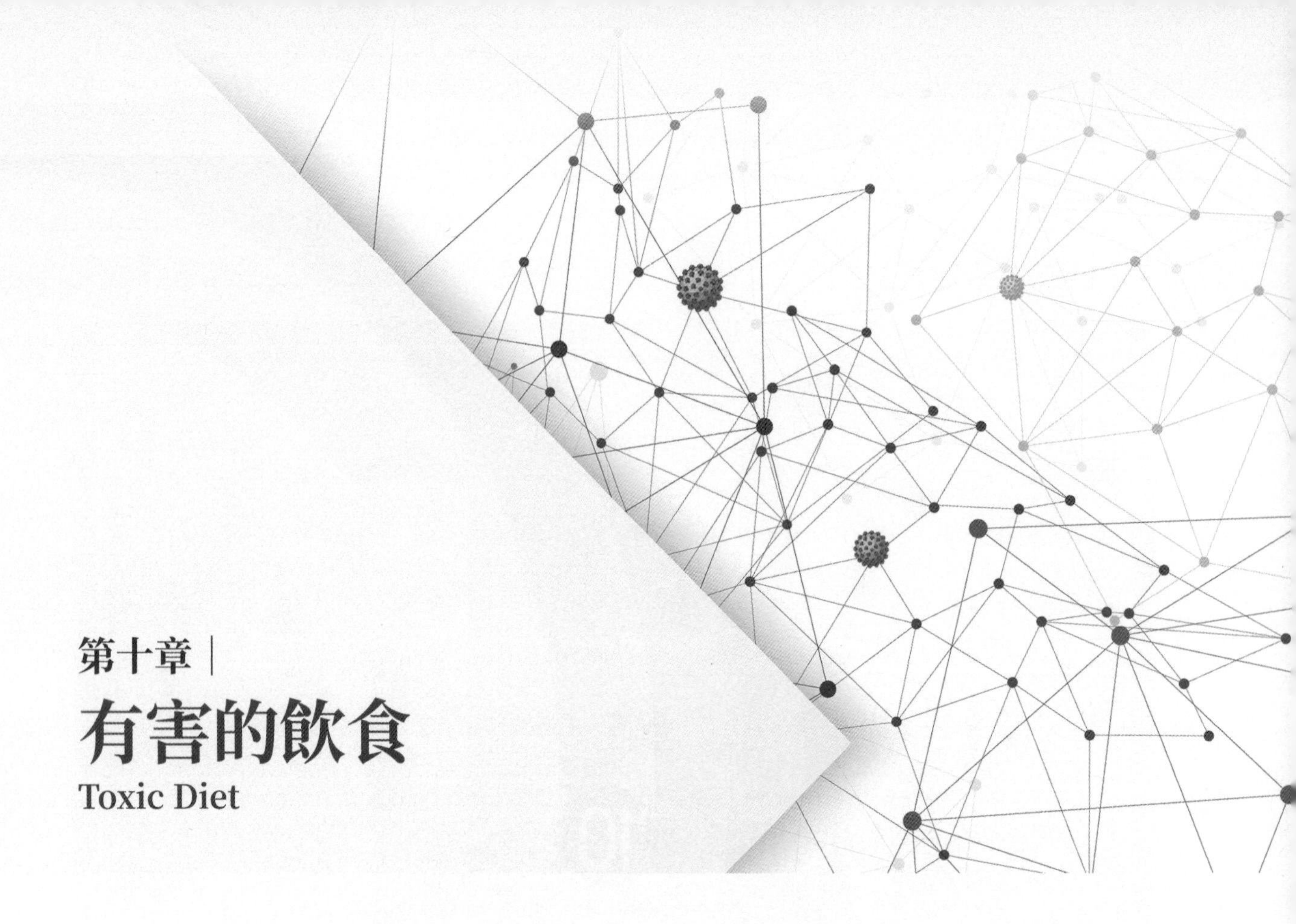

第十章｜

有害的飲食

Toxic Diet

癌症不會任意出擊。有害的飲食乃是導致癌症的最主要因素。[1,2]因此，我們在飲食上如何選擇，就成了癌症發生與死亡率上升的重要關鍵。根據美國國家研究報告顯示，飲食是引發常見的乳癌、腸癌和前列腺癌之單一重大因素。其他的癌症亦與某些食物有關。[2]事實上，不當的飲食每年所造成的癌症死亡案例比吸菸還多。身體過胖或每天吸菸10支以上，均可造成死亡機率加倍。[3]

哪些飲食與癌症有關？

一般西方飲食含有大量的肉類，脂肪含量及糖分也多，其中不但飽含毒素、再經過加工處理後，即形成癌症。這類型的食物真可謂是癌症的助手。可是在現代飲食中，只有極為少量的抗癌植物化學原料。[4]更可悲的是，西方的飲食對容易罹癌的大眾，竟成為導致癌症的肥料。讓我們看看當今的飲食如何促進癌症的產生：

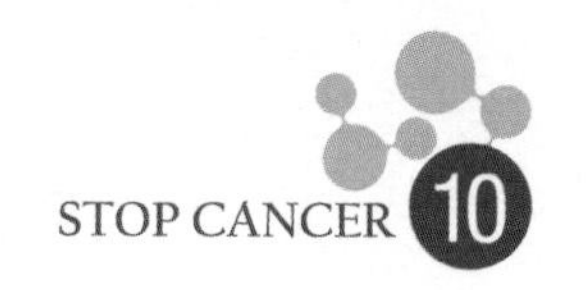

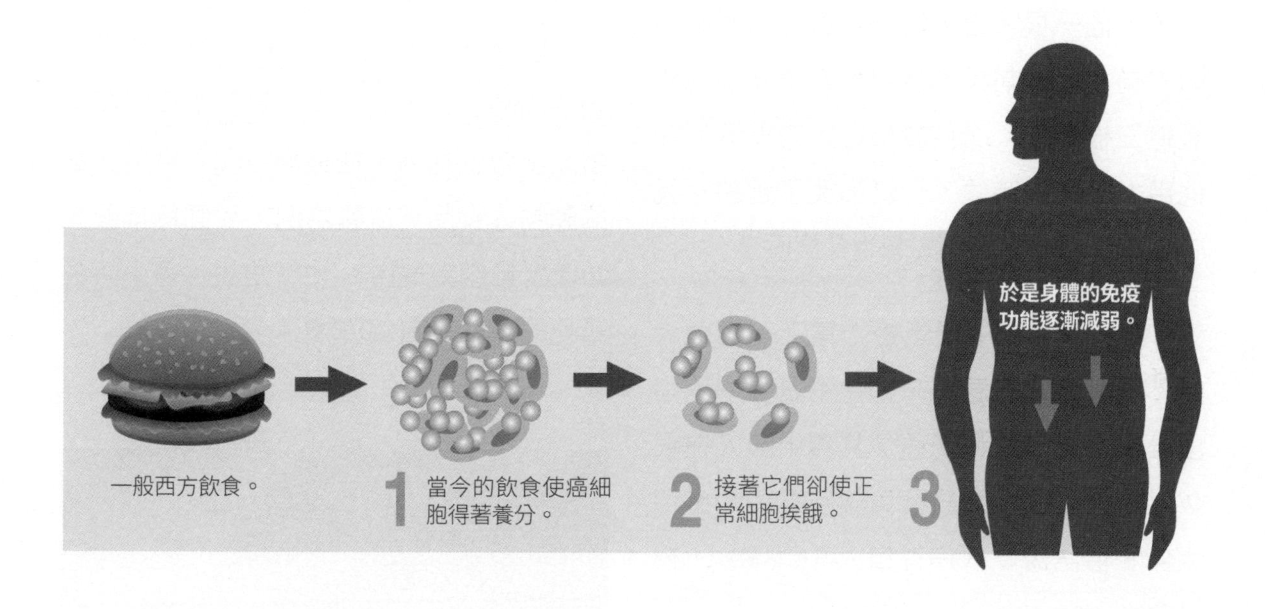

在計算世界191個國家的平均壽命時，美國竟然僅排名第36，是否正是因為這些緣故呢？如果單以人均保健的花費來看，美國乃位居世界之首；但是就保健系統的評估來說，美國只排名37。[5]我們花費了那麼多金錢，為什麼得到的成果卻微乎其微呢？若要得到長遠的回報，我們應在時間、精力、金錢方面作更明智的投資。然而，要改變長期累積下來的生活模式是十分困難的，甚至會令人因吃力不討好而退縮。吞下一粒藥丸遠比改變不健康的生活方式來得容易。難怪我們老是想著光憑吃藥，來解決我們在睡眠、提神、止痛、控制血壓、降低血脂、改善情緒、甚至停止憂慮等問題。可是我們當靜下心來、考慮清楚，這樣下去所帶來的不良後果。首先，請記得「癌」字之中有三個「口」。

「癌」字之中的三個「口」

幾年前我在中國主持一個營養研習營時，有人為我指出這個重點。那時我指定每位學生各講述一個題目。有一位青年選擇的題目是「癌症與飲食」。他準備了特別的「視聽輔助教材」，就是將一顆很大的椰子放在講臺上，椰子上面鑽了三個洞，各插一根吸管，每根吸管都朝著不同的方向。他一句話也沒說，只歪著頭同時吸這三根管子，而且發出很大的聲音。在他用力吸管的時候，全班都笑了起來。我心裡不禁納悶，他到底想說什麼呢？

接著這位學生在黑板上寫了一個很大的「癌」字。這麼一來，他倒是精準的指出誰是造成癌症的元兇。其實中國人在很久以前，就認識到飲食與健康之間的密切關係，俗語說：「病從口入（指食物），禍從口出（指言語）。」

癌症這三個口各有偏愛的食物：

1. 肉類食物
2. 精製的糖和合成甜味劑
3. 精製的五穀、豆類、脂肪和油

「癌」字在字形外觀上也充份說明了食物和疾病之間的密切關係。這個字乃是由三個部分所組成：❶「疒」為部首，❷三個「口」，❸一座山。因此在字形上可以表現為，一種因三個口吃下如山高之食物而形成的病症。的確，癌症真的有三張血盆大口！

肉類食物──「癌」字的第一個口

動物食品是促進癌症的食物。除了一般的肉類之外，雞、魚、海鮮還有奶蛋類製品都包含在內。在美國，我們食用大量的動物性食品。以雞為例，我們每年殺死90億隻雞作為食物。[6]也就是說，每小時被殺死的雞就超過100萬隻。

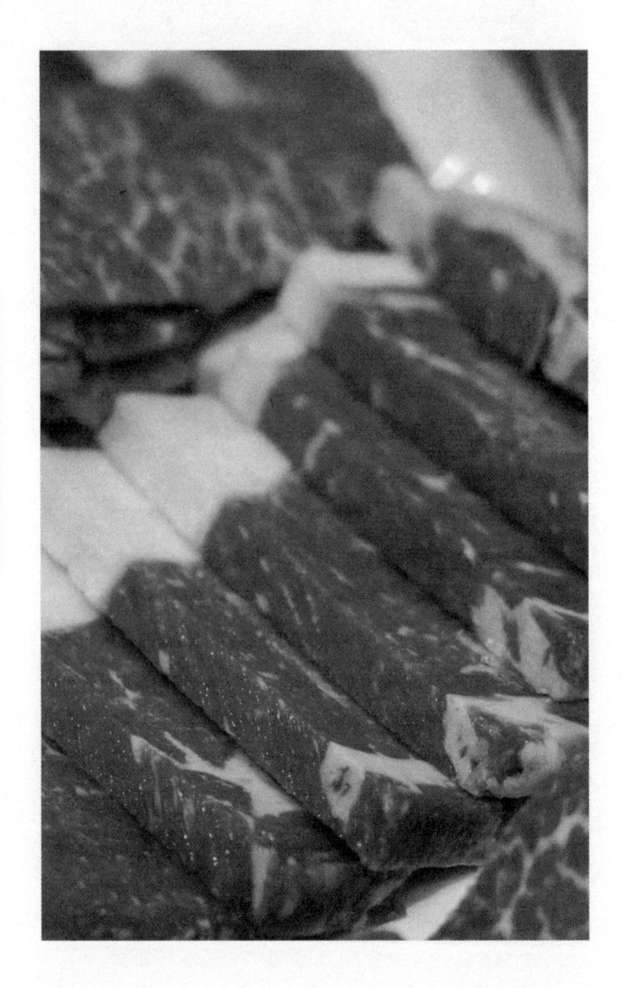

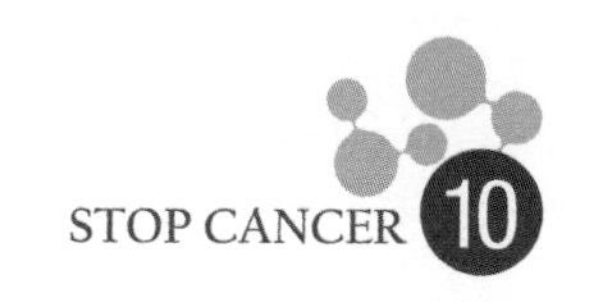

動物性食品中究竟多了、或少了哪些成分，足以導致癌症呢？

1. 含有動物蛋白質和脂肪
2. 含有毒的化學物質和人造激素
3. 缺少纖維
4. 肉類烹飪的溫度和時間

動物蛋白質和脂肪：研究顯示，食用大量的動物蛋白質會增加乳房、大腸、肛門、胰臟、子宮、前列腺的癌症，因為動物蛋白質會促進腫瘤的生長。[2,7,8]一般來說，食物如果含蛋白質較多，其脂肪含量也較高。但是如果去除所含的脂肪，其中的蛋白質濃度就變得更高，因此會提升罹癌的風險。動物蛋白質如何促進癌症形成呢？讓我們一同檢視下列過程：

1. 動物蛋白質提高生產類胰島素的生長素（IGF-1）。正如膽固醇能導致心臟病一樣，這種生長素亦能促進癌症的發生。當我們吃動物類食品的時候，體內就會製造較多類胰島素的生長素（IGF-1）。換句話說，肉類食品攝取越多，類胰島素生長素的產量亦隨之增加，罹癌機率也越高。舉例來說，從測量血液中所含的類胰島素生長素，研究人員就能夠預估病患得前列腺癌的風險。[11]

2. 動物蛋白質與體內過多的胰島素有關。食用動物類食品多的人，容易罹患糖尿病。糖尿病患者體內因生產過多的胰島素，就會刺激身體癌細胞的生長，因而提高罹患肝癌、胰腺癌、腎癌、腸癌、胃癌以及子宮癌的風險。[12]

3. 動物蛋白質的攝取分量能夠影響癌症的形成。我們能夠以食用動物蛋白質的份量來「開啟」或「關閉」癌症。[9]多攝取動物蛋白質就足以「開啟」癌症，少吃動物蛋白質亦可以「關閉」癌症。[13]進一步說，我們發現食用以植物為主的食物，能減少在血清中所產生的類胰島素生長素（IGF-1）。[14]因此，少吃肉類食物，能夠降低體內的類胰島素生長素，繼而也就減少癌細胞的生長。

有毒的化學物質和人造激素：肉類食品除了提供蛋白質與脂肪之外，其中也含有滲在動物飼料中的有毒化學物質和人造激素。乳牛經常接受基因改造的生長激素，以刺激牛奶的產量。這種經過改造的牛奶，其中所含的類胰島素生長素，比一般牛奶的含量高出10至20倍。飲用含有大量類胰島素生長素的牛奶，則會提高罹患乳癌、子宮癌、前列腺癌（男）、腸癌（男女皆有）的風險。[15,16]

缺少纖維：肉類食品之所以能促使癌症產生，是因為它不含任何纖維。如果一個人的飲食以動物和精製食物為主，所得到的纖維就不夠，導致他更容易罹患大腸癌。美國的疾病控制中心指出，美國每年有5萬人死於大腸與直腸癌。[17]食物中的纖維不僅能預防大腸與直腸癌，亦能避免小腸癌。[18]此外，它還可降低更年期女性罹患乳癌的風險。[19]

烹飪的溫度和時間：較高的烹飪溫度和時間均能增加罹癌的風險。以高溫烹飪肉類食品，會產生一種名叫雜環茶酚胺（heterocyclic amine，HCAs）的致癌物質。它乃是毒性最高的誘變劑（mutagens），能夠在動物身體中引發腫瘤，因此也會在人體內增加罹癌的風險。

科學家以鴨肉作多種烹調方式，然後研究和分析它們形成雜環茶酚胺（HCAs）的情況。其中以煎鴨胸所含的成份最高。其次是炭火燒烤、油炸、烘烤、微波烹飪和水煮。[21]

烘烤和燒烤的肉類——以高溫燒烤會產生大量的雜環茶酚胺，能夠傷害人體的DNA。火焰上的燒烤比用烤爐烘焙或用水煮所產生的致癌物質高出50倍之多。這些化學物質皆與大腸癌、胰臟癌、乳房癌、前列腺癌有連帶關係。

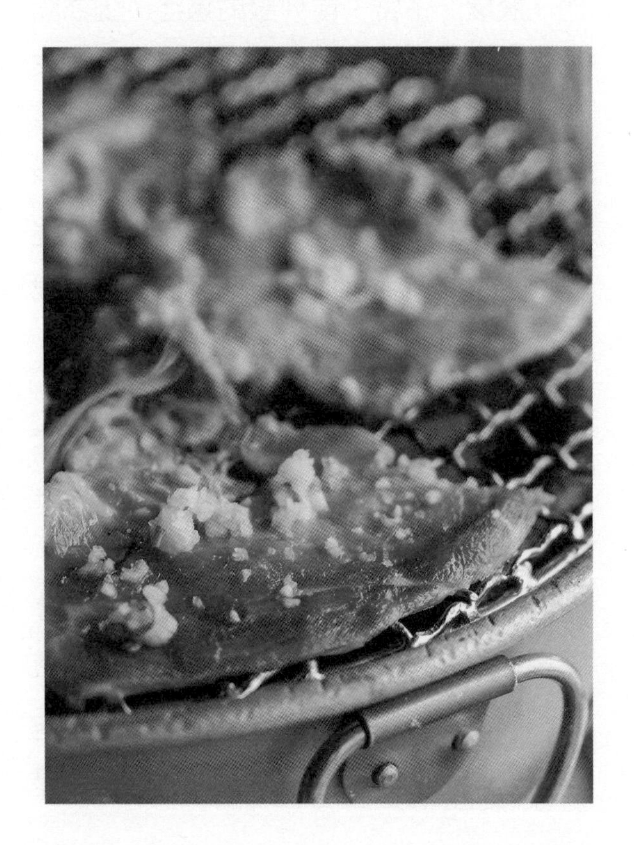

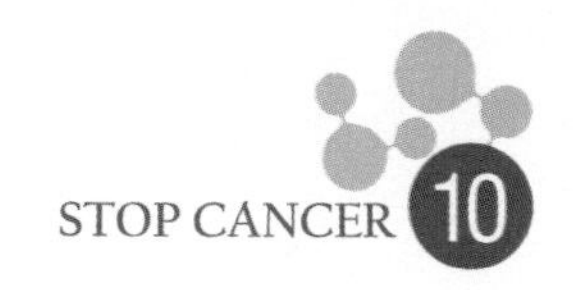

油炸的食物——油炸食物也會製造致癌的物質。菜油在高溫之下會氧化，然後產生自由基，進而損害體內的DNA，以致產生癌症。高脂肪的食物與大腸癌，乳房癌，和前列腺癌均有關連。[23]

烤雞——烤雞會產生一種致癌物質，名叫PhIP。即使少量的烤雞，例如用少許的烤雞肉拌沙拉，其中所含的PhIP，也會增加乳房癌和前列腺癌的風險。[24]

動物蛋白質和脂肪，加上有毒的化學物質和激素，纖維量不足，用高溫烹飪或時間過長，這一切都會為攝取肉類帶來致癌的風險。

以肉類為主的食物導致一般癌症的風險：在這一部份，我們將探討以肉類為主的飲食，與一般常見的癌症（乳房、結腸、前列腺、子宮以及胰臟癌症）之間的關係。

乳癌：研究顯示，高雌激素和高脂肪的肉類食物會增加罹患乳癌的風險。約有3/4的乳癌是靠雌激素滋養的。肉食較多的國家，得乳癌的人口比例也比較高。

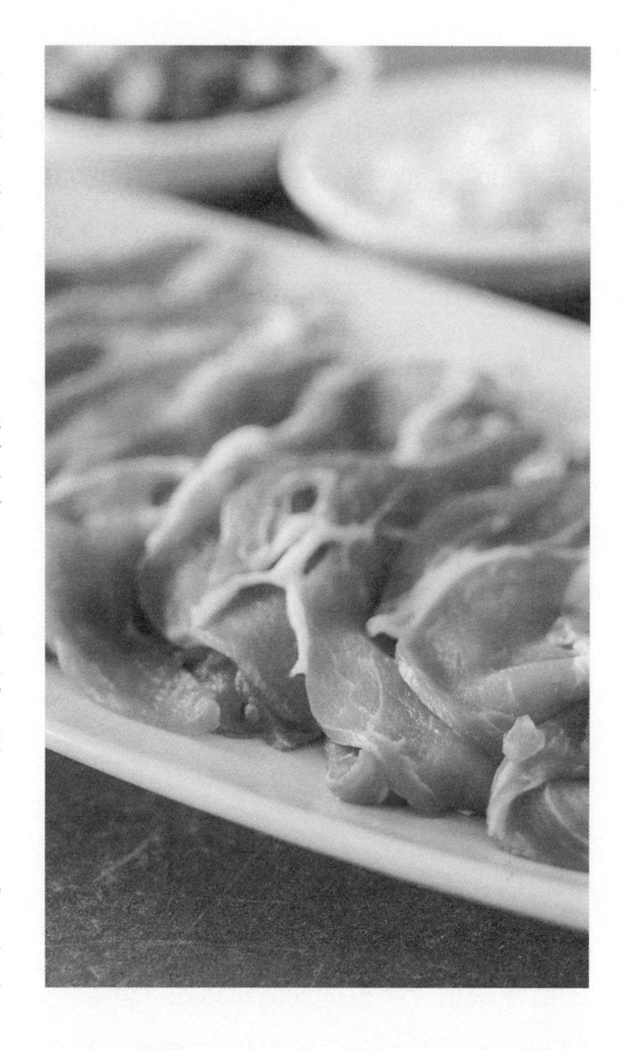

紅肉——哈佛大學醫學院研究員發現：經常進食紅肉與乳癌的增加有明顯的關係。他們將每天吃一份紅肉或一份以上的人，與每週吃三份紅肉以下的人作比較，前者患乳癌的比例為後者的一倍。[26]紅肉所含血紅素鐵的成份比較高，血紅素鐵能夠促使依賴雌激素的腫瘤成長。

牛奶和起司（乳酪）——如上文所提到的，牛奶是「超級強力」的癌症促進因子。[9]飲用牛奶的人，體內含有較多的類胰島素生長素（IGF-1）。而飲用基因改造牛奶的人，則在血液裡含有更高的類胰島素生長素。這些人罹患乳癌的風險亦較高。[27,28]食用奶製品與更年期前患乳癌有關，[29]尤其是霜淇淋、乳酪、奶油類等含高脂肪的乳製品。[30]令人驚訝的是連含脂肪較低的奶製品，也與更年期前罹患乳癌有關。在日本做調查時，亦發現同樣的情形。攝取肉、蛋、奶油、乳酪較多的人，罹患乳癌的風險也比較高。[31]

雞鴨鵝——雞肉的攝取以及其他家禽類也與乳癌有關。烤雞所含的PhIP乃是強而有力的促癌食物。西方飲食含有大量的致癌成份。[23] 自從2005年以來，美國聯邦政府已正式將PhIP和其他的雜環茶酚胺（HCAs）都列在「致癌物質」的名單之內。

大腸癌：以大腸的疾病和大腸癌的數量來說，美國佔全世界之冠。目前的資料顯示：飲食裡的脂肪、紅肉、加工的肉類食品、乳製品、和營養不均衡，皆為造成大腸和直腸癌的原因。

所有肉食和肉類加工食品——若要減少罹患大腸和直腸癌的風險，就必需避免肉食、肉類加工食品、酒和肥胖，並需要增加日常的體能活動量。[34]這樣做也可以減少其他癌症發生。[35,36,37]每天食用一盎司的加工肉類食品，就足以增加罹患胃癌的風險15%至38%。[38] 因為在肉類的處理過程中會添加亞硝酸鹽或硝酸鹽作為防腐劑、色素及增味劑。亞硝酸鹽所產生的亞硝基（N-nitroso）複合物，足以導致癌症。

所有的肉類食物都會促進大腸癌形成。美國加州河濱縣肉類包裝協會的主任莫根（John Morgan）在1976年發表言論說：「肉類食品乃是美國人的主食。……說肉類食品會造成癌症，實在是荒誕不譏的說法。」說了這話六年之後，他死於大腸癌。[39] 2004年，麥當勞速食公司的總裁貝爾（Charlie Bell）也死於大腸癌。那時他才44歲。他自從15歲起就在麥當勞速食公司工作，到他不幸去世的時候，共在那裡工作了29年。

蛋——在因罹患大腸和直腸癌而死的病例當中，導致他們罹癌的原因與吃蛋有顯著關係。每週食用一個半雞蛋的人，比

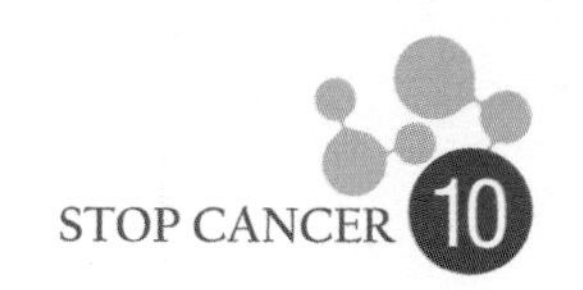

每年食用不到十一個蛋的人，罹患大腸和直腸癌的數目高出五倍。[41]大多數餐廳所提供的主菜、烘焙製品、湯、調味料甚至飲料等，均含有奶和蛋。

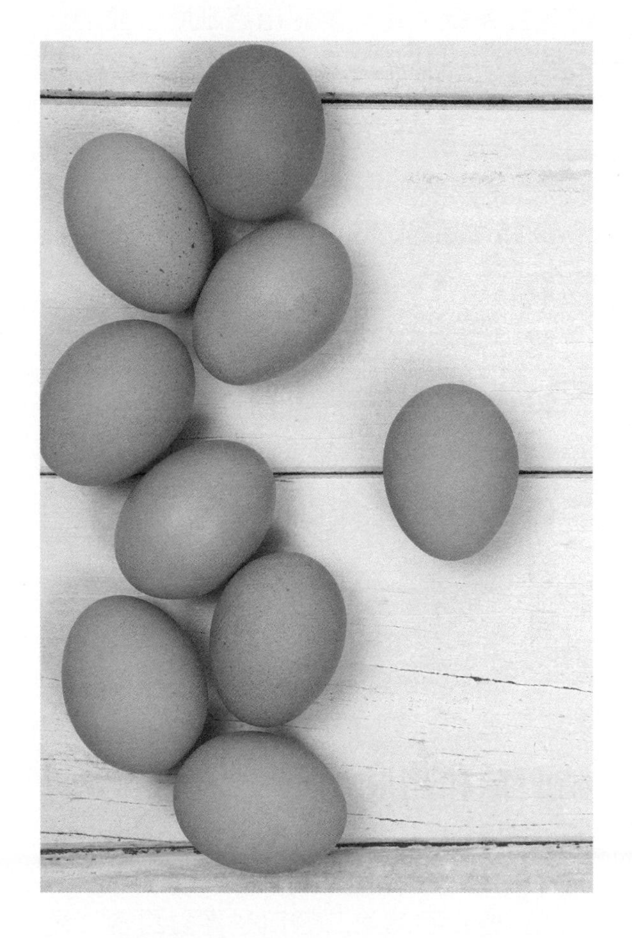

前列腺癌：在男性人口中，平均每6位就有一位會罹患前列腺癌。美國每年有24萬位男性被診斷出患有前列腺癌。

肉類、奶蛋類食品——研究顯示，吃這些食物的人比少吃或不吃的人，患前列腺癌的機率要高出3.6倍。[43]尤其以吃蛋的影響特別顯著。研究人員發現在男性當中每週吃2.5個蛋，與每週只吃半個蛋以下的人比較，患後期前列腺癌的比例高81%。紅肉、加工肉品和雞肉的攝取，皆使罹患致命的前列腺癌之機率增多。[44]更值得注意的是，牛奶能夠刺激前列腺癌細胞的生長增加30%之多；而以杏仁做的飲料，卻能使這些癌細胞減少30%。[45]

高膽固醇——血液中的膽固醇含量過高與前列腺癌之間有密切的關係。膽固醇高的男性比較容易罹患前列腺癌。[46]

奶中所含的鈣與補鈣營養品——根據研究，不論是服用鈣片或吃乳製品，都足以增加患前列腺癌的風險。[47]即使飲用低脂牛奶，患前列腺癌的機率也會增加。這說明奶中所含的鈣，對前列腺的健康是一種威脅。[48,49]值得關注的是，東方人移民到西方國家後也入境隨俗，開始多吃肉食，原本患前列腺癌較少的情形亦隨之增加。[50]

子宮癌：子宮癌乃是對美國婦女危害最大的癌症之一。所有的動物類食品都與子宮癌有連帶關係。在食物中增加蔬菜和水果，就能減少罹癌的風險。[51,52]

蛋製品——蛋類食物過量攝取會增加罹患子宮癌的風險，而食用深綠色蔬菜可大幅降低此風險。[53]

牛奶和奶製品——根據研究，牛奶和奶製品會增加得子宮癌的機率。[54]每天飲用超過一杯牛奶，比飲用一杯以下的人，得子宮癌的機率高出73%。[53]乳糖亦會增加患子宮癌的機率。研究發現女性食用優酪乳（yogurt），會使罹患子宮癌的風險大幅增加。[55]

精製糖——研究人員採用以族群為基礎的病例對照研究（population-based case-control study），其調查顯示，含糖飲料攝取過多，亦會增加得子宮癌的風險。[56]

胰臟癌：肉類食品、蛋、高脂肪的食物、咖啡、糖，皆與胰臟癌有連帶關係。[57]例如，每天吃一根香腸（50克）或4－5片培根，能使罹患胰臟癌的風險增加19%。[58]而食用新鮮水果和蔬菜，就能減少這種風險。

如前面所言，我們大量減少或完全不吃肉類食品就可以關閉「癌」字的第一個「口」，所有的肉類食品都是癌症的助手。當我們停止吃肉的時候，就能立即停止肉類食物的掩飾作用，讓體內強而有力的免疫系統，能夠辨認出癌細胞，並加以剷除。（請參閱第一章）

肉類食品易致癌的原因如下：

1. 呈酸性
2. 含高膽固醇和高脂肪
3. 容易導致發炎
4. 含多量的人造激素
5. 含高量的有毒化學物質
6. 缺少纖維
7. 缺少具有保護性的植物營養素

精製糖和甜味劑——「癌」字的第二個口

「癌」字的第二個口是喜愛甜食！精煉的白糖和人造糖精都是癌症的幫兇。現今一般美國人，每人每年吃下的糖就高達150至175磅之多，而在二百年前，每人每

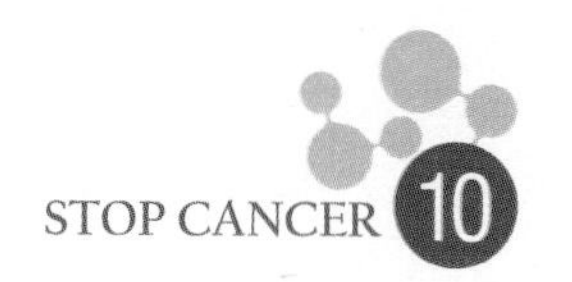

糖類為何致癌？

1. 糖類為癌症提供養分。
2. 糖類會降低身體抗拒發炎的能力，削弱我們的免疫力。
3. 糖類乃是有毒的化學物。

年只吃5磅糖。也就是說，現在吃糖的量比從前增加了35倍之多。美國為這巨幅的增加，付出了相當昂貴的代價。全美如今已淪為罹患「糖癮」的國家。有人統計，有半數的國民每天飲用至少一罐含糖飲料。十幾歲的青少年們每天平均喝四罐含糖飲料。以每天飲用兩罐或更多含糖飲料的女性為例，她們三酸甘油脂過高、空腹血糖指數不正常、腰圍增加的可能性，比其他人要高出四倍，這些問題都會提高罹癌的風險。[59]從歷史看來，過去的情況並非如此。你是否相信在二百年前，人們必須手持醫生處方才能買得到糖？在那個年代，心血管疾病和癌症乃是前所未聞的病症。

糖分通常隱藏在一般商業食品和飲料裡。有些食品並不太甜，但是裡面卻含有大量的精製糖。例如，一杯八盎司的無脂水果優格內，含有8到10小匙的糖，而一罐12盎司的汽水，就含有10小匙糖；就連一片白麵包都含有2小匙的糖；半杯義大利麵醬裡更有3小匙的糖，甚至一片口香糖也含有半小匙的糖。

精製糖有何壞處？在製糖的過程中，一切有營養價值的維生素、礦物質、酵素、纖維以及其他自然存在的養分均被去除，然後再加上化學物質和漂白素。這樣一來，蔗糖的養分全被取出，而成為了有毒的化學物。

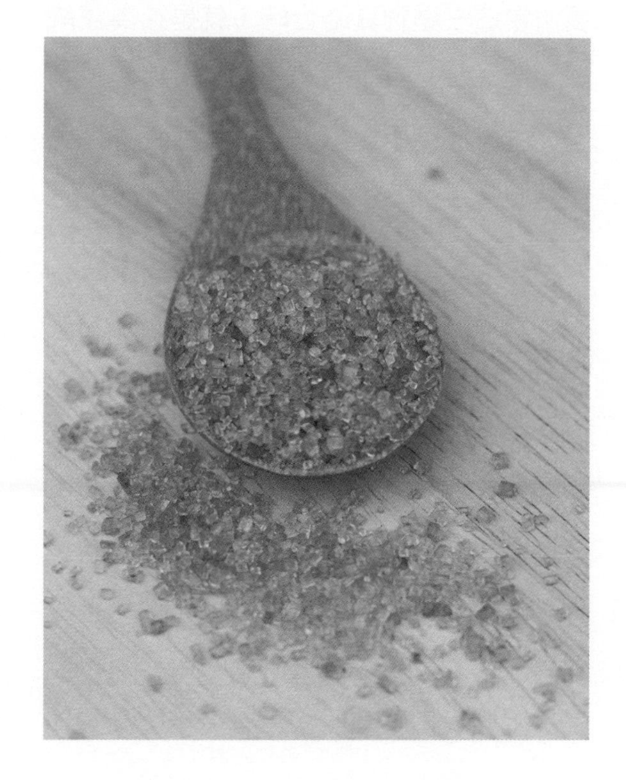

其實精製糖的弊端早已為人熟知，但是現在我們才瞭解它有致癌的作用。尤其可怕的是，精製糖竟會為癌細胞供應養分。

糖如何為癌細胞供應養分？當我們食用精製白糖、白麵、白米以及其他精製穀類和豆類的時候，血液中葡萄糖的成份會迅速升高。血糖升高時，身體就會產生胰島素和類胰島素生長素（IGF-1），它們會刺激細胞成長，同時也會促進發炎。這兩種物質再加上糖分，就會刺激不正常細胞成長。當這三種物質結合時，就是在為癌細胞施肥，促進它們成長。[60]然後延續其破壞性，讓癌細胞侵入鄰近的組織，造成轉移及擴散的結果。[61]

至於高果糖玉米糖漿（high-fructose corn syrup）又有哪些嚴重問題呢？這種糖漿被認為與身體肥胖、新陳代謝綜合症、糖尿病以及癌症都有關連。[62]根據實驗，某些癌細胞吸取果糖以幫助成長。[63]高果糖的玉米糖漿在製造過程中是以改變其中的澱粉分子，進而使果糖分子得到「釋放和不受綑綁」，因此極容易被身體吸收。這可能就是肥胖人口和糖尿病患者每年逐漸增加的原因之一。[64]美國平均每年每人食用的高果糖玉米糖漿亦高達55磅。[65]

癌細胞需要糖來維持生命嗎？是的！癌細胞對糖的胃口是永不滿足的。血糖較高的人其實就是在餵養癌細胞。從韓國對該國民眾所做的調查顯示，空腹血糖指數越高，罹癌的人數也隨之上升。[66]以動物做的實驗也得到相同結果。他們將動物分為兩組，一組食物含糖較多，一組較少，結果顯示：含糖較多的那組動物得腫瘤的病例，比含糖較少的那組多出一倍。[67]

甜味劑又如何呢？讓我們看看一般常用的甜味劑（阿斯巴甜，aspartame）。1970年以動物做的實驗顯示，甜味劑會促使腦瘤發展。另一些實驗結果顯示：腦瘤的生長與飲食中使用甜味劑的份量成正比——甜味劑糖分越高，腦瘤的形成也越多。[68]

雖然動物的實驗顯示了使用甜味劑有不良的後果，聯邦政府食品藥物管理局卻還是批准它可以為大眾所食用。從此，腦損、腦瘤、淋巴瘤以及一些其他的疾病，均被認為與使用甜味劑有關。[69]過去的20年裡，老年人得腦癌的數目增加了兩倍。[70]

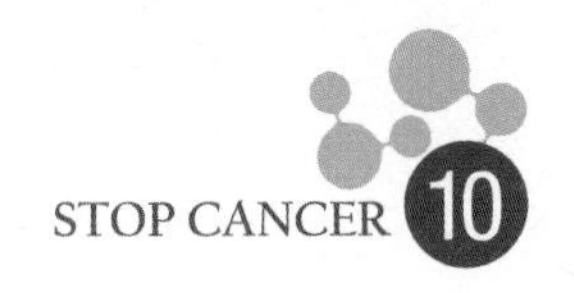

在同一時期，所有年齡層的人得腦癌的數目亦增加了10%以上。[71,72]

義大利Cesare Maltoni癌症研究中心的研究員稱甜味劑為「多重功能的致癌物」。他們的實驗顯示：腫瘤、淋巴癌、白血病、腎臟和輸尿管的過渡性細胞癌，均與甜味劑有關。這些研究人員呼籲當局重新考量，是否應當允許甜味劑的使用。[73]

甜味劑能使人上癮，令使用的人渴望得到更甜、更油膩的食物。[74]許多精製的食品均含有甜味劑。那些命名為紐特健康糖（NutraSweet）、怡口健康糖（Equal）、Spoonful等等的代糖，也都含有大量甜味劑。還有一些其他的甜味劑如：蔗糖素（Splenda），安賽蜜（acesulfame-k）製成的代糖產品——Sunette、Sweet & Safe、Sweet One等，這些產品名稱非常動聽，但是食用之後，卻是後患無窮。

讓我們關閉「癌」症的第二個口，也就是精製糖和甜味劑，不要讓它們進入口中，轉而以天然的糖份取代（請參閱第十五章），並特別提防精製的食物，也就是包裝在盒子、瓶子、罐子裡面的加工食品。不論外面有沒有標示，它們都極可能含有精煉的糖分、人造糖和化學物質。

精製食物：穀類、豆類、脂肪、和食用油——「癌」症的第三個口

第三位促成癌症的幫兇乃是精製／加工食品。這包括一切從原來生長型態改造的天然食物。可悲的是，美國人在這類食品上所攝取的總熱量超過一半，以及將近90%的食物預算，皆花費在精製的加工食品上。

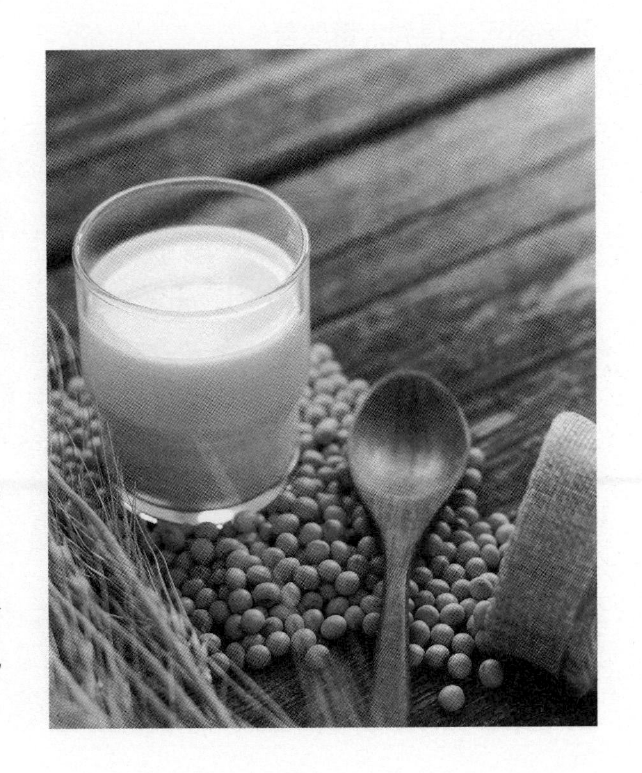

食物主要的功能乃是提供營養。從營養的角度來說，精製的加工食品使我們和孩子的健康衰退及惡化。當人民的營養品質下降，健康亦隨之退步，而且健康出現問題的年紀會越來越早。在小學生裡，每3位就有一位體重過重。有30%的女孩和50%的男孩，在有生之年會得癌症。若將所有的癌症歸納在一起，男孩得癌症的機率比女孩高出許多。0－14歲的兒童罹癌機率，比15－19歲的青少年要明顯低得多。若從種族的角度看，白人的孩子罹癌的比例最高。[75]其實這些健康問題，雖無法完全解決，卻可以得到大量改善。

我們如今之所以面對這麼多健康問題，乃在於沒有選擇吃自然生長的食物；我們選擇取而代之的，是經過人工製造，基因改造還加上人工色素、染料、味素、化學防腐劑、味精及人工添加物的食物。

食品工業知道如何誘惑我們的味覺，叫我們大量地吃進垃圾食物和飲料。鹹味和甜味能夠誘導大腦的「快樂分子」，使我們吃得更多。食用這些重口味的食物是會上癮的，就好像服用鴉片和其他毒品一樣。[76]可悲的是，許多人成為不知情的受害者，吃下精製和重口味的假食物。

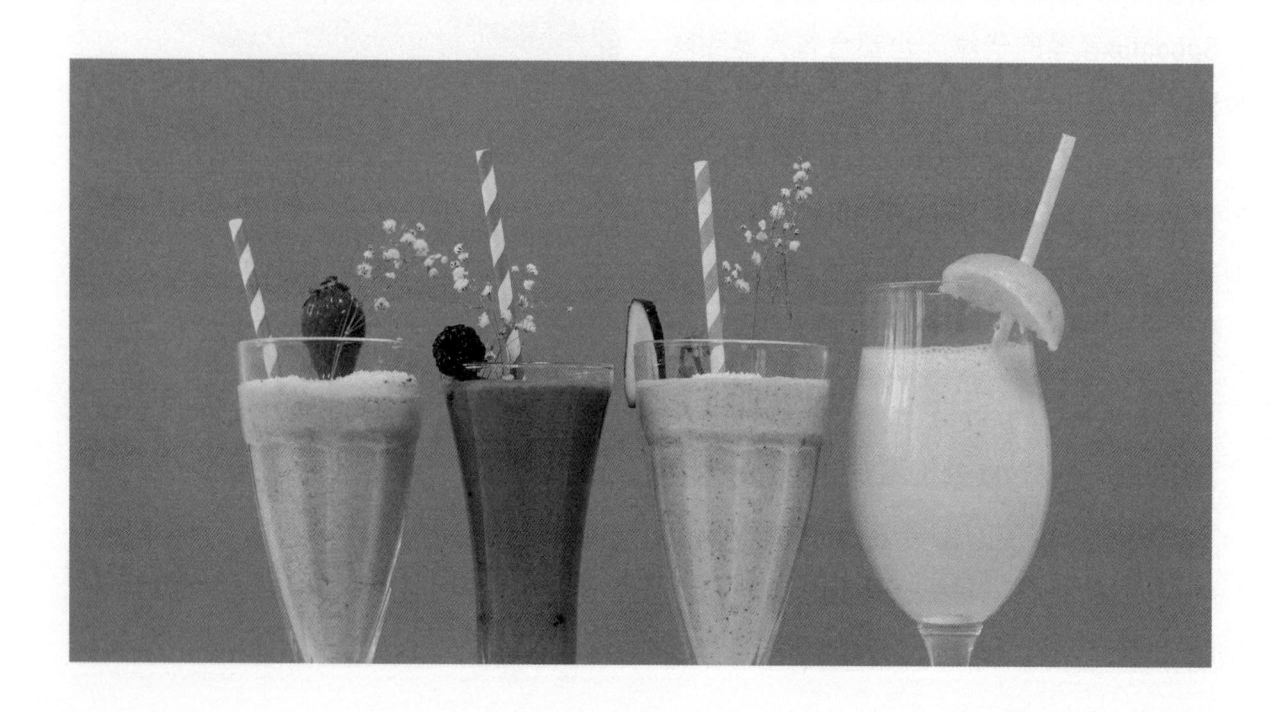

在這些營養少、味道強烈的食物裡面，含有大量的脂肪、糖、鹽以及辛香料。當我們食用這些缺乏營養及含有大量毒素的食物時，就會不經意地改變體內的環境，阻礙消化及吸收，並削弱免疫系統。

精製的穀類和豆類是否會導致疾病？——穀物經過磨製之後，外殼的麩皮、胚芽、和已為人知的24種礦物質、維生素、纖維及其他重要的養分均被去除。即使補充了維生素B和鐵，但是寶貴的蛋白質和其他養分卻無法補充，使全麥原本的營養價值只剩下20%。

再者，磨麥的時候，會添加有毒的化學物質：例如加氯以防黴，加溴化鉀以促使麵團形成，加過氧化苯甲醯（benzoyl peroxide）以漂白麵粉。我們添加了這些營養不足、令人上癮的化學物質，當它們進入體內時，就會造成莫大的傷害。我們吃的過飽，但是所得的養分卻很少。然後我們還得到健康食品店，花大筆錢再買回磨麵時所除去的麥麩和胚芽，這是多麼矛盾啊！其實未經人工精製的食物，其中的養分是無法從營養補充品中複製的。

精製的食物包括白麵粉，以及眾多以白麵粉做成的糕餅、麵條、麵包、餡餅、蛋糕、餅乾、披薩，還有白米以及其他精製穀類所做成的食物。同樣地，豆類磨成粉所做出來的食物，也是營養不足的。相反地，未經過精製的食物不僅能滋養我們，也能夠供給日常必需攝取的一切養分。

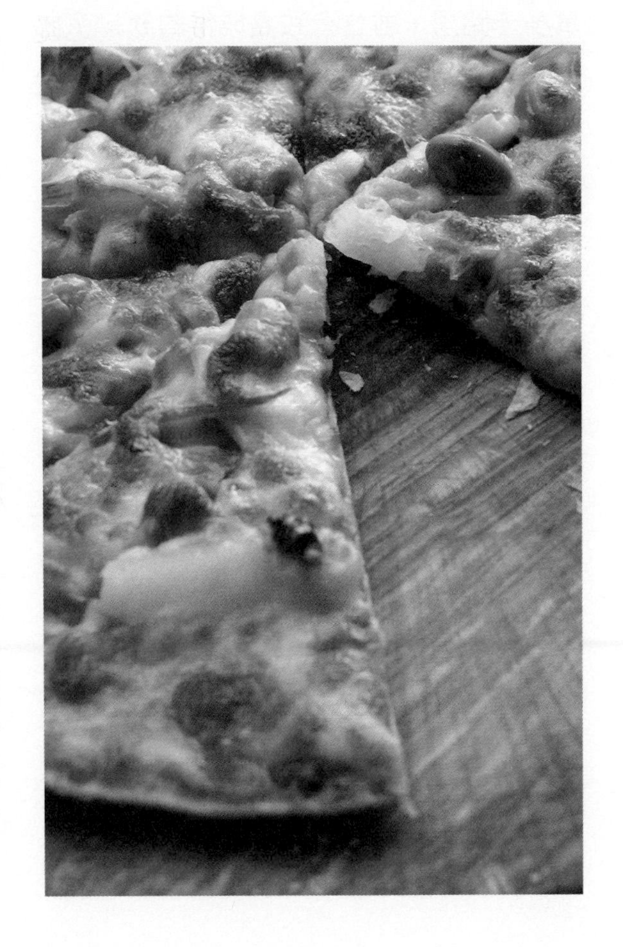

精製食物和飲料是否會使我們的血糖突然飆高？——是的，精製的食物和飲料會使我們血液中的葡萄糖急速升高，與我們食用精製糖的情形一樣。不僅如此，許多精製食物中皆含有添加的色素，可能會致癌。一篇近期的報導就指出，可樂中用來作為色素的焦糖會致癌。[77]在美國，平均每人每年飲用414罐（每罐8盎司）的可樂。我們是否上癮真如此嚴重，願意每年喝下4萬多卡路里，並含有致癌成份的飲料？此外，喝下這麼多的可樂還會使體重每年增加11磅，兩年就增加22磅，五年就高達55磅。

精製食物如何為癌細胞供應食物？——精製食物會為癌細胞供應食物，是因為它們缺乏養分和纖維。大多數商業製成的食品，僅有空洞的熱量和添加的化學物質。經常食用這些食物，會使體內的免疫力下降，進而為癌細胞製造理想的發展環境。

養分流失：食用精製的食物所造成的影響和使用精製糖一樣。既然纖維和主要的養分均已被去除，吃了這種食物之後，血糖就會迅速升高，接著身體會產生大量的胰島素和類胰島素生長素，進而刺激不正常細胞的繁殖。[60]

纖維流失：根據統計，食用大量含纖維食物的人，患大腸、直腸和乳房癌的比例較少。[9]我們知道纖維能夠與有毒的化學物、膽固醇、性激素、體內廢物、異種雌激素（xenoestrogen）結合之後，將它們排出體外。[78]此外，纖維還能夠減緩葡萄糖的吸收，避免血糖迅速升高，而不致為癌細胞提供養料。

我們必須自我警惕，避免精製食物與飲料：白麵、白米、白麵包、多糖多油的糕點；還有其他商業製造的食品、外面裹著糖粉的早餐穀類及含有大量果糖的玉米糖漿（包括番茄醬、調味醬、醬汁、湯汁、冷凍食物和飲料；罐裝、瓶裝、紙盒裝和紙包裝的飲料，和其他經過高度製造過程的「便利」食品）。

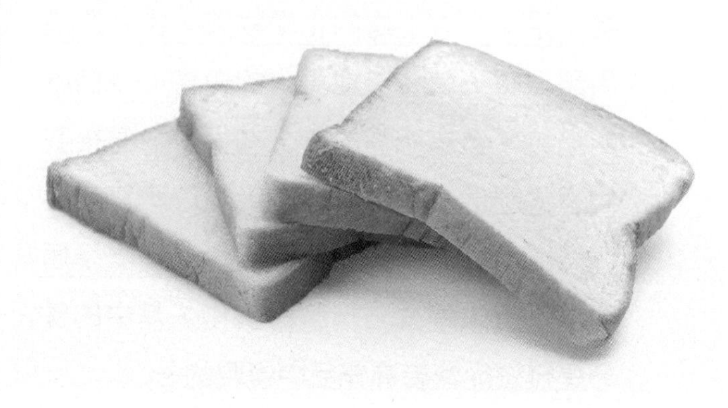

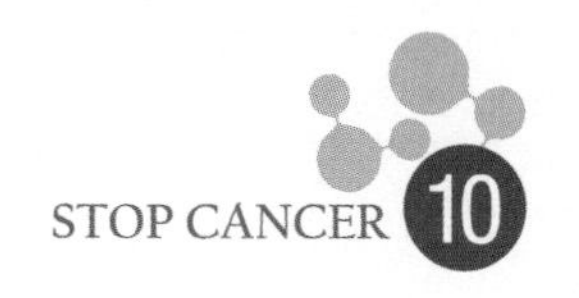

現今的西方飲食乃是以肉類和精製食物為主。我們日常飲食當中只有7%是來自全植物類的食物。這些未經加工的純植物食物，含有全面性的營養，可供給我們生命所需的能量，既不過量，也不缺乏。

精煉的脂肪和油類

脂肪乃是人體細胞和組織所需的主要成份。食物脂肪最好的來源乃是酪梨（avocado）、橄欖、椰子、生堅果和種子。但是脂肪經過精煉之後，就會危害健康。

多數的脂肪和油類在提煉時，使用化學的溶液在高溫之下漂白及除味。精煉過的脂肪和油類會產生有害的自由基（free radicals），在體內形成破壞，甚至變成癌症。不僅如此，精煉的油類完全沒有纖維，沒有養分，全部都是空洞的熱量。幾乎所有的精製食品皆含有精煉的油脂。

過熱的脂肪難以消化，為什麼？——油脂需要經過乳化的過程才能被消化和吸收。如果脂肪經過加溫到華氏125度以上，胰臟分泌出來的消化液便無法適度地消化食物。這樣一來，這些食物就會堵住血管，導致發炎，並產生有害的自由基與有毒的廢物。[80]

精煉過的油脂和癌症有何連帶關係？——它們會壓制免疫系統，並促進癌細胞的擴散——植物油和魚油皆能壓制免疫系統，增加腫瘤的散播。這些油類甚至幫助某些癌症的擴散。[81,82]

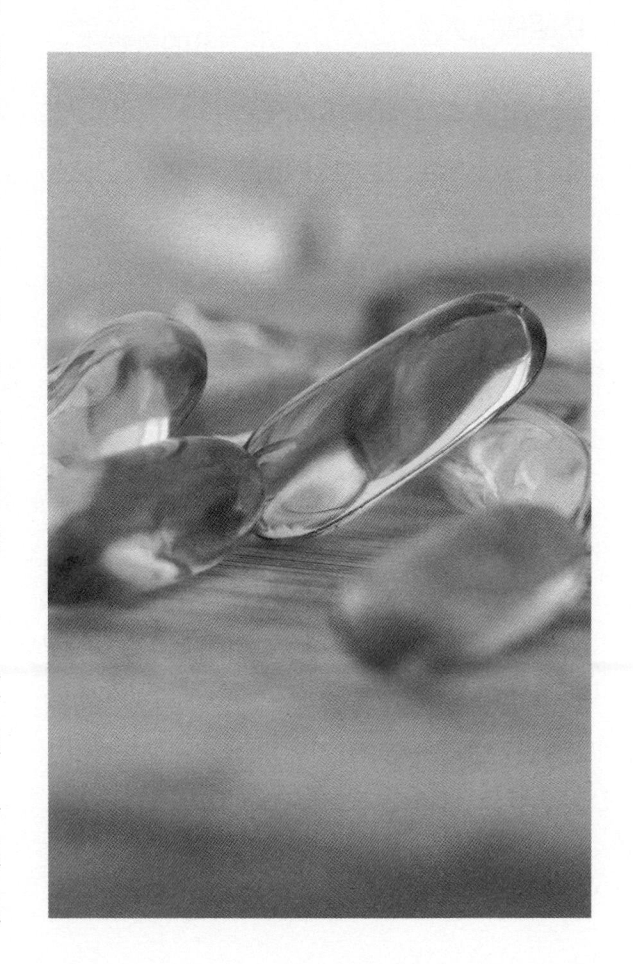

加溫的脂肪及油類能夠產生致癌複合物，導致發炎——如果油加溫到開始冒煙的程度，即是受到損壞了。受損的分子會產生有害的自由基，然後形成致癌物質。[83]

油脂會在血液中輸送致癌物質——食物中的油脂越多，血液所含的油脂也越高。油脂會把致癌物質輸送往身體各器官。[84]而且致癌物質多半儲存在身體的脂肪組織之內。

脂肪會增加罹癌的風險——我們知道脂肪會影響到男女體內的性激素，造成女性的乳癌、子宮癌、子宮頸癌及男性的前列腺癌。研究證明食用脂肪越少，罹癌的風險也會相對減少。食用脂肪越多，罹癌的風險也隨之增加。[12]

有些研究證明使用植物油會造成皮膚癌。亞利桑那州癌症中心發表報告說，以656人所做的研究結果證明：花生四烯酸（arachidonic acid）與皮膚的鱗狀細胞癌有關。[85]花生四烯酸多存在動物脂肪內，但也能夠由植物油形成。[86]

脂肪和油類提供油脂熱量——我們吸取的熱量約有40%是來自含油多的食物，例如肉類、雞鴨、魚、海鮮、牛奶、乳製品、沙拉醬、調味醬汁以及商業化的食品，包括餅乾、洋芋片、早餐吃的穀物棒、還有許多其他含有精煉油脂的食物。在我們的飲食裡確實含有許多動物和植物性的脂肪。

脂肪和油類乃是偽裝的膽固醇——植物油也含有飽和脂肪，所以被稱為「偽裝的膽固醇」。奧尼許醫生（Dean Ornish, MD）解釋，植物油能夠「刺激你的肝臟生產超過身體所需的膽固醇，以致將動脈血管堵塞」。經過氫化的植物油（反式脂肪）「容易堵塞動脈，使身體得不到足夠的氧氣」。[87]

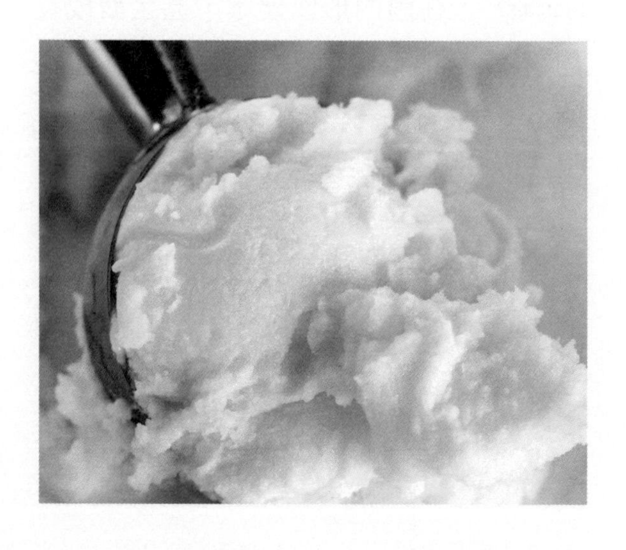

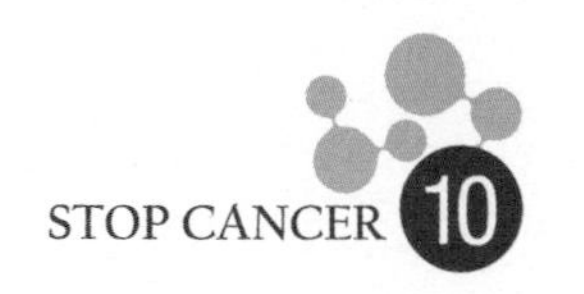

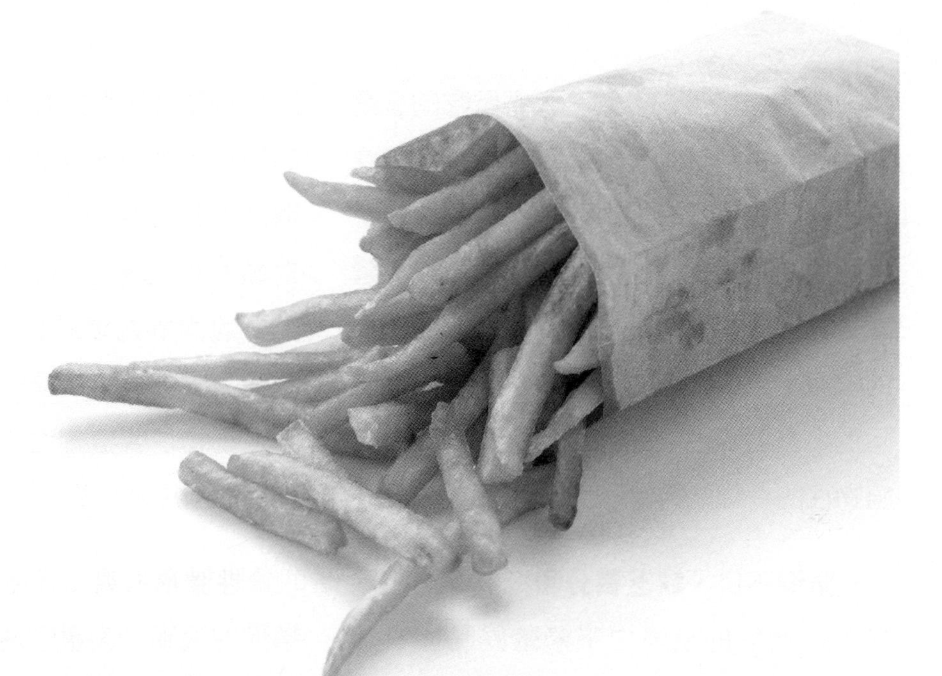

有的時候我們會自欺欺人，吃一大盤蔬菜沙拉，淋上兩大匙的沙拉醬汁，以為這就是今天的健康飲食了。我們甚至不吃披薩、炸薯條、霜淇淋或蘋果派；可是這些食物與兩大匙植物油的沙拉醬汁所含的脂肪卻是相等的。所以我們應該謹慎行事。但這也不代表披薩、炸薯條、霜淇淋或蘋果派就是比較好的食物。

要養成細讀包裝上標示的習慣，這些標籤會列出食物所含的成份。一般會先列出白麵粉、糖分、油脂，然後再列舉其他摻入的化學物品。如果所列的化學物品超過五種，或是有一些連小學五年級學生都讀不出來的成分，請趕快把它放回架上。

最終底線是——某些食物會致使癌症風險增加

屬於「癌症助手」的食物包括：肉類、精製糖、甜味劑、精製麵粉和豆類、精煉脂肪和油。食用這些食物會為人體帶入大量的致癌物質、人造激素及有毒的化學物質。記住「癌」字共有三個口。千萬不要餵養它們！

癌細胞最喜歡的環境

在本章結束的時候，我要討論一下癌細胞最喜歡的繁殖環境：[88]

高酸性：癌細胞比較喜歡肉食所造成

的高酸性環境。在美國，人們所吃的多是酸性高的食物。相反地，以植物為主的食物，則能夠為身體提供鹼性較高的環境。含鹼性的食物會供給寶貴的礦物質和營養，提升能量，有助於修補患病或遭損壞的細胞。不僅如此，鹼性的食物還能夠去除重金屬的毒性，嚇阻腫瘤的生存。所以植物性的食物能夠保禦身體，抵抗癌症。

循環不良、缺乏養分和低氧：癌細胞能夠在無氧的環境之下繁殖興旺。事實上，它們比較喜歡無氧的環境。[89]缺氧的環境能夠引發正常細胞突變，成為致癌細胞。若血管因吃肉食而堵塞，乃在體內創造了理想的條件，讓這些缺乏養分和氧氣的細胞產生突變，成為致癌細胞。

血糖過高：精製的糖分和澱粉會造成血糖過高。癌細胞嗜愛糖分，它們能吸收的糖分為正常細胞的18倍；因為在癌細胞表面的葡萄糖感應點比正常細胞多。如果能夠保持血糖指數正常，則癌細胞的生長就會緩慢下來。

膽固醇過高：膽固醇來自肉類食品。膽固醇血液指數與癌症的死亡率之間具有密切的關係。[90]如果餵動物吃不含膽固醇的飼料，牠們的存活率便明顯提高，而癌擴散率也相對減少。[91]研究發現，癌細胞對膽固醇的需求高於健康的細胞。換言之，膽固醇為癌細胞提供燃料。[92]癌細胞不僅嗜愛糖分，也喜歡多油脂的食物。無論是動物性或植物性的油脂，都能導致多種癌症的風險提高。[93]

性激素過高：性激素來自肉類食品和精煉的油脂。大量含油脂食物和體內的脂肪乃是提高性激素的主要原因。這些性激素越多，罹患乳癌、前列腺癌以及其他與激素有關的癌症機會也越大。在如今農業趨向工業化的時代，飲用牛奶和食用奶製品也會提高某些癌症的風險。[94,95]牛在懷孕晚期所產的奶，比不懷孕的牛所含雌激素多出33倍。

我們能夠遏止癌症

食物的選擇足以影響罹癌和康復的風險和機率。我們之所以容易罹癌，乃是因攝取動物蛋白質、膽固醇、油脂、糖分、基因改造的激素、酸性高、營養不夠和氧氣不足所造成的。

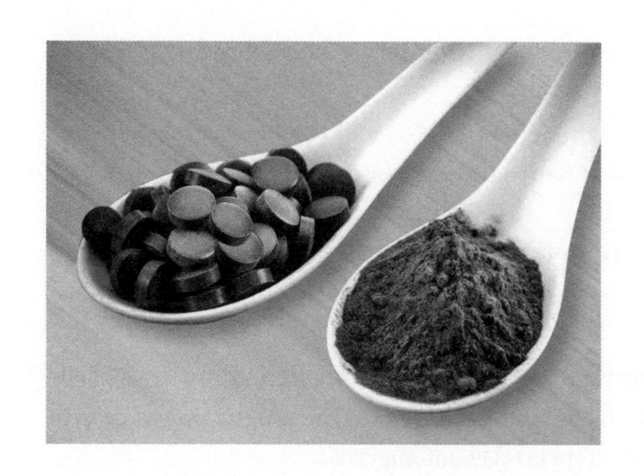

只要作出正確的飲食選擇，就能抑止癌症的發生。我們若將致癌環境改為抗癌環境，即可降低罹癌的風險。而選擇癌細胞喜愛的飲食，則會使體內含有人工激素和有毒化學物質的致癌成分增加。

還記得「癌」字中的三個口嗎？只要不吃下列的食物，就可抑止癌症：❶肉食❷甜食❸精製食物。在稍後的幾章之中，我會詳細討論富有營養的「3R」食譜。這些均是以營養為基礎，能夠減低罹癌風險，又可治療癌症的飲食。不過首先讓我們與您分享以綠藻（chlorella，又稱小球藻）所作的實驗。

1.Israel B: How many cancers are caused by the environment? Scientific American May 21, 2010.
2.Nutritional Research Council. Diet, Nutrition, and Cancer. Washington: National Academy Press. 1982.
3.Obesity Worse for Health Than Drinking or Smoking. Public Health 115:229-235, 2001.
4.Beliveau R, Gingras D: Foods That Fight Cancer: Preventing Cancer Through Diet. New York: Random House. 2006.
5.Murray CJL, and Frenk J: Ranking 37th – Measuring the Performance of the U.S. Health Care System. N Engl J Med 362:98-99 Jan 14, 2010.
6.Food and Agriculture Organization of the U.N. FAOSTAT -Agriculture Livestock Primary Database, 2007. Chicken Meat, Slaughtered (Head). Available at:http:/faostat.fao.org/site/569/default.aspx#ancor.
7.Barnard ND: The Power of Your Plate. P.61. Book Publishing Company. 1990.
8.Armstrong B, Doll R: Environmental factors and cancer incidence and mortality in different countries, with special reference to dietary practices. International Journal of Cancer 15(4):617-31, 1975.
9. Campbell TC, Campbell II TM: The China Study. BenBella Books, Dallas, TX, 2005.

10.Nieves J, Cosman F, Herbert J et al: "High prevalence of vitamin D deficiency and reduced bone mass in multiple sclerosis." Neurology 44:1687-1692, 1994.

11.Chan JD, Stampfer MJ, Ma J et al: Insulin-like growth factor-1 (IGF-1) and IGF binding protein-3 as predictors of advanced-stage prostate cancer. Journal of National Cancer Institute 94(14):1099-106, Jul 17, 2002.

12.Inoue M, Iwasaki M, Otani T, Sasazuki S, Noda M, Tsugane S: Diabetes mellitus and the risk of cancer: results from a large-scale population-based cohort study in Japan. Archives of Internal Medicine 166(17):1871-1877, 2006.

13.Doi SQ, Rasaiah S, Tack I, Mysore J, Kopchick JJ, Moore J, Przemyslaw H, Striker JL, and Striker GE: Low-protein diet suppresses serum insulin-like growth factor-1 and decelerates the progression of growth hormone-induced glomerulosclerosis. Am J Nephrol. 21(4):331-339, Jul-Aug, 2001.

14.Allen NE, Appleby PN, Davey GK, Key TJ: Hormones and diet: low insulin-like growth factor-1 but normal bioavailable androgens in vegan men. Brit J Cancer 83(1):95-97, Jul, 2000.

15.Sood S: "Milking It, Why Monsanto Doesn' t Want You to Know About Those Hormones in Your Dairy," Washington Independent. March 25, 2008.

16.Larsen HR: "Milk and the Cancer Connection," International Health News 76, April 1998. htpp://www.notmilk.com/drlarsen.html.

17.Colorectal (Colon) Cancer – Centers for Disease Control.www.cdc.gov/cancer/colorectal.

18.Schatzkin A, Park Y, Leitzmann MF et al: Prospective study of dietary fiber, whole grain foods, and small intestinal cancer. Gastroenterology 135(4):1163-1167, Oct 2008.

19.Park Y, Brinton LA, Subar AF, Hollenbeck A, Schatzkin A: Dietary fiber intake and risk of breast cancer in postmenopausal women: the National Institutes of Health-AARP Diet and Health Study. American J. Clinical Nutrition 90(3):664-71, Sep 2009.

20.Zheng W, Lee SA: "Well-done meat intake, heterocyclic amine exposure, and cancer risk. Nutri Cancer 61(4):437-46, 2009.

21.Liao GZ, Wang GY, Zhang YJ, Xu XL, Zhou GH: Formation of heterocyclic amines during cooking of duck meat. Food AdditContam Part AChem Anal Control Expo Risk Assess Jul 30, 2012. EPub ahead of print.

22.Jaret P: In Health P. 60, September/October, 1991.

23.Lauber SN, Gooderham NJ: The cooked meat-derived mammary carcinogen 2-amino-1-methyl-6-phenylimidazo [4, 5-b] pyridine promotes invasive behavior of breast cancer cells. Toxicology 279(1-3):139-145, 2011.

24.The Cancer Project Update: Cancer survivor sues over grilled chicken carcinogen. Good Medicine P.17, Winter 2010.

25.Reilly J: "Playing with Fire. Grilled chicken contains cancer-causing compounds." Good Medicine P.6-8, Summer, 2006.

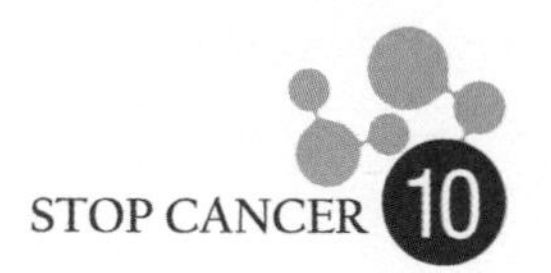

26.Cho E, Chen WY, Hunter DJ, Stampfer MJ, Colditz GA, Hankinson SE, Willett WC: Red meat intake and risk of breast cancer among premenopausal women. Archive of Internal Medicine 166(20):2253-2259, 2006.

27.Hankinson SE, Willett WC, Colditz GA, Hunter DJ, Michaud DS, Deroo B, Rosner B, Speizer FE, Pollak M: Circulating concentration of insuln-like growth factor-1 and risk of breast cancer. The Lancet 351(9113):1393-1396, May 9, 1998.

28.Janssen J, and Lamberts S: Insulin-like growth factor-1 and risk of breast cancer. The Lancet 352:490, Aug. 8, 1998.

29.Norat T, Dossus L, Rinaldi S et al: Diet, serum insulin-like growth factor-1 and IGF-binding protein-3 in European women. European Journal of Clinical Nutrition 61(1):91-98, Jan 2007.

30.Goodson III WH: Milk products are a source of dietary progesterone. Abstract 202, San Antonio Breast Cancer Symposium December 2007. Available at:http://www.abstracts2view.com/sabcs/view.php/nu=SABCS07L-1108&terms=.

31.Hirayama T: Paper presented at Conference on Breast Cancer and Diet, U.S.-Japan Cooperative Cancer Research Program, Fred Hutchinson Cancer Center, Seattle, WA. March 14-15, 1977.

32.PCRM files lawsuit over carcinogens in grilled chicken. Good Medicine P.13, Winter 2007.

33.Vargas AJ, Thompson PA: Diet and nutrient factors in colorectal cancer risk. NutrClinPract Aug 14, 2012. [Epub ahead of print].

34.Joshu CE, Parmigiani G, Colditz GA, Platz EA: Opportunities for the primary prevention of colorectal cancer in the United States. Cancer Prev Res (Phila) 5(1):138-45, Jan 2012.

35.Romaguera D, Vergnaud AC, Peeters P, van Gils CH, Chan DS et al: Is concordance with World Cancer Research Fund/American Institute for Cancer Research guidelines for cancer prevention related to subsequent risk of cancer? Results from the EPIC study. Am J ClinNutr 96(1):150-63, Jul 2012.

36.Perez-Cueto FJ, Verbeke W: Consumer implications of the WCRF' s permanent update on colorectal cancer. Meat Science 90(4):977-8, Apr 2012.

37.World Cancer Research Fund/American Institute for Cancer Research. Food, Nutrition, Physical Activity, and the Prevention of Cancer: A Global Perspective. Washington, DC:AICR, 2007.

38.Larsson SC, Orsini N, Wolk A: Processed meat consumption and stomach cancer risk: a meta-analysis. Journal of National Cancer Institute 98 (15):1078-1087, Aug 2, 2006.

39.Robbins J: "Meat-Packer Defends Beef." Riverside Herald, May 8, 1976. Diet for a New America. Stillpoint Publishing. 1987.

40.Zhang J, Zhao Z, Berkel HJ: Egg consumption and mortality from colon and rectal cancers: an ecological study. Nutrition Cancer 46(2):158-165, 2003.

41.Iscovich JM, L' Abbe KA, Castelleto R: Colon Cancer in Argentina. I: Risk from intake of dietary items. II: Risk from fibre, fat and nutrients. International Journal of Cancer 51(6):851-861, 1992.

42.Integrative Medicine: a Clinician' s Journal P. 50, June/July 2007.

43.Phillips R: "Role of Lifestyle and Dietary Habits in Risk of Cancer" Cancer Research 35:3513-22, 1975.
44.Richman EL, Kenfield SA, Stampfer MJ, Giovannucci EL, Chan JM: Egg, red meat, and poultry intake and risk of lethal prostate cancer in the prostate specific antigen-era: incidence and survival. Cancer Prev Res 4(12):2110-21, Dec 2011.
45.Tate PL, Bibb R, Larcom, LL: "Milk stimulates growth of prostate cancer cells in culture." Nutrition Cancer 63(8):1361-6, Nov, 2011. EPub 2011 Nov 1.
46.Bravi F, Scotti L, Bosetti C et al: Self-reported history of hypercholesterolemia and gallstones and the risk of prostate cancer. Annuals of Oncology 17(6):1014-1017, June 2006.
47.Glade MJ: Food, nutrition, and the prevention of cancer: a global perspective. American Institute for Cancer Research/World Cancer Research Fund, American Institute for Cancer Research. 1997. Nutrition 15(6):523-6, June 1999.
48.Chan JM, Stampfer MJ, Ma J, Gann PH, Gasiano JM, Giovannucci E: Dairy products, calcium, and prostate cancer risk in the Physicians' Health Study. Am J Clinical Nutrition 74(4):549-54, Oct 2001.
49.Tseng MM, Breslow RA, Graubard BI, Ziegler RG: Dairy, calcium and vitamin D intakes and prostate cancer risk in the National Health and Nutrition Examination Epidemiologic Follow-up Study cohort. Am J Clinical Nutrition 81(5):1147-54, May 2005.
50.Kats AE: "The Holistic Approach to Prostate Health." Integrative Medicine 6(3):57, June/July 2007.
51.Kiani F, Knutsen S, Singh P, Ursin G, Fraser G: Dietary risk factors for ovarian cancer: the Adventist Health Study United States. Cancer Causes Control 17(2):137-46, Mar 2006.
52.Zhang M, Yang Z.Y, Binns CW, Lee AH: Diet and ovarian cancer risk: a case-control study in China. Br. J of Cancer 86(5):712-7, Mar 4, 2002.
53.Kushi LH, Mink PL, Folsom AR, Anderson K.E, Zheng W, Lazovich D, Sellers TA: Prospective study of diet and ovarian cancer. Am J Epidemiology 149(1):21-31, Jan 1999.
54.Larsson SC, Bergkvist, L, Wolk A: Milk and lactose intakes and ovarian cancer risk in the Swedish Mammography Cohort. Am J Clinical Nutrition 80(5):1353-7, Nov 2004.
55.Cramer DW, Harlow BL, Willett WC, Welch WR, Bell DA, Scully RE, Ng WG, Knapp RC: Galactose consumption and metabolism in relation to the risk of ovarian cancer. Lancet 2(8654):66-71, Jul 8, 1989.
56.King MG, Olson SH, Paddock L, Chasdran V, Demissie K, Lu SE, Parekh N, Rodriguez-Rodriguez L, Bandera EV: Sugary food and beverage consumption and epithelial ovarian cancer risk: a population-based case-control study. BMC Cancer 13:94; Feb 27, 2013.
57.Mills PK, Beeson WL, Abbey DE, Fraser GE, Phillips RL: Dietary habits and past medical history as related to fatal pancreas cancer risk among Adventists. Cancer 61(12):2578-85, Jun 15, 1988.
58.Larsson SC, Wolk A: Red and processed meat consumption and risk of pancreatic cancer: meta-analysis of prospective studies. British Journal of Cancer 106(3):603-7, Jan 31, 2012.

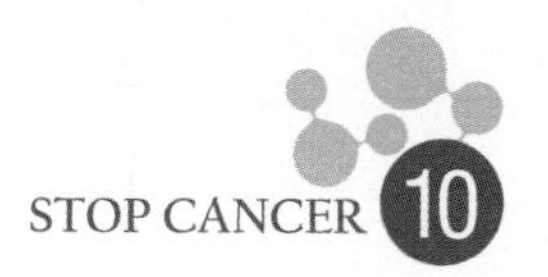

59. "Sour News About Sweet Drinks" American Heart Association' s Scientific Sessions, 2011. Natural Awakenings P.11, May 2012 .
60.Grothey A, Voigt C, Schober C, Muller T, Dempke W, Schmoll HJ: The role of insulin-like growth factor I and its receptor in cell growth, transformation, apoptosis, and chemoresistance in solid tumors. Journal Cancer Research & Clinical Oncology 125(3-4):166-73, 1999.
61.Long L, Navab R, Brod P: Regulation of the Mr 72,000 type IV collagenase by the type 1 insulin-like growth factor receptor. Cancer Research 58(15):3243-47, Aug 1, 1998.
62.Moeller SM, Fryhofer SA, Osbahr III AJ, Robinowitz CB: The effects of high fructose syrup. Journal of American College of Nutrition 28(6):619-26, Dec 2009.
63.Weil A: Is High-Fructose Corn Syrup Bad for You? Health.Com P.20, October 2010.
64.Wallace R: Don' t be Fooled by "Corn Sugar" . Tasteforlife P.24, September 2011.
65.Beware of high-fructose corn syrup. Consumer Reports on Health p.2, March 2013.
66.Jee SH, Ohrr H, Sull JW, Yun JE, Ji M, Samet JM: Fasting serum glucose level and cancer risk in Korean men and women, JAMA 293(2):194-202, Jan 12, 2005.
67.Hoehn SK, Carrol KK: Effects of dietary carbohydrate on the incidence of mammary tumors induced in rats by 7,12-dimethylbenz~anthracene. Nutrition and Cancer 1(3):27-30, 1979.
68.Olney JW, Farber NB, Spitznagel E, Robins LN: Increasing brain tumor rates: is there a link to aspartame? J of Neuropathology and Experimental Neurology 55(11):1115-23, Nov 1996.
69.Blaylock R: Excitotoxins -The Taste that Kills. Health Press. P.21, 1994.
70.Desmeules M, Mikkelsen T, Mao Y: Increasing incidence of primary malignant brain tumors: Influence of diagnostic methods." Journal of National Cancer Institute 84(6):442-445, Mar 18, 1992.
71.Levy PS, Hedeker D: Statistical and epidemiological treatment of the SEER incidence data. J of Neuropathology and Experimental Neurology 55(12):1280, Dec 1996.
72.Roberts HJ: "Does Aspartame Cause Human Brain Cancer," Journal of Advancement in Medicine 4 (4):231-41, 1991.
73.Soffritti M, Belpoggi F, Degli ED, Lambertin L, Tibald E, Rigano A: First experimental demonstration of the multipotential carcinogenic effects of aspartame administered in the feed to Sprague-Dawley rats, Environmental Health Perspectives 114(3):379-85, Mar 2006.
74.AARP The Magazine P.14, 2006.
75.Li J, Thompson TD, Miller JW, Pollack LA, Stewart SL: Cancer incidence among children and adolescents in the United States, 2001-2003. Pediatrics 121(6):e1470-7, Jun; 2008. Doi:10.1542/ped.2007-2974.
76.'Feel-good' food might be addictive. Consumer Reports on Health November 2012 p.10.
77.Time P.20, June 18, 2012.
78.Horne S: Protecting yourself from xenoestrogens. http//www.naturalnutritionresource.

79.Fuhrman J: Eat to Live. Little, Brown and Company. 2011.
80.Walker N: The Natural Way to Vibrant Health Norwalk Press. 1972.
81.Young MR, Young ME: Effects of fish oil and corn oil diets on prostaglandin-dependent and myelopoiesis-associated immune suppressor mechanisms of mice bearing metastatic Lewis lung carcinoma tumors. Cancer Research 49(8):1931-6, April 15, 1989.
82.Coulombe J, Pelletier G, Tremblay P, Mercier G, Oth D: Influence of lipid diets on the number of metastases and ganglioside content of H59 variant tumors. ClinExp Metastasis 15(4):410-7, July 1997.
83.Turner L: Oil Change. Vegetarian Times P.66, Nov 2011.
84.Barnard ND: The Edge Against Cancer. Vegetarian Times P.18, October 1991.
85.Harris RB, Foote JA, Hakim IA, Bronson DL, Alberts DS: Fatty acid composition of red blood cell membranes and risk of squamous cell carcinoma of the skin. Cancer Epidemiology Biomarkers Prev. 14(4):906-12, April 2005.
86.Harper HA, Rodwell VW, Mayes PA: Review of physiological chemistry 16th edition. Lange Medical Publications. 1977.
87.Ornish D: Dr. Dean Ornish' s Program for Reversing Heart Disease. Random House Inc., 1990.
88.Anderson M: Healing Cancer from Inside Out. 2009. www.RaveDiet.com.
89.Warburg O: The Prime Cause and Prevention of Cancer. The meeting of the Nobel-Laureates. June 30, 1966.
90.Sidney S, Farquhar JW: Cholesterol, cancer, and public health policy. Am J Med. 75(3):494-508, Sep 1983.
91.Cruse JP: Dietary cholesterol deprivation improves survival and reduces incidence of metastatic colon cancer in dimethylhydrazine-pretreated rats. Gut. 23(7):594-9, Jul 1982.
92.Chen HW, Kandutsch AA, Heiniger HJ: The role of cholesterol in malignancy. ProgExp Tumor Res. 22:275-316, 1978.
93.Mady EA: Association between estradiol, estrogen receptors, total lipids, triglycerides, and cholesterol in patients with benign and malignant breast tumors. J Steroid BiochemMol Biol. 75(4-5):323-8, Dec 31, 2000.
94.Ireland C: Hormones in milk can be dangerous. Harvard University Gazette. Dec. 7, 2006.
95.Farlow D W, Xu X, Veenstra TD: Quantitative measurement of endogenous estrogen metabolites, risk-factors for development of breast cancer, in commercial milk products by LC-MS/MS. J Chromto B. 877(13).1327-1334. May, 2009.

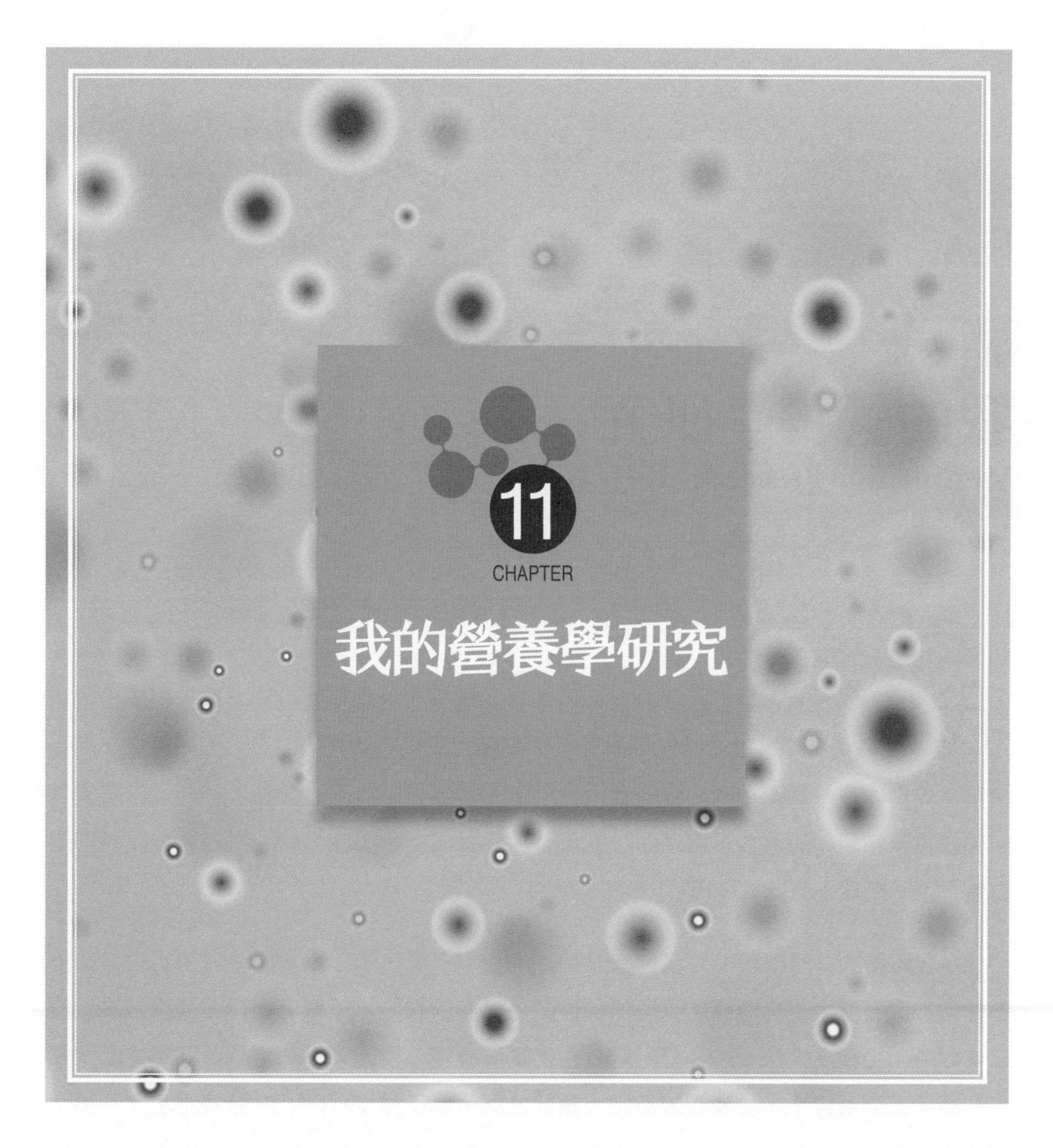

11

CHAPTER

我的營養學研究

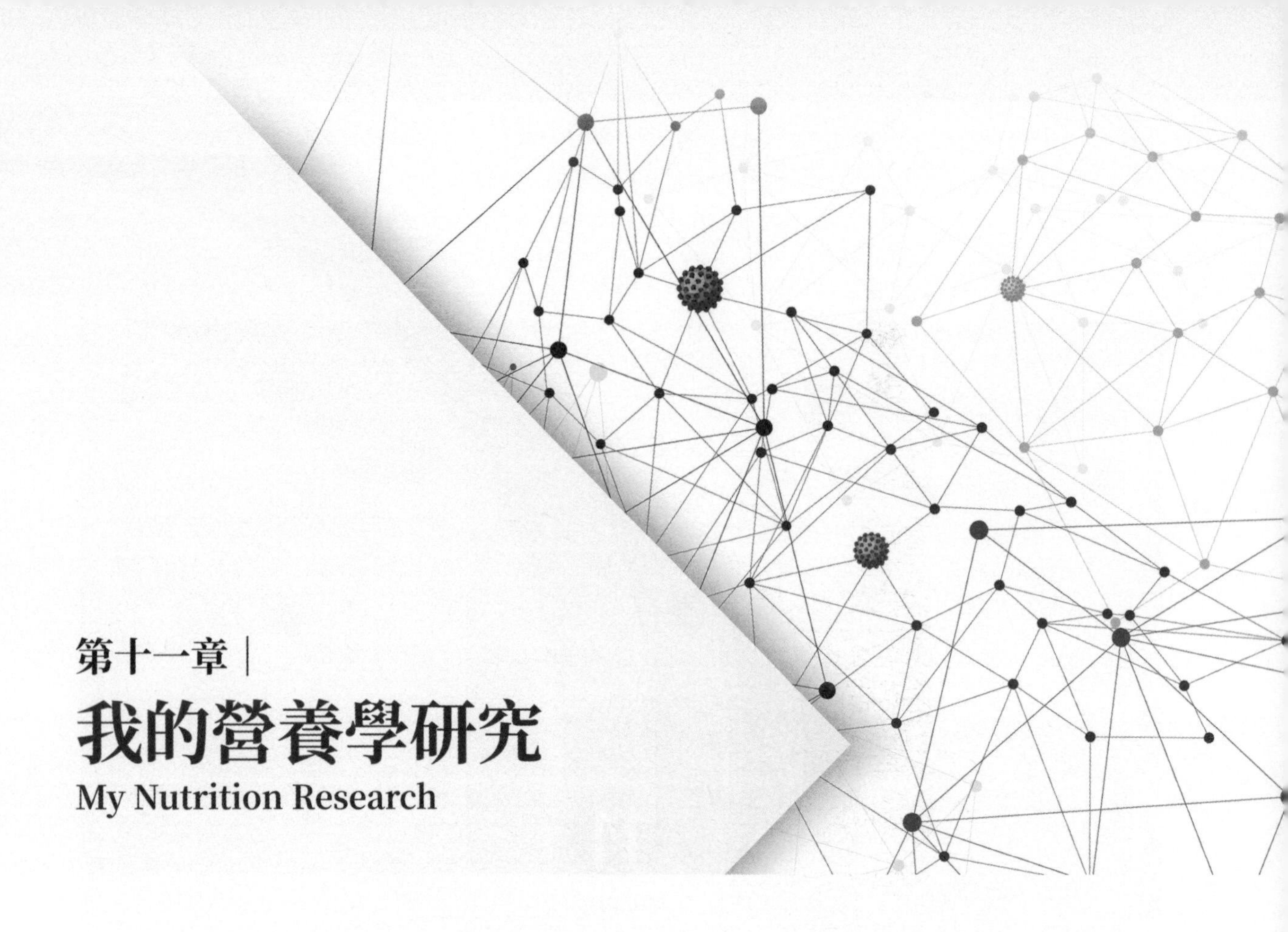

第十一章 |

我的營養學研究

My Nutrition Research

我（王守美）在就讀密西根州立大學時，對於該選讀什麼科系感到為難，但最後我決定主修營養學。對當時的我而言，「營養」一詞乃是「蛋白質」的同義詞，而蛋白質又與健康良好意義相同。我的教授們不斷的強調蛋白質的重要性，他們經常提醒食用蛋白質含量足夠的飲食，自然而然就可確保營養均衡。因此當時我認為攝取足夠的蛋白質，就等於飲食的營養均衡。

在我所讀的一門學科中，我被指派到當地一間小學，向三年級學生宣導蛋白質的重要性。那天我穿上從廉價商店購買的一件又舊又寬的衣服，還戴著一頂不適合我的大帽子，以「哈白德老媽媽」的身分，戲劇化的踏進課室，引起了一陣騷動。突然之間，寬大的帽子滑到鼻樑上，打掉我的眼鏡，讓我什麼也看不見；「砰」一聲撞上了文件櫃，又引來一場哈哈大笑（請相信我，那真的是意外，不是戲劇效果）。我搖擺不定的走著，拿出教案，口中開始朗誦熟悉的兒歌：

「哈白德老媽媽，

走到廚櫃前，

取根骨頭給可憐的小狗。

當她走到那裡，

櫥櫃卻空空如也，

可憐的小狗沒有骨頭可吃。」

隨即我大步走向教室裡的那架舊鋼琴，開始彈奏賣花歌《小小姑娘》（Oh, My Darling Clementine）的曲調，用我重新填的歌詞，教學生們唱著：「讓我們吃蛋白質，讓我們吃蛋白質，讓我們每天都吃蛋白質。它會使你強壯又健康，讓我們每天都吃蛋白質。」唱完歌後，我脫掉醜陋的外衣，按下電子平底鍋的開關。這群三年級的學生，滿懷希望的看著我示範怎麼做高蛋白質的素肉餅。我用脫水黃豆與全麥麵筋碎粒混和，加入雞蛋和奶粉以強化蛋白質成分，然後用熱油煎成素肉餅。我的同學幫忙把肉餅放到塗了牛油的小圓麵包上，並且加上一層厚厚的美乃滋醬及其他調味品。這些三年級學生們，帶著沾滿番茄醬及美乃滋醬的笑臉，一邊舐手指一邊鼓掌，表示愛吃這素肉餅。

但是當我讀完學士學位，必須進行為期一年的營養師實習時，現實面開始湧現。我被分派到當時規模最大的洛杉磯郡立醫院癌症病房工作。那座大樓的內部結構，像森林迷宮般縱橫交錯，而燈光陰暗的長走廊，更容易使人迷路。我每天戰戰兢兢的探訪病人，評估癌症患者的飲食需求，謹慎地為他們準備營養均衡的餐飲，並在兩餐之間加上高蛋白質的點心。但是從回收的餐盤上，我看見的卻是原封不動的食物，這使我非常震撼。親眼看著這些病患飽受噁心嘔吐之苦，整日乾吐痛楚的情況，使我感到無助。我深深思考，藥物的治療是否無效？而我在供應他們營養方面是否也失敗了呢？

在我就讀加州大學伯克萊分校之後不久，營養學教授的姊妹，一位身為三個兒女的年輕母親，罹癌去世。幾個月後，這位教授的丈夫也因心臟病突發而亡故。當時我十分困惑，對他們的飲食是否均衡，以及攝取足夠的蛋白質之後為何仍有此結果，感到百思不解。

綠藻的蛋白質品質

我選擇了一項特別引起我關注的研究

題目——「在廢水中生長之綠藻的蛋白質品質」，作為我的碩士研究專題。海藻怎麼會有蛋白質呢？而且還是生長在回收廢水中的海藻。我對這題目深感興趣。

我全心投入研究中——將這種綠藻（小球藻）的蛋白質，與酪蛋白（奶蛋白質）作比較，酪蛋白乃是測量食物生物價值的黃金標準。研究時沿用了生長在廢水中綠藻的粉，是由加州大學衛生工程研究實驗室提供的。我將綠藻粉與燕麥、小麥及花生混合製成小鼠的糧食，用這種混合物餵養分成幾組的實驗鼠，然後測量牠們的生長，再與酪蛋白餵養對照組小鼠的生長作比較。結果顯示在廢水中生長的綠藻與全穀及花生混合後，就能供養實驗組的生長。這項研究更得到在營養學雜誌發表的機會。[1]

我又用綠藻粉製成點心給一百名營養學系的大學生試吃，他們的反應從「有點海草味」、「還可以」，到「味道很好」等不一。特別那些混入花生醬製成的餅，反應極佳。受到動物實驗所得的成果，以及大學生們所給予的正面回應所鼓勵，我帶了一大包綠藻粉回家與我的新婚丈夫分享。有一天晚上，他給我的意外驚喜，乃是用綠藻粉烹調了一頓晚餐讓我享用。直到今天，我們仍常會在早餐的果昔（冰沙）飲料中加入綠藻粉。

這是我首次知道植物性蛋白質有助於身體成長。多年後我才真正明白植物性食物在營養上所佔的優勢。

當時我還年輕天真，然而，選擇研究綠藻的蛋白質品質，卻讓我跑在別人前頭。當然，那時我並不知道小球藻這種單細胞的綠藻，富含葉綠素、蛋白質、還包括九種身體需要的氨基酸、酵素、維生素及微量礦物質。我亦不曉得小球藻含有豐富的抗癌植物性化學物質，更對奶蛋白質在致癌風險上的有重大影響。

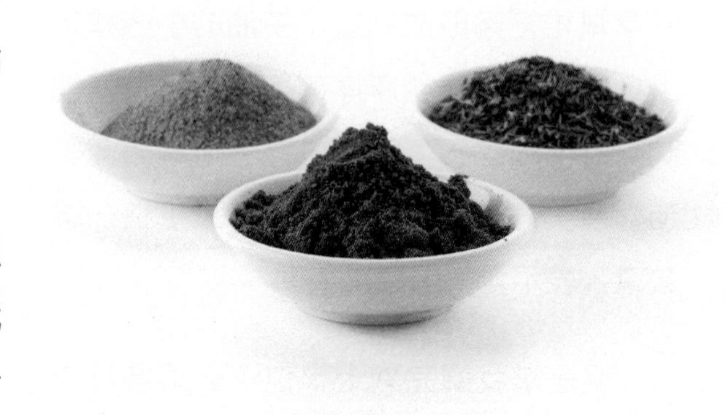

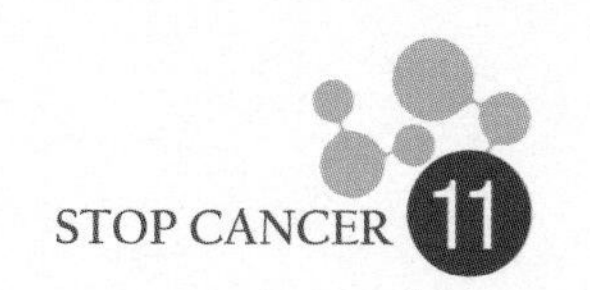

然而多年後的今天，坎貝爾博士（T. Colin Campbell）的著名研究，提供了使人信服的數據，證明所有動物性蛋白質，包括奶蛋白質（酪蛋白）均可致癌。他說：「酪蛋白，並且所有動物性蛋白質，均可能是我們飲食中最為明顯的致癌物。」[2]

營養學發展至今，從我在大學時認為高蛋白質飲食就等於健康飲食，一路推進，現在則是認為純植物飲食可供給充足蛋白質，這趨勢轉變的幅度確實相當大。

過了一些時候，我從一本破舊的書中讀到一句話，令我更加致力於專攻以食物作為治療，甚至用來抑止癌症的研究。西元1314年，元朝的一位宮廷飲膳太醫和斯輝（又譯忽思慧，Hu Se-Hui）在他所著的《飲膳正要》一書中宣稱「單用食物即可治癒許多疾病」。是嗎？只用食物就可治癒很多疾病？這可能嗎？讀了這句出人意表的話後，我開始認真探討食物在治療上的功效。這些研究開啟了我的視野，使我開始鑽研防癌與逆轉癌症的領域。

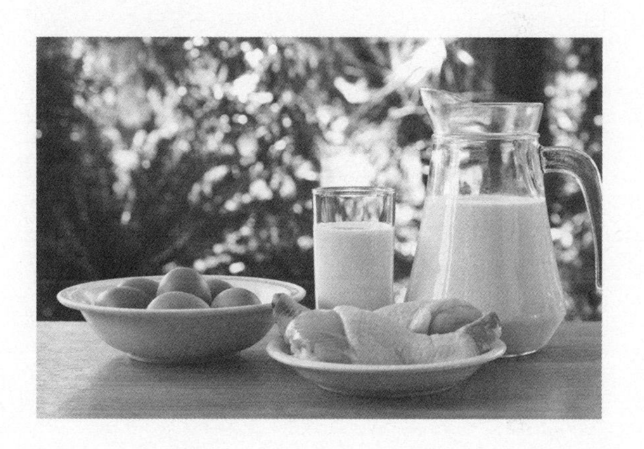

1.Cook BB, Lau EW, Bailey BM: The Protein Quality of Waste-grown Green Algae. I. Quality of protein mixtures of algae, nonfat powdered milk, and cereals. Journal of Nutrition 81:23-29, 1963.
2.Campbell TC and Campbell II TM: The China Study. BenBella Books, Dallas, TX, P.104, 2005.
3.Kirschner H, E: Live Food Juices. H. E. Kirschner Publications. P. 93, 1991.

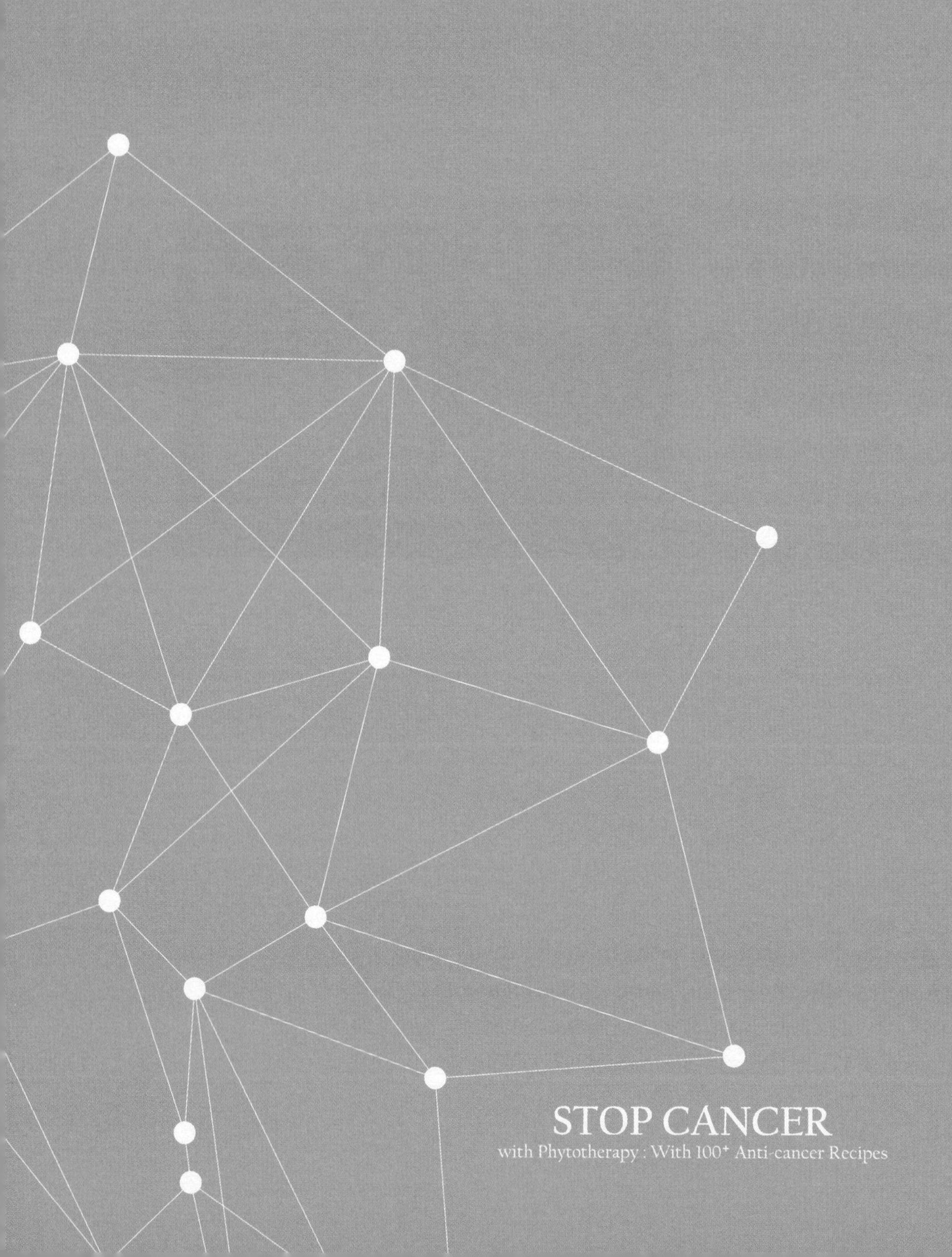

STOP CANCER

with Phytotherapy : With 100⁺ Anti-cancer Recipes

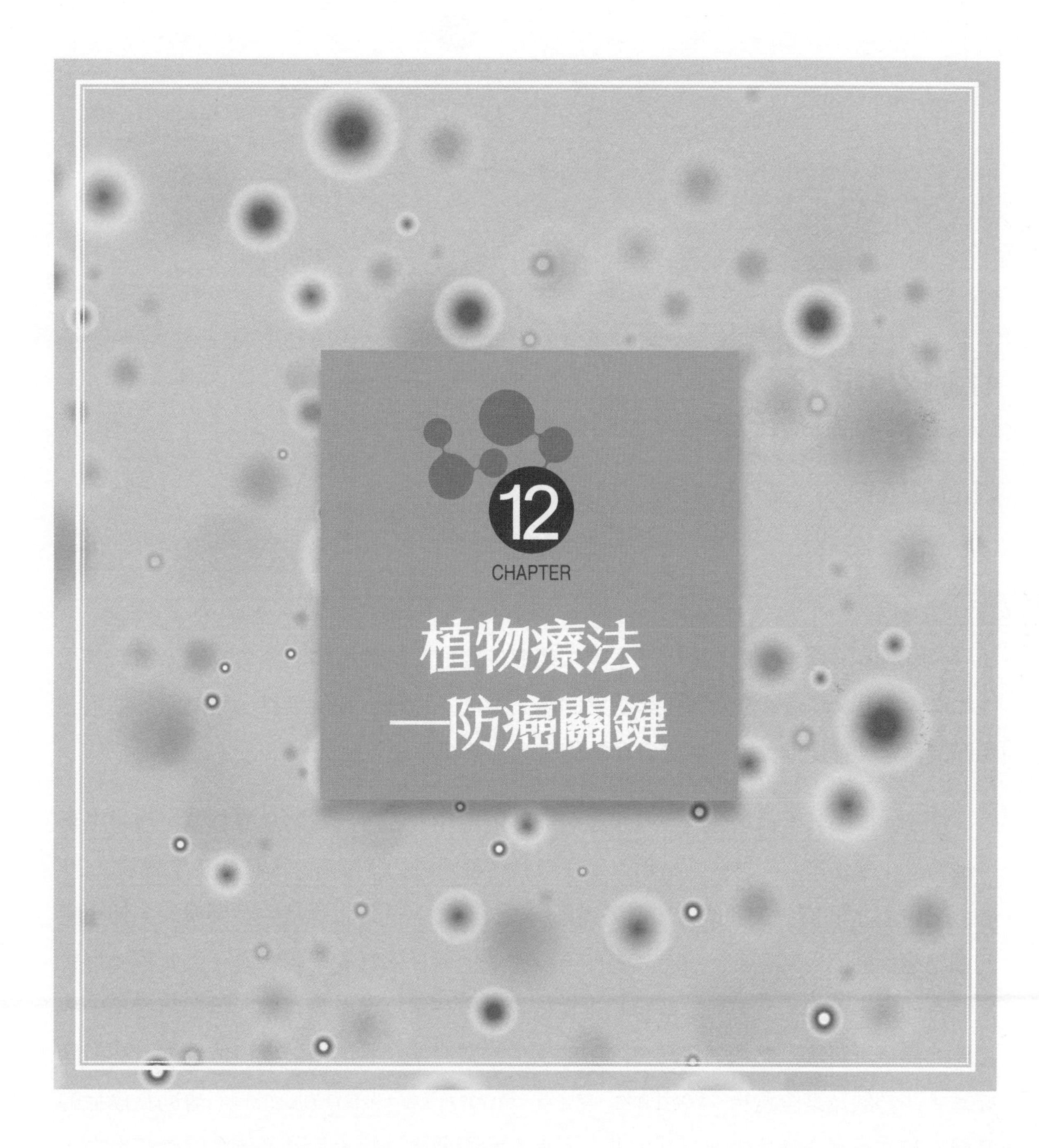
12
CHAPTER
植物療法
—防癌關鍵

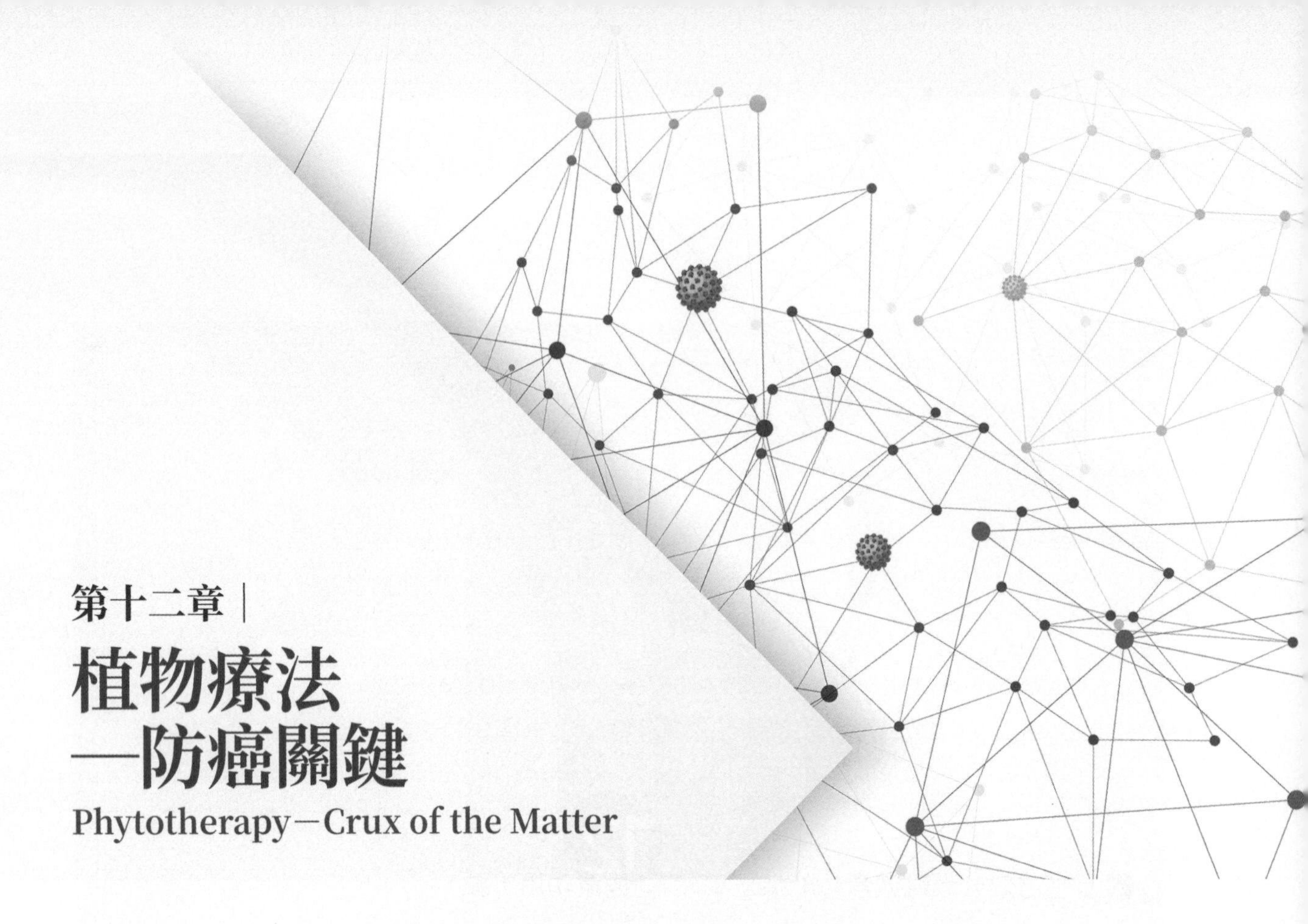

第十二章｜植物療法—防癌關鍵

Phytotherapy—Crux of the Matter

植物治療法就是食物治療，乃是用未經提煉或加工、純植物的全食物來治療疾病。事實上，純植物飲食可能是防癌的重大突破。這種食物供給養分給飢餓的細胞、組織及器官。在促進免疫系統更健康的同時，亦能讓癌細胞餓死。

它是如何做到上述功效呢？就是藉著完整的植物食材中所有的化學物質，產生多種「植物性化學作用」。這些「植物化學作用」乃是治療的精髓所在。植物化學物質（以下簡稱「植化素」）具有先天的能力，可將癌細胞置於死地，同時以「植物性彈藥」，使正常的細胞強化進而毀滅癌症。沒有其他的治療方法能發揮這種雙重影響力。因此根據植化素擁有的龐大潛力，我們可以解釋和證實植物治療在抗癌上確實有效。雖然癌症是一種複雜的病症，科學家們依然發現食物中的某些物質確能助長或阻礙疾病的進展。在前面幾章，我們談及某些食物（動物性食物、精製糖、精煉穀類豆類，及精煉的脂肪和油）會助長癌症的發展。在本章我們會集中探討「抗癌」。首先我們要談論植化素作為抗癌鬥士的能力，然後再處理為何及如何以植化素抑止癌症的問題。

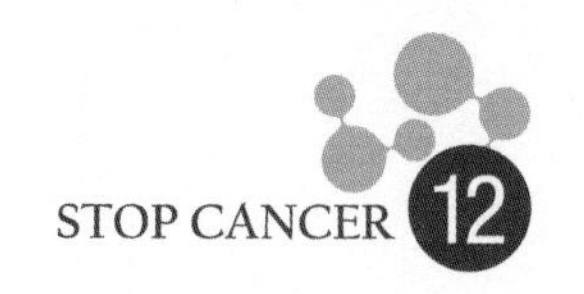

植物化學物質（植化素）是什麼？

植化素「Phyto」源自希臘文中的「植物」一詞。植化素是指在完整植物食物（水果、蔬菜、穀類、豆、豆類植物、種子和草藥）中找到的化學物質。

植物能夠產生化學物質，保護它不受環境的侵害，這是眾所皆知的。研究顯示，這些植物中的化學物質皆能保護人類免受疾病侵害。

植化素如何發揮作用？

植化素能夠以下列方法保護我們的身體免受侵害：

1. 以抗氧化的功能使自由基無法傷害我們的細胞，降低罹患某些癌症的風險。
2. 產生仿效人類雌激素（植物雌激素）的荷爾蒙功用，減少患病。
3. 刺激酶去抑制某些在體內從事不良活動的酵素，以減低特定癌症的風險。
4. 阻撓癌細胞DNA的複製，防止增長。
5. 產生抗微生物作用，保護身體對抗疾病。

植化素的多項功能正是植物療法抗癌如此有效的原因。

植物有免疫系統嗎？沒有，但它們以植化素作為防禦系統。如果植物能以植化素保護自己，那麼它又如何幫助我們制止癌症呢？在第一章和第五章中，我們提及兩種驚人的植化素功能機制，會從右列兩方面幫助我們。

1. 使癌細胞（敵人）自殺，或逐漸死亡（細胞凋亡）。
2. 供給體內免疫細胞營養，並藉著消除遮掩或蒙蔽的作用，使免疫細胞發揮其功效，完成該做的工作。

植化素是否會傷害正常的健康細胞？不會。植化素不會傷害正常的健康細胞，因為它們的毒性是有選擇性的。植化素只摧毀癌細胞；對健康正常的細胞，不但不會加以毀壞，反而會滋養它們（見第三、四、七章），這乃是令人驚訝的事實。植化素可以十分精準的鑑別癌細胞與正常健康細胞。某些植化素會使癌細胞死亡（細胞凋亡），而另一些植化素則是成為增強免疫細胞的養分。但在一般的化學治療當中，有毒的化學物質卻會同時殺死癌細胞與健康細胞。植物治療乃是一種毫無副作用的化學治療。

當然，用食物治療癌症，對許多人來說是從未聽過的新概念。我記得有一位患有腸癌的腫瘤科醫生朋友，曾半開玩笑地說:「如果任何人告訴我要吃某些青菜以治療癌症，他真有必要去檢查一下腦袋。」不久之後，他便因癌去世。數年前，我看見某雜誌的標題寫著：「吃一把綠花椰菜（西蘭花），明早致電給我。」這讓我覺得挺好笑的。但今天綠花椰菜的抗癌能力眾所皆知，已不再是人們的笑柄了。

事實上，醫療人員、科學家及研究人員均開始意識到，食物在防止及治療疾病和癌症上，是具有影響力的。多方面廣泛的研究結果，顯示了強而有力的證據，指出以植物為本的飲食，能顯著的降低所有類型的癌症風險。醫學博士富爾曼（Joel Fuhrman, MD）指出，單憑飲食，就能降低一個人罹癌的機會60%至80%。[2]

比理維奧醫生（Richard Beliveau）也表示相同意見，他說：「所有關於癌症與營養的研究，均指向採用純植物飲食，吸取其中的植物營養素和其他特別的化合物。」[3]

純植物的完整飲食如何幫助抑止癌症？

- 它含有超過千種具治療效力的植化素。
- 它的脂肪含量原本就低。
- 多為鹼性。
- 能夠排毒和解毒。

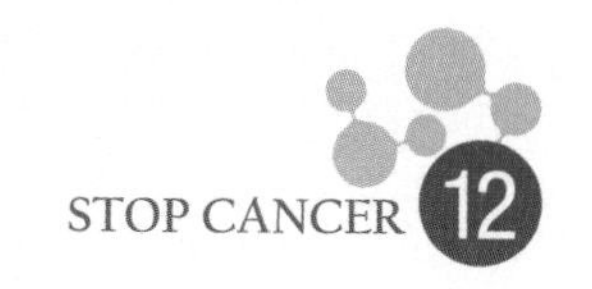

純植物飲食含超過千種具治療效力的植化素——因為植化素數量如此之多，其作用又十分複雜，要準確地決定完整食物中有多少具治療效力的植化素，乃是一件困難的事。自從發明精細且複雜的測量儀器之後，有更多的植物營養素被發現了。

可是仍有數以千計的未知、未命名、或未被發現的植化素正陸續釋出。我們知道這些未經加工精煉的完整食物，對身體所提供的健康效益，遠超過經加工合成的健康補給品。我們要做的就是要進食未加工的完整食物，因它們能夠支援身體的自癒能力。

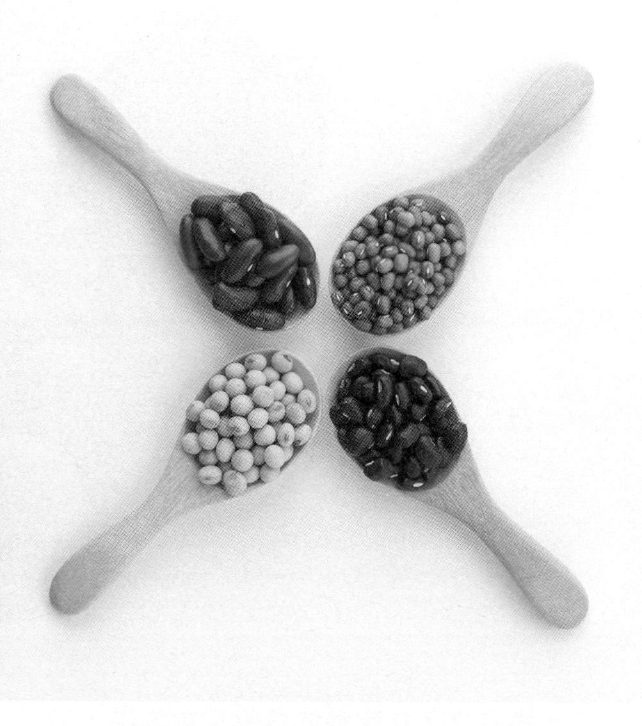

在所有新鮮水果、蔬菜、全豆類、全穀類、果仁和種子中，均含有數以千計的植化素。例如紅蘿蔔就含有數百種植化素。從觀察以植物作為飲食的地區顯示，其居民罹癌與心臟病的機率較低。美國癌症協會2012年的營養指南向大眾建議，使用多種植物類食物為飲食，同時亦提倡多做運動及戒煙。[4, 5]進食豐富的水果、蔬菜、豆類及穀類的飲食，不單能減低罹癌風險，也能延年益壽。

純植物飲食中所含植化素乃是不具任何毒性的藥，並可藉由下列方式提供治療功能：

- 在致癌物質傷害身體之前加以阻攔。
- 提供有保護性的酵素。
- 中和具破壞性的分子。
- 藉阻礙其受體部位以瓦解不良的荷爾蒙。
- 為抗癌提供身體營養素及其他物質。

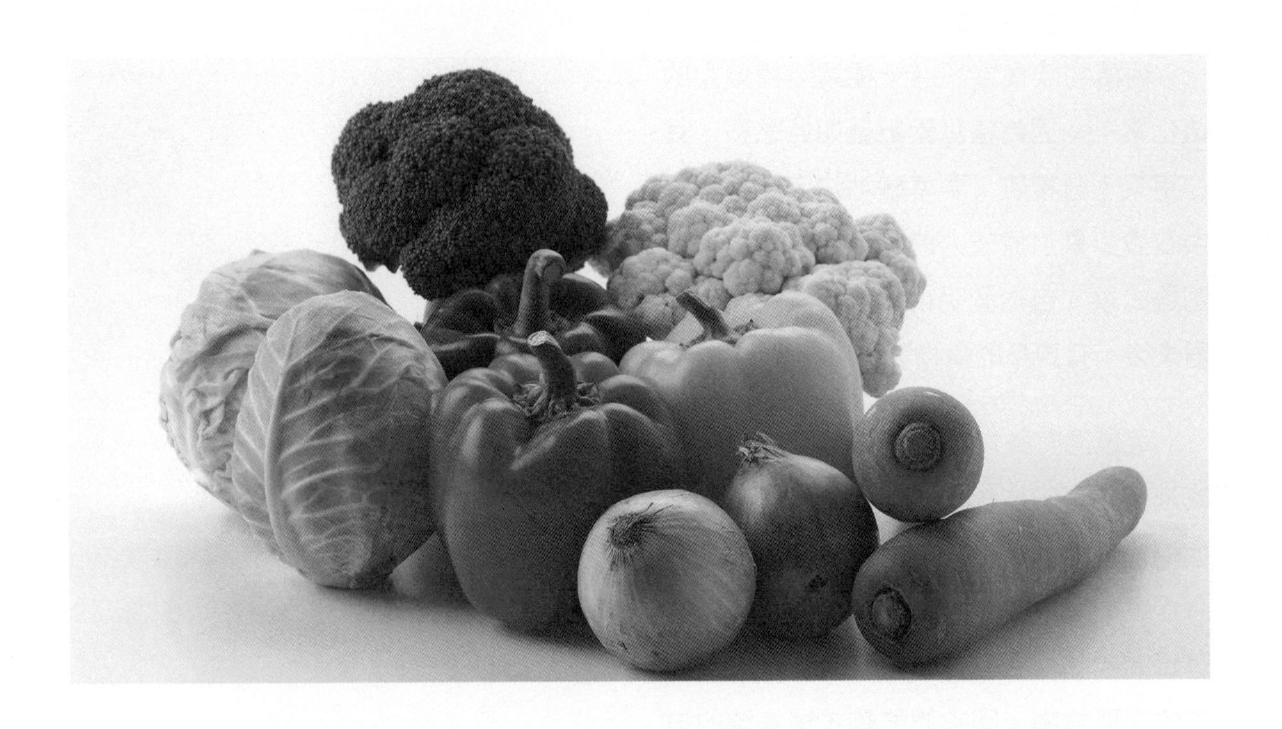

換言之，在完整的植物性食物中，含有數以千計的天然物質，可供養並增強我們身體的免疫細胞，同時又可滋養所有的細胞以對抗癌症。例如有研究指出，多吃蔬菜水果與降低乳癌的風險有關。這就指向攝取蔬菜水果愈多，患乳癌的可能性也愈低。研究又指出，深綠葉蔬菜、十字花科蔬菜、紅蘿蔔、番茄、香蕉、西瓜、木瓜、哈密瓜等，均能明顯降低罹患乳癌的風險。[6]

純植物的完整食物脂肪含量低——全穀類、全豆類、水果和蔬菜，原本脂肪含量就低。這些完整的食物供給蛋白質、複雜的碳水化合物、天然的脂肪、維生素、礦物質、纖維、抗氧化物及植化素等人體必需的營養素。未經加工的穀粒、豆、水果蔬菜、無須使用加工精煉過的油脂，既能增進飯菜的口感、味道，又能裹腹。

多數以植物為本的完整食物脂肪含量低，只有一些是例外，如牛油果（酪梨）、橄欖、椰子、果仁、和種子。我們可以小心地選擇吃這些脂肪含量較高的食物，最好是未煮過的（生的果仁及種子）。人體需要天然的油脂來維持多種體內功能，而完

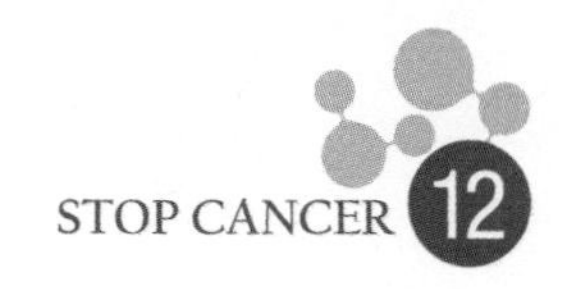

整的植物類食物可供給足夠的天然脂肪。我們必須盡量避免食用經過加工提煉的油脂。正如上述所說的，我們必須避免食用所有經提煉加工過的食物，包括白麵粉，及其他經過精煉加工的穀類和豆類所製造的食物。大多數商業製造的食品多採用大量的精製糖和油脂。

純植物的完整食物多屬鹼性——以pH值作測量，我們吃的東西可影響血液的酸鹼性。正常的血液pH值應略呈鹼性，約在7.35至7.45之間。血液的pH值必須維持在這狹窄的範圍之內，身體才能保持最佳健康狀態和正常的細胞功能。多數的植物性食物皆屬鹼性。使用蔬菜水果所供給的大量鹼性礦物質平衡pH值時，身體便能修補遭破壞的細胞，增強體力，以及解毒。這些都是抑制癌症所必需的。幸而我們體內有多種緩衝系統可保持pH值在正常範圍內。但食用不當的食物，卻能使我們的緩衝系統儲備不足。

酸性食物容易引發健康問題。飲食中包含許多酸性食物（動物性蛋白質、糖、精煉加工的食物、酒、咖啡因和汽水），均能使pH值變成酸性，西方的飲食也多傾向酸性。世界各處的飲食亦隨著民眾吃入更多的動物及精煉食品而轉向酸性。含酸性高的飲食能導致骨質疏鬆、骨折、腎結石及其他不良健康後果的風險增加。除非身體的pH值略呈鹼性，否則身體很難治癒許多種慢性疾病，特別是癌症。

癌細胞喜愛酸性環境。癌細胞會在酸性環境裡蓬勃成長。所有動物類食物，經過精煉加工的食物和含糖飲料，都是酸性的。若我們能轉變至比較鹼性的環境，癌細胞就不能生存。要達到平衡的最佳方法，就是多進食鹼性的食物。意思就是說，我們需要食用80%的鹼性食物（多為蔬菜水果），以及約20%的酸性食物（多為全穀類和全豆類）。只有不斷藉著飲食，供應身體的鹼性物質，才可將有病的細胞轉為健康的細胞。

純植物的完整食物能解毒——植物為本的完整食物是強而有力的解毒劑。多數未經加工精煉的植物，均含有能夠中和與清除有毒廢物的纖維和鹼性礦物質。食物纖維能保護大腸，避免罹患癌腫瘤。[7]纖維更能使血糖正常化，並減低血液中的膽固醇；這兩者均能餵養癌細胞。請記住：

癌細胞喜愛多糖和高脂肪的食物。完整的植物性食物含水分較多，水分可幫助身體溶解毒素，以沖洗無機沉澱物的方式，讓毒素排出體外。另一方面，動物性食物完全不含纖維，因而容易引起便秘，增加體內之毒性。

植物療法的兩個步驟，圖（一）：

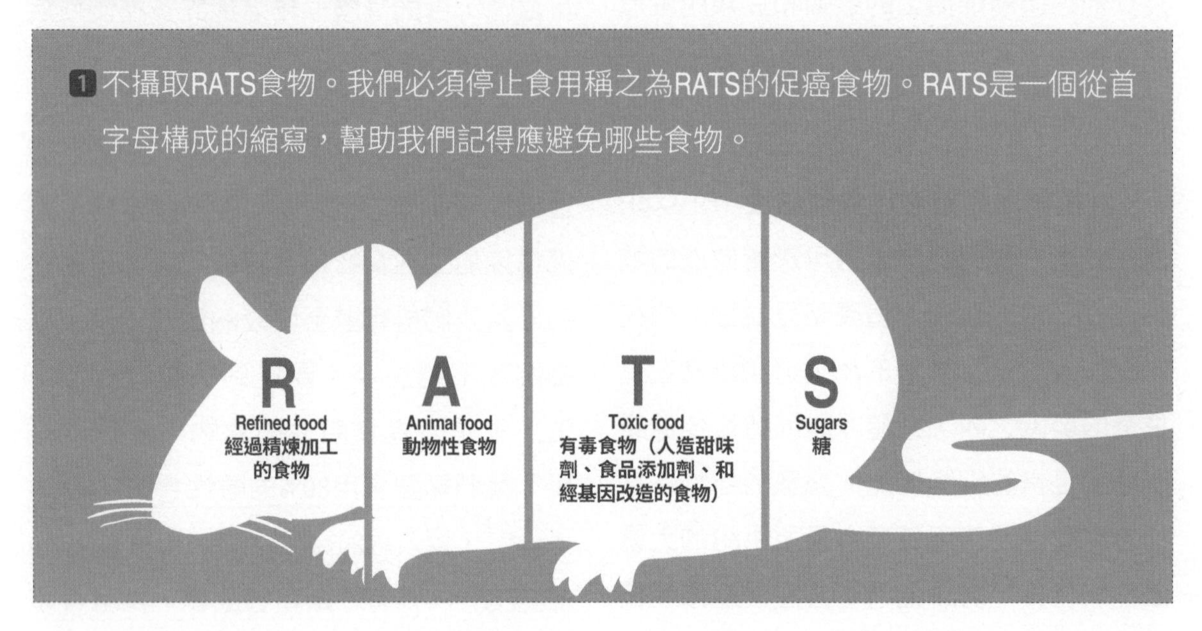

我們如何運用植物療法

對一個罹癌的病人，不論他選擇的治療是哪一種（化學治療、輻射性治療、手術治療或其他療法），改變飲食方式都是關鍵所在。若不從脫離「促癌」食物轉變為多方攝取「抗癌」食物，病人能否完全治癒癌症，仍是一個疑問。助癌生長的食物包括：所有經過精煉加工的脂肪油、穀類和豆類。所有動物性食品，如肉類、家禽、魚、海鮮、蛋、牛奶及奶製品；所有含毒產品，如人造甜味劑、化學添加物、味精、其他增味劑、人工合成的色素、染料、食品防腐劑、增稠劑、稀釋劑、基因改造物體及精煉糖類（玉米糖漿、高果糖玉米糖漿等）。多數商業加工食品均含有RATS。

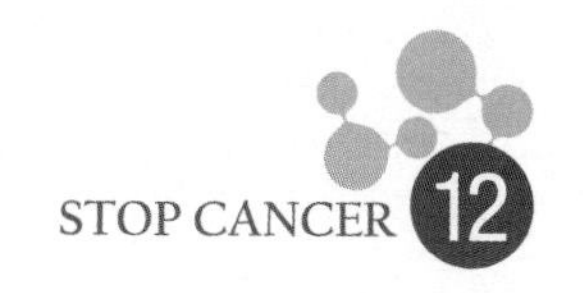

圖（二）

2 BGFVR——我們需要進食抗癌的食品。只要記住BGFVR就是幫自己一個大忙
（BIG FAVOR，除去其中的母音字母）
BGFV = R
B
Beans and legumes
豆類
G
Grains
穀類
F
Fruits
水果
V
Vegetables
蔬菜
R
Right diet
正確的飲食

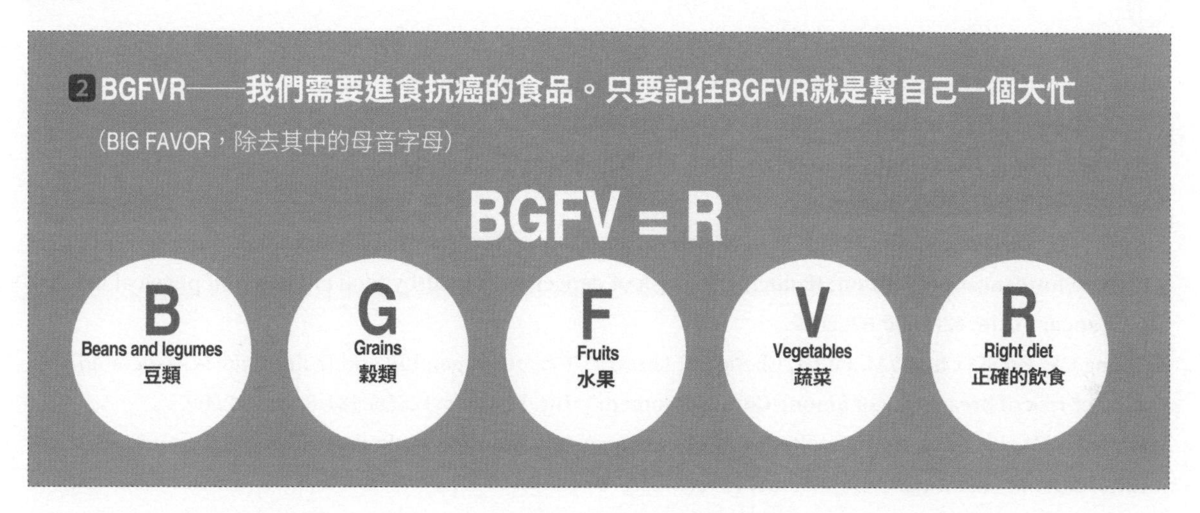

每天要多吃能夠抗癌的豆類、穀類、水果、和蔬菜，作為正確的飲食（請參閱第十五章），只有純植物的完整食物，才能抗癌，因為它們供應數以千計的治療營養素給體內的細胞。

這乃是以營養為本，又無副作用的良藥。不管您所選擇的是哪一種療法，純植物的飲食是唯一能夠預防及逆轉癌症的有效策略。

我們將在下一章中討論抑止癌症的「3R」飲食。

「致癌」與「促癌」的不同：

致癌：致癌物可以直接誘發細胞癌變，乃「主凶」。

促癌：促癌物本身不會導致細胞癌變，但會促進致癌物或致癌病毒誘發細胞癌變，是「幫凶」。

1.Food,Nutrition& Herbs! Phytochemicals. www.bellybytes.com/phytochemicals.

2.Fuhrman J: Super Immunity. Health.com October 2011.

3.Barrie L: These Foods Fight Cancer. Health P.113, November 2010.

4.www.cancer.org/phytochemicals.

5.Kushi LH, Doyle C, McClullough M et al: American Cancer Society guidelines on nutrition and physical activity for cancer prevention: Reducing the risk of cancer with healthy food choices and physical activity. CA Cancer J Clin. 62(1):30-67; 2012.

6.Zhang CX, Ho SC, Chen YM, Fu JH, Cheng SZ, Lin FY: "Greater vegetable and fruit intake is associated with a lower risk of breast cancer among Chinese women." Int. J Cancer 125(1):181-8, Jul 1, 2009.

7.Iscovich JM, L' Abbe KA, Castelleto R: Colon cancer in Argentina II: Risk from fibre, fat and nutrients. International J of Cancer 51(6):858-61, 1992.

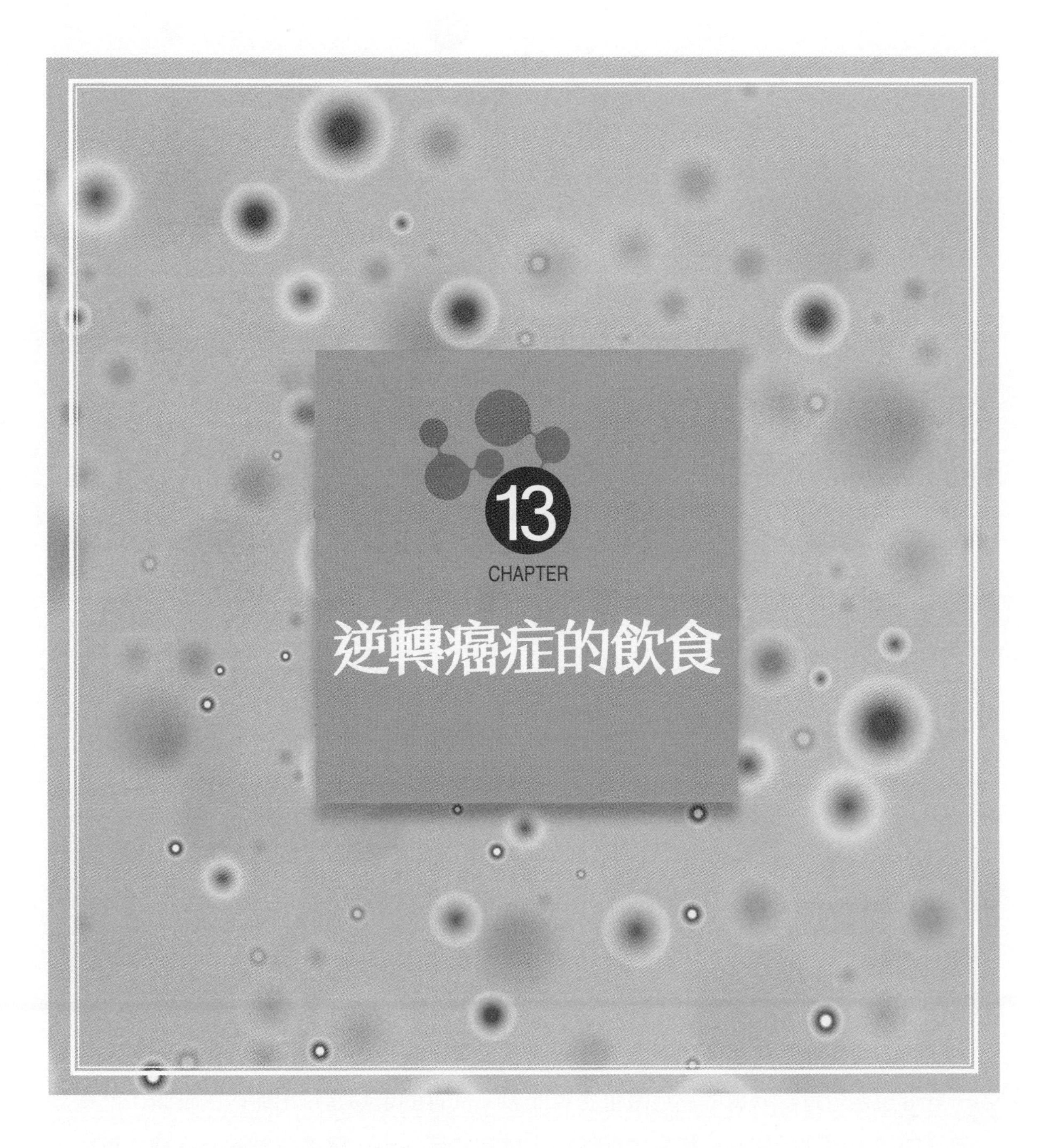

逆轉癌症的飲食

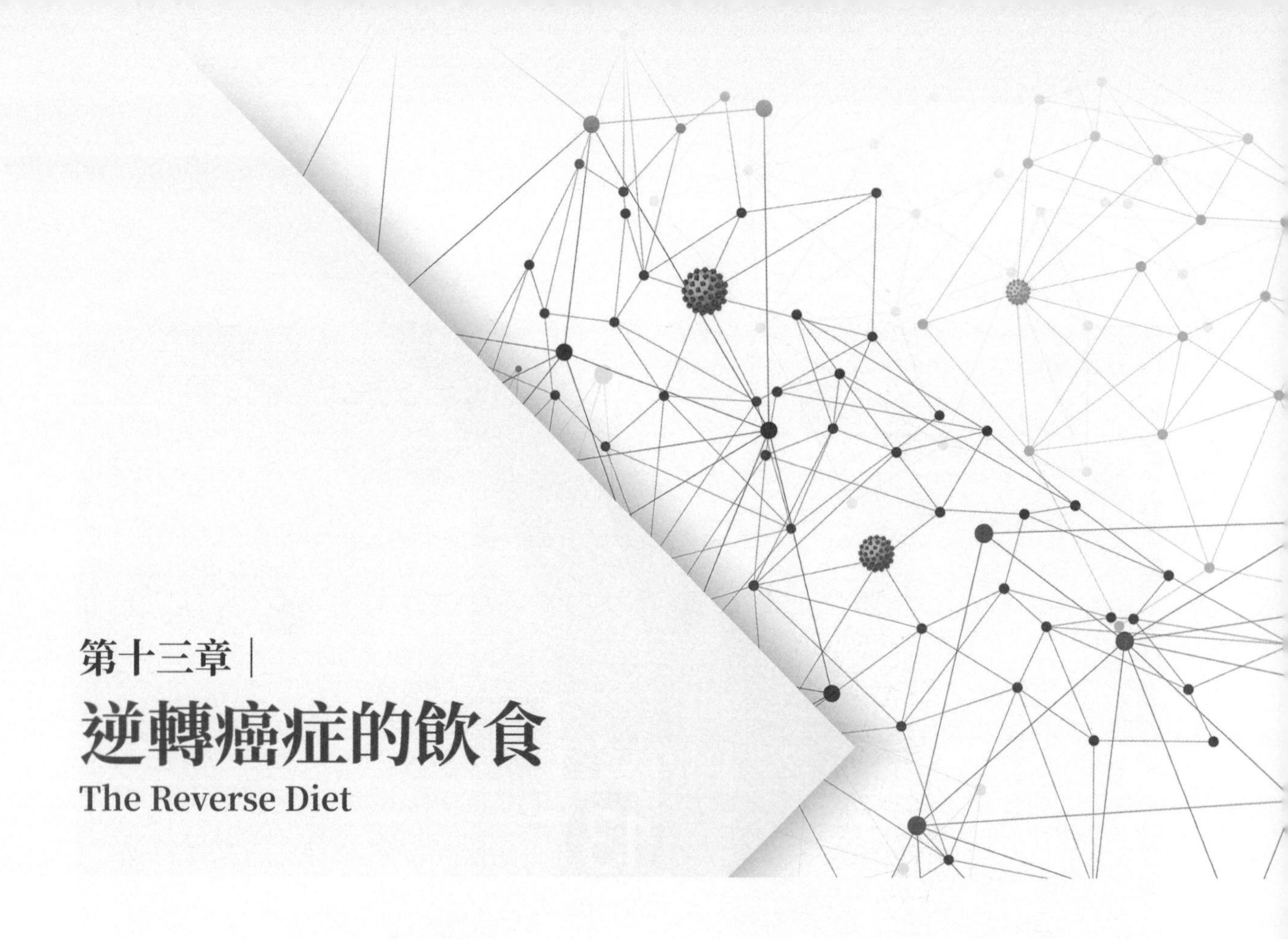

第十三章｜

逆轉癌症的飲食

The Reverse Diet

在本章中，針對所謂三步驟營養計劃——「3R」飲食，我將就其中實施辦法逐一說明：

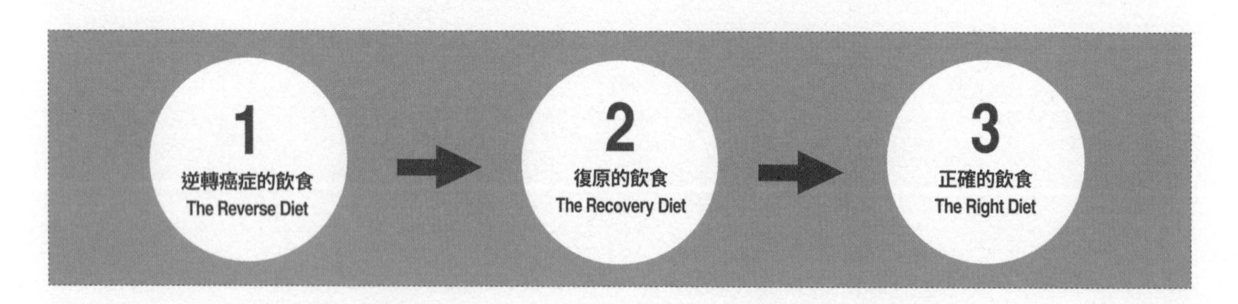

我們的營養計劃包括循序漸進的三個過程，第一階段由逆轉癌症的飲食開始，這是為一些健康處於危險狀態的癌症嚴重患者而設。飲食的重點是排出體內的毒素，然後加以補充帶有治療性的營養。這是短期性抑止癌症的第一步，需進行數天至一週或更久，視病人的情況而定。

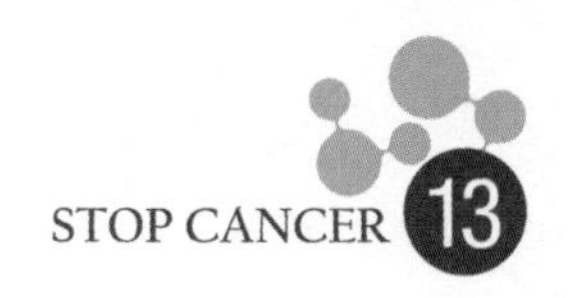

第二階段——復原的飲食，乃繼續治療的過程，但可減少一些飲食的限制。第三階段是能夠維持最佳健康狀態的正確飲食。

我們鼓勵食用新鮮的水果和未經烹調的蔬菜、全粒穀物、莢豆科植物、整粒的豆、及未經加工、未經精煉的純植物食物。如果環境允許，應當食用有機種植的蔬果及有機產品，尤其要避免含高度污染物的食品（第十六章）。可在這些範圍內實行有彈性的飲食計劃，配合個別的需要、喜好及作息時間表。

讓我們開始第一步——逆轉疾病的飲食

如何能夠排除毒素和補充營養素？解除細胞毒素及補充營養素的最佳方法，就是飲用鮮榨蔬果汁。蔬果汁治療法能夠有效的解除毒素，並為飢餓的細胞補充重要營養素。

在最初階段，我們的消化系統還不能夠應付太多和太大塊的食物，更不用說要吸收這些蔬菜水果中所含的治療性營養素了。一般人只能吸收大約35%吃進體內的營養素。至於生病的人，其百分比則降至約1%而已。然而若進食的是蔬菜水果的汁液，病人就能吸收其中92%的必要營養素。蔬果汁治療法的先鋒——克士挪爾醫生（H.E.Kirschner）說：「植物的汁有如人體的血液，含有一切修復和滋養身體的元素。」[1]

生的蔬果汁治療是最快逆轉病情的方法。同時，我們必須減低消化系統的工作負荷。消化是體內最消耗能量的運作之一，藉著飲用蔬果汁，我們讓消化器官能夠保留體力，以達到最大的療效。

逆轉疾病的食譜——一日新鮮蔬果汁飲食計劃

蔬果汁可以按所建議的每隔一至二小時飲用一次。

- 清早起床——清水、或味噌湯、或花草茶（紅三葉草），加入小量鮮榨檸檬汁。
- 一至二小時後——鮮榨果汁，混入綠粉或綠濃縮液補充劑（任何以有機種植的完整植物所製成的粉或濃縮汁）。
- 一至二小時後——鮮榨菜汁

- 一至二小時後——鮮榨菜汁
- 一至二小時後——清水、味噌湯、或花草茶加檸檬
- 一至二小時後——鮮榨菜汁
- 一至二小時後——鮮榨菜汁，混入綠粉或綠濃縮液補充劑
- 一至二小時後——鮮榨菜汁
- 一至二小時後——清水、味噌湯、或花草茶加檸檬
- 一至二小時後——鮮榨菜汁或果汁

除此之外，建議您再加上以天然藥草洗腸或灌腸一次，以保持排便通暢。

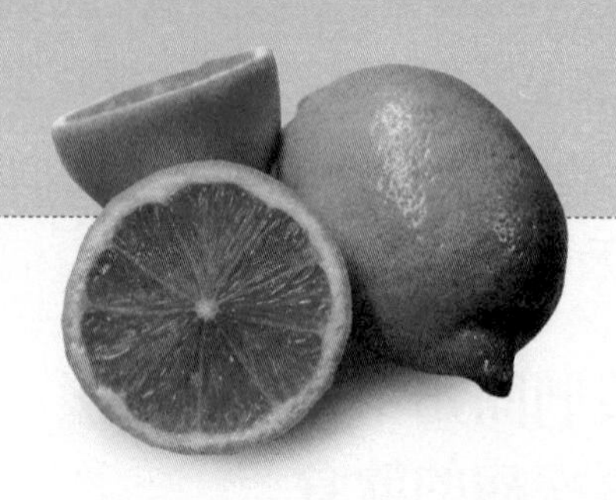

身體如何排毒？

癌症與毒素乃是息息相關的——其中包括有毒食品、空氣、水或環境，以及有害的生活習慣。幸而我們的身體有五個器官能夠排毒。我們以「KILLS」一詞來形容這五個器官，就是腎（Kidney）、腸（Intestines）、肺（Lungs）、肝（Liver）和皮膚（Skin）。如果這些器官的功能減弱，堆積起來的毒素就能致我們於死地。在病況嚴重時，排毒器官往往未能發揮正常運作。有時因為長期的慣性忽略，造成毒素的累積而導致慢性疾病。在這一段文章內，我們將討論排泄系統中最重要的器官——結腸。結腸便秘能引發多種問題，包括過敏、口臭、頭痛、胃痛、息肉、結腸炎、肝病及癌症，其原因是難以確定的。復原的第一步就是要保持結腸清潔。當結腸健康時，將近60%至80%的健康問題都會消失。以下是結腸健康要注意的事項：

❶每日定時清除體內廢物。
❷多喝清水。
❸常運動以增進肌肉之收縮。
❹管理壓力。當一個人感受到壓力、情緒緊張或擔憂時，所有的身體器官，特別是結腸，都會受到影響。
❺如有需要，用天然草本清洗劑或灌腸劑，幫助大腸清理體內廢物。

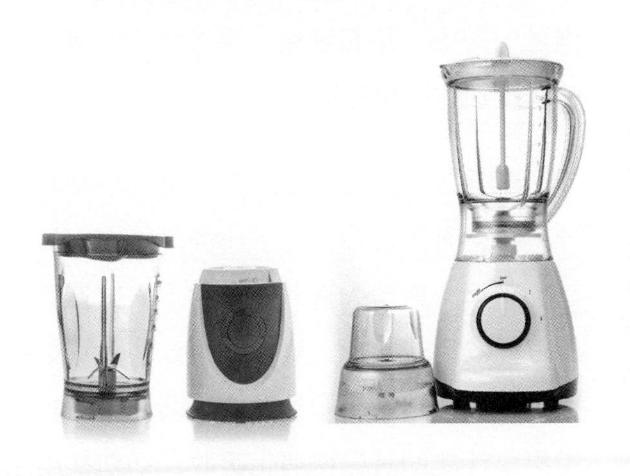

我應買哪一種榨汁機？

市面上銷售的果菜榨汁機（調理機）種類很多。可挑選一台符合個人需要及經濟預算的機器。目前榨汁機的價格是美金70元起至500元以上一台。你所買的榨汁機，必須具備在榨汁時能將汁液與渣滓（纖維）分開的功能。至於如何使用及保養榨汁機，請按照出版商的指示即可。

如何製作新鮮蔬果汁？

請盡可能使用有機農產品。這些新鮮蔬果在種植時，均不使用化學肥料及有毒的農藥殺蟲劑。水果蔬菜必須儲存在冰箱內。準備榨汁時，請按照下列步驟：

❶將水果和蔬菜刷洗乾淨。
❷若所購買的蔬果不是以有機方式種植，應當剝除外層的菜葉，或削去水果有蠟的表皮。
❸將水果蔬菜切為碎片，以便放入榨汁機中。
❹可將菜葉、芽菜、小麥草捲成小球狀，用紅蘿蔔或其他硬的蔬菜推入榨汁容器中。
❺較軟的水果可用硬的蘋果或紅蘿蔔推入榨汁機中。

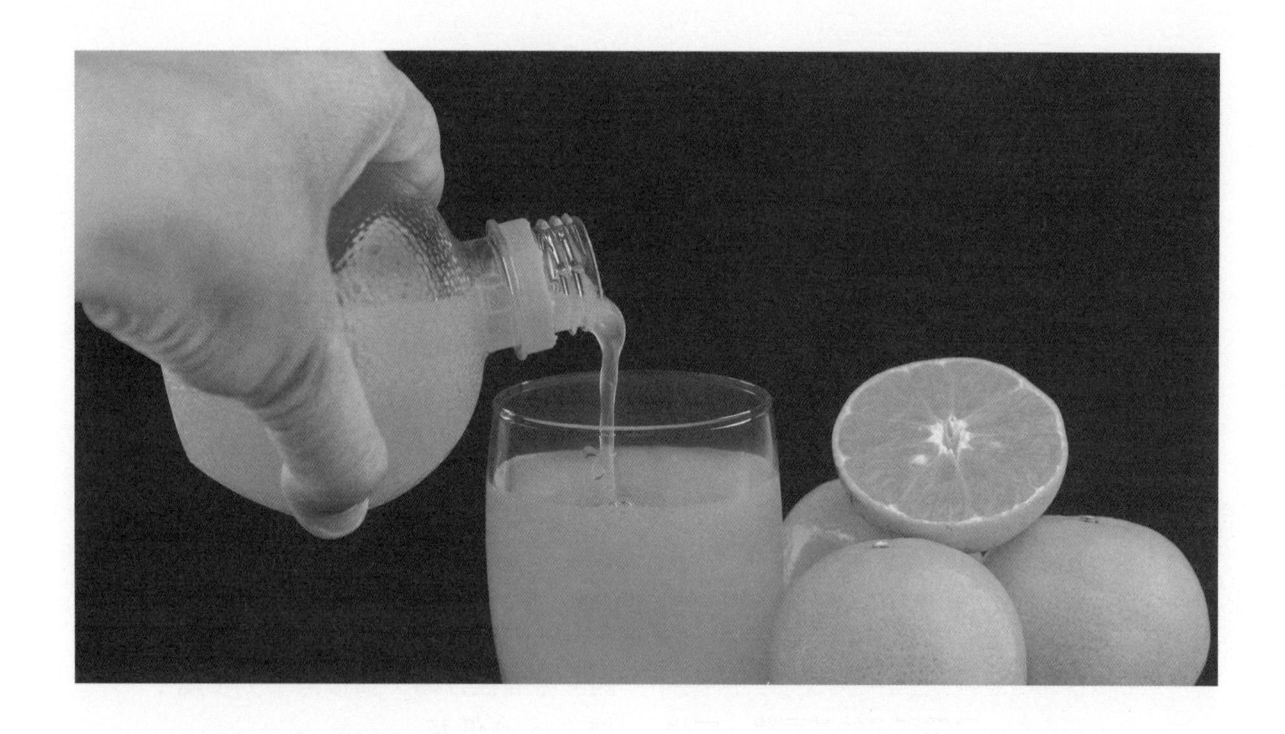

我應該攝取哪一種果汁？任何當季的新鮮水果蔬菜，均可用來榨汁。如果一個人對甜度較高的水果會有所反應，可用清水稀釋，或只加蔬菜汁也可以。

因為綠葉蔬菜（菠菜、羽衣、芥菜、小麥草、大麥草、羽衣甘藍、西蘭花、結球甘藍等）的味道比較強烈，可用2杯（約500毫升）紅蘿蔔汁與1/4杯菜葉汁混和。每五磅紅蘿蔔可榨出約5至6杯菜汁，也可加入其他蔬菜，如甜菜根、青瓜、青椒、芹菜、節瓜、黃節瓜和生菜。紅蘿蔔最適合作為基本汁液。若想用氣味比較嗆或辛辣的蔬菜，如洋蔥、蒜頭、薑和辣椒，應按各人能接受的程度加入適量即可。

建議您每日喝二至三次小量的小麥草汁。在營養素及療效上，小麥草勝過任何其他菜葉。有些人喜歡在其中混入微量的檸檬汁飲用，或加入鮮榨蘋果汁，使它更有甘甜的味道。請記住要空腹喝，空腹飲用果菜汁能助其迅速消化吸收。切勿在用餐後飲用果菜汁。我當喝多少份量的蔬果汁？病情嚴重時，或許會因病重而不能喝下大量的蔬果汁。最好開始只飲少量，約一大匙，按能接受的程度逐漸增加。

根據最具權威的營養與健康科學家沃克博士（Norman Walker）所說，最初應訂下目標為每天喝2杯（約500毫升），然後逐漸增加到2至8杯（500-2000毫升）或更多。[2]多喝蔬果汁能帶來更快速的成效，但必須要有耐性，疾病復原是需要時間的。從小多病的沃克博士乃是首位發現鮮榨蔬果汁帶有健康效益的學者之一。據報導，他在115歲時仍致力於寫作最後一本書，而且積極活躍的生活至119歲。

為何要喝味噌湯？味噌提供許多健康益處，它飽含酵素，是發酵過的黃豆醬。它也含有異黃酮，能對抗癌細胞、降低乳癌、前列腺癌、肺癌、和結腸癌的風險。[3]在日本進行的研究顯示，每天只喝一碗味噌湯就可以減低罹患乳癌的風險。味噌湯同時也提供消化良好所需之益菌和酵素，尤其是在疾病的急性病發期間，更為有用。[4]

噁心或反胃時該怎麼辦？小口地喝有機蘋果製成的蘋果醋或咀嚼生薑片，通常都能解除噁心及反胃現象。薑亦可以減少發炎的症狀。卵巢癌細胞的研究顯示，薑會使在人體外做實驗的癌細胞，以自殺（細胞凋亡）或攻擊自己（自噬）的方式死亡。[5]

進行逆轉飲食的期間，可能有哪些現象？

在這段治療期間，身體可能會產生出乎意料之外的癥兆。病人的疼痛可能會增加，腸胃與呼吸不適，整個人都感覺「不舒服」。不要以為是蔬果汁本身造成這些症狀。請記得治療的目的，是要迅速的將毒素排出體外，同時補充營養素。鮮榨蔬果汁同時有解毒和療癒的作用。所以感覺不適，乃是身體對蔬果汁帶來再生效果的反應。這情況被形容為「治療的緊急危機」。減低蔬果汁的份量即可減少不適感。過一段時間，身體會適應這種毒素清理，而這些不適的症狀亦會逐漸消失。

為什麼要去除果菜的渣滓，不吃整顆果實或整棵菜？如前所述，消化是最需要能量的體內活動之一。在這個關鍵時期，食用固體食物，會增添消化系統沉重的負荷；而以蔬果汁作為飲食，則能減輕消化器官的工作，同時迅速將有治療能力的養分輸送給各細胞。

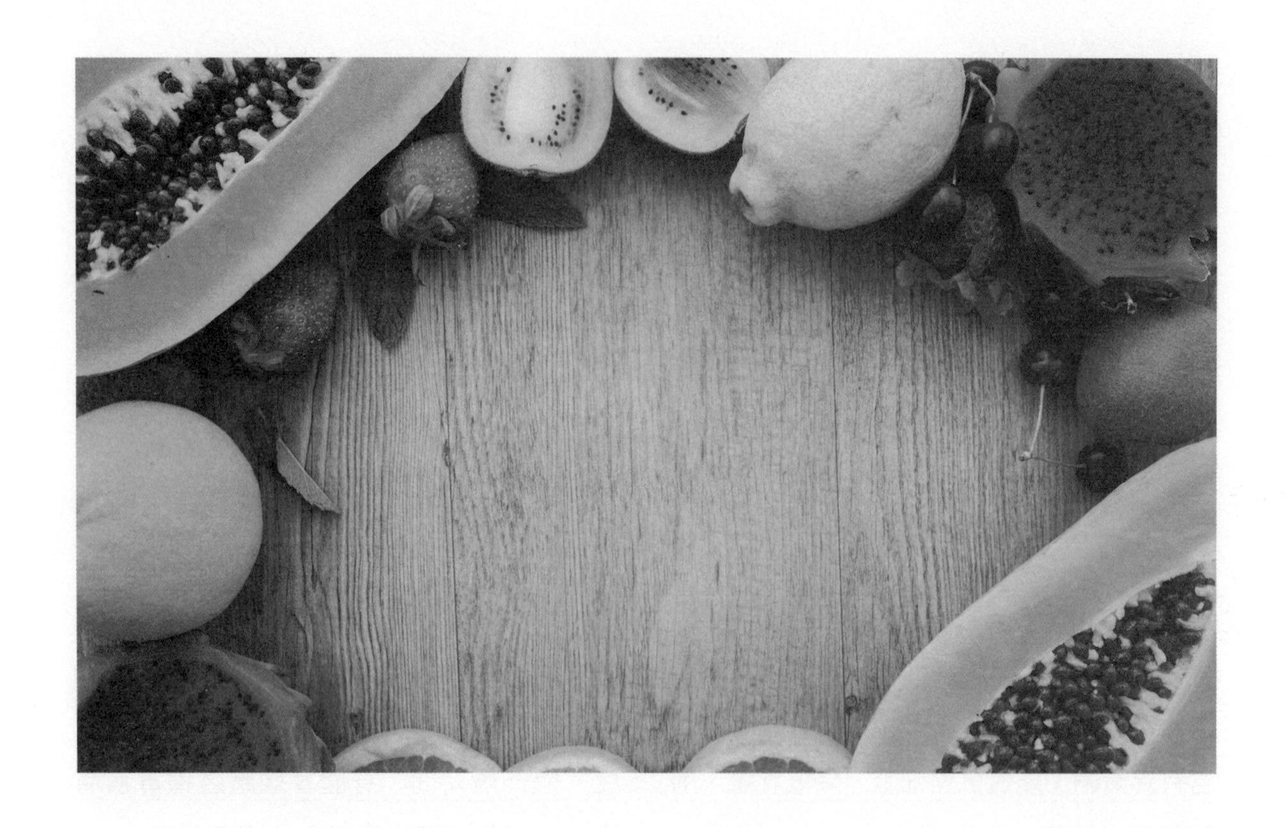

因此，不含纖維的蔬果汁可以迅速被消化吸收，讓消化系統的負荷減低。新鮮蔬果汁的治療可與靜脈營養注射相提並論。我認為蔬果汁治療乃是強而有力、又不用打針的「點滴營養」治療。

一個人應持續飲用鮮榨蔬果汁多久？病人飲用蔬果汁至可以接受固體食物時，通常五天至一兩個星期便已足夠，然後可進入第二步驟——復原期的飲食。容我再次提醒大家，一定要觀察病人對蔬果汁的反應如何，和可以接受多少固體食物的程度而定。有些人的進度比他人慢，必須謹慎顧及個別情況。

若膚色呈黃色該怎麼辦？很好！請放心，這並不是紅蘿蔔色素滲透皮膚，也不會像甜菜根或綠色菠菜的色素滲透皮膚那麼滑稽。例外的是，紅甜菜根的紅色素，會出現在尿液與糞便中。請不必驚慌，您喝下去的蔬果汁，已在體內開始大掃除，皮膚若呈現黃色或棕色，表示肝正在釋放

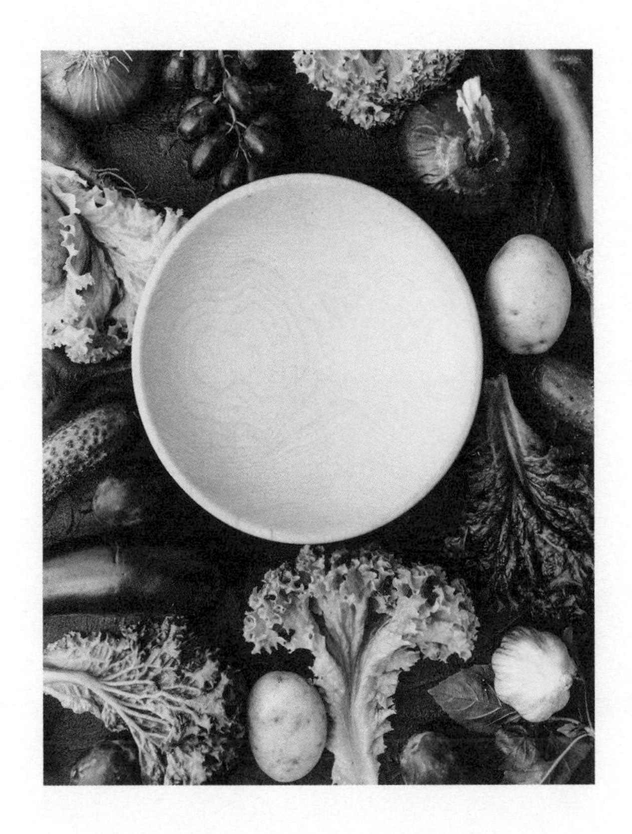

毒素、膽汁及其他廢物。假以時日，所呈現的顏色均會消失。一天早上，當我的診所準備營業時，有一位病人是醫學院一年級的學生，他看起來很緊張，衝口而出的說：「今天早上，我的排便中有血。」

「你的感覺如何？」

「很好，但這是怎麼回事呢？」

我知道他沒有吃魚或任何肉類，於是問他：「你昨天有吃甜菜根嗎？」

立刻，他的面容放鬆了，他開心且蹦蹦跳跳地離開診所，準時去上他早上八點鐘的解剖學課。

1.Kirschner HE: Live Food Juices. H. E. Kirschner Publications. P. 20, 1991.
2.Walker NW: Fresh Vegetable and Fruit Juices. Norwalk PressP.19, 1970.
3.Quigley D: 10 Benefits and Uses for Miso. Care 2 Healthy Living. www.Care 2.com.
4.Kessman S: The Health Benefits of Miso Soup: Japanese Chicken Soup. May 16, 2006.
5.Keough J: "A Killer Kitchen Spice" Alternative Medicine P. 25, September 2006.

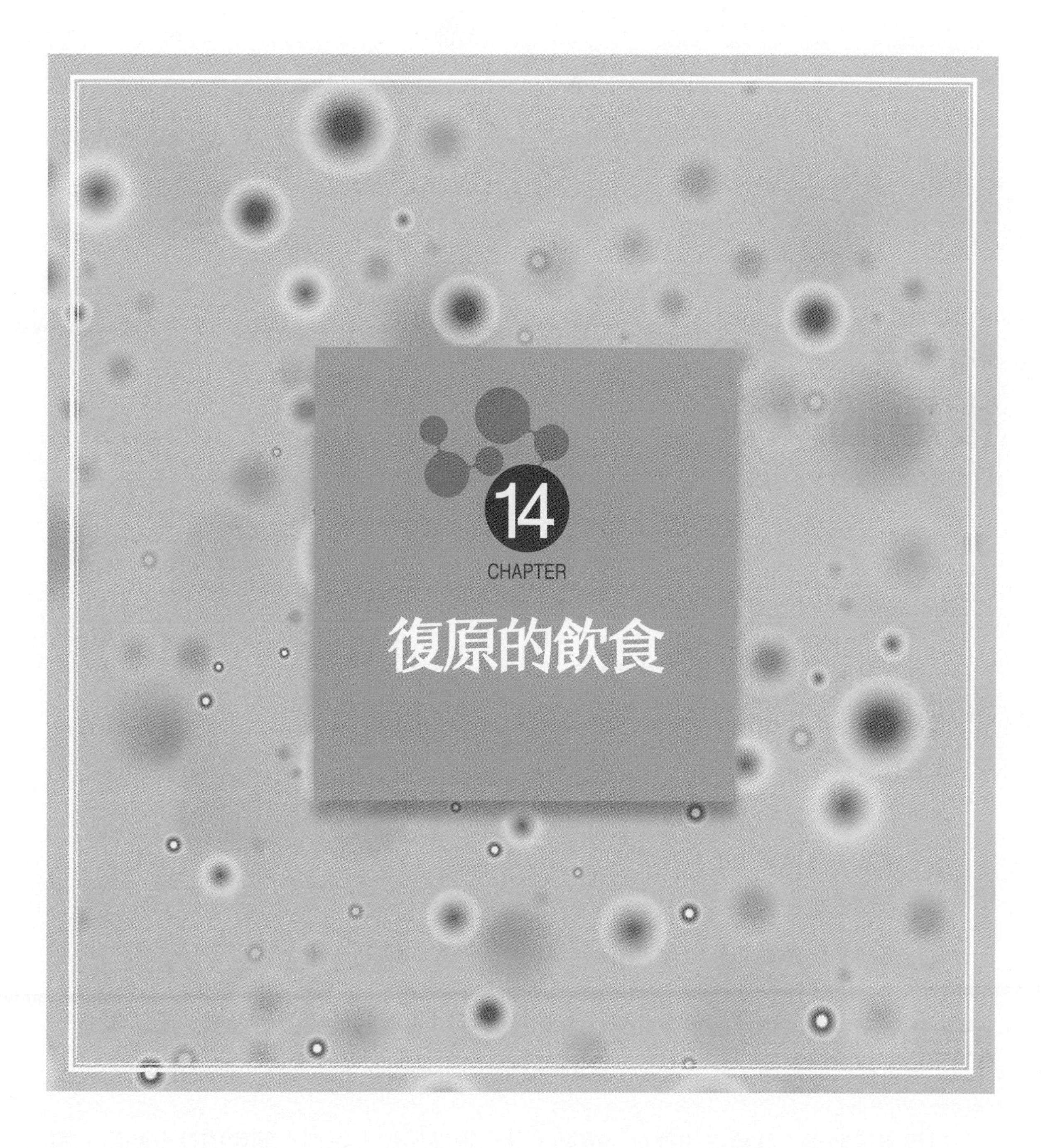
14
CHAPTER
復原的飲食

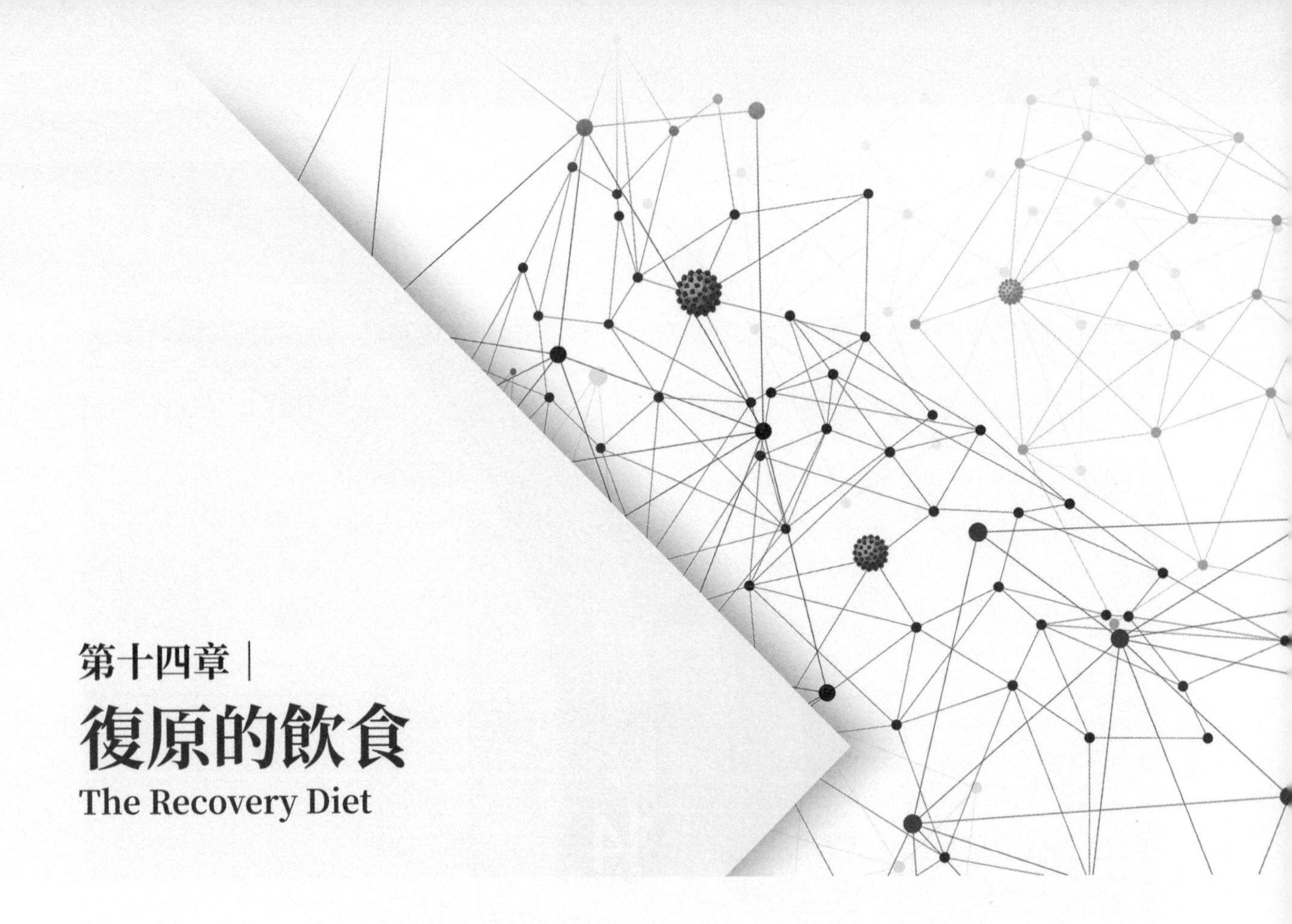

第十四章｜復原的飲食
The Recovery Diet

「健康對所有人一樣重要，

它好比鑽石或珍珠，

你當作該做的事，

跑步會使身體健壯，

不可懈怠，別總是坐著無所事事，

享受你周遭的世界，

因這是一首健康且真實的詩。」——凱拉．卡亞（8歲）

在本章中，除了復原的飲食之外，我們亦會探討必要的健康生活習慣。應該讓這些無可替代的選擇，成為日常生活的一部分。藉著改變生活方式，得以康復。

科學家已發現：純植物的飲食、運動、壓力管理、加上與他人適度的社交關係，均能延長壽命。他們也測量前列腺癌症男病患的端粒長度。端粒乃是染色體末端的保護帽

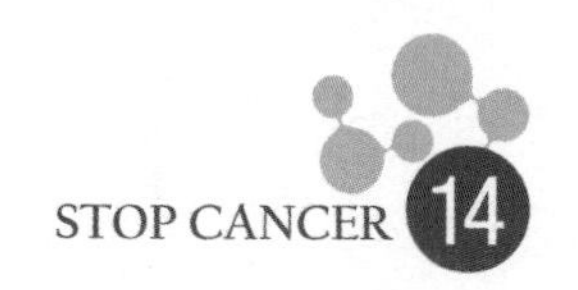

（細胞核心的一部分），對細胞老化深具影響力。端粒越短，細胞越快死亡。

研究員追蹤35位罹患初期前列腺癌的男病患長達五年之久。其中有10位的生活包括：進食以植物為本的飲食，每週有六天均步行30分鐘作為適度運動，以瑜伽或默想控管壓力，及每週參與小組聚會，互相勉勵。其他25人則不作任何重大的生活改變。結果顯示：改變生活方式的那一組，端粒長度明顯增長10%；而未改變生活方式的那一組，端粒長度卻縮減了3%。參與者越是堅持奉行健康的生活方式，他們的端粒就越會大量增長。

這項研究將端粒長度與癌的擴張，及病患存活率連結起來。端粒越長，癌的進展越慢，存活率也越高。[1]在本文中，我們將介紹給讀者一套知名度甚廣，稱之為「新起點」（NEWSTART）的生活概念。

新起點生活計劃是什麼？

「新起點」（NEWSTART）乃是由北加州威瑪健康教育中心（Weimer Health Education Center）的一位客人始創的名稱。[2]自70年代起，這中心一直以自然療法幫助人們預防及逆轉疾病。根據《聖經》中第一卷書〈創世記〉的記錄，這些自然療法的概念在世界創始之初就已經存在。神在創造世界時，早已將一幅如何維持最佳健康的藍圖交給我們。在提倡新起點生活方式的效益上，凱洛格（John Harvey Kellogg）醫學博士算是二十世紀美國最知名的開路先鋒。他與後來頗富盛名、位於密西根州的巴特克力克療養院合作，大力倡導健康的生活方式。

早在1870年代，凱洛格醫生即鼓勵人們多吃低油脂及低蛋白質的飲食，並提倡多吃全穀類、高纖維食品、水果、蔬菜及堅果。他亦提倡運動、新鮮空氣、衛生清潔的重要性。[3]

新起點生活八大原則：

N **營養（Nutrition）：**藉著進食最完整和營養價值最高的食物，營造自己的健康達至最佳狀態。正如在本書前幾章所述，適當的營養能治療疾病，使癌細胞餓死，並加強健康細胞的免疫機能。「人如其食」，一個人吃了什麼，就會變成什麼樣子的人。這句名言或許稍嫌簡化，但營養確實至關緊要。雖然如此，單靠營養是不足夠的。建立一個整體性的健康生活方式才是重點所在。

E

運動（Exercise）：我們的身體需要活動，藉著運動與血液循環維持生命。雖然今日的社會生活步調極快，可是人們身體的活動量卻處於極低程度。很多人根本一整天下來連動都不太動，這會導致許多嚴重的後果。

運動能使肌肉器官的活力正常化、增加淋巴系統的活動、增強免疫系統，還會幫助身體排出體內的廢物。要記得癌喜歡活在含氧量低的環境內。在低氧環境中，甚至連健康的細胞也會產生變異，轉為癌性（參閱第十章）。經常運動可舒緩憂慮和緊張的情緒、降低壓力，並刺激大腦釋放內啡呔（endorphin，又稱腦內啡）。內啡呔是大腦自然生產的肽，能減低疼痛感，使人感覺良好。

每天的運動，尤其做戶外運動，乃是治療疾病必須具備的一部份。步行與從事園藝，均為兩種增進血液循環、輸送養分到各細胞的簡單運動方法。

飲食與體能活動對癌症的影響是有據可查的。多項研究報告顯示，在幾種常見的癌症中，保持活躍的人於防止癌症復發及病情進展方面都有較好的成果。[4]

W

水（Water）：很多人飽受身體長期缺水之苦，尤其在細胞方面，更是如此。有時連輕度缺水都能改變一個人的情緒、活力和思路清晰的能力。若一個人感覺頭疼、疲憊或煩燥不安，就應該趕快喝水！我們所常喝的飲料，如咖啡、茶、酒、汽水或運動飲料等，都會使缺水情況更加嚴重。根據統計，75%的美國人皆處於長期缺水的狀態。有些人因感覺不出口渴，而會誤認這是飢餓的感覺。[5]

有一位病人在動過手術後，感到嚴重的頭痛，醫生開了止痛藥的處方給他。到藥房等待配藥時，他決定先喝點水。怎知大口喝下兩杯水之後，無需服用止痛藥，他的頭痛竟然消失了！我注意到許多年長者每日按時吞下藥丸，但是他們從吃藥所喝的水得到的益處，遠超過藥丸本身。

喝水能否幫助防止癌症？流行病學對於飲用液體量與不同癌症之關係的研究，

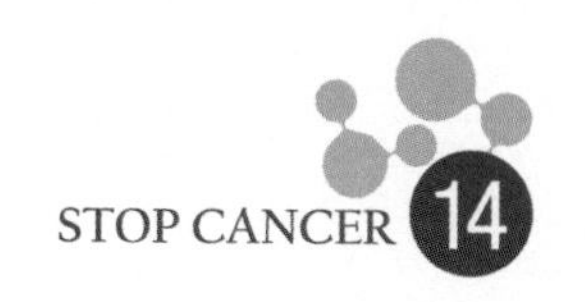

因為考核評估不足，至今研究的結果仍未定案。

然而吸取足夠的水分，確有預防膀胱癌、結腸癌、及乳癌的效益。[6]在膀胱癌方面，降低飲水量，隨著排尿次數減少，導致尿液中的致癌物質濃度增加，並延長了致癌物與膀胱黏膜接觸的時間。在結腸癌方面，亦有同樣的情況出現。由於喝進體內的液體不足，而降低腸道輸送排泄物的速度，同時亦增加腸壁黏膜與致癌物質的接觸時間，因而提高患有結腸癌的風險。同樣的，飲水量不足亦會提高患乳癌的風險。[6]

水分充足能加速身體的復原。我們必須喝足夠的純淨水，以保持尿液清澈。兩餐之間，飯前半小時，飯後兩小時，均是最佳的喝水時間。進餐時不宜喝水，因為水會沖淡消化的胃液，延長食物在胃中消化的時間。

以水療法治病乃源自人類文明的初期。我們發現水療可治疼痛、感染，特別針對癌症病患的疼痛與呼吸系統的感染，尤為有效。（關於這方面更多的資料，您亦可參閱本書作者劉漢新博士於2010年出版的著作——《水療法在呼吸道感染上的應用》（暫譯，Hydrotherapy for Respiratory Infections。）[7]

S **陽光（Sunlight）**：利用陽光治病乃稱為日光療法。消費者健康的代言人亞當斯（Mike Adams）稱陽光為「奇蹟」般的治療。[8]沒有陽光，萬物皆失去生機，不能存活。

人們靠陽光吸收維生素、荷爾蒙、和生命所需的礦物質。讓陽光穿透皮膚，乃是最可靠的攝取維生素D方法，而從皮膚所得到的維生素D則是極為有效的抗癌藥。

近期的研究顯示，太陽帶有治療功能的照射，能夠防止許多種癌症，包括前列腺癌、乳癌、子宮頸癌、卵巢癌、結腸癌和皮膚癌。陽光亦能保護我們不致罹患非典型的霍奇金淋巴瘤及其他癌腫。[9,10]按加州大學聖地牙哥分校、慕爾斯癌症中心的防癌專家——格爾蘭德（Cedric F. Garland）醫生的估計，藉著曬太陽、飲食及服用維生素D3補充素，即能防止全世界25萬件結腸肛門癌及35萬件乳房癌的發生。[11]

請記得每天花適量的時間吸收陽光，讓手臂、腿、臉曝曬在陽光下10至15分鐘，就足以達到身體所需的份量。膚色較黑的需要多曬一點。陽光是比食物更好的維生素D來源，而且還是完全免費的。若要得到曬10分鐘太陽所得到的維生素D，就必須吃超過六磅的香菇、150枚蛋黃、30份含維生素D的早餐穀物或喝30杯含維生素D的橙汁[12]。在沒有陽光普及的地方，可能就需要服用維生素D補充素。

T **節制（Temperance）**：節制所指乃是在多方面保持均衡的生活方式，其中包括：飲食、運動、工作、學習、休息、睡眠、休閒娛樂、社交關係和行善等。甚至連好習慣也必需有節制，不能過度。

A **空氣（Air）**：新鮮空氣是身體不可或缺的重要元素。空氣是由氮與氧結合而成的，缺乏了這些要素，身體就會瓦解。雖然人們可從食物中攝取氮，但空氣卻是最固定的氮氣來源。我們所呼吸的空氣中約有78%乃是由氮氣形成。

氧氣亦同樣重要，缺乏氧氣我們便活不了。要盡量避免淺呼吸，因為那會向大腦發出壓力的訊號。應當嘗試作深呼吸，以便吸入更多氧氣；這會改善消化，提高頭腦敏銳度，減少壓力，還能促進睡眠。

R **休息（Rest）**：休息與睡眠，和營養同樣重要。缺乏睡眠會引發重大的健康問題。活到119歲的沃克博士指出，90%的疾病皆由缺乏休息與睡眠而引起。我們知道身體的修補及重建都是在睡眠時進行。睡眠能充實、更新和恢復情緒的平衡。更重要的是，你知道缺乏睡眠能改變基因嗎？

睡眠不足會改變數百種人類基因的活動。根據英國蘇爾瑞大學研究員的最新研究，低於六小時的熟睡會改變高達七百種基因的活動。這些基因皆與應付壓力、免疫反應，和控制發炎有關。連續多晚的睡眠不足，乃會擾亂維繫健康所必需的數百種基因。[13]

睡眠和乳癌的風險有關連嗎？克利夫蘭的卡斯西方瑞斯爾夫大學最近的一次研究結果顯示，停經後患乳癌的婦女，如果經常每晚睡眠低於六小時，其腫瘤的發展速度，可能比那些睡眠時間較長的女性患者高出兩倍。[14]為了維持身體的日夜規律，充足的睡眠乃是必須的。日夜規律有助於調控我們體內DNA的修補，當它受到睡眠所改變，就會擾亂修補的過程，讓疾病可乘虛而入。

什麼時間是最好的休息時間？午夜前比午夜後入睡，更有事半功倍的效益。午夜前的數小時，乃是身體進行大部份修補工作的時間。您可藉著早點上床入睡，幫助身體的療癒過程，亦可藉此強化您的「控癌基因」──即p53 基因。

p53 基因是什麼？p53基因是藉著管控細胞正常生長，以調節細胞週期的基因。試想一下，如果沒有p53基因的調節作用，我們的鼻子、手指、眼睫毛就會肆意持續生長，那麼我們將會變成什麼樣子呢？更重要的，p53基因是壓制腫瘤的基因，能夠阻止腫瘤的形成。當一個細胞的DNA受傷時，p53能停止該細胞繼續生長；然後促使該細胞死亡，藉以制止癌的生長。同時p53也能發出訊號，使有病的細胞修補其受傷的部份。[15]然而，某些食物和生活習慣，卻能傷害p53基因的生產和功能。

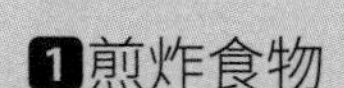

哪些因素會傷害p53基因？

1. 煎炸食物
2. 動物性食物
3. 含糖的食物
4. 睡眠不足
5. 壓力

因為我們體內多種功能都是有週期性的，固定在24小時循環裡保持正常的睡眠規律，並在一週中抽出一天作定期的休息和復原，就會使p53基因的調節作用和整體的身體健康達至最佳狀態。

T 信靠（Trust）：我們的情緒對癒合過程有巨大的影響。負面情緒包括：恐懼、憂慮、憤怒和抑鬱，皆能削弱身體對抗入侵者的能力。相反地，希望、樂觀和勇氣則會幫助康復。

許多研究指出，我們的身體健康會受宗教信仰所影響。雖然要徹底明白這其中的複雜性是有一定的難度，但是學者們已發現，那些在日常生活中置入宗教活動的人，其信仰與大腦之間存有密切的聯繫。

賓州大學的神經學專家，紐伯格（Andrew Newburg）醫學博士發現：祈禱、參赴宗教聚會及參加教會活動的人，擁有較好的免疫功能，更有可能享有健康長壽。[16]

有些時候，遇見那些背負焦慮、失望、沮喪、悲痛的人，我會感到十分無助，常問自己到底能為他們做什麼呢？雖然在會談完畢後，經常會聽到他們反應說：「你已經幫了我不少，現在我感覺好多了。」即使我覺得做得還不夠好，但得到幫助的人卻釋懷了。

從多年經驗中所得到的結論是：雖然沒有找到迅速解決的辦法，只要願意聆聽、支持及鼓勵，對他人都是極有幫助的。我只管表示關心，並且傳遞慈愛天父關懷世人的信息，就能帶給他們平安、希望與勇氣。願與讀者分享幾個特別有幫助的經文：

「你不要害怕，因為我與你同在；……我必堅固你，我必幫助你；我必用我公義的右手扶持你。」（以賽亞書41：10）

「耶和華說：我知道我向你們所懷的意念是賜平安的意念，不是降災禍的意念，要叫你們末後有指望。」（耶利米書29：11）

「你們要將一切的憂慮卸給神，因為祂顧念你們。」（彼得前書5：7）

「我的恩典夠你用，因為我的能力是在人的軟弱上顯得完全。」（哥林多後書12：9）

「……但因神向你們所顯的大能，也必與祂同活。」（哥林多後書 13：4）

當信心幾乎喪盡時，上帝必不辜負我們。在天上的父關懷每一個人，甚至在我們尚未知道有問題之前，祂就已經備下了千百種能幫助我們的方法。信靠上帝的大能，讓祂燃起生命的目的與意義之火花。為那些與病魔搏鬥的人，信靠乃是強而有力的催化劑，能夠促進治療奏效。

今日世上有許多人已開始實行新起點（NEWSTART）計劃。這計劃尤其對癌症患者的健康生活極為重要。

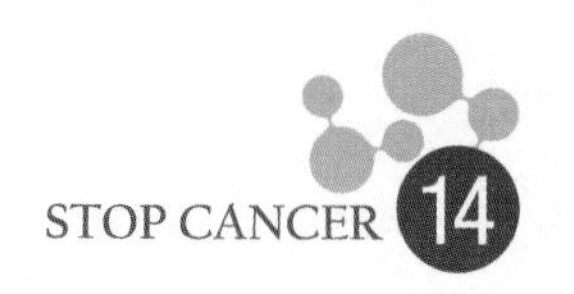

現在，讓我們回到第二步驟——恢復健康的飲食

如前一章所述，逆轉癌症的飲食是在短期間，為那些健康已嚴重受損的病人所使用的有效治療。而第二個步驟——恢復健康的飲食，是在可以吃固體食物時開始實行。除了蔬果汁之外，還鼓勵病人進食新鮮水果蔬菜，加上煮熟的完整食物，後者宜佔整頓餐點的25%。

其目的在利用大量各種新鮮蔬菜和蔬菜汁中的強力營養素，對有病的細胞進行氾濫式的治療。下列是一建議性的食譜，可以按個人喜好更改。例如，將晚餐的煮熟食品移至午餐亦可。

恢復健康的飲食——典型的一日食譜，兩餐之間可飲用蔬果汁或液體補充能量：

- **早晨起床**——清水、味噌湯或花草茶，加入鮮榨檸檬汁，新鮮水果，水果冰沙，或用鮮果汁加綠藻粉，或液體狀食品補充劑皆可。
- **早餐**——煮熟的完整五穀雜糧、早餐穀物，加入有機奶（豆奶、杏仁奶、大麻子奶）。
- **兩餐間**——兩杯新鮮蔬菜汁。
- **午餐**——湯（未煮過或煮過的都可以）。
  蔬菜沙拉，加入生的種子、生果仁及營養食品酵母（不是烘培使用的酵母）。
- **兩餐間**——兩杯新鮮蔬菜汁。
  清水、味噌湯、或花草茶。
  兩杯新鮮蔬菜汁。
- **晚餐**——烤地瓜、糙米飯或其他完整五穀，再加上蒸熟的蔬菜或新鮮蔬菜沙拉。

請記住，良好的營養規劃，乃是健康復原的重心所在；因為身體需要時間才能重建及復原。持續實行這強而有力的營養規劃，可增進身體的自癒過程。務要確保自己不單供給身體最好的營養素，更同時以運動、清水、陽光、節制、新鮮空氣、足夠的休息、信靠上帝等天然療法，促進身體各器官系統的醫治功能。這種生活不是暫時的修補，而是永久的健康生活方式。只要願意持之以恆的每日實行新起點生活規劃時，恢復健康即指日可待。

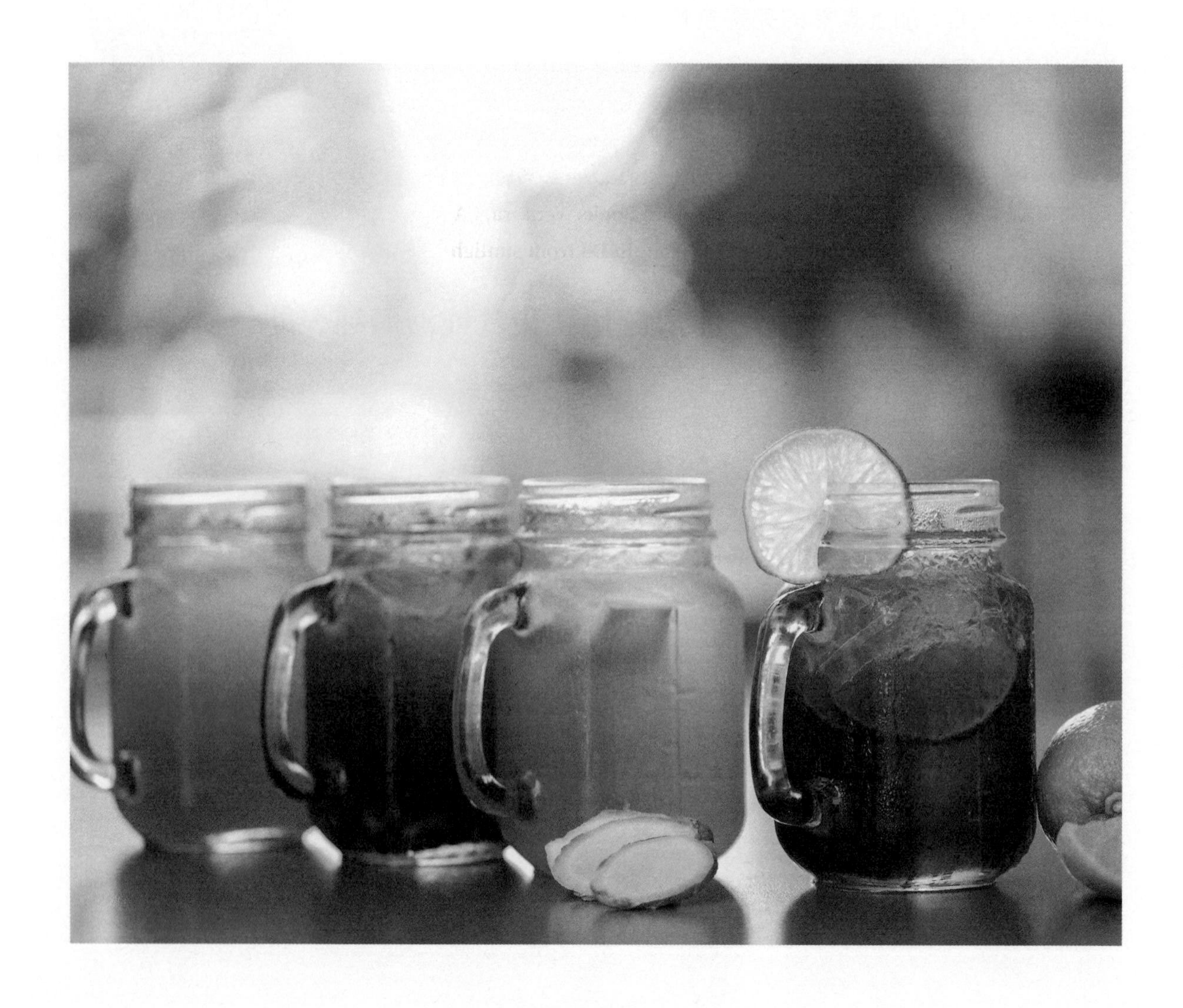

1.Ornish D, Lin J, Chan JM, et al: Effect of comprehensive lifestyle changes on telomerase activity and telomere length in men with biopsy-proven low-risk prostate cancer: 5-year follow-up of a descriptive pilot study. Lancet Oncol. 17 September 2013. DOI:10.1016/S1470-2045(13)70366-8.

2.NEWSTART is a registered trademark of Weimar Center, 20601 W. Paoli Lane, P.O. Box 486, Weimar, CA 95736.

3.Wikipedia.org/wiki/Battle_Creek_Sanitarium

4.Davies NJ, Batchup L, Thomas R: The role of diet and physical activity in breast, colorectal, and prostate cancer survivorship: a review of the literature. Br J Cancer 105 suppl1:s52-73, Nov 8, 2011.

5.Water. Amazing Health Facts! Amazing Facts, Inc. 2009.

6.Altieri A, La Vecchia C, Negri E: Fluid intake and risk of bladder and other cancers. European J of Clinical Nutrition 57, suppl2:s59-s68, 2003. Doi:10, 1038/sj.ejen.1601903.

7.Lau BH: Hydrotherapy for Flu and Respiratory Infections. 2010.

8.Adams M: Natural Health Solutions. Incubation Books, Ventura, CA, P.302, 2006.

9.Robsahm T, Tretli S, Dahlback A, Moan J: Vitamin D3 from sunlight may improve the prognosis of breast-, colon- and prostate cancer (Norway). Cancer Causes Control (2):149-58, March 2004.

10.Grant W: Reduce your risk of cancer with sunlight exposure. Mercola.com. March 31, 2004.

11.Garland C, Garland F, Gorham E, Lipkin M, Newmark H, Mohr S, Holick M: The Role of Vitamin D in Cancer Prevention. American Journal of Public Health 96(2) 252-261, February, 2006.

12.Pierre C: "The Sunshine Vitamin Are You Getting Enough?" AARP. P. 18, September & October, 2009.

13.Matilda B: Lack of sleep dramatically alters genes. Science World Report. Feb. 2013. Scienceworldreport.com/..of sleep_ alters_genes.

14.St. Lifer, H: Fight Back Against Breast Cancer. AARP. P. 16, October & November, 2013.

15.P53 Gene. Wikipedia.org.

16.Newberg AB, Waldman MR: Why We Believe What We Believe: Our Biological Need for Meaning, Spirituality, and Truth. Free Press. 2006

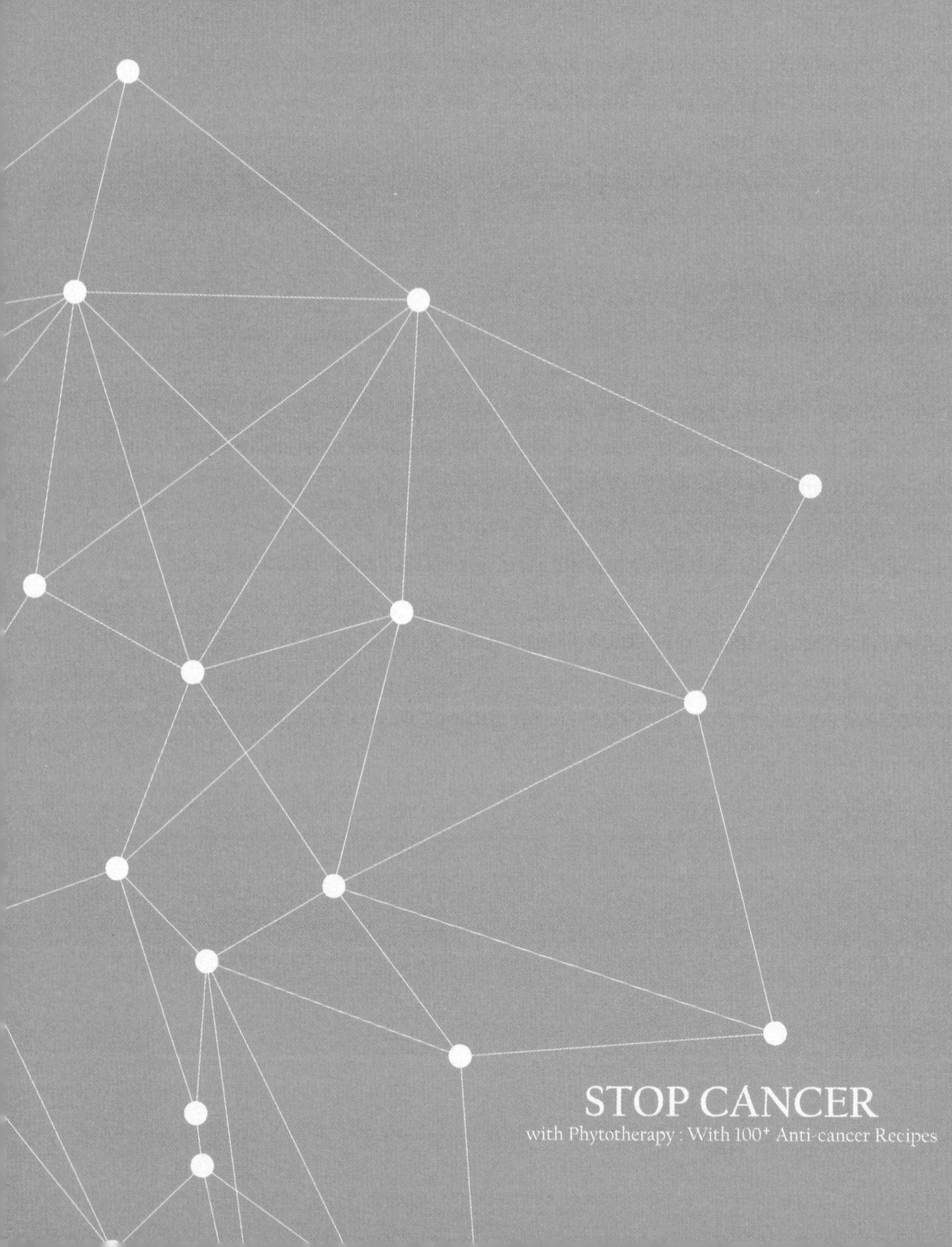

STOP CANCER

with Phytotherapy : With 100+ Anti-cancer Recipes

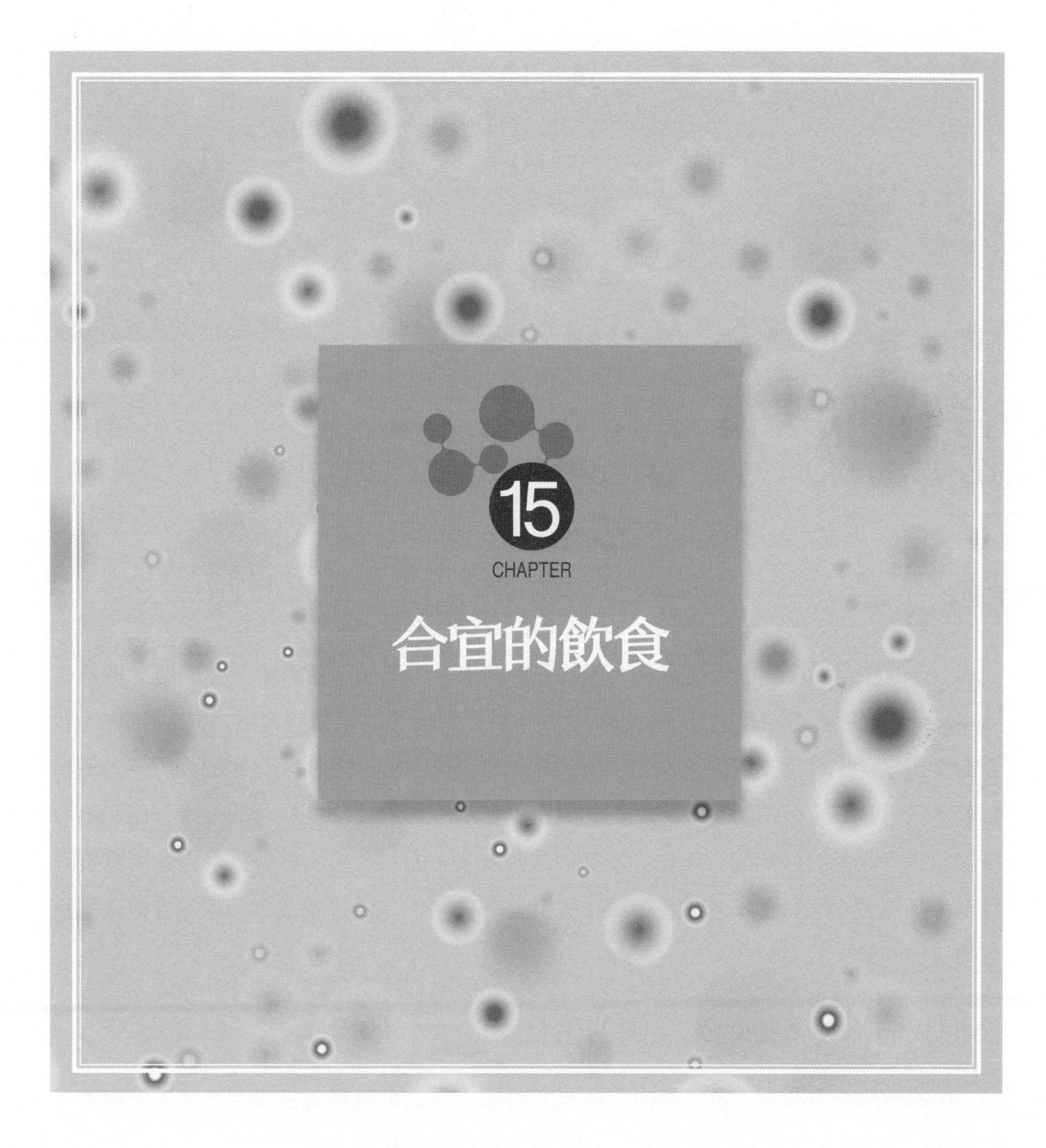
15
CHAPTER
合宜的飲食

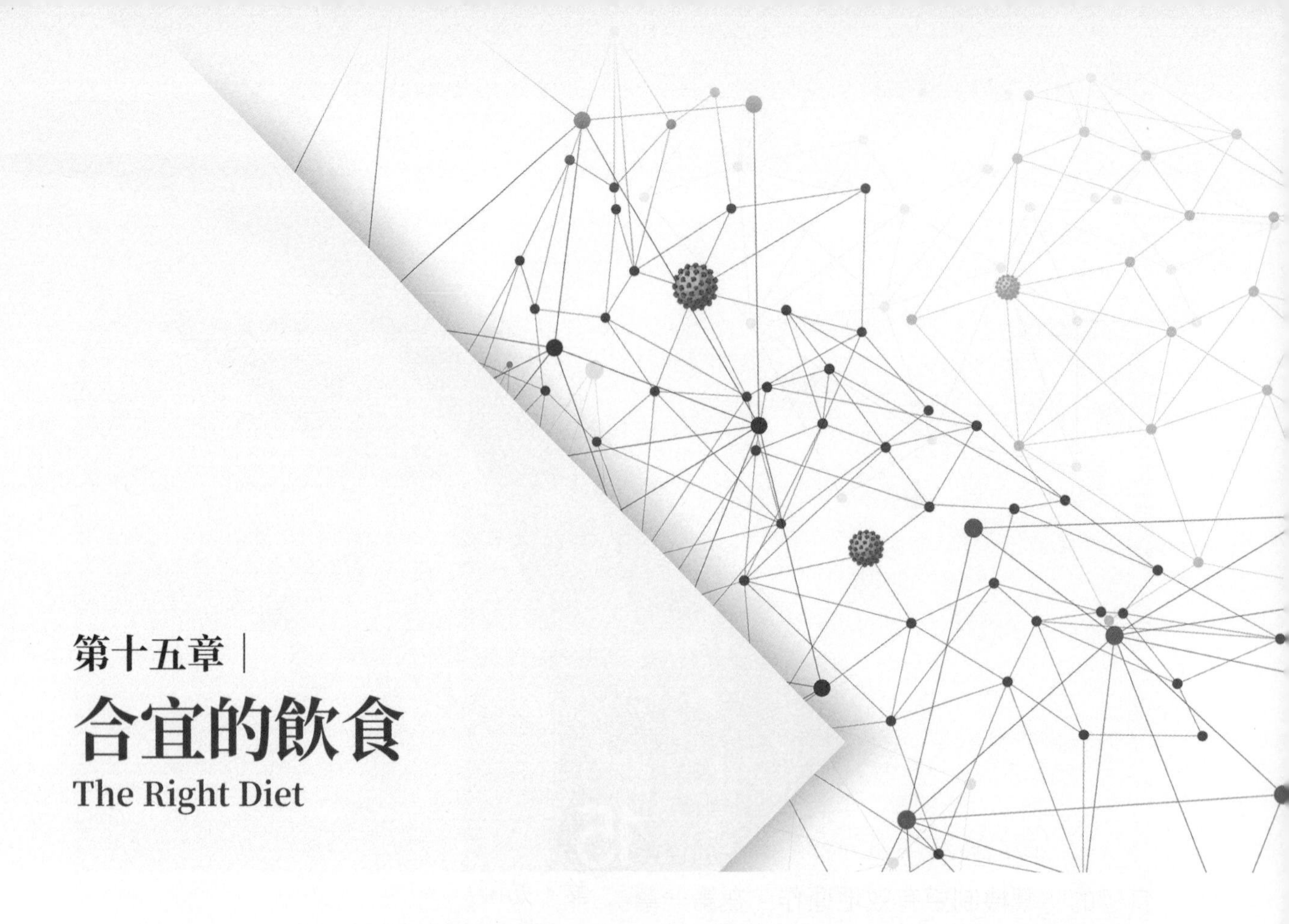

第十五章｜

合宜的飲食

The Right Diet

合宜的飲食對每一個人皆有益，因為它是純植物、低脂、營養素豐富的健全飲食。研究已經證實單是進食純植物的食物，就能降低罹患癌症的風險達60%至80%。我們的確可以通過純植物的完整食物，降低自己的罹癌風險。這種飲食供給我們有力的植化素，可以抗氧化及抗發炎，保護我們免受癌症的侵害。植物性飲食的纖維還能夠吸收毒素、化學物品、類固醇、藥物、及其他體內廢物，並將之排出體外。最合宜的飲食乃含有大量豆類、五穀類、水果、蔬菜，尤其是那些生的（未煮過）食物，其中含有多種抗癌物質的元素。

為何我們需要多攝取未烹調的生食？

生的新鮮水果蔬菜，發了芽的豆類及五穀類，均含有寶貴或充滿活力能源的酵素。飲食中若含有50%至75%的生鮮食品，便能達到最佳健康狀態。

酵素是什麼？酵素是身體的「勞動軍」。[1]正如汽車的火星塞能發動汽車，使車開動，人體的各化學作用及反應功能均需要酵素的推動。除了使身體能消化食物及吸收營養之外，酵素亦幫助身體解除毒素，溶化凝結了的血塊，並保護我們的免疫系統。

更重要的是，酵素甚至可以穿透癌細胞的保護外層而將其消解。[2]看起來就像是酵素把癌細胞的纖維質外殼溶解，然後讓身體的防禦機制更有效地運作。在第一章和第五章，我們都提及當身體儲存足夠的酵素時，酵素就能除去癌細胞表層的偽裝外殼。但酵素的儲存是會耗盡的，這耗盡的過程是怎麼回事呢？

人出生時，體內即附有像「酵素銀行戶口」一樣的酵素儲備。這儲備會因壓力、老化、及食用精煉食物而耗盡。然而，透過吃進更多含酵素的食物，可將酵素再存入戶口中。

正如我們的銀行帳戶一樣，若透支酵素儲備，會帶來儲存不足的後果。酵素對熱度相當敏感。在超過華氏118度時，酵素即開始失去工作的活力。超過120度，它們會變得遲鈍。超過130度則會死亡。製造罐頭、使用微波爐及巴斯德消毒法（簡稱巴氏殺菌法）等加熱過程都會使酵素死亡。進食有生命的新鮮水果蔬菜，能夠有效而快速的滋養身體細胞和組織。身體生病時，這些生鮮食物在滋養、再生和重建的工作上，扮演無可替代的角色。

然而，有些食物是需要烹煮的。某些五穀類和豆類需要烹煮，才能使它們的植酸不妨礙身體吸收礦物質，又能使胰蛋白酶的抑制劑不阻礙蛋白質的消化。烹煮、浸泡或使這些五穀豆類發芽，均能幫助摧毀植酸和胰蛋白酶抑制劑。

合宜的飲食食譜

合宜的飲食包括未經加工精煉的全豆類、五穀、水果和蔬菜。最理想的是50%至75%均為生食，不添加脂肪。

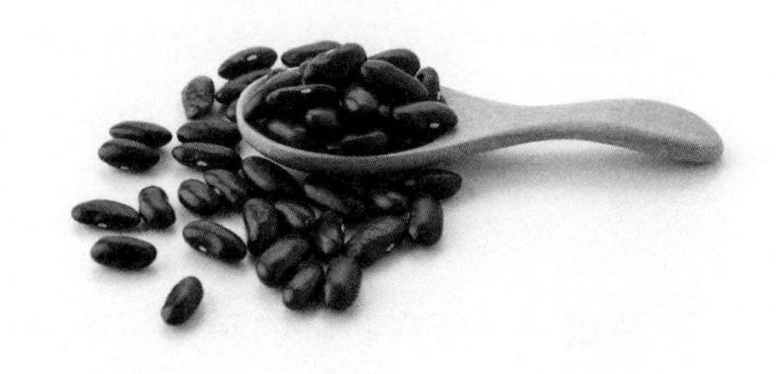

以下食譜只是建議性質，可以按個人喜好和作息時間作調整。有一點必須提醒的是，果汁或菜汁必須在兩餐之間空腹時喝，方可達到最佳的吸收效果。

- **起床後**——清水、或味噌湯、或加入鮮榨檸檬汁的花草茶、鮮榨果汁，加入綠藻粉／綠液體補充劑、或水果果昔（冰沙）、或整顆新鮮水果。
- **早餐**——全穀物、早餐穀物加入非牛乳之豆奶、杏仁奶、大麻子奶、或按照喜好進食其他早餐食品、兩杯鮮榨果汁。
- **午餐**——捲餅或漢堡、或湯、或燉蔬菜、酪梨蔬菜沙拉、生的種子、果仁、營養食品酵母、兩杯鮮榨蔬菜汁、清水、或味噌湯、或花草茶。
- **晚餐**——法式燉煮蔬菜鍋或蔬菜義大利麵、烤馬鈴薯（土豆）或烤地瓜、糙米飯與豆或其他全穀類、蒸熟的蔬菜、生的蔬菜沙拉。
- **兩餐間**——兩杯鮮榨果汁。
  兩杯鮮榨蔬菜汁。
  清水、或味噌湯、或花草茶。

其他建議食物

合宜的食物包括所有未經加工、精煉、無化學添加劑的完整植物食品。最好是有機種植的植物。

水果——所有新鮮、成熟的水果、或冷凍和無糖的罐頭水果、及未經硫化過程的乾果。

蔬菜——所有新鮮的蔬菜、冷凍和不加糖製成的罐頭蔬菜、各種豆芽、草本植物、馬鈴薯（土豆）、山藥、地瓜、及其他根莖類蔬菜。

全顆穀物——使用全粒小麥、蕎麥、全粒燕麥、裸麥、大麥、小米、藜麥、斯佩爾特小麥、法羅小麥（二粒麥）、全穀米（糙米、黑米、紅米、茭米）、高梁粒、苔麩（畫眉草）、和各種用全顆穀物磨成麵粉做的麵包、義大利麵、麵條及其他以全顆五穀製成的食品。雖然蒸粗麥粉是採用去掉麩皮及胚芽所磨成粉的硬粒小麥煮成的，它卻是可納入食譜的一項好食物。硬粒小麥和有許多種圓錐小麥，均具極高的蛋白質養份。

豆與豆類植物——包括所有乾豆如黃豆、黑豆、紅豆、粉紅豆、斑豆、紅腰豆、利馬豆、小豆、蠶豆、綠豆、和白腰豆（cannellini，也稱義大利腰豆或大北豆和菜豆）。其他種類包括扁豆（紅、棕、綠色）、去皮乾豌豆、鷹嘴豆和多種豆芽，亦包括許多豆類製成的產品，如豆腐、素肉、豆豉和素肉餅。要經常查看標籤，避免使用精製油脂、精製糖或化學添加物製造的食品。

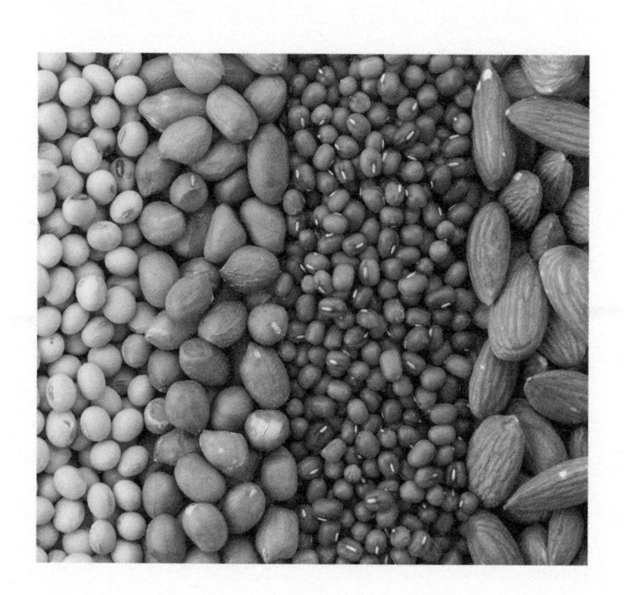

果仁與種子——所有未經加工的生果仁及種子，用生果仁不加精煉糖和油製成的果仁醬。

飲料——淨化過濾的水、鮮榨菜汁、鮮榨果汁、無咖啡因的花草茶和綠茶、用穀物製成的茶、全粒黃豆製成的咖啡（請看食譜）、及植物奶（杏仁奶、豆奶、腰果奶、大麻子奶、米漿）、蔬果果昔（冰沙）。

甜味劑——包括所有生的、未經精煉或加工的完整天然甜味劑，有機的龍舌蘭花蜜、甜菊、未經過濾的原蜂蜜、純楓糖漿、糙米糖漿、高梁糖蜜、大麥麥芽糖漿、黑糖蜜。椰子棕櫚糖（由椰子花蜜製成）、角豆樹粉、椰棗糖。請記住，這些未精煉過的糖均屬濃稠食品，所以使用時必須限制食用的分量與次數。

應當避免的食物：

包括所有市面上經過加工精煉過的罐頭、紙裝、瓶裝、盒裝的食品、含有動物類（肉類、家禽、魚、海鮮）的包裝食品、牛乳及含乳類製品、蛋、精製糖、人工甜味劑、精煉油脂及化學添加物。

動物類食物——肉、家禽、魚、海鮮。牛奶、乳製品、或含牛奶成分的產品。蛋及含有蛋成分之產品。

飲料——酒、咖啡、含咖啡因飲料、汽水、運動飲料、加糖的果汁。

糖與甜食——所有精煉過的白砂糖或黃砂糖（黃砂糖其實是加入糖蜜染黃的白砂糖）、高果糖玉米糖漿、玉米糖漿。椰子糖、糖果、巧克力，以及在市面銷售所有含精煉糖和人造甜味劑的烘培糕點。

人造甜味劑和化學添加劑——所有合成的甜味劑、人造色素、人造香料、經基因改良的食品、防腐劑及添加物，都能在商業製造的加工食品和飲料中找到。

調味品——味精及與其相關的調味品，均被用來添加食物的味道。味精幾乎可在所有的商業食品中找到。除非這項產品含有99%的遊離谷氨酸，否則美國食品安全局並不要求廠商在食品的標籤上列出味精（MSG）一項。而含低於99%純味精的商品，則會用替代名稱列出，例如：水解植物蛋白、植物蛋白質、酪蛋白酸鈉、酪蛋白、酸鈣、酵母提取物、大豆蛋白、調味品、香料、卡拉膠、酵素、大豆蛋白濃縮物、乳清蛋白、和湯汁等含味精的原料。

沙拉醬、湯及沾醬——所有此類商品皆使用乳製品、雞蛋、精製油、糖、防腐劑和化學添加物製成。

精製的穀類和豆類——包括所有精製白麵粉和用白麵粉製成的產品（麵條、義大利麵、麵包、糕餅、餅乾、早餐麥片、薯片、蝴蝶脆餅、烘烤食品、白米飯）其他精煉過的五穀和豆類及許多以它們製成的食品。

精煉過的脂肪和油及零食——包裝的商業食品，包括所有含精煉脂肪、反式脂肪、氫化油的配料、勾芡汁、微波食品、餅乾、薯片和零食。

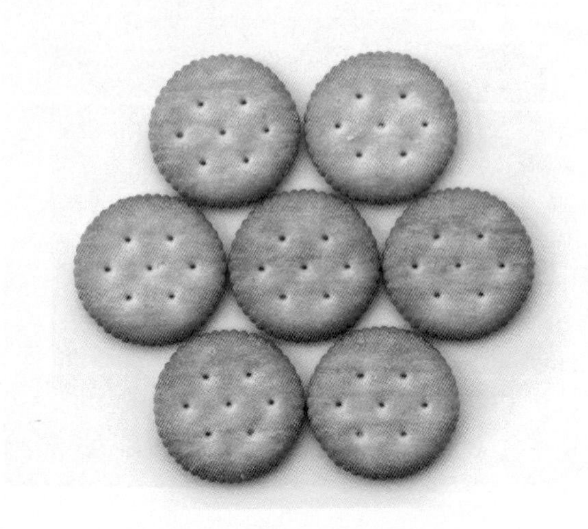

多吃抗癌食物

在本章後段，我會列出一些應當經常食用的特定食物。它們具有強力的抗癌元素，能夠增進身體原來就具備的治療能力。

❶ 多吃綠葉蔬菜和十字花科類蔬菜——綠葉蔬菜和十字花科類蔬菜，如菠菜、包心菜、羽衣甘藍、甜菜、綠葉甘藍、綠花椰菜（西蘭菜）、球芽甘藍、白菜、白花椰菜。芝麻葉、西洋菜、和很多其他的綠葉菜，均含有天然化合物（蘿蔔硫素，和吲哚－3－甲醇），能化解致癌物質的毒性，增加體內抗癌的殺傷細胞，促使癌細胞自殺（細胞凋亡），並且降低腫瘤轉移的風險。[3, 4]常吃十字花科類蔬菜能降低罹癌風險，並提高存活率。[5]這些都是蔬菜中所具有的「植物能力」。

但必須注意：過度烹煮會損毀某些活性成份。應在每日飲食中加入更多生的深綠色葉菜和十字花科類蔬菜。讓我解釋一下為原因。

吃蔬菜水果是否會有改變基因的可能？是的，請看下列例子：

9p21基因——根據研究人員報告，進食大量水果蔬菜的人能變更被命名為9p21的基因。9p21基因乃是心臟病最顯著的指標。具有9p21基因的人，得心臟病的風險亦高。那些欲降低罹病風險的人，每天吃兩份以上的蔬菜水果。其中以吃生的蔬果效果最好。看來藉著進食多元化的新鮮蔬果健康飲食，確能「關閉」壞的基因。[6]這就是新鮮蔬果的「植物能力」！

p53基因——在第十四章中，我們談及能夠調節細胞週期的p53基因。它的另一項重要功能乃是保護細胞，使它們不會產生突變，成為致癌性質。[7]當p53基因是完好無損時，人體的組織系統就能自動啟動本身的修補；倘若細胞的損傷無法修補時，它也會促使受損細胞死亡。如果p53基因本身受到傷害，就會產生腫瘤。p53基因的損壞是由化學物質、輻射線、過濾性病毒及某些食物如油炸食品、動物產品、和含糖食品中的致癌物質所引致的。休息及睡眠不足亦會損害p53基因。[5]

然而，研究人員又發現：損壞了的p53基因是可以逆轉為正常基因的。[8]從研究中看到高劑量的β紅蘿蔔素能使受損的p53基因回復正常。在顏色鮮明的水果蔬菜中存有豐富的β-胡蘿蔔素。有些人確實因飲用顏色鮮艷的水果蔬菜汁而治癒癌症。[9]

❷有顏色的蔬果——顏色鮮明的蔬果，飽含帶有保護性的植物營養素，顏色越深，所含的維生素、礦物質和植物營養素越多。[10]我們現在知道在食物中的植物色素（黃酮類化合物）有超過4千種之多，而且還有許多是未知和未被命名的。顏色鮮明的蔬果富有數以千計的黃酮類化合物，及數以百計的類紅蘿蔔素和花青素。這些強而有力的化合物能夠刺激免疫細胞，使它們起而攻擊腫瘤細胞，抑制癌細胞的成長；更促使癌細胞死亡，並阻止癌症轉移。

這一類食物中有紅蘿蔔、菠菜、羽衣甘藍、綠花椰菜、球芽甘藍、綠葉甘藍、甜菜、蘆筍、紅黃甜椒、節瓜、壁瓜、地瓜、山藥、紫山藥、紫花椰菜、茄子、番茄、西瓜、甜菜根、櫻桃、粉紅葡萄柚、葡萄、無花果、木瓜、鳳梨（菠蘿）、柑橘類水果、杏子、柿子、李子、石榴、多種莓果類，及常見的香草如香菜、迷迭香、百里香、牛至、羅勒和薄荷。

特別值得一提的是莓果類的優越性。它們含有抗癌的抗氧化物，花青素是其中最強的抗氧化物之一。藍莓和黑莓都含有高量的花青素。這些植物化學物質能延緩癌前病變細胞的生長，阻止提供腫瘤轉移所需的新血管形成。[11]（請參閱第一章）

石榴是另一種含有強力抗氧化作用的水果。它的抗發炎物質，如丹寧酸和花青素，均有抑制腫瘤生長、增加癌細胞死亡等功能，使它成為極有價值的水果。數間大學的研究皆顯示，石榴含有對抗前列腺癌、乳癌、肺癌、結腸癌的抗癌物質。[12,13]

以前列腺癌患者為研究對象的臨床試驗顯示：每天喝8盎司石榴汁，能夠明顯減緩腫瘤的生長，且對癌細胞有化學治療的效用。[14]

❸吃黃豆及其他乾豆——黃豆含有抗致癌物的功能。在研究動物的實驗中，黃豆能縮小乳腺癌。[15]黃豆所含的異黃酮能防止癌的發展，減緩腫瘤的生長。[16]黃豆所含植物雌激素能阻止人體的性荷爾蒙（雌激素、睪酮）對癌細胞的刺激，保護我們免受前列腺癌、子宮癌、乳癌和卵巢癌之苦。[17]

應當採用以全天然黃豆製造的產品，如豆漿、黃豆優酪乳、豆腐、豆豉和味噌。這些產品遠勝於經過加工及精煉而成的產品。所有的乾豆，特別是深色的紅豆和黑豆，均含有豐富的蛋白質、維生素B群、礦物質及纖維，能夠供給我們大量的抗氧化物和生物類黃酮，防止罹患結腸癌和乳癌。[11]

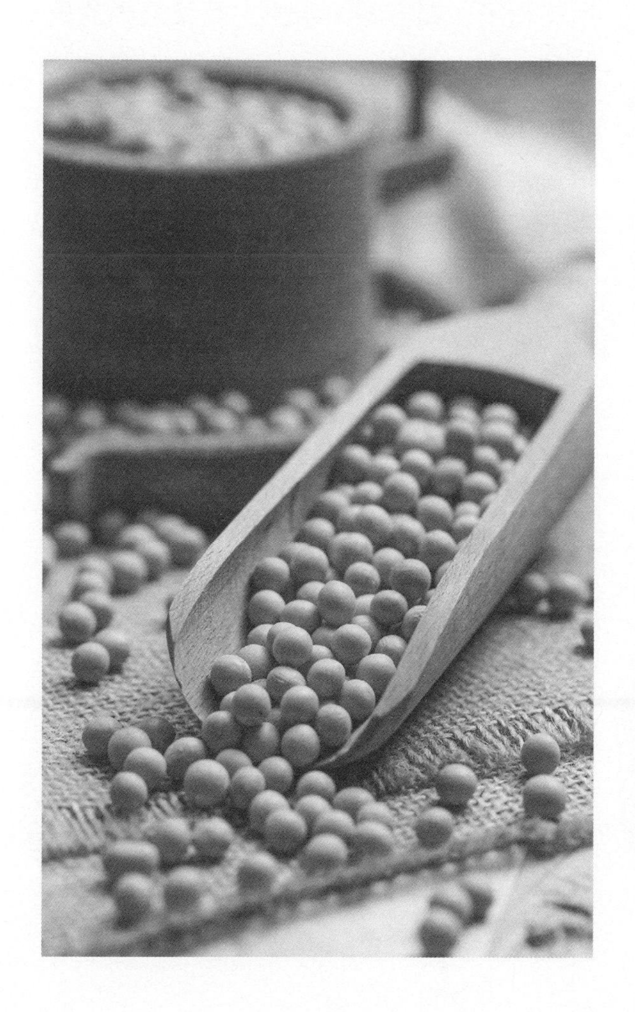

❹吃辣味或有刺鼻氣味的蔬菜和香料——大蒜、洋蔥、韭菜、青蔥皆含有能夠減低罹患乳癌、前列腺癌、肺癌、皮膚癌和結腸癌的硫化合物。[17]大蒜和洋蔥兩者均被認為能阻止亞硝胺的形成。亞硝胺是一種在胃中形成、毒性甚高的致癌物。研究者發現在中國某縣市的居民，胃癌死亡率比另一縣市低十倍。比較之下發現原因就在於前者居民經常進食大量的大蒜，而後者居民的飲食中則不含大蒜。在義大利，研究員發現經常進食大蒜和洋蔥的人患胃癌的風險比常人低一半。愛荷華州的女性健康研究亦發現，多吃大蒜比少吃的女性，患結腸癌的風險低50%。[11]

辣椒中的辣椒素能殺死癌細胞，而這種化合物並不傷害健康的細胞。研究顯示辣椒素可抑制在肺臟、胰臟和前列腺的癌細胞分裂繁殖。墨西哥人雖然愛吸菸，但因進食辣椒，所以他們罹患肺癌的人較少。[18]其他的調味品包括薑和薑黃，所含的成分能激化人體免疫力，並減少促發炎的化學物質。薑和薑黃兩者均能抵制身體發炎的過程。[19]

❺木脂素——木脂素，又稱木酚素

(Lignans)是在亞麻籽及黑芝麻內找到的一種纖維。其他種子，例如全顆粒的五穀、豆類、水果蔬菜內，亦可找到少量的木脂素。進食含木脂素的飲食與減少罹患前列腺癌、乳癌、卵巢癌及子宮癌相關。因此，建議您在每日飲食當中，加入一些種子。

❻多纖維——進食大量的纖維，如早餐穀物和完整的五穀纖維，與減低患結腸癌的風險有關。[20]纖維能夠幫助身體排出致癌的過多荷爾蒙，特別是與乳癌有關的荷爾蒙。素食者本身的雌激素產量就明顯的減少，同時，與雜食者(譯者按：即飲食中包括素食和肉食的人)相比較，素食者能夠排出更多體內多餘的荷爾蒙。[21]這樣看來，全素的飲食確實可以幫助身體排除致癌激素、致癌物質和其他含有毒性的化合物。[22]

❼種子——種子能支援生命。在可食用的種子，如五穀、水果、蔬菜之內的硝酸氰，至為重要。任何有種子的食物，如小米、番茄、小黃瓜、茄子、胡椒、節瓜、莓果、無花果、葵瓜子、芝麻、南瓜子、亞麻子，都有硝酸氰。

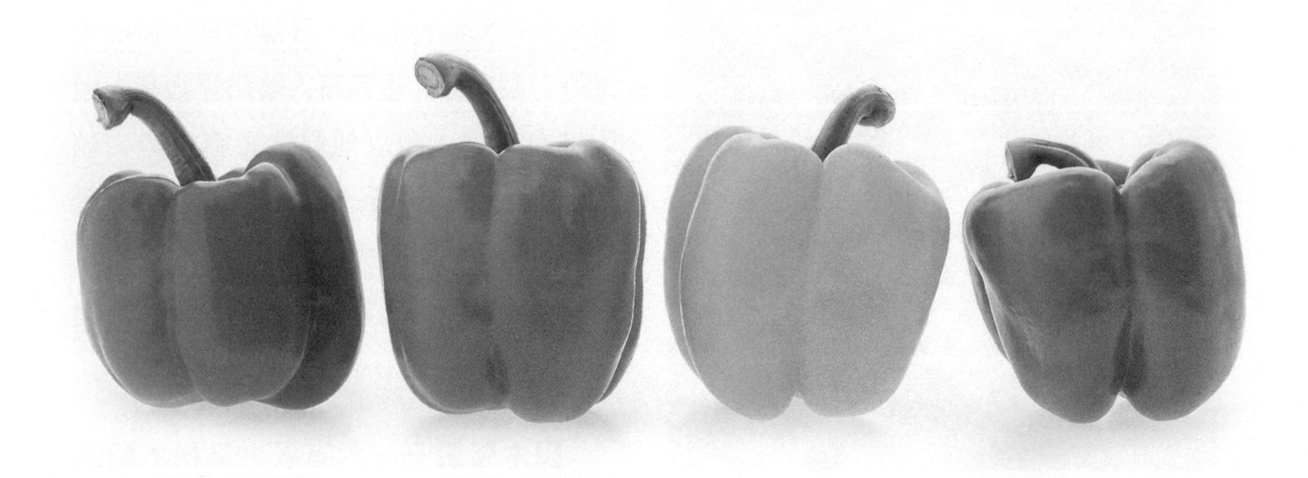

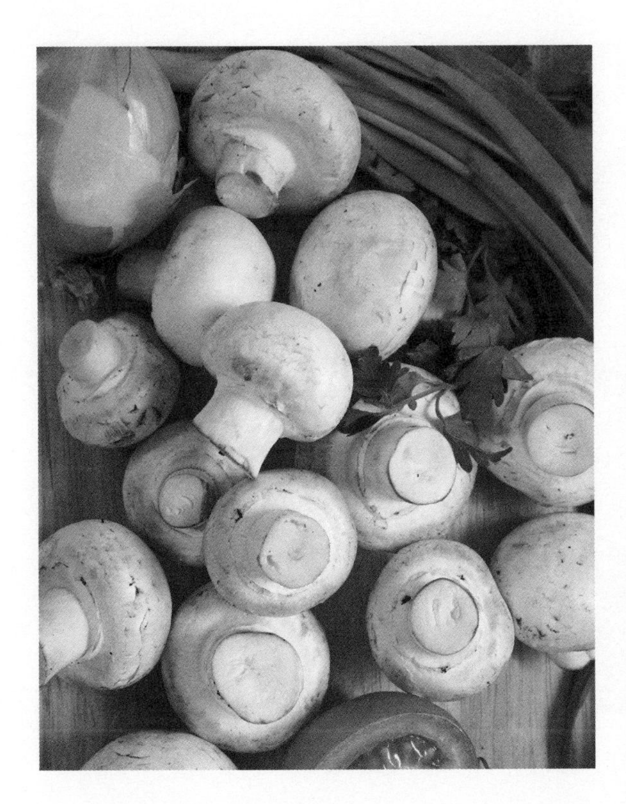

❽菇類及海藻類——菇類及海藻類對免疫系統有極大益處。它們能減緩癌的生長，並使癌細胞死亡。靈芝、香菇、和舞茸蘑菇內都有一種稱為Beta1,3葡聚糖的物質，有助於減緩動物腫瘤的生長。白蘑菇亦含有硒，是一種減低罹患胃癌、肺癌、結腸癌、和前列腺癌風險的重要抗氧化物。[17]菇類及海藻類植物不但脂肪含量低，它們還能供給高品質的蛋白質和比肉類更多的礦物質，並含有豐富的維生素B群和維生素D。

❾綠茶——綠茶含有茶多酚。茶多酚能夠減少腫瘤生長與轉移所需要的新血管形成。綠茶是強而有力的抗氧化物、解毒物及癌細胞殺手。建議大家多喝不含咖啡因的綠茶。

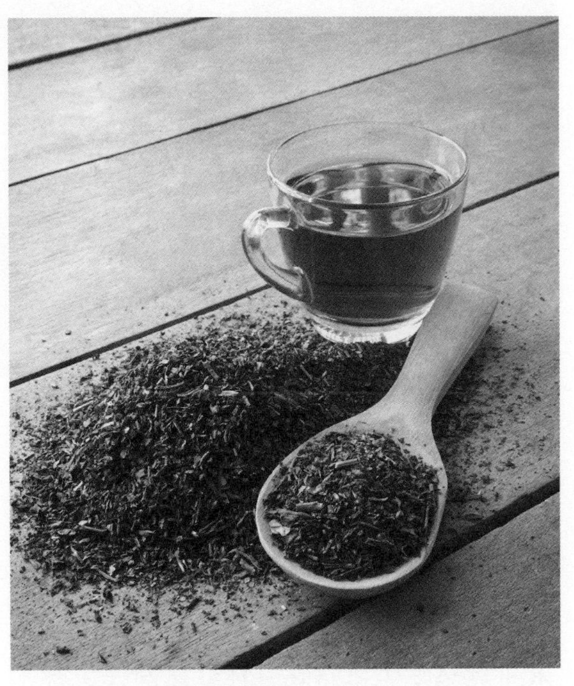

❿超級綠色植物——它們之所以「超級」，是因為其中所含的抗癌營養素，是活的食物；而且能修補生病的細胞，減輕毒性，中和污染物和自由基，氧化血液，並干擾致癌物的活動。[23]這有力的一群食物包括藻類、螺旋藻、小球藻、苜蓿、小麥草、大麥草及其他五穀類的草。

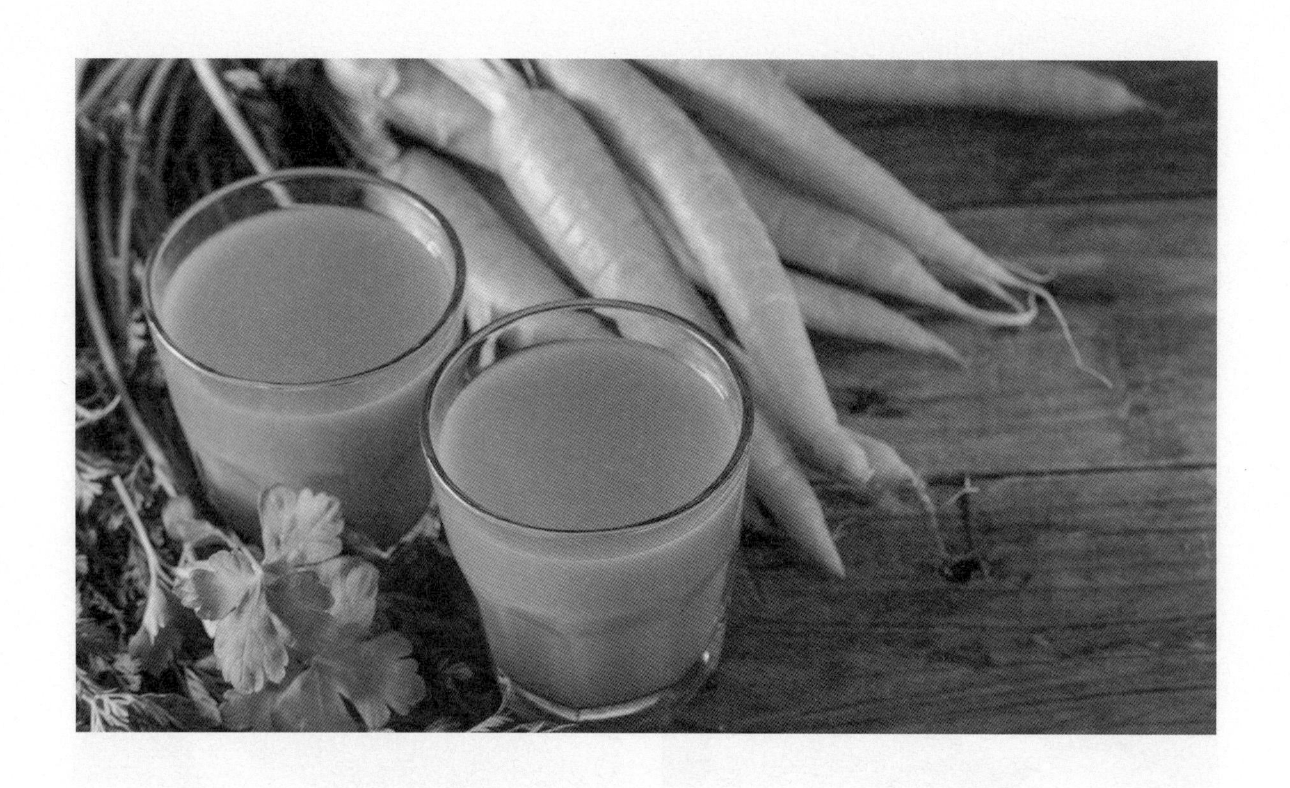

這些抗癌食品是純植物、未經加工精煉的天然完整食物。在吃霜淇淋時加上一小撮藍莓、或是吃豆腐素肉餅時喝一罐汽水、甚至吃牛排時喝一杯紅蘿蔔汁，都不能抗癌。寧可進食純植物的完整食物，再加上幾份能抗癌的食物，才是對付癌症的有效武器。

讓合宜的飲食成為生活的日常

罹患癌症的病患必須選擇合宜的飲食為生活方式。從臨床觀察，我們注意到再度進食肉類的人，經常不出數月腫瘤即復發，有一些也可能是經過較長時間才復發的。當醫生宣佈病人癌症已痊癒時，病人可能誤以為今後可以任意吃東西了。很多時候病人會恢復對奶蛋類食品和動物性食物的攝取，認為「吃一點點不會有害的。」好意的親友們也可能鼓勵他們在食物上作更廣泛的選擇。然而，只有拒絕重拾引發疾病的舊飲食習慣，才會得到保持健康的結果。我必須強調，終生持續食用純植物、未經精煉的完整食物，才是最正確的飲食方式。已有研究發現，僅是連續28天、百分之百完全改變飲食，就能使我們的味蕾嚐到食物中新的美味，同時身體亦能享有已改善的健康。應當讓合宜的飲食成為「永久性」的潮流，而非僅作「暫時性」的修補。

首先，避開RATS，導致罹癌的食物（見第156頁）。

R（Refined foods）精煉過的五穀類、豆類、油脂類食品

A（Animal foods）動物性食物，包括牛奶、乳製品和蛋。

T（Toxic additives）有毒添加物、化學物品、增味劑、基因改良食品。

S（Sugars）所有精煉過的糖。

第二，在飲食中包括BGFVs，抗癌食物（見第157頁）。

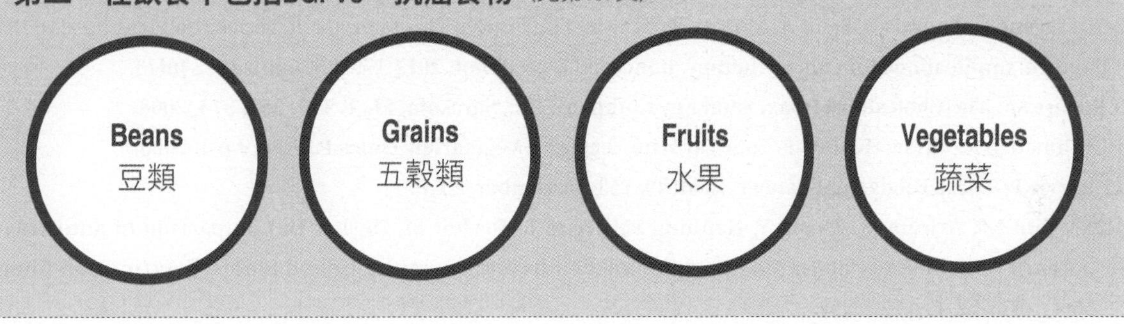

1.Santillo H: Food Enzymes The Missing Link to Radiant Health.1991.

2.Klatz R, and Goldman R: 7 Anti-Aging Secrets for Optimal Digestion and Scientific Weight Loss. Elite Sports Medicine Publications. P 32, 1996.

3.Singh SV, Warin R, Xia D et al: Sulforaphane inhibits prostate carcinogenesis and pulmonary metastasis in TRAMP mice in association with increased cytotoxicity of natural killer cells. Cancer Research 69(5):2117-25, Mar 1, 2009.

4.Moiseeva EP, Heukers R, Manson MM: EGFR and Src are involved in indole-3-carbinol-induced death and cell cycle arrest of human breast cancer cells. Carcinogenesis 28(2):435-45, Feb 2007.

5.Broccoli compound helps destroy breast cancer cells. Good Medicine P. 17, Spring 2007.

6. Do R, Xie C, Zhang X, Mannisto S, Harald K, Islam S et al: The effect of chromosome 9p21 viariants on cardiovascular disease may be modified by dietaryintake:evidence from a case/control and a prospective study. PLoS Medicine 8(10):e1001106, Oct.11, 2011.

7.P53 Gene. Wikipedia.org.

8.Mirzayans R, Andrais B, Scott A, Murray D: New insights into p53 signaling and cancer cell response to DNA damage: implications for cancer therapy. J. Biomed Biotechnol. 2012:170325. Epub 2012 Jul15.

9.Rogers SA: The Cholesterol Hoax. Sand Key Company, Inc. Sarasota, FL, P. 177, 367, 374, 2008.

10.Tallmadge K: “How Healthy Is Your Favorite Veggie?” Vegetarian Times P.27-28, April 2005.

11.Barrie L: These Foods fight Cancer. Health P.113, November, 2010.

12.Seeram NP, Aviram M, Zhang Y, Henning SM, Feng L, Dreher M, Herber D: Comparison of antioxidant potency of commonly consumed polyphenol-rich beverages in the United States. J Agric Food Chem. 56(4):1415-22, Feb 27, 2008.

13.Pomegranate Juice Fights Lung Cancer, Prostate Cancer, Colon Cancer and Breast Cancer. May 15, 2010. www.jmbblog.com/2010/05/.64-pomegranate-juice-and-extracts.

14.Pantuck AJ, Leppert JT, Zomorodian N et al: Phase II study of pomegranate juice for men with rising prostate-specific antigen following surgery or radiation for prostate cancer. Clinical Cancer Research 12(13):4018-26, Jul 1, 2006.

15.Troll W, Wiesner R, Shellabarger C J, Holtzman S, StoneJP: “Soybean diet lowers breast tumor incidence in irradiated rats.” Carcinogenesis (6):4691-72 Jun 1980.

16.Zaizen Y, Higuchi Y, Matsuo N, Shirabe K, Tokuda H, Takeshita M: Antitumor effects of soybean hypocotyls and soybeans on the mammary tumor induction by N-methyl-n-nitrosourea in F344 rats. Anticancer Res. 20(3A):1439-44,May-Jun, 2000.

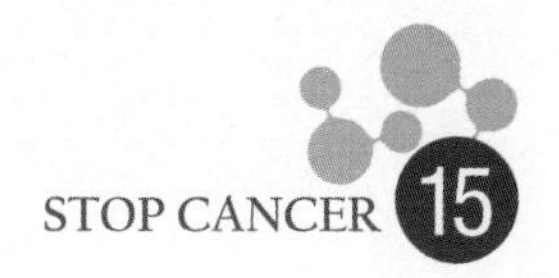

17.Cronkite C: The Top Ten Anti-Cancer Causing Foods. May 11, 2011. www.livestrong.com/article/438994-the-top-ten-anti...

18.Galloway L: "How peppers can fire up your health." Naturalsolutionsmag.com.

19.Jagetia GC, Aggarwal BB: "Spicing Up" of the immune system by curcumin. Journal of Clinical Immunology 27(1):19-35, Jan 2007.

20.Aune D, Chan D, Lau R et al: Dietary fibre, whole grains, and risk of colorectal cancer: systematic review and dose-response meta-analysis of prospective studies. BMJ 343:d6617, Nov 10, 2011.

21.Aubertin-Leheudre M, Hamalainen E, Adlercreutz H: Diets and hormonal levels in postmenopausal women with or without breast cancer. Nutr Cancer 63(4):514-524, 2011.

22.Gonzales J, Levin S: Vegetarian Diets Help Expel Cancer-Causing Hormones. Good Medicine P.17, Winter 2012.

23.Puotinen CJ: "Green Superfoods for Numerous Benefits." Taste for Life P. 44, April, 2009.

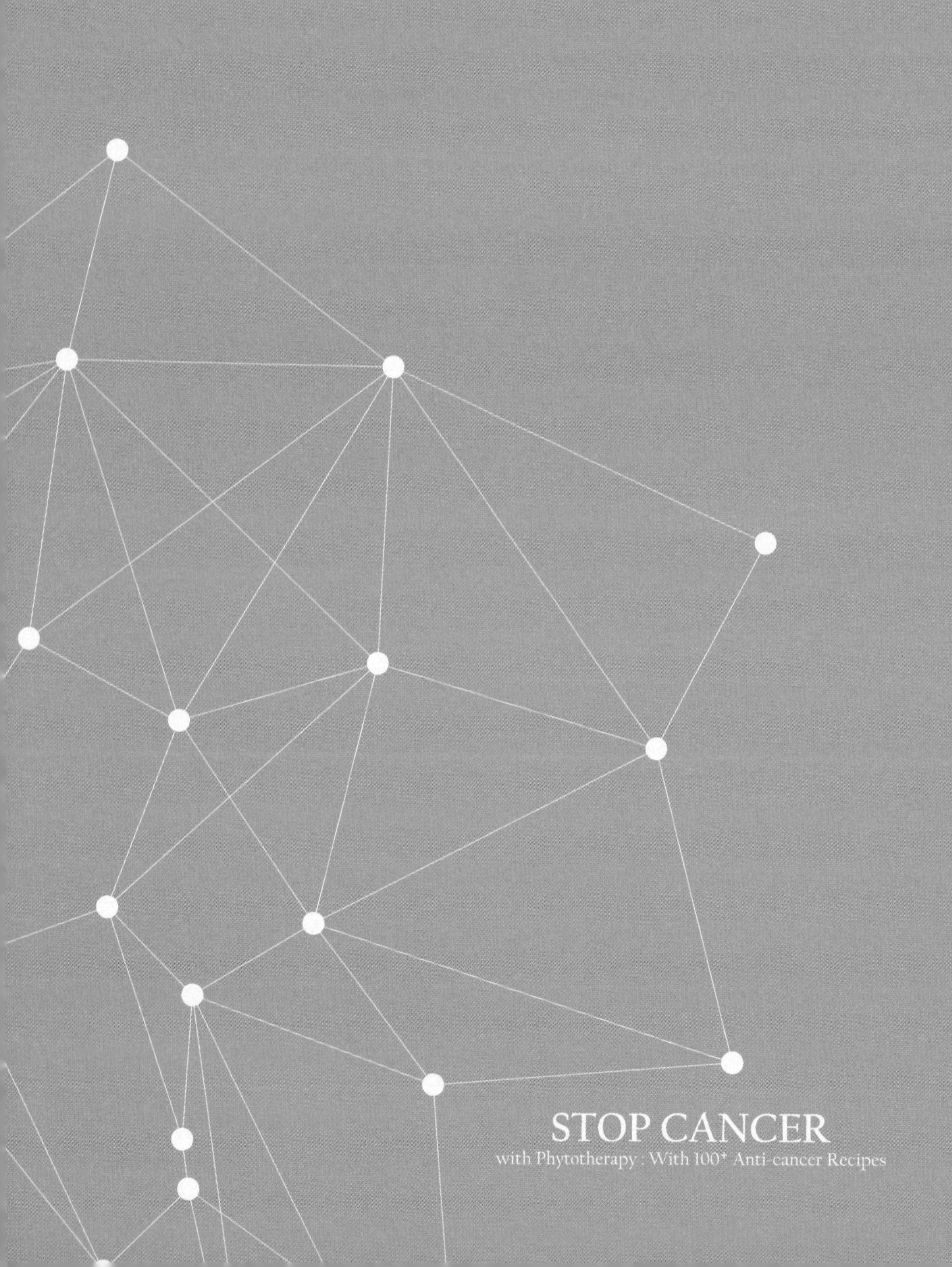

STOP CANCER
with Phytotherapy : With 100+ Anti-cancer Recipes

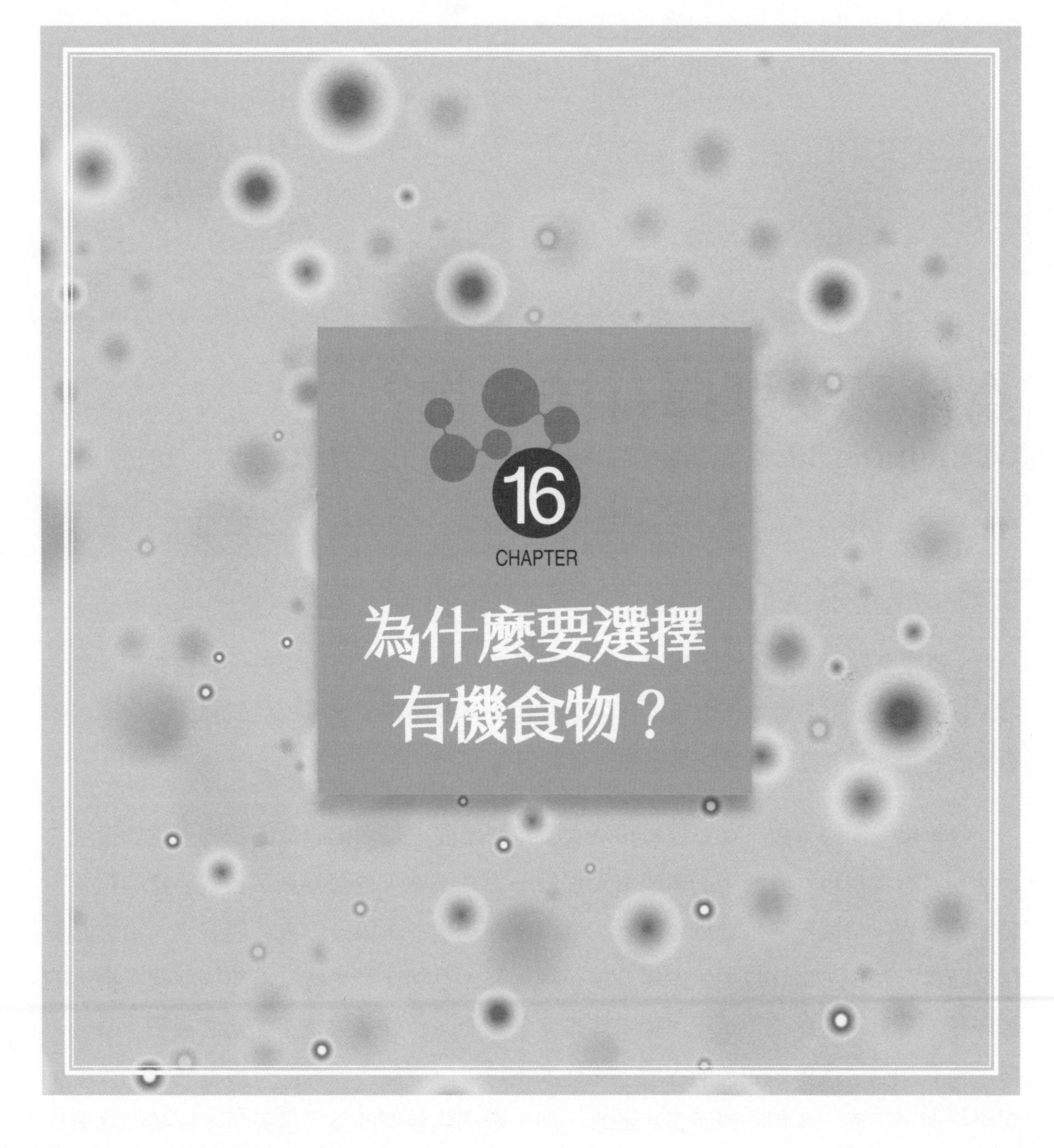

16

CHAPTER

為什麼要選擇有機食物？

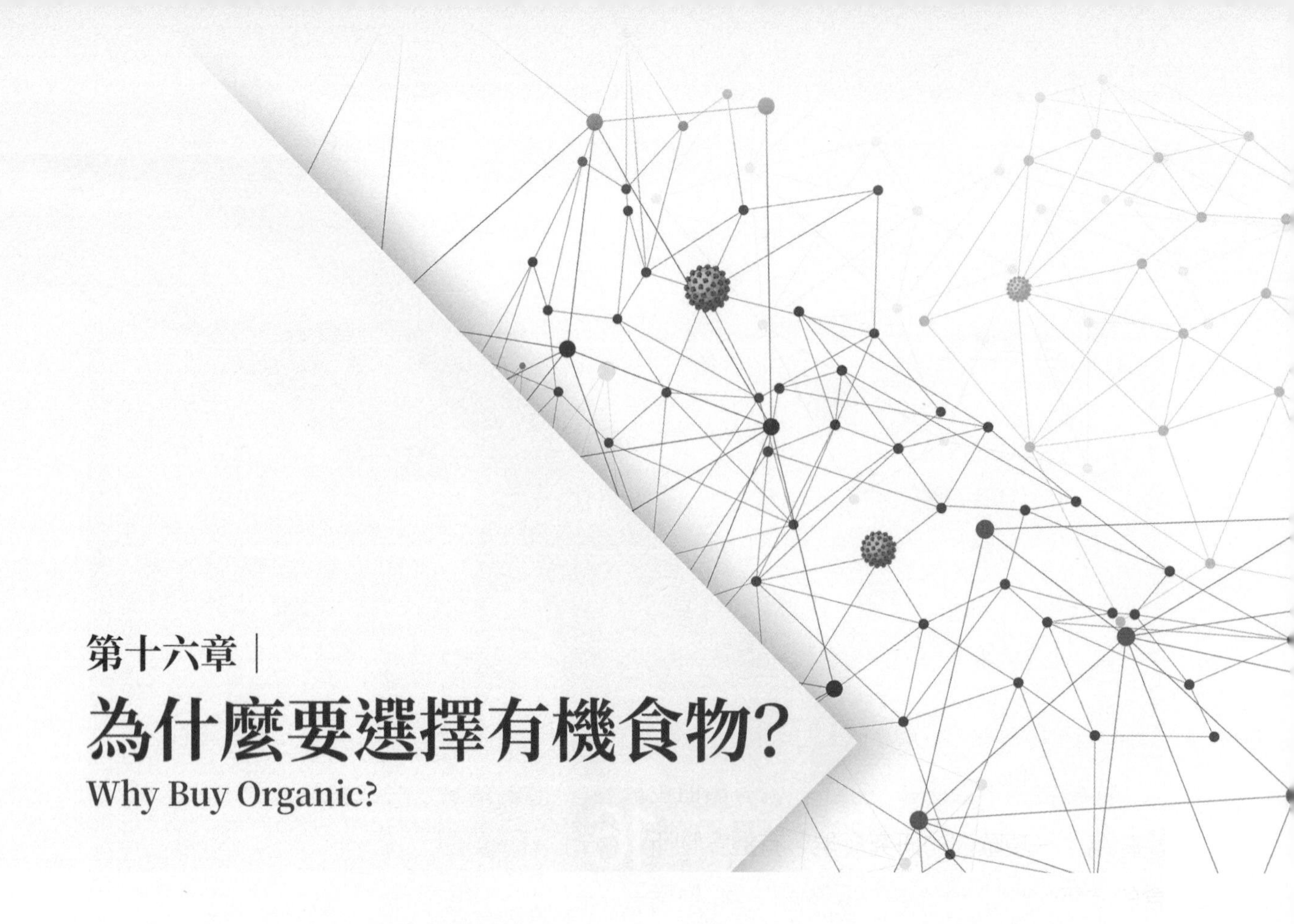

第十六章｜為什麼要選擇有機食物？

Why Buy Organic?

我們置身於複雜的癌症困境裡，說得更直白一些，癌症是由毒性所造成的；不論這些毒性是來自食物、環境或是生活方式。若要預防或治療癌症就必須降低體內的毒素。食用有機食物，就能減輕體內的毒物負荷。

今年母親節的時候，女兒夏莉和孫女凱拉送給我一份別出心裁的禮物。她們帶我去參觀一家有機農場。我想不到竟能看到那麼一大片土地，裡面種滿了各式各樣的蔬菜、莓果和果樹，一望無際地連綿至遠處。導遊讓我們坐在卡車後面去參觀農場。沿途隨意摘取蔬菜及莓果，裝在農場所準備的袋子裡。我們互相比賽，看誰能夠摘取更多更大的甜洋蔥、甘藍、花椰菜、草莓，還有許多其他東西，新鮮蔬果裝滿了整個袋子。最後，導遊帶我們到一個綠草如茵的山坡上，從那裡可以眺望無邊無際的有機農作物，大家聚集坐在棚子下面，享用新鮮蔬果和清水。那天廚師為我們準備了當天早上採來的洋蔥炒節瓜，真是色香味俱全的無比美味。

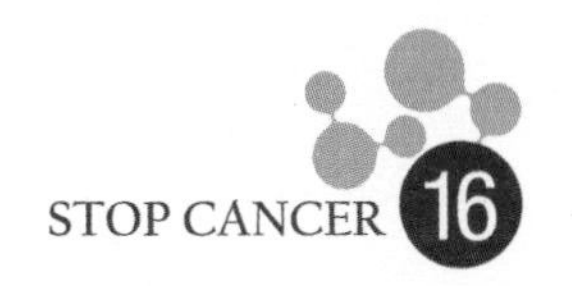

在有機農場裡，為了保護土地，農人使用的是有機肥料，採取輪耕制度，而且只種植有益的農作物。在其他普通的農場裡，卻是使用有毒的化學物質，及人造添加物耕作。其實超過半數的美國人比較喜歡有機食物。有些人選擇有機食物是為了支持在地的農場，有些則是為了避免食用一般農場栽種時所使用的毒物。[1]

有機食物不僅含毒量較少，營養價值也比較高。一項歐洲的研究發現，有機食物所含的抗氧化物比一般的食物多40%。[2]相對而言，一般的農耕法所種植的農作物，其中的植化素也比較少。

根據研究，食物所含的植化素能夠預防或治療許多疾病，包括老年癡呆症、癌症、心血管疾病以及其他的慢性疾病。有機蔬菜和水果最大的好處，乃是它們比一般食物能夠提供更多具有保護性的植化素。[3]

然而不幸的是，有機食物比較貴。如果你要知道食物是否有機，可以看包裝上的標示：

1. 「USDA Organic」是指這個食品不含人工化合物成份和有毒的農藥。
2. 「Organic」是指這個食品含有至少95%的有機成份。
3. 「Made with organic ingredients」是指這個食品含有至少70%有機的成份，但是尚不夠資格使用有機食物的標示。[4]

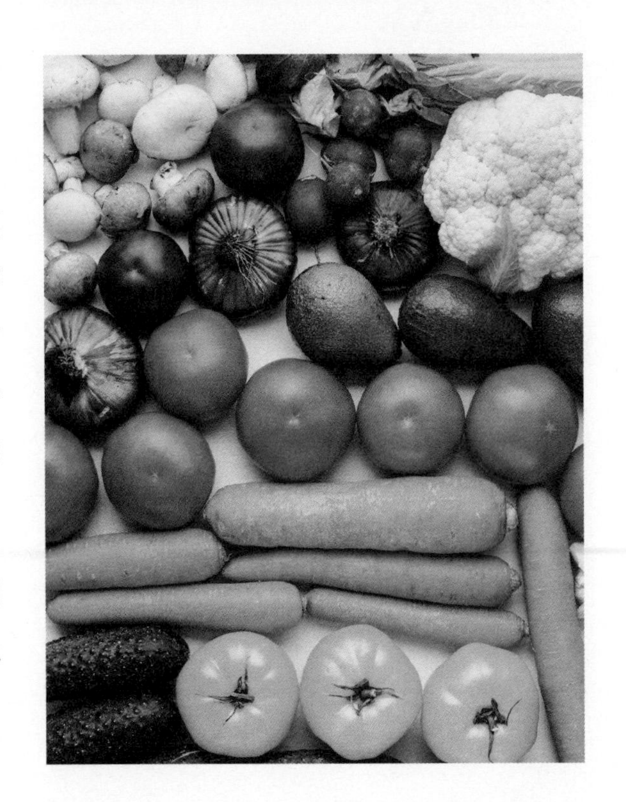

食物的標示有什麼意義？

你會看到在包裝上有PLU字眼的標示，後面有一些數字號碼，PLU代表價格搜索號碼，是提供給櫃台收費員所使用的。對消費者而言，這些PLU數碼亦提供了一些相關的資料：

❶PLU標示上有四個數位的數字。開頭是3或4，代表這商品是用一般方法種植的。上面有噴射除草和殺蟲劑。

❷PLU標示上有五個數位的數字。最前面的數字是8，代表這商品是經過基因改造的，目的是使它長得更大，顏色更鮮艷。它們可能經過化學處理。

❸PLU標示上有五個數位的數字。最前面的數字是9，代表這商品是以有機方法種植的，上面沒有任何化學物質。[5]

★要仔細看標示上PLU的號碼：

有機——9為開頭

一般性——3或4為開頭

經基因改造的——8為開頭

哪類食物殺蟲劑含量最少？

環境保育工作組（Environmental Working Group）分析了89,000個樣品，測試它們所含殺蟲劑（農藥）的成份，用來統計水果和蔬菜所含有毒的化學成份。含毒成分最高的是芹菜，因為它的表面多孔，因此附著的殺蟲劑也比較多。[6]我們應當避免含毒較多的食物，以有機食物來代替。含毒量較低的食物比較安全，即使是以一般方法種植的，也可以購買來食用。在食用之前，必須先把它洗乾淨。以下的蔬果是按照其含毒量所排列的：

含殺蟲劑（農藥）最少的：蘆筍、牛油果（酪梨）、香蕉、香瓜、包心菜、茄子、葡萄柚、奇異果、芒果、香菇、鳳梨、甜玉米、豌豆、番薯、西瓜。[7]含殺蟲劑（農藥）最多的：（這些食物要買有機的）蘋果、青椒、藍莓、芹菜、櫻桃、葡萄、羽衣甘藍、生菜、桃子、梨、馬鈴薯、覆盆子（紅山莓）、菠菜、草莓。[7]我們購買食物時要精挑細選。在市場裡的食物，十有八九都是經過基因改造的，因此我們必須花時間仔細閱讀標示。

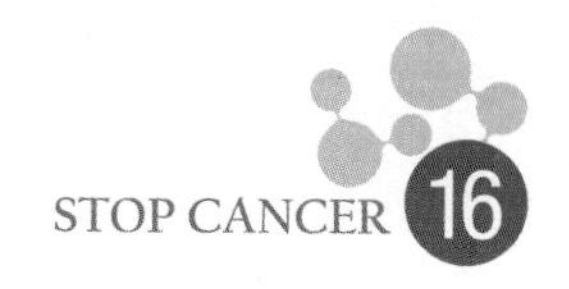

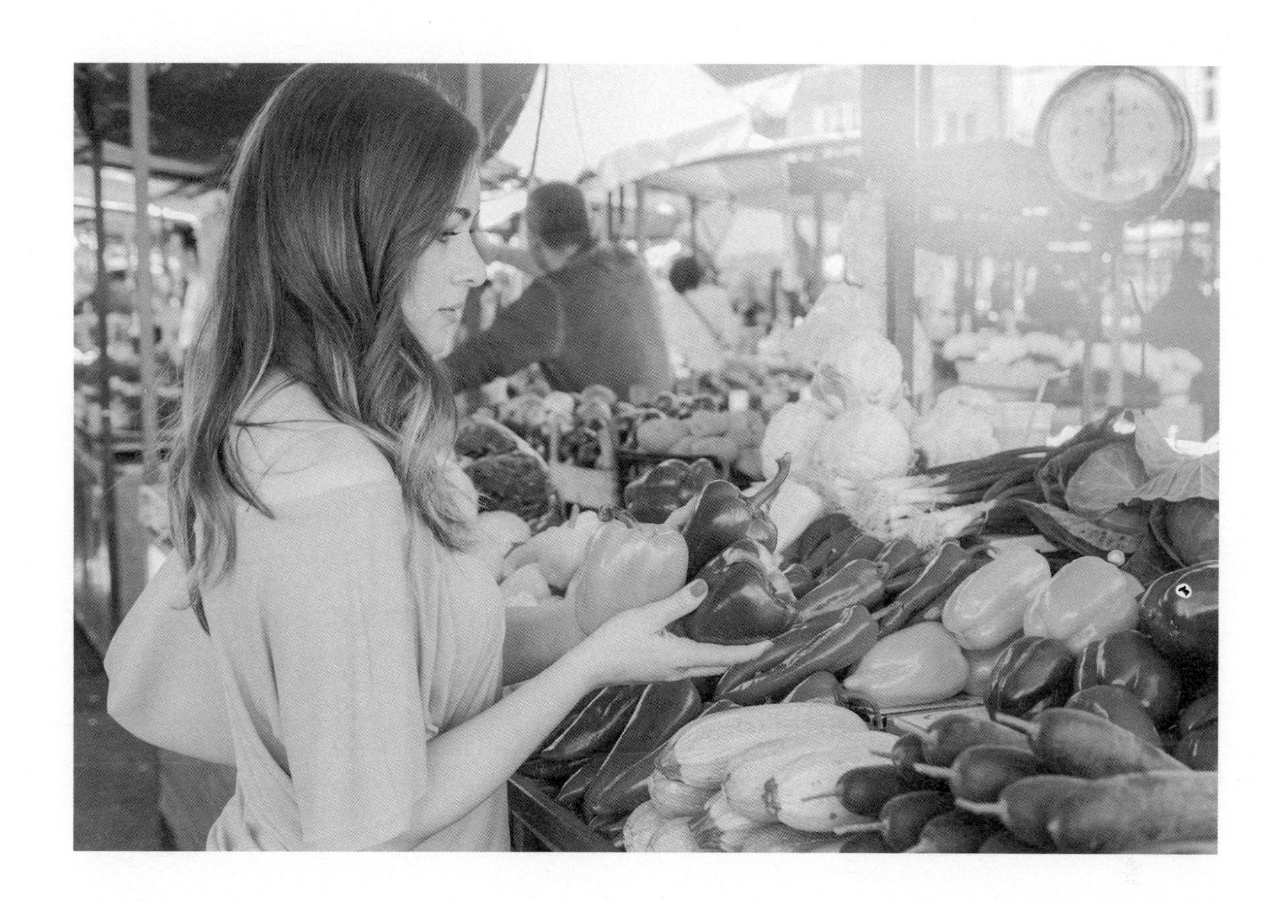

另外，採買食物還須注意的事項：

1. 最好在自家附近的農夫市場購買有機和新鮮的農產品。
2. 選擇購買當季的新鮮水果蔬菜，如果是非當季食物，可購買有機的冷凍或罐頭食品。但要小心閱讀標籤，避免精煉的糖和油。
3. 自己種植有機菜園並使用有機土壤和肥料。即使住的地方不大，也可以選擇種在花盆或其他容器裡。
4. 可以在自己的廚房種植豆芽和小麥草。

1.Sustainable Food News. July, 2011.

2.Hsu-LeBlanc E: “Buy Organic.” Taste for Life April, 2009.

3.Fitzgerald R: “Organic Food, A Consumer Scam?” Healing Our World. Hippocrates Health Institute. 29(36), 2010.

4.Ambrose E: “How to Eat Organically Without Going Broke.” Buy Organic P. 12, 2011

5.http://www.fruitsticker.com.

6.Reistad-Long S: “11 Things It’ s Best to Buy Organic.” Health P.133, April, 2011.

7.Edwards K: “Eat Clean for Less -The New Dirty Dozen.” Vegetarian Times P. 74-77, September 2011.

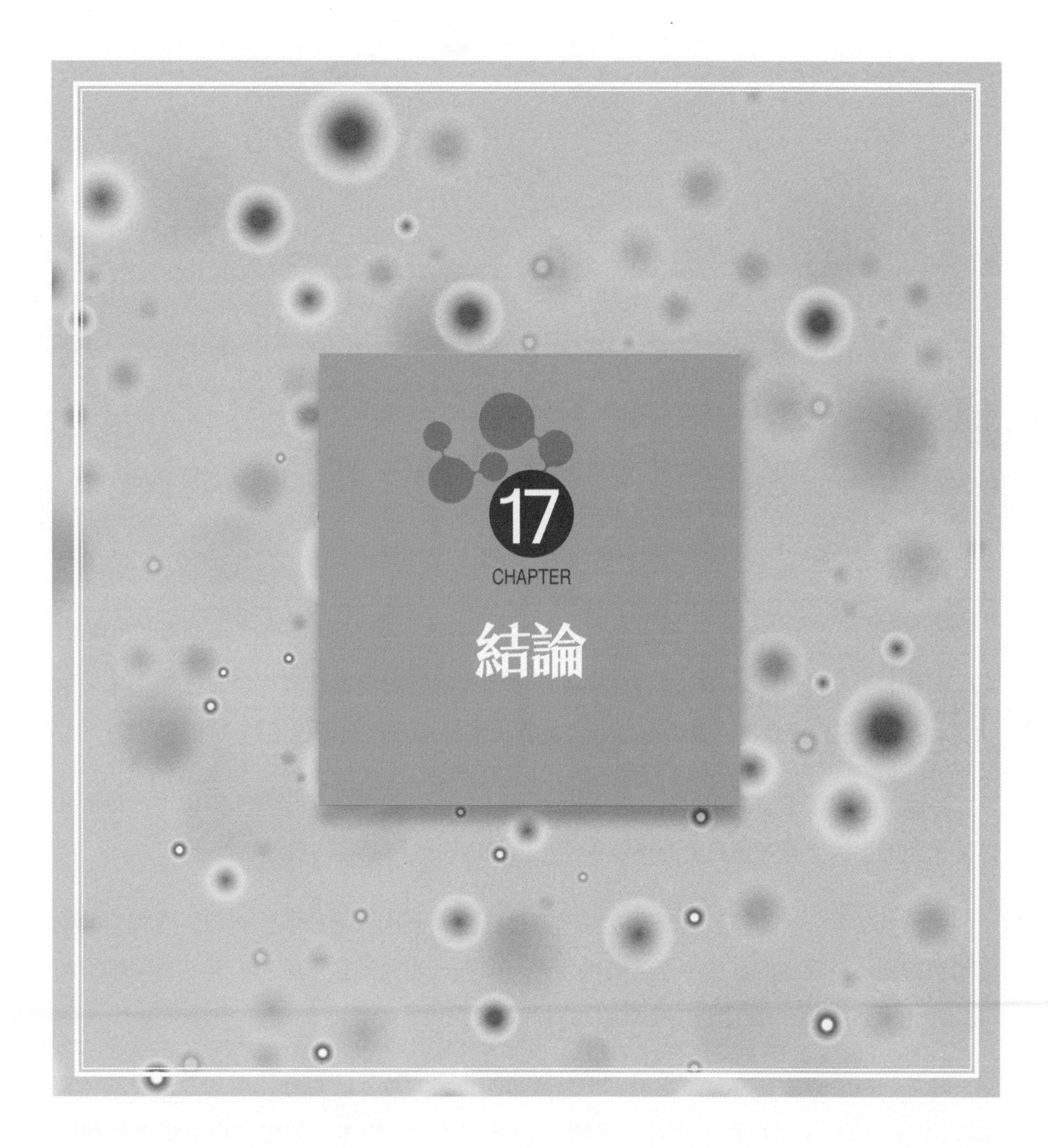

17

CHAPTER

結論

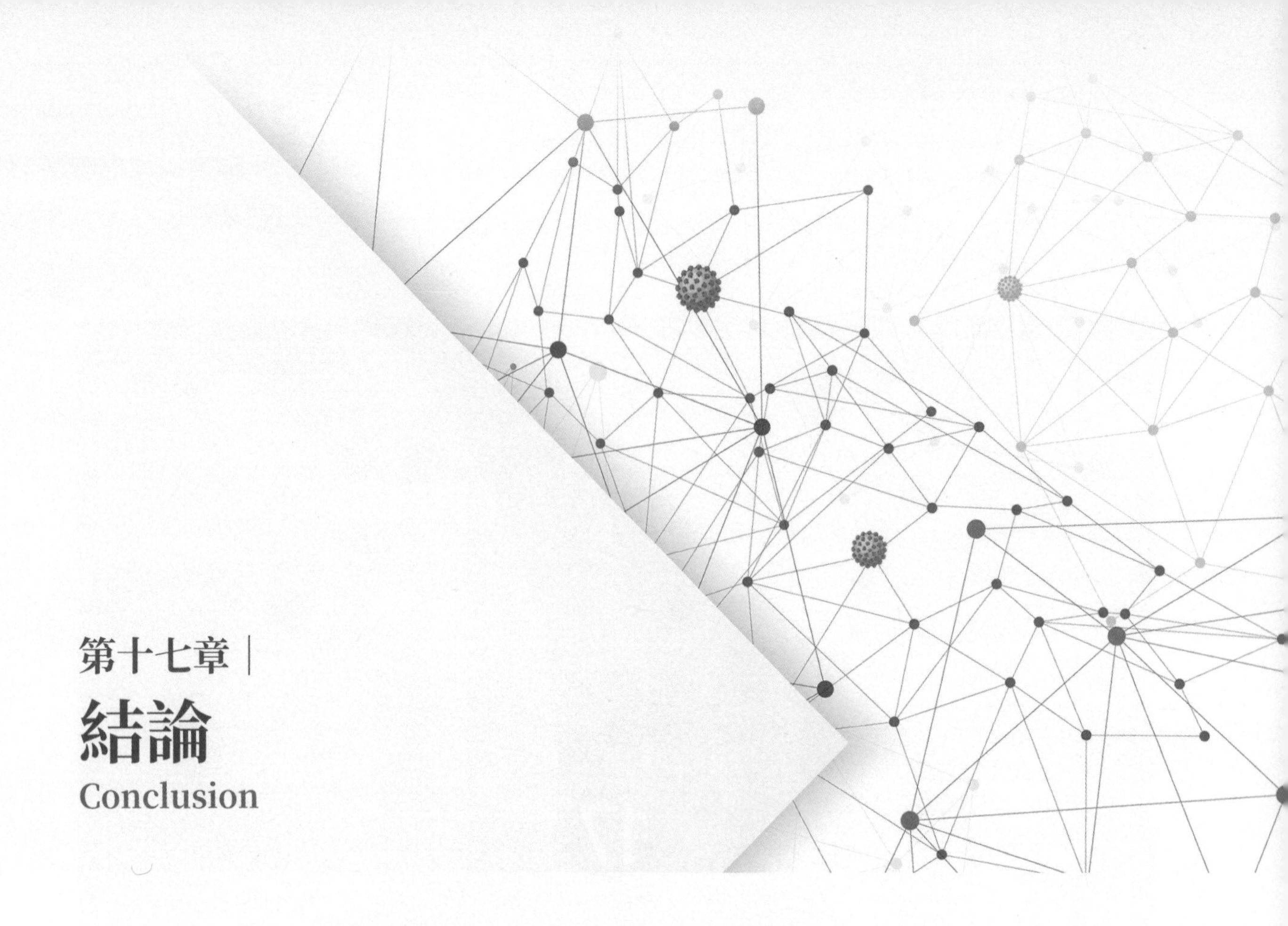

第十七章｜結論
Conclusion

在本書中，我們呈獻給各位最先進、最安全、最不具侵略性且最為有效的防癌、抗癌以及逆轉癌症的治療方法。我們認為植物療法乃是治療癌症的「頭號贈禮」。

有豐富、明確的證據顯示植物療法具多項功能——包括免疫治療、無毒性的化療和非手術型的治療。憑著這三重的抗癌作用，植物療法成為最佳的抗癌武器。

首先，在第一、二和第五章裡，我們的實驗結果呈現植物療法是一種強而有力的免疫治療方法。純植物的飲食中所含的植化素可增強人體內的巨噬細胞、天然殺菌細胞和T型淋巴細胞的功能，讓這些免疫細胞能夠有效的對抗各種癌症。

第二，植物療法其實是最原創、也最原始的化療方式。許多獲得專利的化療藥物均來自植物，但是經過摘取、提煉、分解（成為專利的方法）之後，卻變成極具毒性的藥物（第二和第六章）。其結果乃讓疼痛與煎熬伴隨著化學治療。反之，含有天然植化素的植物

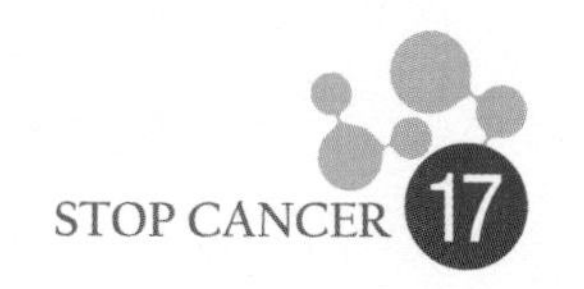

性食物，既可以有選擇性的摧毀癌細胞，又可以不危害（還能滋養）正常的細胞（請見第二，三，和七章）。所以：

「植化素能做到——單單扼殺癌細胞，並滋養正常細胞。」

這是在所有對策中的「最佳選擇」！而且毫無副作用！可惜在當下的一般飲食當中，只含有極少量的植化素，取代的是包含大量動物肉類、高脂肪、高糖分，而且經過多層加工的食品。可悲的是這些食品助長癌細胞，削弱正常細胞，對身體產生負面效應。癌症患者首先必須停止食用肉類及經過加工的食品，因為這兩種食物都是致癌的幫凶。

第三，植物治療乃屬非手術的治療。我們觀察許多病患在轉換到以植物為主的飲食之後，癌和腫瘤竟然自動消失。因此，植物治療可算是不必動刀的手術。最後，如果您願意相信和接受《聖經》的教導，請容我們分享《聖經》中的兩項健康奧秘。

1 《聖經》的第一卷書——〈創世記〉，在1:29記載造物主在地球歷史之初，即設立以植物為主的飲食。它包括了五穀、水果、堅果和種子。早期居住在地球上的人類，不但不會罹癌，而且壽命長達一千年。後來開始吃肉之後，平均壽命就直線下降至150年。在肉食更為普遍之後，人類壽命乃縮減至70到80年。當今各項科學研究均肯定，若要遠離癌症和其他致命的疾病，我們必須回到創世之初、上帝所設立的、以植物為主的飲食。

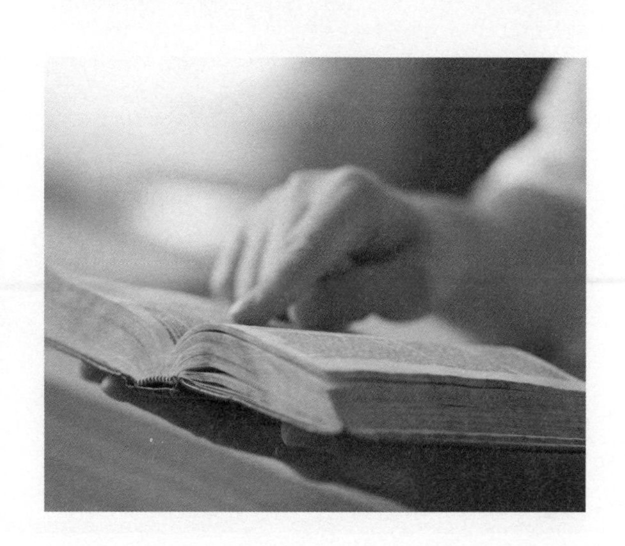

❷《聖經》中最後一卷書〈啟示錄〉，在18：23－24記載，神已預先告訴我們撒但會用巫術欺騙各國的居民。「巫術」在希臘原文（新約《聖經》所用的文字）就是「farmakeia」，英文翻譯出來就是「藥房或藥物」。換言之，《聖經》警惕世人勿濫用成藥，因為這些藥物能夠阻礙癌症病患痊癒的機率。或許在重新評估訂下各種治療方案之際，應該包括植物治療。好消息是只要我們願意遵從《聖經》的禁令，就能遏止癌症。因為任何有延續性的療效都需要強大的免疫系統，而健全均衡的飲食與健康的生活方式，乃是支撐免疫系統的關鍵所在。

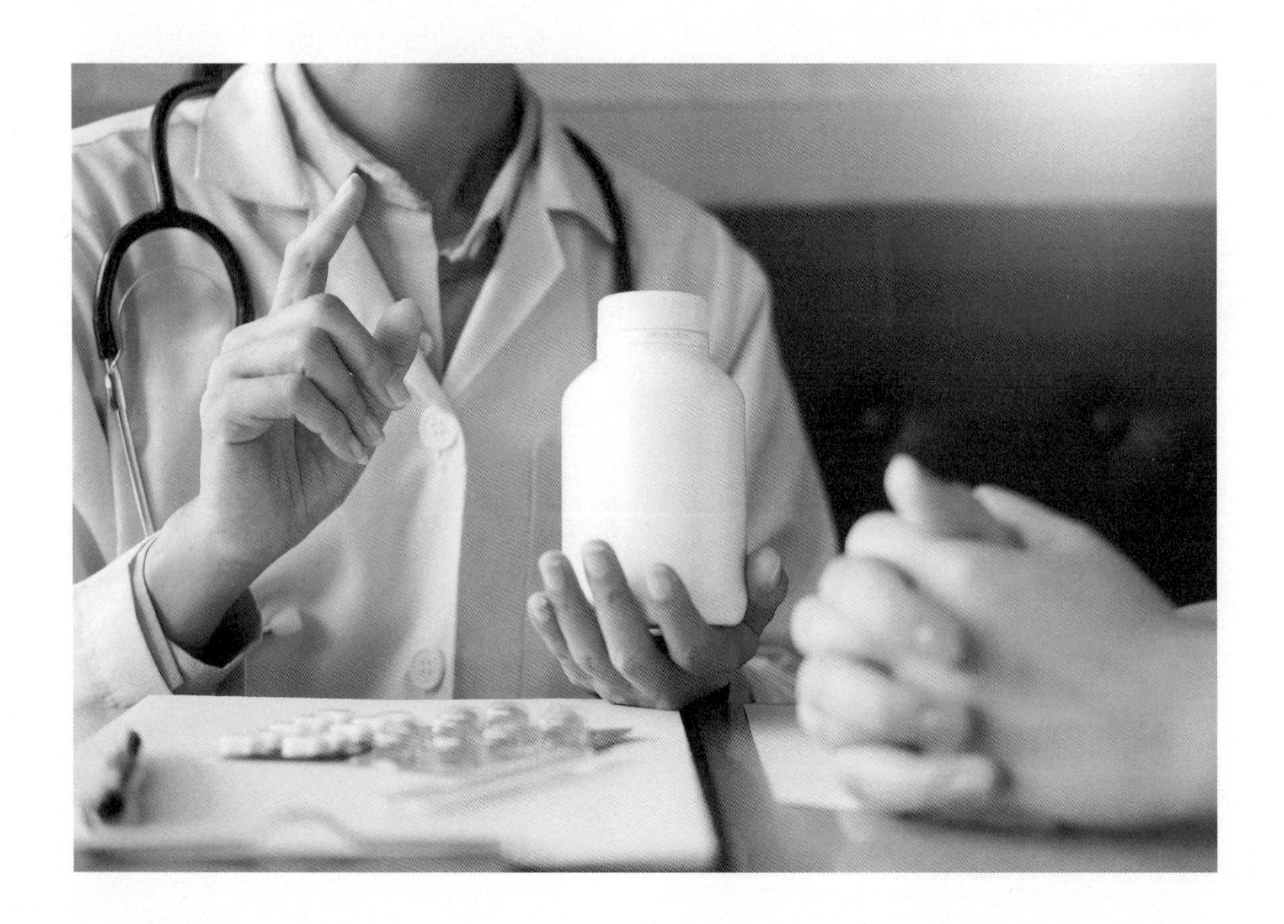

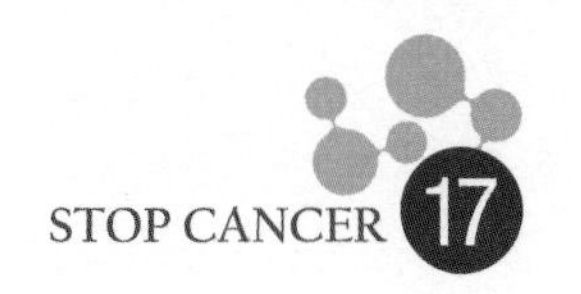

簡而言之，解決的方法就是：如果你、或你身邊有人罹患癌症，以下有幾項建議可試行之：

1. 停止食用肉類及加工食品，因為這些食品會加速癌細胞的滋長。
2. 食用純植物的飲食，讓其含有千萬種的植化素殲滅癌細胞，並增強免疫細胞。
3. 每晚十時就寢。
4. 如果腫瘤不大，屬於初期，可以採取靜觀其變的態度。如果腫瘤已經變大，可以選擇接受正規的切除手術。
5. 如果自己無法做到前述事項，可以考慮參加健康生活中心的課程，學習如何改變飲食和生活習慣。

總之應該多利用時間了解並思考各種選項，不必倉促作決定。癌症的診斷可以成為回歸健康生活的動力，讓未來的生活更美好、更健全。有許多真實的例子，都足以顯示植物治療成功抗癌的療效。對這些戰勝癌症病魔，重返健康生活的男女老少們，我們感到驚訝，得到啟發，並分享他們的喜悅。祈願每位讀者都能享受健康、豐盛、無癌的生活！感謝您與我們一起走過這趟旅程。願神祝福您的人生一帆風順！

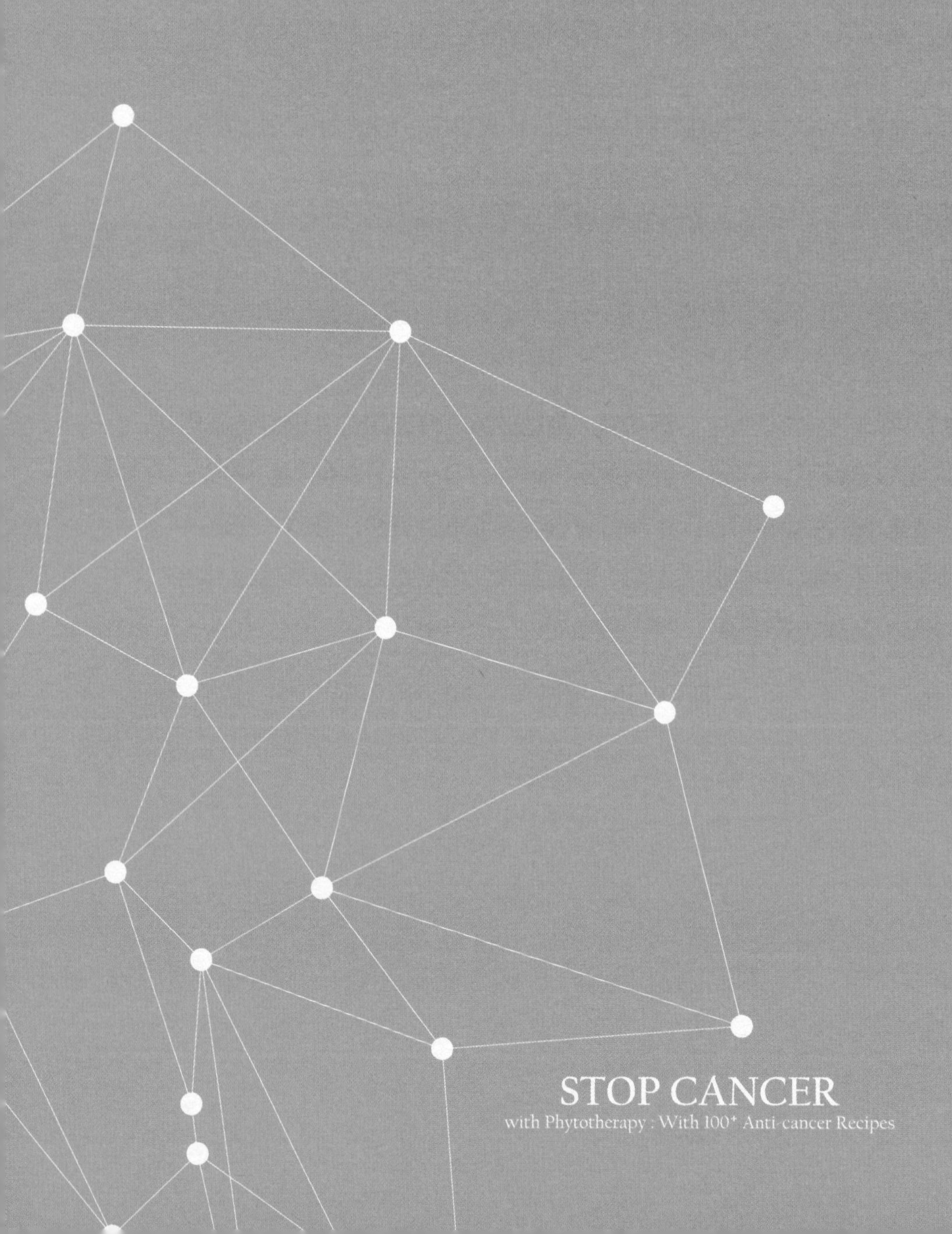

STOP CANCER
with Phytotherapy : With 100+ Anti-cancer Recipes

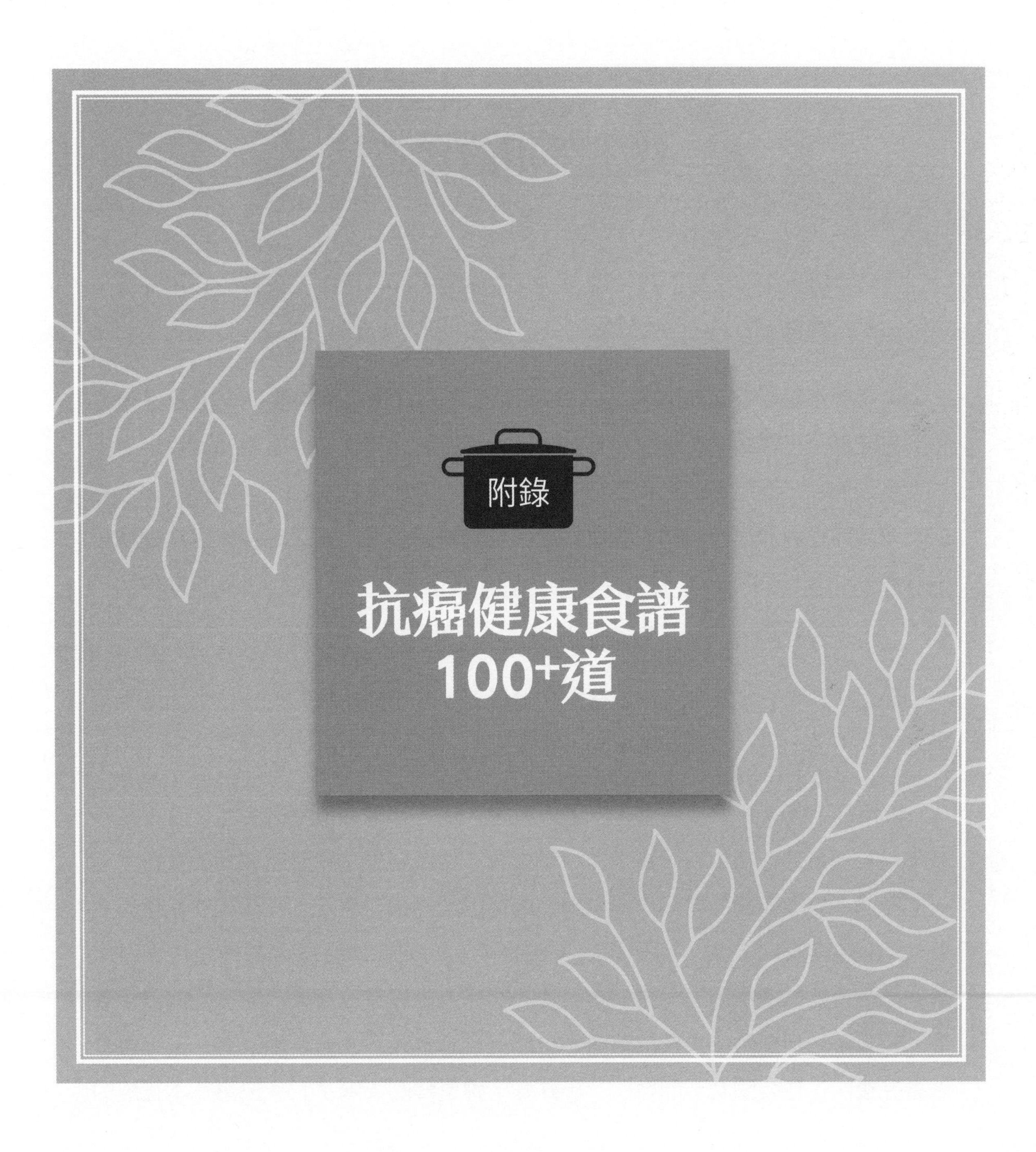
附錄
抗癌健康食譜
100+道

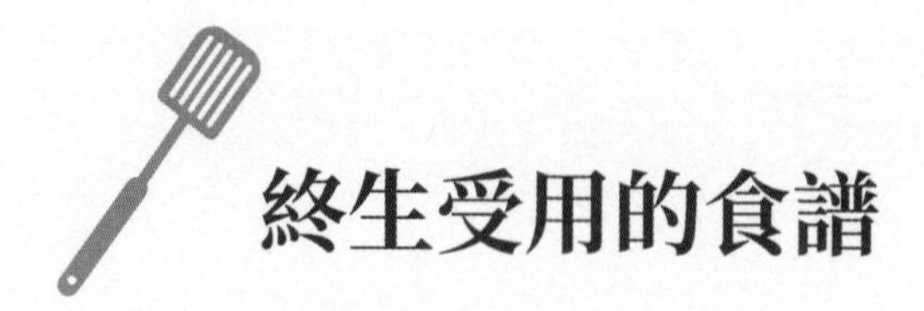

終生受用的食譜

這套食譜乃是為您專門設計的。與其他食譜不同之處，在於我只採用純正和未經加工的食材。因為這些食譜皆以食材作為「醫療」之用。

其實並不是所有以植物為本，或以素食為主的飲食，就能稱得上是健康食物，有些甚至可歸類於「垃圾」食品。當你走進超級市場時，會看見比以前更多的素食類製品，但重要的是我們必須知道食品裡面的「成份」。其中很多都含有加工精煉的糖、漂白過的麵粉、反式脂肪、精煉過的油、人工色素、合成糖精、提味劑、化學防腐劑及有毒的添加劑。因此在購買之前，請您務必詳讀食品標籤。

最近，我們的親友中有些人在飲食習慣上，改成純植物的完整飲食。結果不僅是個人得益，連其他家庭成員也一併受益。

數月前，我的外甥布萊恩作出重大改變，決定食用純植物的完整飲食！二十多年前，他還在上初中時，為了作科學作業，特地到外子劉漢新教授的實驗室裡研究蒜頭。這項蒜頭的科研作業，讓他贏得田納西州科學及工程學術展覽首獎。以他的研究定論，認為「蒜頭可以治癒癌症」。現在連幾歲大的幼童也懂得用某些時下流行的健康用語。雖然布萊恩的女兒凱琳只有三歲大，對家裡的飲食改變一知半解，但是她和人談話時竟然也用上了「全素」這個字眼。有一天在教會聚會完後，一位韓國女士問她：「小妹妹，妳是韓國人嗎？」，凱琳一本正經的說：「我不是韓國人，我是全素人！」

本書所提供的「終生受用」食譜，乃著重於未經加工處理的純正素食料理。因此，我所採用的食材，均帶有「治療功能」。食用這些不含精煉糖和化學添加劑、又屬低脂的純正素食料理，的確能夠降低罹患致命疾病的風險。因為它們含有天然療效，我極力推薦各位每天食用以植物為本的純正素食料理。

書中許多道菜色都是從自家廚房研發、經家人和親友品嘗驗證過的食譜，還有一些是出自別人提供的食譜，但都符合我所訂下的標準：只用未經加工的全食物，儘量避免或少用提煉過的配料。即使是所謂的健康配料（例如天然糖精，未煮過的堅果），也必須少量使用。我推薦大家選用未經煉製的糖精，未經加工的海鹽，以及有機食材。

在食譜作法裡需要「炸」和「煎」的時候，我是以水或高湯取代油或脂肪。你可用品質比較好的不銹鋼鍋或不沾鍋烹煮。有些安全的不沾鍋和不帶毒性的炒鍋，都能均勻地煮熟食物。

此外，我在每篇食譜裡都提供了營養成分說明，用以鼓勵大家勇於嘗試。更希望您能在嘗試和改良這些食譜時，得到無比樂趣。衷心感謝您給我的意見。

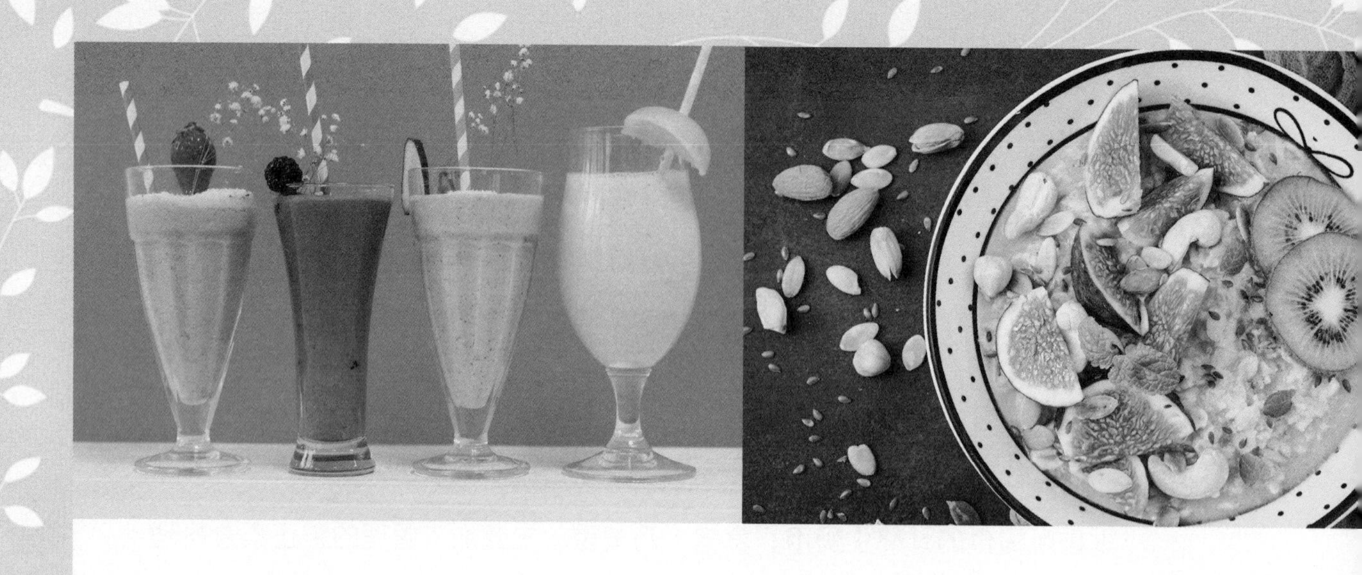

目錄

果昔（冰沙）和果汁

早餐

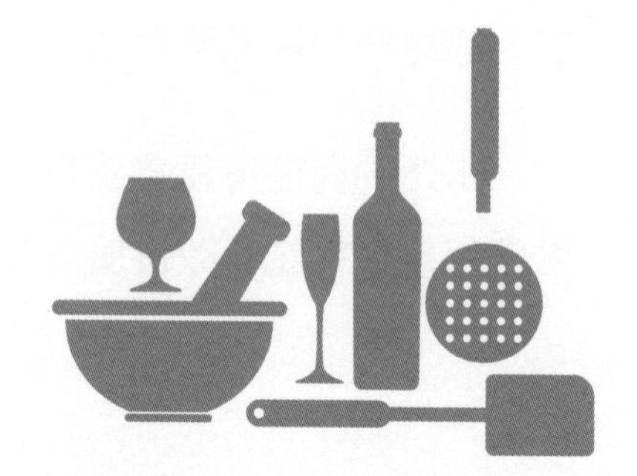

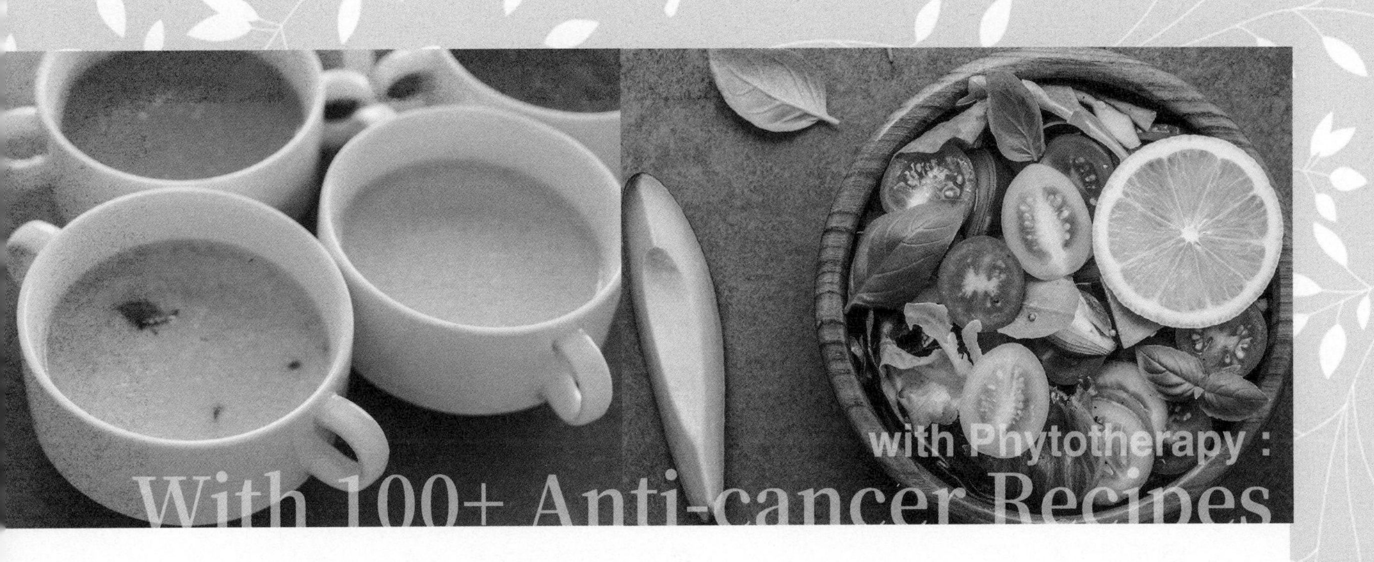

湯類

沙拉類

沙拉醬類

蔬食類

主菜類

三明治／漢堡類

麵包和餅乾類

甜品／點心類

醬料／滷汁／沾醬類

種子和裝飾配料類

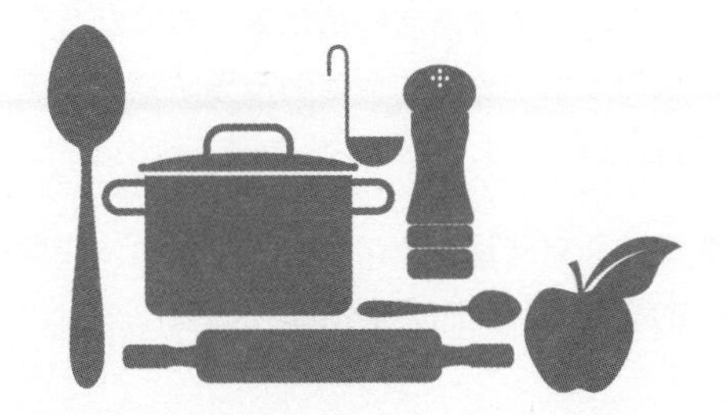

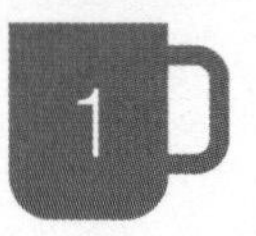

基本早餐綠果昔
Basic Breakfast Green Smoothie

〔 **材料** 〕

2根新鮮或冷凍的香蕉

2大匙綠粉，或一把羽衣甘藍、菠菜或其他綠葉蔬菜

2顆軟甜棗（椰棗）

1½杯水

〔 **作法** 〕

將所有材料放入果汁機打成綠果昔即可。

〔 **備註** 〕

- 我們以綠果昔代替早餐已經有30年了！這作法也可以加入任何新鮮當季有機的水果，如此就不需要加甜棗。假如想要增加熱量，可以加一些泡過的杏仁、核桃，或是放一大匙新鮮的杏仁醬，或是半顆牛油果（酪梨）。
- 我認為海藻類（螺旋藻、綠藻、藍綠藻）、小麥草粉、大麥草粉、苜蓿芽及綠葉蔬菜是最強有力的植物。它們含有豐富的營養成分，各種的營養複合物，微小營養分子及稀有的礦物質，加上千種仍未被命名的植化素，皆能助我們快速恢復健康，使我們身強體壯。這些綠粉（或汁）還可以增加身體的免疫力及預防腫瘤及癌症。綠果昔非常容易吸收，而且是十分有效的日常排毒飲料。
- 假如你有蘆薈，也可以放入果昔中（只要去掉兩旁的尖刺），其中的排毒功效亦可以排除體內的重金屬和其他污染物質。

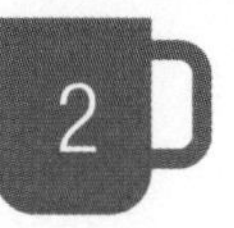

活力早餐果昔
Power Breakfast Smoothie

〔材料〕

1根熟的香蕉

1至2種不同水果（當季或冷凍）

2大匙漢麻子蛋白粉（現磨有機漢麻子蛋白粉，hemp protein）

2大匙綠粉

1大匙現磨的有機杏仁醬

1½杯至2杯水

〔作法〕

將所有材料放入果汁機打成綠果昔即可。

〔備註〕

- 有一天早上我和兩位鄰居太太一塊散步，他們想知道我平常究竟吃些什麼讓我如此有精力，又問我的蛋白質來源為何、早上準備吃什麼。我告訴她們試試活力早餐果昔。裡面含有很多營養素，漢麻子蛋白供給均衡的氨基酸，主要脂肪酸和重要的纖維。再加上新鮮水果和營養豐富的綠粉。這樣的果昔沒有別的食物可以相比！
- 就營養而言，杏仁在堅果類中算是堅果之王。它含有重要的抗氧化劑，保護您的細胞不被自由基傷害，而且杏仁是維生素E最好的來源，可以減少癌症和心臟方面的疾病。

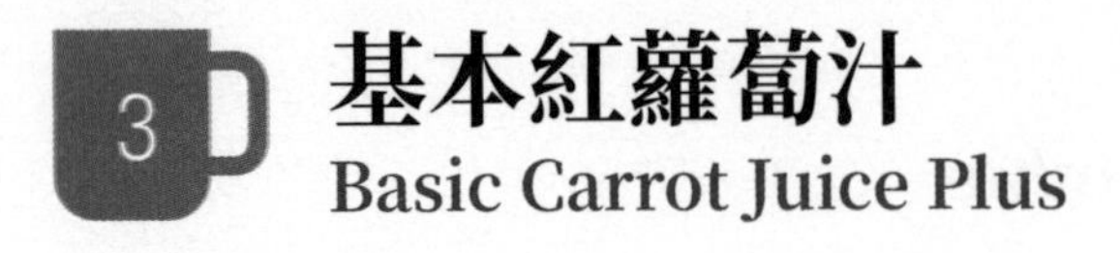

3 基本紅蘿蔔汁
Basic Carrot Juice Plus

〔材料〕

5磅有機紅蘿蔔

3顆有機蘋果

1大把有機綠粉或是其他蔬菜

〔作法〕

❶ 將以上材料放入果汁機榨出果菜汁，約可榨成六杯。

❷ 將果菜汁放入玻璃瓶蓋好，放入冰箱，兩天內喝完。

〔備註〕

- 您可以在這基本紅蘿蔔汁中加入任何蔬菜（菠菜、羽衣甘藍、甜菜葉、芥蘭菜、莙薘菜、蒲公英、美生菜、小黃瓜、芹菜、黃節瓜、青或紅椒、巴西利）我認為新鮮紅蘿蔔汁是果菜汁之王。它含有特殊的酵素、維生素、礦物質和黃酮類化合物，能迅速被我們身體吸收；亦可增強我們的免疫力，抗衰老，減少癌症的發生率，保護心臟血管系統，且改善消化功能。紅蘿蔔含有很強的排毒功效，可以清理肝臟和減少血液裡的毒素。

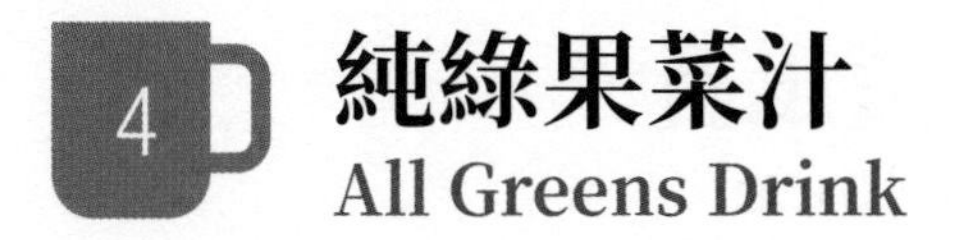

〔材料〕

1把有機羽衣甘藍菜

2條有機小黃瓜

1片有機瑞士莙薘菜（甜菜根，可以不放）

1根有機芹菜

1顆有機綠蘋果

〔作法〕

將以上材料放入果菜榨汁機。把綠葉捲成球狀，然後和芹菜蘋果一起榨，這樣比較容易榨成汁，完後請儘快享用。

〔備註〕

- 羽衣甘藍、小黃瓜、瑞士莙薘菜（若有的話），加上芹菜和青蘋果即可做成好吃又新鮮的飲料。假如不用羽衣甘藍，也可以用菠菜、莙薘菜、綠花椰菜、芫荽（香菜）、包心菜或是其他綠色蔬菜。您也可以放入少許切碎的嫩薑。
- 這個綠菜汁含有豐富的營養素，沒有任何市售飲料可與其相比。因為其多半不含纖維，而這綠菜汁含有幾乎能被人體立即吸收的豐富維生素和礦物質。

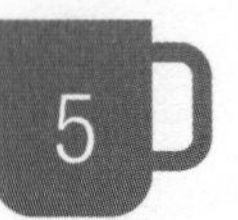

紅蘿蔔、甜菜根和小黃瓜汁
Carrot, Beet, and Cucumber Juice

〔材料〕

1磅紅蘿蔔

1個紅菜頭（甜菜根）和2把紅菜頭葉

1、2根小黃瓜

〔作法〕

將以上材料全部放入果菜機中打成汁，並儘快享用。

〔備註〕

- 這些蔬菜能令您強壯。因為它們可以改變酸性（毒性）體質，通常酸性體質是由於吃了太多肉類、精緻食物和甜食所致。這蔬菜汁的營養成分對貧血、高血壓、腎臟和膽結石、肝臟疾病、腎臟炎症、肺部疾病及膀胱問題都極有幫助。紅菜頭（甜菜根）汁對健康有許多好處，因它含有豐富的礦物質及微量元素，同時亦是有機的淨化劑，可以預防癌症腫瘤的形成。它的紅汁對有心臟突發疾病和中風病人也有好處。但必須注意——不要單獨飲用；因為它的淨化效應，使有些人一次喝太多會感到頭暈。所以每次不要超過2盎司，而且最好和其他果汁併用，或者可以用水稀釋後再單獨飲用。
- 小黃瓜是蔬菜中最好的利尿劑之一，可以促進排尿。它亦含豐富的矽和硫，對頭髮、指甲和皮膚的健康都非常有益。

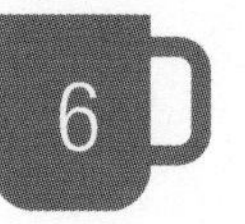

紅蘿蔔、羽衣甘藍和巴西利汁
Carrot, Kale, and Parsley Juice

〔材料〕

5磅有機紅蘿蔔

1把有機羽衣甘藍，只用中間硬的梗（葉子可留作沙拉用）

1/2把有機的巴西利葉子及梗

〔作法〕

以上蔬菜放入果菜機，大約可做成六杯蔬菜汁。

〔備註〕

- 這三樣蔬菜打成汁是自然界中最營養不過的蔬菜汁。有人稱紅蘿蔔汁為「黃金汁液」。紅蘿蔔汁有治癒功能。每天一杯紅蘿蔔汁勝過服用任何的保健品。只要每天吃一條紅蘿蔔，就能顯著地減少罹癌風險，因為它可以增強免疫力。

- 羽衣甘藍又稱為「新牛肉」，因為它含有大量鐵質。以卡路里來比較，羽衣甘藍比牛肉含有更多的鐵質。鐵的重要性在於它可以形成血色素和多種酵素，將氧帶到身體各部位。我喜歡將羽衣甘藍稱作「綠色牛肉」，更進一步將羽衣甘藍汁稱為「綠色牛奶」！沒錯，若以每一卡路里來比較，羽衣甘藍所含的鈣比牛奶還要高。羽衣甘藍所含有的有機鐵和有機鈣，都非常容易被身體吸收。事實上牛奶的含鐵量非常低。羽衣甘藍含有的豐富維生素K，對骨頭健康、預防血液凝結栓塞及患老人痴呆症的人都有益處。

- 巴西利還有大量的抗氧化劑，可以中和致癌物質。它也含有促進免疫力的物質，能夠增加我們的免疫力。它的汁亦可增加血色素。但要避免一次喝太多原汁，所以一次不要超過1到2盎司。假若和其他蔬菜汁一起喝則無妨。

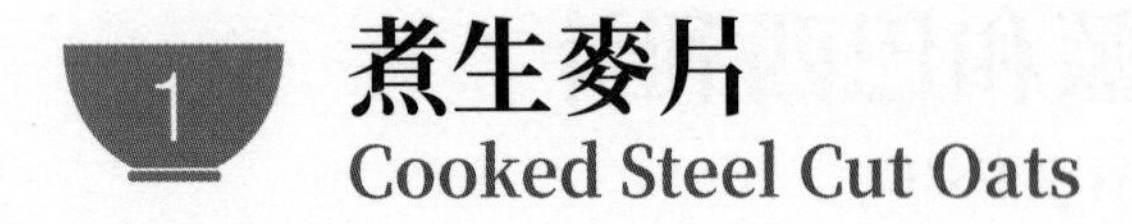

煮生麥片
Cooked Steel Cut Oats

〔材料〕

1杯粗麥片

3杯水（可用米漿、豆漿或是堅果奶）

〔作法〕

❶將以上材料放入鍋中加蓋煮滾。

❷煮滾後轉小火。再煮約15分鐘，或煮到黏稠即可。若是太濃，可多加一些水或植物奶。

〔備註〕

- 這是一道口感佳且濃稠的粥，在寒冷早晨享用特別美味。我個人很喜歡加入椰棗來增加天然的甜味；但是你也可加點葡萄乾、堅果或種子，即成為一頓豐富的早餐。
- 粗麥片含有可溶性和不可溶性的植物纖維，可以抗癌、降低膽固醇、控制血糖和預防便秘。未經過打磨的全穀類是纖維最好的來源，可令人延年益壽。椰棗含有維生素B群、鐵、鎂、鉀及纖維。

2 生五穀酥
Raw Granola

〔材料〕

半杯種子粉（磨碎的葵瓜子、南瓜子和亞麻子）
半杯杏仁片
半杯椰棗，用水泡過
1大匙香草精（不含酒精）
6杯傳統燕麥片
半杯切碎核桃（或胡桃）
半杯漢麻子（去殼）或1/4杯奇亞子
半杯南瓜子
半杯黑或咖啡色芝麻粒
2大匙亞麻子
半杯葡萄乾
半杯不加糖的椰子薄片
1小匙肉桂粉
半杯生腰果（可以不放）
2到3個熟透的美國柿或其他水果（切碎或和椰棗一起打碎）

〔作法〕

❶先做種子粗粉，將等量的葵瓜子、南瓜子和亞麻子分別放在咖啡研磨機裡磨成粉狀。然後將它們混合後，放在一邊。您可以將多餘的種子粗粉放在玻璃容器中存入冰箱，可用來撒在早餐穀類、沙拉和果昔中。

❷將泡過水的椰棗放入果汁機中打碎，加入香草精備用。你也可以用新鮮水果和椰棗一起打成泥狀，再加一點水成為漿狀。

❸在一個大容器中，將所有乾的食材混合。加入棗泥和新鮮水果泥，再混入其他乾的材料。

❹將以上混合物，放在乾燥機的盤子上，用華氏118度烘乾，大約要6到8小時，或烘到適合的脆度。這食譜分量可做4盤。

〔備註〕

- 在五穀酥中加入米漿、豆漿或是杏仁奶，會更美味。你也可以用五穀酥撒在豆奶做的優格、水果、沙拉或是其他煮過的穀類中。我很喜歡用低溫乾燥機來烘烤，因為食物絕對不會燒焦；而且能保持所有的營養成分。讓我再說明五穀酥的一些成分：

- 黑芝麻粒含有珍貴的纖維，可以降低膽固醇，維護心臟的健康，減少發炎，預防大腸癌和骨質疏鬆。黑芝麻還含有豐富的鋅，對增加免疫力極為重要。除此之外，黑芝麻亦含有豐富的鎂和钙。只要1/4杯就超過一杯牛奶的成分。這些礦物質對控制血壓，減少頭痛和調整睡眠至為重要。

- 漢麻子仁是漢麻子可食用的部分。它可促進細胞的康復，所以對癌症、心血管疾病、神經退化性病症、自體免疫疾病皆有幫助。

- 奇亞子提供重要的養分，它含有豐富的蛋白質、Omega 3脂肪酸、抗氧化劑和纖維。

- 南瓜子所含有的植物固醇，可以降低膽固醇和預防多種癌症。它能降低發炎，有利於前列腺的健康。南瓜子還含有豐富的鎂，半杯就可供給92%每日需要的分量，而多半美國人都缺乏這種礦物質。

燕麥小麥玉米小煎餅
Oat-Wheat-Corn Mini Pancakes

〔材料〕

1/2杯燕麥片

1/4杯全麥麵粉

1/4杯玉米粉

1/2小匙發粉

1/4匙蘇打粉

1根熟香蕉

1杯水（米漿、豆漿或腰果漿）

1小匙楓糖漿或龍舌蘭糖漿

1小匙蘋果醋

〔作法〕

❶在一個大碗中先將燕麥片、麵粉、玉米粉、發粉和蘇打粉混合。

❷在另一個碗中，用叉子把香蕉壓碎。加入水、楓糖漿和蘋果醋。

❸把液體部分加入麵粉混合物中。攪拌均勻，假如麵糊有點乾，可以再加適量的水。

❹用一個不沾鍋，放入少量的麵糊（2－3吋）。以中火煎到表面出現氣泡。然後翻過來繼續煎熟，每面大約5分鐘。

〔備註〕

● 這個小煎餅比一般商店賣的小煎餅更紮實，您可以冰凍儲存，然後用麵包機加熱即可享用。

● 燕麥片含有豐富的抗氧化劑和纖維，可以幫助預防腸癌和治療便秘。燕麥片是肌醇（維生素B）最好的來源，對維持膽固醇平衡至為重要。

藜麥和大麥煎餅
Quinoa and Barley Pancakes

〔材料〕

1杯有機無糖的豆漿

6、7粒用1/4杯水泡好的椰棗

1/4杯用半杯水泡好的生腰果

半杯煮好的藜麥

半杯大麥粉

1小匙發粉

1/4小匙鹽

〔作法〕

❶ 煮藜麥：用足夠的水蓋住一杯藜麥泡5－10分鐘。然後用濾網和水沖洗藜麥，去掉苦味。放入平底鍋以2杯水煮滾。再用小火燜煮約18分鐘。

❷ 把豆漿、泡好的椰棗和泡好的生腰果放入果汁機打成奶，倒入大碗中，拌入煮好的藜麥。可以把剩餘的藜麥留著做藜麥和黑豆沙拉（參考沙拉類食譜）。

❸ 另用一個大碗，混合大麥粉、發粉和鹽。將先前混合的奶昔藜麥一齊加入攪拌。

❹ 用一個不沾鍋，倒入適量的煎餅麵糊。以中火煎約2－3分鐘，然後翻過來煎至金黃色。假如麵糊太濃，可加點水。這個分量可以做八個直徑三吋的煎餅。

❺ 如果喜歡，可以撒上龍舌蘭糖漿，或加入任何新鮮的水果泥。

〔 **備註** 〕

- 這個煎餅較柔軟溼潤，可以冰凍，隨時再用烤箱加熱。
- 豆漿是蛋白質的最佳來源，因其中含有完備的主要氨基酸、主要脂肪酸、維生素、礦物質和植物生化素，且豆漿沒有膽固醇。
- 藜麥含有高質量的蛋白質，並有豐富的離胺酸，是對細胞修復很重要的氨基酸。它還含有錳，是身體的抗氧化劑，可幫忙除去癌細胞。藜麥Quinoa英文讀音為keen-wah。
- 大麥含有豐富的纖維和維生素B群。它能夠有效地預防糖尿病、胰島素抗性、腦中風和某些癌症，例如大腸癌。
- 腰果含有大量的纖維，維生素和礦物質。腰果還含有各種促進健康的植物生化素，可以幫助我們預防癌症。

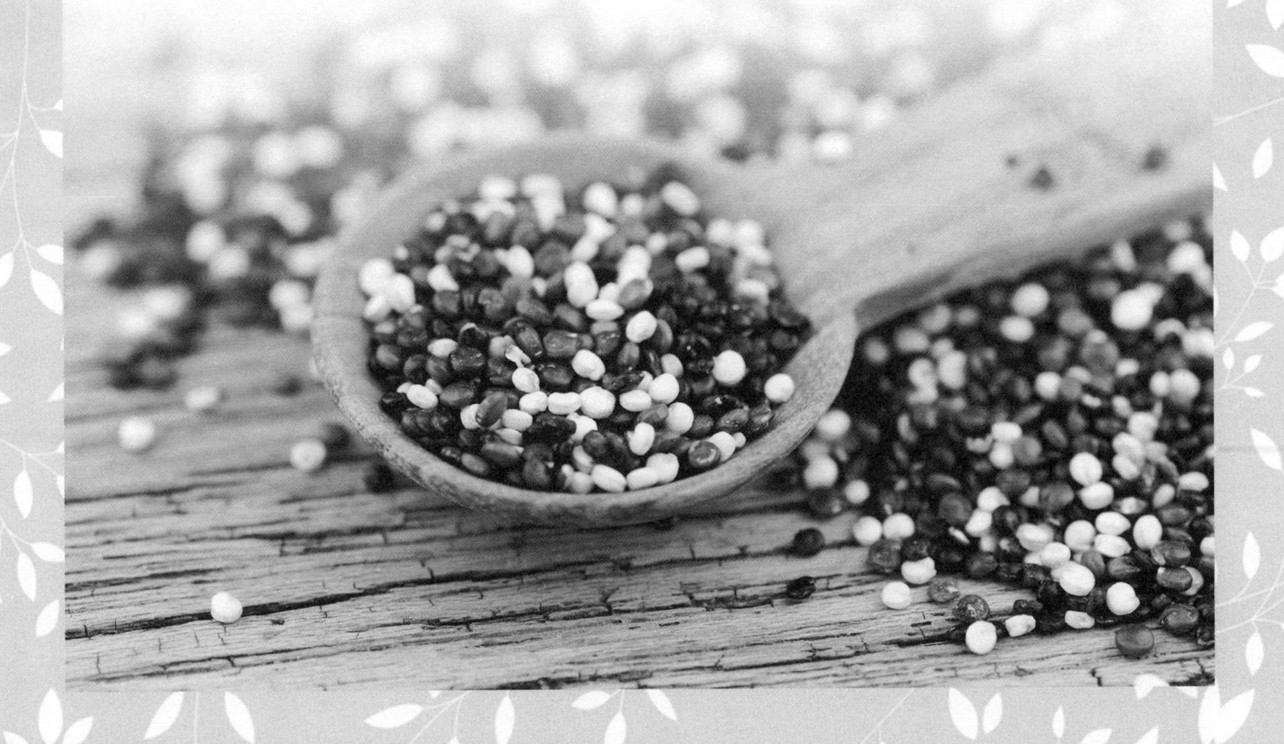

基本杏仁核果奶
Basic Almond Nut Milk

〔材料〕

1杯去皮泡過的生杏仁

3杯水

〔作法〕

將去皮泡過水的杏仁和水放入果汁機，打到潤滑即可，必要時可用濾網過濾。

杏仁去皮的做法：

❶將滾水直接倒在杏仁上。

❷當水開始變涼，用手指搓杏仁，就可去皮。

❸然後換乾淨的水泡兩小時，或整夜浸泡亦可。杏仁供給豐富的植物蛋白質，也含有硒，是強力的抗氧化劑；同時含有鈣、磷、鎂、維生素B群、維生素E和纖維。

〔備註〕

- 這是基本杏仁奶的做法，可以用椰棗、香蕉、楓糖漿或其他天然糖精，或任何當季的水果增加甜味。您也可以加1－2 小匙的卵磷脂顆粒，增加杏仁奶的奶油狀。運用這基本杏仁奶的做法，你可以做腰果奶或任何堅果種子奶。腰果或其他種子皆不用去皮或過濾。

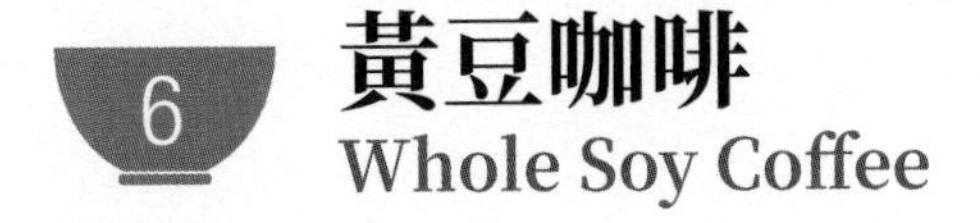

6 黃豆咖啡 Whole Soy Coffee

〔材料〕

2杯非基因改造的乾黃豆

〔作法〕

❶將黃豆泡水兩小時。沖洗過濾備用。

❷放入烤盤用華氏350度烤1 小時半或 1小時45分鐘至金黃色。要時常攪拌，避免燒焦。

❸等稍涼之後，用馬力較強的調理機（攪拌機）打成粉狀。可以放入玻璃瓶中，儲存於室溫。

❹泡黃豆咖啡時，用咖啡杯加入1－2 大匙的黃豆咖啡粉，再加熱水攪拌均勻後就可享用了。你也可以加甜葉菊、蜂蜜、龍舌蘭糖漿或是非精煉的糖增加甜味。殘留在杯底的黃豆渣，亦可食用，藉以增加纖維。

〔備註〕

- 若要做深焙的黃豆咖啡，可用華氏350度烘烤2－3 小時。

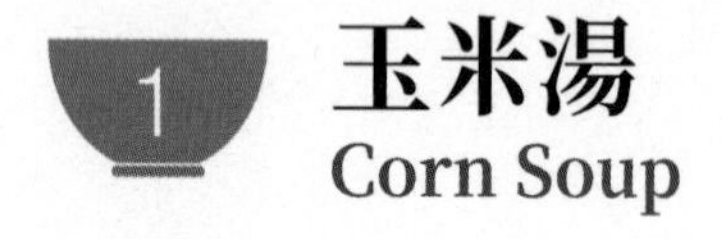

玉米湯
Corn Soup

〔材料〕

兩顆蒜，剁碎

1/4顆紅洋蔥，剁碎

1個紅椒，剁碎

1罐椰奶（14盎司）

半包冰凍的玉米粒（8盎司）

半小匙咖哩粉

半杯豆漿（米漿、腰果奶、杏仁奶或水）

半小匙適量的鹽

半杯新鮮胡荽葉（香菜），切碎做裝飾之用

〔作法〕

❶將所有材料放入湯鍋，以中火熬煮，必須經常攪拌，直到煮軟，再加入適量的鹽。

❷最後放入胡荽葉（香菜）點綴即可。

〔備註〕

- 玉米是能供給能量的複合食物。蒜頭和洋蔥可以抗癌和保護心臟血管。紅椒含大量的抗氧化劑可以抗癌。雖然椰奶是濃縮食品，但是它可以強化甲狀腺功能，抵禦自由基的破壞。薑黃是咖哩中的重要成分，所含的薑黃素是一種抗氧化劑，且有抗發炎的效用。
- 純椰奶是不含任何添加物的。記得在購買前先看清楚成分標籤，確認是完整未經加工處理的原食材。

番茄冷湯
Cool Tomato Soup

〔材料〕

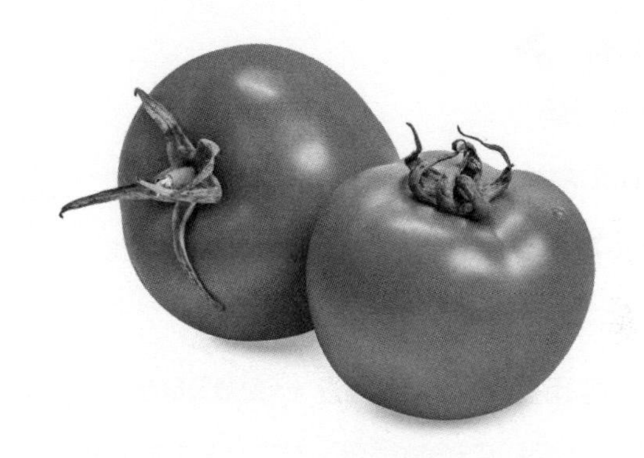

4杯新鮮番茄，切塊，留1/4杯做裝飾用

1小匙特級初榨冷壓的橄欖油

1小匙龍舌蘭糖漿或蜂蜜（任選一種）

1½杯水

新鮮的羅勒葉（九層塔），切碎

〔作法〕

❶將番茄、油、龍舌蘭糖漿和水放入果汁機中打細。

❷將番茄湯放入碗中，用番茄和羅勒葉裝飾。

〔備註〕

- 番茄含有茄紅素，是強力的抗氧化劑，可幫助身體抗癌及防止其擴散。番茄還可保護心臟和前列腺。

蘑菇冷湯
Cool Mushroom Soup

〔材料〕

裝飾材料：

（將以下三樣材料放入大碗中醃製）

兩杯蘑菇，切片（洋菇、香菇、鮑魚菇或金針菇）

一大匙布拉格液體胺基酸（天然無發酵醬油）

1小匙香菜（可用迷迭香、百里香、巴西利或香菜）

冷湯材料：

1杯生堅果（腰果、核桃、胡桃或夏威夷果）

1小匙特級初榨冷壓橄欖油

2顆蒜頭

2杯水

適量的鹽

〔作法〕

❶將堅果、油、蒜頭和水放入攪拌機中打細。

❷加入適量的鹽。

❸倒入湯碗，用醃過的蘑菇和香菜做為裝飾。

〔備註〕

- 這是一道味道濃郁且含有新鮮酵素的冷湯。在古羅馬時代，蘑菇被稱為神的食物。美國人每年平均吃掉約9億磅的蘑菇，多半是白色蘑菇。
- 蘑菇含有生化活性物質，有利於預防癌細胞的形成或再生。每天吃蘑菇可以減少身體的癌細胞。蘑菇含有L-麥角硫，是很強的抗氧化劑，可以吞食自由基，保護細胞不讓基因遭破壞。
- 胡桃含有豐富的抗氧化劑，可以保護細胞不被傷害，也可抵抗心臟病、阿茲海默症、柏金森氏症，乳房和前列腺癌。每天吃一把胡桃，可與醫生開的處方一樣有效降低壞膽固醇。

4 豆子湯
Pot of Beans

〔材料〕

1杯黃豆（泡6小時或一整夜）

半杯浸泡好的其他豆子（紅豆、鷹嘴豆、黑豆和白豆）

1杯脫水豆乾或乾麵筋，泡水軟化

半杯整粒的麥子、燕麥或大麥

1個帶皮洋芋，切碎

1根紅蘿蔔，切碎

1根芹菜，切碎

1杯大白菜或包心菜，切碎

1顆洋蔥，切碎

1杯番茄，切碎

1杯玉米粒，冰凍或罐頭皆可

1塊拇指大小的薑，切碎

4粒蒜頭，切碎

2根辣椒，切碎（可以不放）

1小匙洋蔥粉

1大匙布拉格液體胺基酸（天然無發酵醬油）

1/2小匙蘋果醋

適量的鹽和香菜

〔作法〕

❶將泡過豆子的水倒掉。

❷用慢燉鍋或大鍋，倒入足量的水蓋過豆子和穀類。煮6到8小時，直到所有豆子（特別是黃豆）都煮軟。

❸在豆子快要煮熟的時候，加入洋芋、蔬菜和調味料，直到煮軟，再加入適量的調味料。

【備註】

- 這一鍋豆子湯是你廚房裡的「百寶湯」。通常黃豆需要長一點的時間來煮，所以一定要在快煮透的時候，才加入蔬菜類。你可以用任何當季的豆子或手邊有的蔬菜來搭配。
- 我在此特別強調：飲食中要常常包含全穀類和豆子。它們能夠經過幾千年的文明發展，依然持有重要性，乃在於其中所含有的超級營養成分，而且不含膽固醇、脂肪和精緻食品中的化學添加物。
- 黃豆含有豐富的植物蛋白質。它有43%的蛋白質，而其他的豆類只有20%到25%的蛋白質。黃豆含有的高質量蛋白質和肉類牛奶同等。黃豆還含有Omega-3脂肪酸，可以減少心臟病和癌症的風險。
- 紅豆是食物中含有最高的抗氧化劑之一。經常吃紅豆可以幫助身體抗自由基，而且減少癌症和其他疾病的發生率。
- 鷹嘴豆是非常好的水溶性纖維來源。一杯鷹嘴豆就能供給一半每日所需的纖維物質。
- 鷹嘴豆含有很高的鉬，是一種罕見的健康食物。鉬屬於稀有礦物質，可以化解亞硫酸鹽的毒性。一般加工食品、水果乾和酒中都存有亞硫酸鹽的添加物。
- 黑豆含有不同的類黃酮和多種的抗氧化劑及高成分的植化素。研究指出吃黑豆可以減少某些癌症的病發率。
- 白豆含有豐富的抗氧化劑，可維護細胞不被癌症、關節炎、心臟疾病、免疫系統問題、阿茲海默症和老人痴呆症造成傷害。

奶油南瓜濃湯
Butternut Squash Soup

〔材料〕

1顆中型的奶油南瓜

1顆大洋蔥，切碎

1根芹菜，切碎

1顆大蘋果，去皮切片

半小匙適量的鹽

巴西利葉子，裝飾用

〔作法〕

❶用削皮刀削掉奶油南瓜的外皮，就會看見橘紅色的瓜肉。頭尾去掉，切成兩半，去子後可切片或切成小塊。

❷在大炒鍋中，加入2大匙水，開中火煮滾。把洋蔥放進去炒至透明。加入奶油南瓜、青菜和4杯水一直煮到菜變軟。然後加上蘋果片；加入適當的鹽。放涼。

❸將上面的湯，分批放入食物調理機或果汁機中打到細滑（你也可按喜好打成塊狀）。之後用小火慢慢加熱，需不停的攪拌。最後加上巴西利葉做裝飾。

〔備註〕

- 奶油南瓜是冬季出產的食物，在營養上具有許多健康益處。研究指出這種瓜所含的α-胡蘿蔔素及β-胡蘿蔔素皆為第一，意思就是沒有其它的食材，能夠比奶油南瓜提供更多的紅蘿蔔素。它所含的抗氧化劑和抗炎化合物，有明顯的抵抗和治療癌症的潛在能力，例如前列腺癌、大腸癌、乳癌和肺癌。

6 豌豆冷湯
Cool Pea Soup

〔材料〕

1杯生腰果，以一杯水泡開

2杯冰凍碗豆或者新鮮的碗豆

1/4顆洋蔥，切碎，或用一小匙洋蔥粉

1小匙或適量的鹽

2杯水

〔作法〕

❶將所有材料放入果汁機中打至細滑。假如你要做雙份可以分批打。

❷放入冰箱冷藏，最好一兩天內食用完畢。

〔備註〕

- 這道湯幾分鐘就可以做好。你可以按照自己的口味，多加腰果或少一點水，來調整濃稠度。
- 這個碗豆湯做成熱的，也一樣好吃。先把碗豆放入滾水中煮2分鐘．涼了以後放在果汁機中打到細滑，然後再加熱。
- 綠碗豆屬於最有營養的豆類蔬菜，含有豐富的蛋白質、纖維、植化素和抗氧化素；特別防止我們罹患肺和口腔癌。新鮮的碗豆含有豐富的葉酸和維生素B群，是製造細胞遺傳基因必須的營養素。它還富有豐富的維生素C ，又是強力的抗氧化劑，可以幫助身體吞噬有害的自由基。碗豆所含有β谷甾醇可以降低膽固醇。除此以外，綠碗豆含有維生素K，對骨質的修護和腦神經的保護都是極為重要的。

酪梨蘋果湯
Avocado and Apple Soup

〔材料〕

1顆熟透的酪梨

1顆沒有去皮的蘋果，切塊

1小匙檸檬汁

2杯水

半小匙或適量的鹽

〔作法〕

將所有的材料放入果菜機中，打到細滑。假若太濃，可多加一點水調整你喜歡的濃度。這是一道冷湯。

〔備註〕

- 我曾經因為家人拔牙後，需要吃兩三天的流質飲食而感到困擾，我該給他們吃什麼呢？所以就設計了這一道冷湯。這個酪梨蘋果湯也可以冰凍，把它當作一道冰的點心。
- 這道湯含有豐富酵素，也是食用酪梨的好方法之一。這種水果含有豐富的維生素A、C、E、K、B6、葉酸、銅、鉀、鈣和鎂。它還有豐富的纖維質。一個中型的酪梨含有大約30公克的油，其中20公克是單元不飽和脂肪酸（oleic acid），對健康極有益處。在酪梨中的脂肪可以預防某一些癌症，例如前列腺癌。這種水果還富有抗發炎及抗氧化的特性，酪梨可以保護健康細胞不被癌化，而且可以使癌細胞凋亡。
- 它亦可以降低膽固醇和減少血液中的三酸甘油酯。因為酪梨含有豐富的鉀和葉酸，可降低心臟病和腦中風的風險。

醃製蔬菜沙拉
Pickled Vegetable Salad

〔材料〕

1杯大白菜或包心菜，切片

1條波斯黃瓜，切片

半杯芹菜，切碎

1/4杯櫻桃蘿蔔，切片

1/4杯紅洋蔥，切碎

1小匙或適量的鹽

〔作法〕

❶所有食材放入大碗，帶上手套輕輕的按摩這些蔬菜，直到菜汁流出。

❷用一個碟子壓在碗中的蔬菜上，碟子上再加重物，這樣可以把菜汁擠出來，大約需一小時。

❸要吃以前把菜汁過濾出來（可留著做其他用途）。

〔備註〕

- 這是一道非常簡單的沙拉，卻含有豐富的酵素和纖維。包心菜含有活性的抗氧化劑，具有抗發炎的功效，和硫代葡萄糖苷，可以阻止某些癌症的發展。綠色包心菜含有硫化葡萄糖苷，是一種含有硫的物質，對膀胱癌、大腸癌和前列腺癌有特殊功效。櫻桃蘿蔔則含有豐富的維生素C。

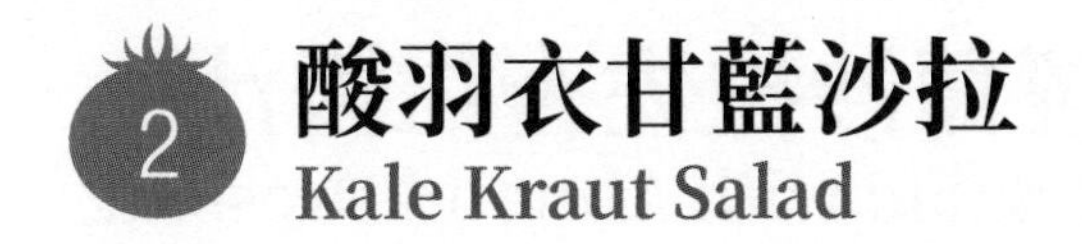

2 酸羽衣甘藍沙拉
Kale Kraut Salad

〔材料〕

1把有機羽衣甘藍（平葉或卷葉的恐龍羽衣甘藍皆可）

1大匙特級初榨冷壓的橄欖油*

2—3小匙的檸檬汁或按個人喜好酸度酌量

1/4 — 1/2 小匙鹽

1/4 小匙或適量的辣椒粉（可以不放）

〔作法〕

❶去除甘藍中間的硬莖，留做其他用途或榨汁。

❷把甘藍葉子切碎放入大碗中。

❸加入調味料

❹戴上手套攪拌甘藍葉和調味料。

❺放在沙拉盤中，周圍可放上酪梨和小番茄裝飾。

*若喜歡無油，可拌入一個酪梨（代替橄欖油）。

〔備註〕

- 酸甘藍沙拉和一般生菜沙拉不同，使你在味覺上有嚐鮮的喜悅。我喜歡用被稱做恐龍羽衣甘藍的扁平葉子，它帶有堅果味道；而捲葉的羽衣甘藍，則帶有酸辣味道。
- 甘藍葉含有豐富的鈣、鐵、鎂等礦物質，維生素A、C、E、K 和維生素B群。除了甘蘭葉以外，你可以用其他綠色蔬菜取代。這些綠葉菜提供的硫化葡萄糖苷，有助於抗癌。羽衣甘藍、綠花椰和其他綠葉菜，與牛奶相比含有等量的鈣質。所以新鮮蔬菜所含的有機鈣，比經過低溫殺菌後牛奶中的無機鈣，更容易被身體吸收和利用。

羽衣甘藍綠花椰紅蘿蔔沙拉佐杏仁醬汁
Kale, Broccoli, and Carrot Salad with Almond Dressing

〔材料〕

5杯羽衣甘藍，切碎（去掉中間硬梗留做他用）

1杯有機綠花椰（花朵部分）

半條有機紅蘿蔔，刨絲

杏仁醬汁材料：

一杯煮好或現成罐頭豆子（斑豆、白豆或菜豆）

1/4 杯生杏仁醬

半杯水

1大匙檸檬汁

2粒蒜頭，切碎

1大匙生薑，切碎

4顆去核椰棗

1大匙味噌醬

1小匙鹽

〔作法〕

❶在大碗中混合甘藍、綠花椰和紅蘿蔔絲。

❷將所有醬汁材料放入果汁機中打至細滑，若太濃可以加一點水。

❸戴上手套，將一半的醬汁蓋過甘藍，調和均勻。將剩下的醬汁存入罐中，可用來做沾醬或是澆在煮好的蔬菜、洋芋、飯或麵條上。

〔備註〕

- 這道沙拉有全面抗癌的功效。斑豆含有豐富的抗氧化劑和纖維。只要一杯的斑豆就可以供給人體每天所需73%的葉酸，研究指出葉酸可以減少心臟疾病和乳癌。生的杏仁醬含有豐富的硒，是一種很強的抗氧化劑。杏仁也含有蛋白質、纖維、維生素E、鈣和鎂。椰棗有豐富的纖維和維生素B群；它的鉀含量超越香蕉，硒的含量則比菠菜更多。羽衣甘藍、綠花椰和紅蘿蔔皆含有超強的抗癌植化素。

大麥蔬菜沙拉
Barley and Vegetable Salad

〔材料〕

4杯煮好的大麥

6盎司有機新鮮菠菜，切碎

1到2根青蔥，切碎

1大匙磨碎檸檬皮

1條小黃瓜，切薄片

1顆大番茄或2顆中番茄，切小塊

1大匙蘋果醋

2顆番茄乾泡軟，切碎

2粒蒜頭，切碎

2大匙布拉格液體胺基酸（天然無發酵醬油）

適量鹽

〔作法〕

❶將前六樣食材（大麥、菠菜、青蔥、檸檬皮、小黃瓜和番茄）放入大碗拌勻。

❷將蘋果醋、番茄乾、蒜頭和醬油放在一個小碗打勻。

❸將醬汁澆在大麥蔬菜上面攪拌，且撒少許鹽調味，若喜歡可在上面撒些檸檬皮點綴。

〔備註〕

- 全穀大麥供給好的蛋白質、綜合碳水化合物、一些鈣質和维生素E的來源，其內的纖維有助於快速排除致癌物；同時凝結油脂和其他毒素及廢料，經過消化道大腸，排出體外。
- 菠菜含有許多重要的維生素、礦物質、抗氧化劑和抗癌的植物營養素。番茄是茄紅素的最佳來源之一。科學研究已經發現茄紅素能阻止癌細胞的生長。

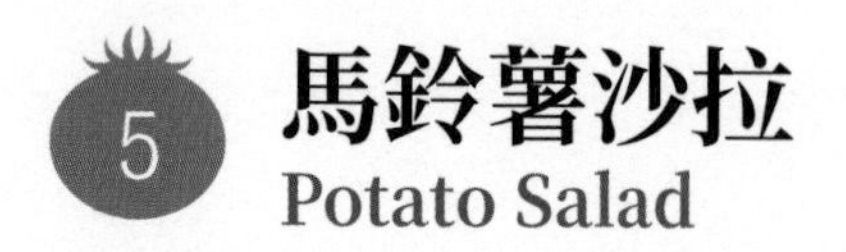

5 馬鈴薯沙拉
Potato Salad

〔材料〕

2磅有機馬鈴薯（7到8個中型）

1個有機紅椒，切丁

3條有機西芹，切丁

1顆有機青蘋果，切丁

半顆小紅洋蔥，切片

1根青蔥，切片（可以不放）

1杯豆奶優格（參考優格食譜）

適量鹽和洋蔥粉

〔作法〕

❶將馬鈴薯煮熟，去皮，切丁。

❷將其餘的食材放在一個大碗裡拌勻。

❸加適量鹽和洋蔥粉調味。

〔備註〕

- 這道沙拉不含油或脂肪，最好即刻食用，因為若保存超過一或兩天，優格就會滲入洋芋裡。
- 紅椒含有強力的抗氧化劑，能預防多種癌症：胃癌、大腸癌、乳癌、前列腺癌和肺癌。一份紅椒所含的維生素C能供給身體每日所需份量的300%。它也含高量的維生素B6，及能夠降低血壓和焦躁的錳元素。

紅蘿蔔葵瓜子佐酪梨醬汁

Carrot-Sunflower Seeds with Avocado Cream Dressing

〔材料〕

5條有機紅蘿蔔

1大匙蘋果醋

2大匙芫荽（香菜）或巴西利，切碎

調味葵瓜子的材料：

半杯生的葵瓜子（南瓜子），泡10分鐘後濾乾

1/4小匙鹽

少許辣椒粉（可以不放）

醬汁作法：

2顆酪梨

1大匙檸檬汁

1到2小匙白味噌醬

半小匙洋葱粉

2到4大匙水（視需要而定）

〔作法〕

❶用食物處理機將紅蘿蔔切絲。在一個大碗裡拌勻紅蘿蔔絲、蘋果醋、芫荽或巴西利。

❷在一個小碗裡，混合濾乾的葵瓜子、鹽和辣椒粉。

❸將一半調味過的葵瓜子混入紅蘿蔔絲料。留下另一半作裝飾用。

❹將酪梨、檸檬汁、白味噌醬、洋葱粉和水，用果汁機打成濃汁，如果有需要可加多些水。將一半的酪梨醬汁放入蘿蔔絲料裡，混合均勻。

❺將紅蘿蔔絲料分成四等份放在沙拉盤上。將一撮酪梨醬放在紅蘿蔔混合料上。並撒上剩餘的葵瓜子，再以芫荽或巴西利裝飾。

〔**備註**〕

- 紅蘿蔔含有許多抵抗疾病的功能和抗癌的功能。它可以幫助維持體內器官上皮組織的健康。這些上皮組織容易長癌。葵瓜子和南瓜子兩者均含有維生素B和E。酪梨能降低膽固醇，控制血壓，並使皮膚光滑。這道菜的食材全是生食，可以保存較不耐熱的維生素和活酵素。

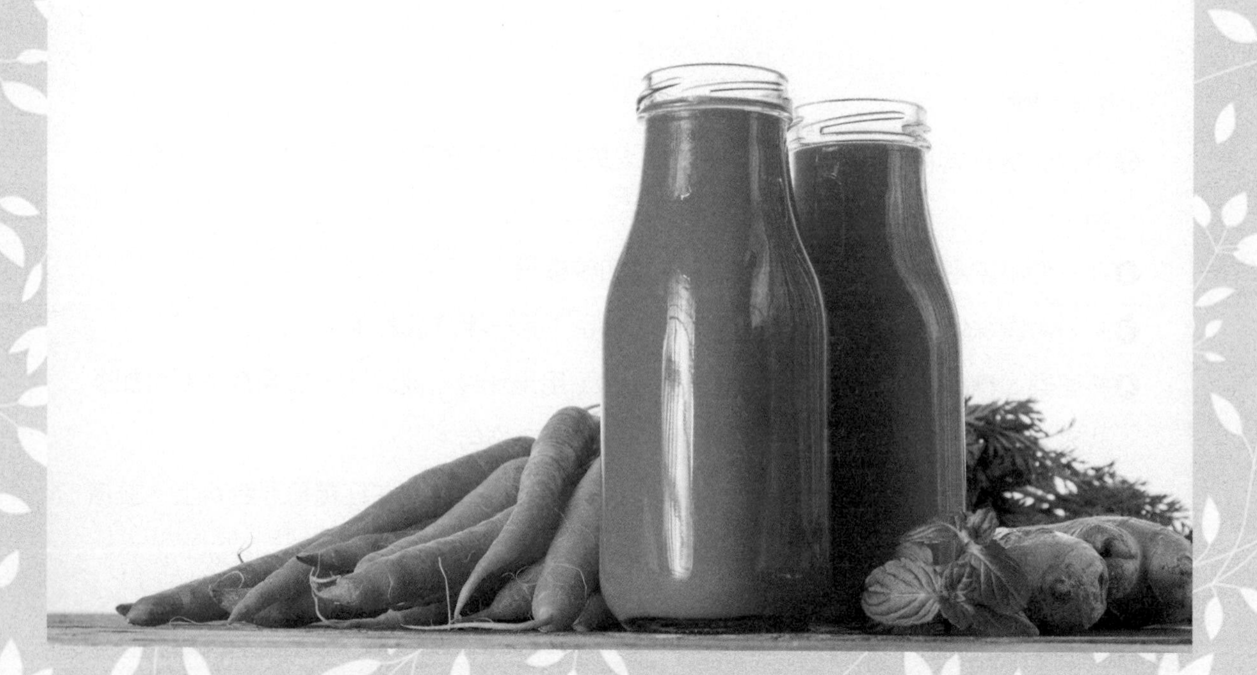

腰豆酪梨沙拉
Kidney Bean Avocado Salad

〔材料〕

4杯熟的或罐裝的腰豆，濾乾

2顆番茄，切丁

1顆青椒，切丁

2根青蔥，切丁

1顆大酪梨

1大匙檸檬汁

半小匙鹽

半小匙壓碎的紅辣椒

〔作法〕

在一個大碗裡混合所有食材。冷藏後即可上桌。

〔備註〕

- 腰豆含有抗癌的硒；增強免疫力的鋅；抗氧化劑高的維生素E。它還特別含有高量的抗衰老黃酮素，所含的分量比藍莓更多。此外，它也有豐富的葉酸和纖維素，兩者均有抗癌、預防心臟病和中風的作用。當然，番茄所含有的茄紅素，乃是強效的抗氧化劑，能夠幫助身體抗癌及阻止癌細胞的生長。

沙拉麵佐杏仁醬汁
Noodle Salad with Almond Butter Sauce

〔材料〕

1磅意大利寬扁麵條

3到4杯切細絲的蔬菜（芝麻菜、羽衣甘藍、紅包菜／紫色甘藍、大白菜、菠菜、任何綠葉菜或萵苣葉）

1小匙巴薩米克醋（義大利黑醋，Balsamic Vinegar），可以不放

1條黃瓜，切絲

1顆紅椒，切絲

1根青蔥，切絲

半杯芫荽，切碎

半杯杏仁片，裝飾用

醬料材料：

3粒椰棗，用1¼杯水泡開

半杯杏仁醬

3到4大匙布拉格液體胺基酸（天然無發酵醬油）

1大匙檸檬汁或蘋果醋，調味

1粒蒜頭，切碎

1塊姆指大小的生薑，切碎

1條紅或青辣椒（可以不放）

〔作法〕

❶依照麵條包裝上的指示將麵條煮熟。當麵條在煮的時候，將切細絲的蔬菜加一小匙黑醋攪拌，放置一旁。

❷在大碗裡混入麵條和拌了黑醋的蔬菜絲、黃瓜絲、紅椒丁、青蔥丁、芫荽碎，並加以攪拌。

❸用果汁機將醬料打至细滑，若要稀些可多加點水。

❹將醬汁淋在麵條和細絲上面，攪拌均匀。

〔 **備註** 〕

- 這道菜可成為一道主食。若喜歡黃瓜，可多加一些。讓我告訴你原因——黃瓜含有的健康益處遠比我們所知道的還多。它的外皮是食物纖維的極佳來源，能減少便秘，並且因為可幫助消化道排除毒素，富有防護及對抗大腸癌的作用。黃瓜供給的鉀質能降低血壓和心率，對心臟有益。黃瓜的抗氧化作用可扮演清道夫的角色，防護肉食者抗拒自由基所引發的癌症、老化和疾病的形成。

- 麵條沙拉拌上杏仁醬汁後，即成為一道彩紅蔬菜，其中所含有的高量黃酮素，提供抗氧化和抗癌的植物營養素。麵條拌上杏仁醬提供了蛋白質、纖維、鈣質、錳和維生素E。

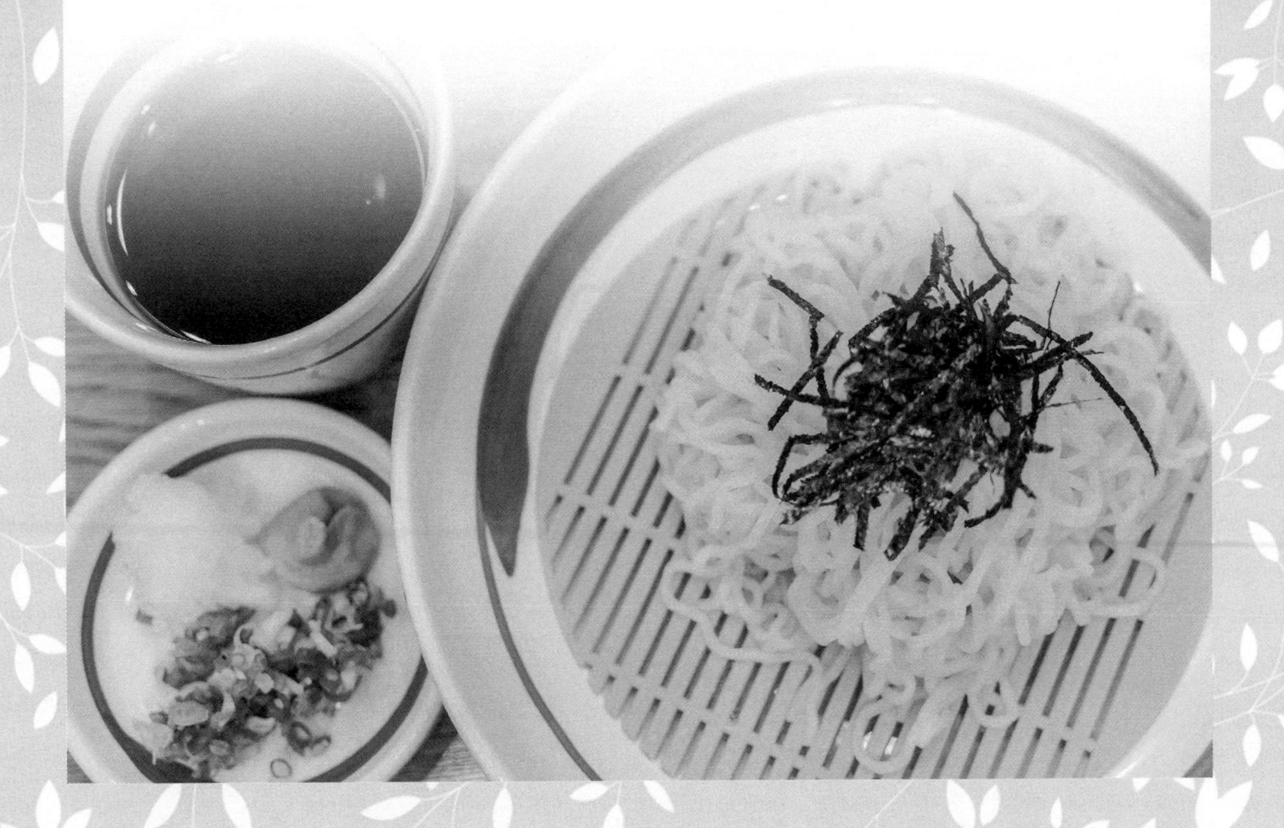

腰豆沙拉佐優格醬汁
Red Kidney Bean Salad with Yogurt Dressing

〔材料〕

3杯已煮熟或罐裝的腰豆和1/4杯的汁

1到2根嫩西芹，切丁

1條波斯小黃瓜，切丁

2大匙蔥末（可以不加）

1/3杯優格（見優格食譜）

1大匙檸檬汁調味

半小匙鹽或適量

〔作法〕

在一個大碗裡混合拌勻所有食材即可。

〔備註〕

- 我喜歡買乾的豆，泡水過夜。第二天排水後，用大湯鍋加清水將豆煮熟。可將多餘的豆冷凍，待以後煮湯用。
- 所有的豆莢和豆類食物，均能提供我們身體細胞所需之主要養分。大紅豆含有特別大量的抗氧化劑，能維持良好健康。一杯大紅豆提供的纖維，乃是日常所需要的一半，能夠防止便秘、降低膽固醇和調節血糖指數，促進腸胃道的健康。

藜麥黑豆沙拉
Quinoa and Black Bean Salad

〔材料〕

1杯藜麥

半杯紅洋蔥，切碎

1罐熟玉米

4杯熟的或罐裝的黑豆，用水沖洗，濾乾

1杯芫荽（香菜），切碎

1根青蔥，切碎

2顆番茄，切碎

2大匙檸檬汁

1大匙蘋果醋

1小匙蒜粉

1小匙鹽或適量

1顆酪梨，切碎

洋葱粉調味（可以不加）

1條黃瓜，切碎（可以不加）

〔作法〕

❶ 藜麥在煮之前需要先浸泡，並徹底沖洗乾淨，以去除外皮的天然苦味（皂素）。在湯鍋裡加入一杯藜麥，用兩杯清水煮開，關小火再煮15到18分鐘。熄火。煮成三杯藜麥。用义子攪鬆，放置一旁冷卻。

❷ 在一個大碗裡混合拌勻所有其餘食材。

❸ 加入煮熟藜麥，拌勻上桌。若喜歡可加檸檬碎片。

〔備註〕

- 這道菜混合了甜、酸及溫和的獨特味道，對味蕾極富衝擊性。這些食材有降低膽固醇、穩定血糖、抗癌和避免便秘之作用。黑豆供給豐富的抗氧化劑和礦物質。
- 藜麥是一種古老的穀物，所含的完整蛋白質比其他穀物更高。而且它含有高量的鈣、錳、鐵、磷和鉀等。藜麥有助於降低膽固醇、血壓並減低心臟病的風險。

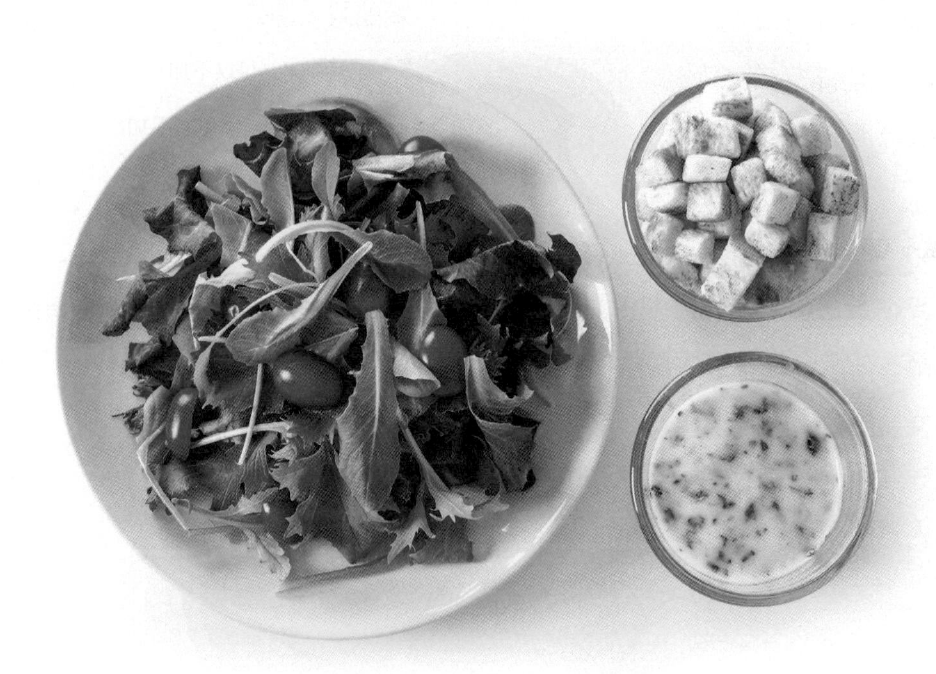

莎莉特製彩虹沙拉
Shari's Rainbow Salad

〔材料〕

1包芝麻葉（7盎司）

1杯熟的卡姆麥（kamut品種的小麥粒）

1杯煮熟或罐裝的鷹嘴豆（雞豆）

1杯熟的玉米

1 顆酪梨，切丁

1顆黃、橙或紅椒，切丁

1杯櫻桃或小葡萄番茄

1到2顆新鮮無花果（芒果或其他水果），切丁

1顆小紅洋蔥，切片

1杯豆腐，切丁

〔作法〕

❶除了豆腐外，將全部的食材放入大碗後輕輕拌勻。

❷將豆腐丁放在菜上面。冷藏後上桌。澆上你所喜歡的醬料或撒上布拉格液體胺基酸（天然無發酵醬油）。

〔 **備註** 〕

- 我們的女兒莎莉從小就喜歡烹飪，客人一直很喜歡她的沙拉。這是她自創的沙拉之一，就連學走路的小小孩都喜歡。一天午餐時，一位朋友帶了她2歲半的孩子來訪，當時莎莉正在吃她的沙拉，雖然朋友已經用過午飯，那個小朋友仍然脫口說：「我可以要些你的沙拉嗎？」「可以啊！你喜歡什麼？」「我要些豆子玉米，番茄……和一些綠葉菜。」「那是芝麻葉喔，可能你不會喜歡。」待小女孩咀嚼後，卻叫道：「我愛吃這個，我還要多一些！」

- 芝麻葉是一種十字花科植物，有降低罹患癌症風險的作用。它的抗氧化價值能保護身體免於罹患皮膚癌、肺癌和口腔癌。芝麻葉含有豐富的蘿蔔硫素（Sulforaphane），有優良的化學保護作用和對抗致癌物質。

- 可能有些人沒有嚐過卡姆小麥（kamut）。它是一種特殊穀物，相傳原產於埃及。卡姆有天然甜味和奶油味道，可先將卡姆浸泡過再煮。卡姆很容易消化，並且對麥類過敏的人都能接受。它含有的蛋白質高於其他麥類約30%。卡姆供給的纖維能降低心臟病、中風、高膽固醇、高血壓、糖尿病、大腸癌和便秘。它之擁有抗衰老的特性，乃因為含有高量的硒和鋅。

- 無花果是鉀和纖維的極佳來源。有關更年期後婦女宜食用多量水果纖維的研究，顯示其可降低乳癌風險34%。在那些用激素治療的人中，食用多量纖維、特別是吃卡姆小麥的人得乳癌的風險比少吃的人減少50%。

小扁豆和芝麻葉沙拉
Lentils and Arugula Salad

〔材料〕

兩杯小扁豆，洗淨

3¾杯水

1小匙鼠尾草粉

1小匙迷迭香粉

1大匙洋蔥粉

1小匙鹽或適量

1包芝麻葉（7盎司裝）

2顆番茄，切碎

1顆酪梨，切丁

2大匙紅色洋蔥，切碎（可以不加）

去殼的生大（漢）麻子，隨意

〔作法〕

❶ 用一大湯鍋加清水將豆煮開，然後加入鼠尾草粉、迷迭香粉、洋蔥粉。用慢火燉煮15分鐘直到變軟，但豆子要保持結實。

❷ 加鹽繼續燉煮，直到所要的鬆軟度，且水分被吸收，開蓋煮十分鐘。濾水，留下豆湯作其他用途。

❸ 在個人份的盤子放上芝麻葉再加一些小扁豆。然後放上番茄、酪梨、紅洋蔥，再撒上大麻子。

〔 **備註** 〕

- 兩杯小扁豆煮成大約五杯的熟豆。熟豆可以冷或熱的方式與芝麻葉一同上桌。
- 若想快速料理一餐，可在任何有機超市（如Trader Joe's） 買一盒冷藏的「蒸熟小扁豆」，然後拌上一罐普切塔醬（bruschetta），搭上一些綠葉菜即可。
- 芝麻葉含高量抗氧化劑，能保護身體免於癌症。它供給維生素K，促進骨骼健康和大腦功能。
- 小扁豆在植物中含有高量的蛋白質，比較肉類、家禽、魚類和乳製品等高出35%。小扁豆也供給植化素，能控制癌的生長。

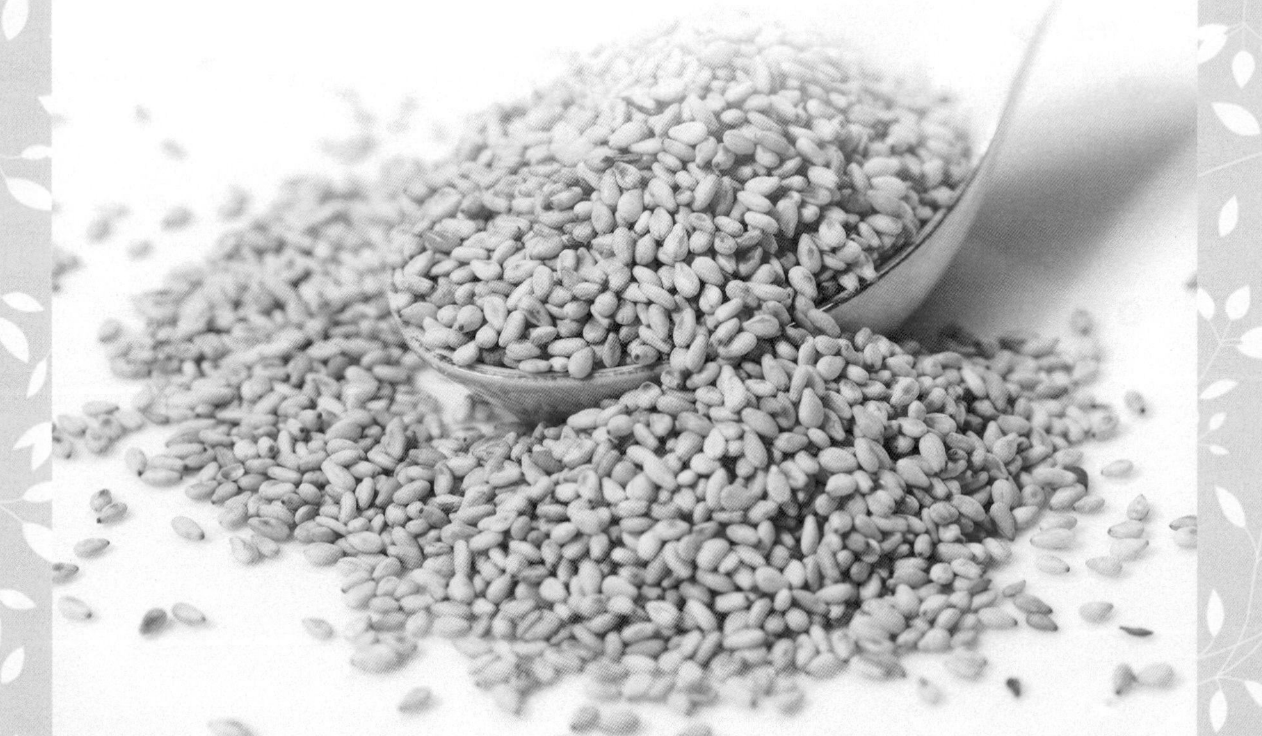

13 彩虹椒沙拉
Rainbow Bell Peppers

〔材料〕

紅、綠、黃或紫色椒各一顆

1顆紅洋蔥

1條黃瓜

1條節瓜

1顆新鮮水果（蘋果、芒果、柿子、桃子皆可）

1顆番茄

1顆酪梨，切碎

1條辣椒

1大匙橄欖油

2小匙檸檬汁

半小匙鹽或適量

香菜（裝飾用）

〔作法〕

❶ 將所有食材切丁放入大碗。

❷ 加調味料和芫荽（香菜）裝飾。冷藏後即可享用。

〔備註〕

- 這道沙拉提供高含量的植化素，含有豐富抗癌的營養。

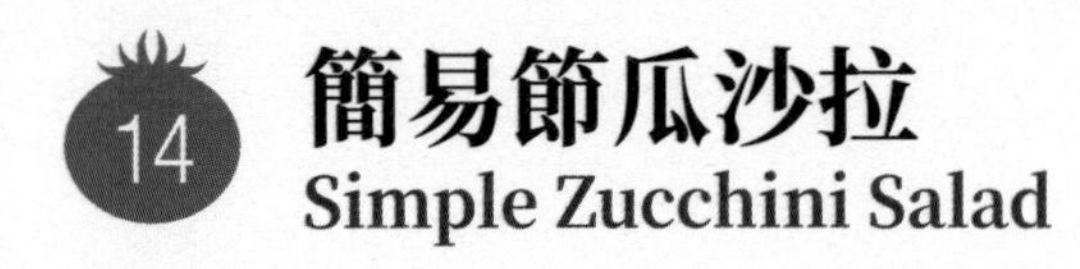

14 簡易節瓜沙拉
Simple Zucchini Salad

〔材料〕

1條節瓜，切丁

半匙洋葱粉

適量布拉格液體胺基酸（天然無發酵醬油）

鹽或適量

紅辣椒粉（可以不加）

〔作法〕

將所有食材放入大碗攪拌。冷藏後即可享用。

〔備註〕

- 一杯節瓜可供給每日所需纖維的10%。纖維能防止大腸內形成致癌毒素。節瓜含強力的抗氧化劑，能夠抵擋致癌的氧化壓力。這種夏季瓜含有消炎作用，能阻擋許多異常容易發炎的病症發展。另外，它也能降低膽固醇、血壓和促進皮膚健康。

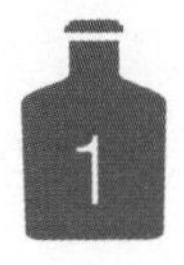

酸豆奶醬
Soy Yogurt Dressing

〔材料〕

1罐（16盎司）自製豆奶優格（見優格製作食譜）

2至3大匙番茄醬*

半顆小紅或甜洋葱，切碎

1小匙洋葱粉（可以不加）

鹽或適量

〔作法〕

❶將所有食材放入自製酸豆奶罐內。

❷攪拌均勻後冷藏。

* 可選擇Organic Ville牌的有機番茄醬（含龍舌蘭蜜）

〔備註〕

- 優格醬是一款很濃郁的基本沙拉醬。拌入萵苣類青菜、洋芋沙拉、豆子和穀類沙拉都很合適。
- 如果你喜歡重口味，可加一些蒜頭碎，辣椒或薑碎。這些辛辣香料能夠幫助免疫系統，對抗癌症、減少發炎和振作食慾。

布拉格液體胺基酸芝麻醬
Bragg Liquid Aminos and Sesame Dressing

〔材料〕

半杯布拉格液體胺基酸（天然無發酵醬油）

半小匙純芝麻油

〔作法〕

將食材放入罐內搖晃混勻。

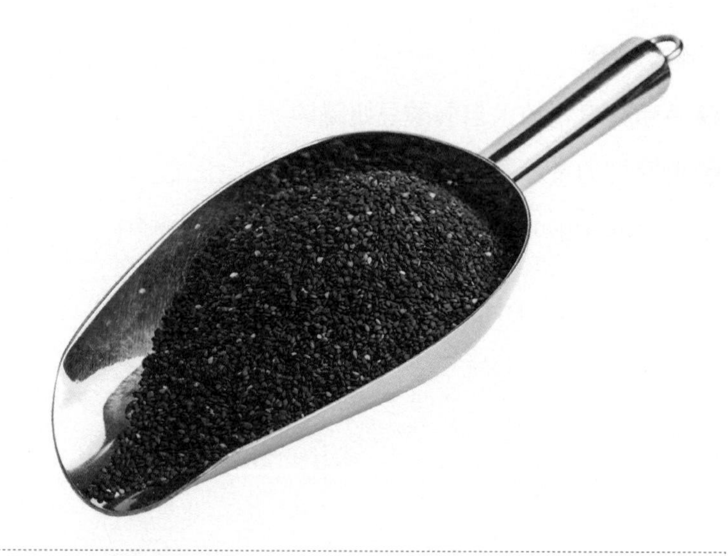

〔備註〕

- 這種醬汁可用於米飯、麵食、豆腐、沙拉或任何亞洲食品上。我們把醬裝入能夠封緊的瓶子內。當外出吃飯或旅行時，可塞一小瓶在包包裡，因為大多數的市售沙拉醬皆含有精製油、糖、玉米糖漿和化學添加劑。

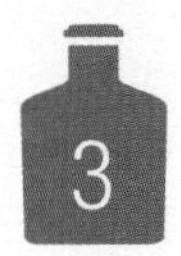

白豆和蔬菜醬
White Bean and Veggie Dressing

〔材料〕

1罐15盎司或一杯半熟的白豆

2至3大匙檸檬汁（酸度依個人喜好調整）

1小匙橄欖油（可以不加）

1小匙鹽或適量

半杯巴西利，切碎

1/4顆小紅洋葱，切碎

〔作法〕

❶ 濾乾罐裝或熟的白豆。

❷ 用果汁機將豆泥、檸檬汁或橄欖油（隨意），和鹽打勻。如要增加潤滑度，可再加些水。

❸ 再加入巴西利和小紅洋葱，打到完全成豆泥狀。

〔備註〕

- 豆有蛋白質，纖維和豐富的礦物質。白腰豆在豆類中含有最多量的鐵質。大腰豆（紅或白）也富有維生素K，是骨骼必要的維生素。白豆含有的抗氧化劑，能保護正常細胞免於變成癌細胞。
- 巴西利有數種抗癌功效：阻擋細胞接收引發癌症的特定環境；抵制癌症產生；刺激有益的酵素去除致癌物的毒性。洋葱和巴西利一樣有類似效益，能抑制癌細胞的生長和消除致癌物。

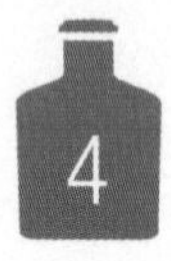

多用途沙拉醬
All Purpose Salad Dressing

〔材料〕

半杯水

2粒椰棗，以兩大匙水浸泡

2大匙檸檬汁（酸度依個人喜好調整）

2大匙法式第戎芥末醬（可以不放）

2大匙味噌醬

2大匙營養酵母

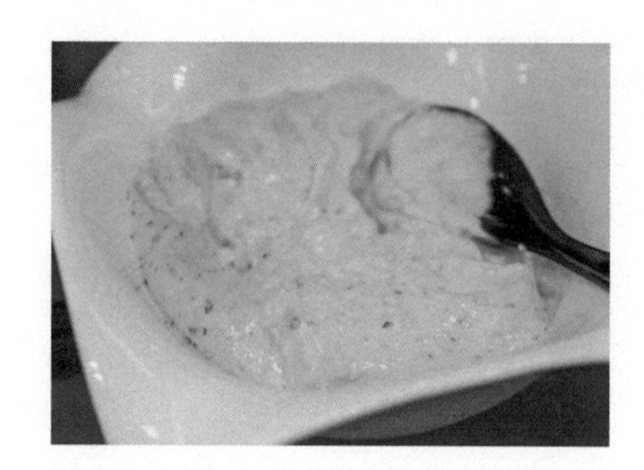

〔作法〕

用果汁機將所有食材打勻至細滑。

〔備註〕

- 味噌醬內的有益細菌和酵素，能夠幫助消化，並能強化免疫系統和抵抗病毒感染。芥末子含有植物營養素，稱為異硫氰酸脂（isothiocyanates），有抗癌的功效。異硫氰酸脂能夠抑制病發的癌細胞生長，同時防止新的癌細胞形成。

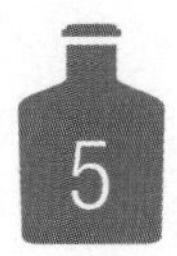

豆腐沙拉醬
Tofu Salad Dressing

〔材料〕

1盒嫩豆腐（19盎司）

2大匙檸檬汁（酸度依個人喜好調整）

3大匙蘋果醋

1大匙龍舌蘭花蜜

1小匙法式第戎芥末醬（可以不放，Dijon mustard）

2大匙小紅洋葱，切碎

2小匙檸檬皮

1小匙鹽（鹹度依個人喜好調整）

1小匙洋葱粉

1小撮蒔蘿草（可以不放）

〔作法〕

❶ 用果汁機將嫩豆腐、檸檬汁、蘋果醋、龍舌蘭花蜜、法式第戎芥末醬打勻。如果太濃可加些水，每次只加一大匙。然後倒入碗裡。

❷ 拌入紅葱頭、檸檬皮、鹽、洋葱粉和蒔蘿草（若採用）拌勻。裝入玻璃瓶冷藏。可做成三杯醬料。

〔備註〕

- 豆腐供給蛋白質、鈣質、維生素、礦物質，有保護心臟和抗癌之用。豆腐含有豐富的異黃酮素，能降低骨質疏鬆症、乳癌及前列腺癌的風險。

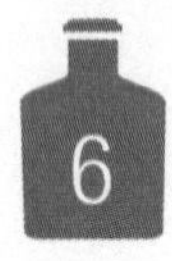

奶油黃瓜醬
Creamy Cucumber Dressing

〔材料〕

1杯葵瓜子

1條小黃瓜，連皮切大塊

半杯檸檬汁

1小匙洋葱粉

1杯水

1小匙楓糖漿或龍舌蘭花蜜

1小撮迷迭香粉

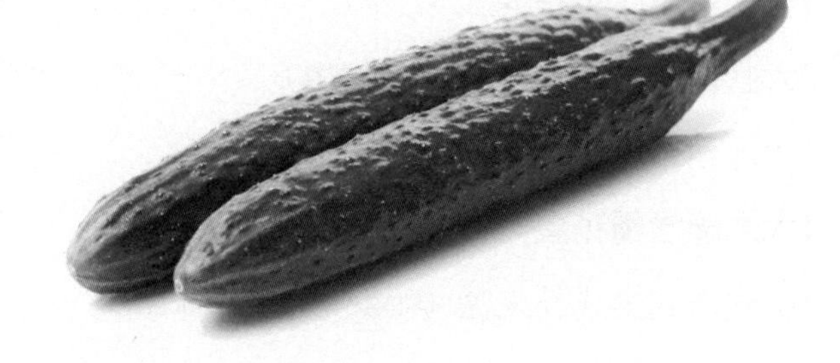

〔作法〕

用果汁機將所有食材打勻直到呈奶油狀。

〔備註〕

- 生的葵瓜子是硒的極佳來源。硒具有促進DNA的修補和綜合受損細胞的功用，它又能抑制癌細胞的擴增。葵花子含有豐富的維生素E，能降低得大腸癌、膀胱癌和前列腺癌的風險。
- 黃瓜提供的纖維，有益大腸的健康。黃瓜也含有抗氧化劑，是吸收礦物質的絕佳來源。

奶油酪梨黃瓜醬
Creamy Avocado-Cucumber Dressing

〔材料〕

1條小黃瓜，連皮切大塊

1/4杯水

1顆酪梨

1大匙新鮮檸檬汁

1小匙鹽或適合各人口味的鹹度

1小匙洋葱粉

1小匙龍舌蘭花蜜

〔作法〕

❶ 先將黃瓜和水放入果汁機，打勻直到細滑。

❷ 再加入其他食材，打到呈奶油狀。

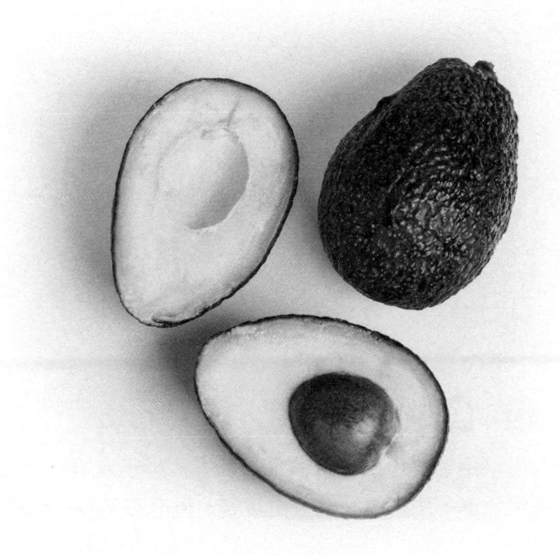

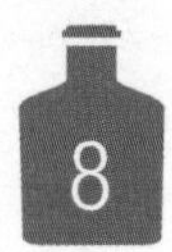

柿子醬
Persimmon Dressing

〔材料〕

2顆熟透的柿子

1顆橙，現榨成大約1/3杯橙汁

1到2小匙檸檬汁（依個人口味）

1/4小匙薑黃粉

半小匙洋蔥粉

1/8小匙鹽（依個人口味）

剁碎洋蔥（脫過水，可以不加）

〔作法〕

❶用果汁機將所有食材打勻至細滑。

❷撒上洋蔥碎，放在水果沙拉或蔬菜沙拉上。

〔備註〕

● 你可以用新鮮芒果或桃子代替柿子。柿子含有抗腫瘤的混合物，稱為樺木酸。新鮮柿子含有許多抗氧化劑，能讓肉食者抵抗致癌、衰老和各種疾病的自由基。

蒸蘆筍嫩莖
Steamed Asparagus Spears

〔材料〕

1包冷凍的蘆筍嫩莖

2小匙洋蔥粉

1小匙鹽（適量）

2下布拉格液體胺基酸（天然無發酵醬油）噴霧

兩滴純芝麻油（可以不放）

〔作法〕

❶ 在一大煎鍋裡，放入冷凍的蘆筍嫩莖和四杯清水。蓋上鍋蓋，用慢火烹煮。

❷ 於蒸煮時加入洋蔥粉和鹽。烹調至柔軟。按口味噴入適量的布拉格液體胺基酸。

❸ 關火，加入一至兩滴芝麻油。

〔備註〕

- 歷史記載法國國王路易十四甚愛食用蘆筍，他建造特別的溫室，為求能全年享用蘆筍。蘆筍含有一種蛋白抗體的蛋白質，能夠控制癌細胞的生長。蘆筍亦含谷胱甘肽，是一種強力的抗氧化劑和有助排毒的化合物。谷胱甘肽能分裂身體的致癌物質，並增強免疫細胞。根據美國國家癌症研究所發佈的谷胱甘肽報告，在測試含強力抗氧化劑的所有食物中，蘆筍的含量居首。其他含谷胱甘肽的蔬菜為酪梨、羽衣甘藍及球芽甘藍。

烤節瓜和洋蔥
Baked Zucchini with Onions

〔材料〕

2條節瓜（橫切片）

1顆洋蔥（切片）

1小匙乾燥鼠尾草（可以不放）

半小匙鹽（或按個人口味酌量）

布拉格液體胺基酸（天然無發酵醬油）噴霧

〔作法〕

❶ 在一大碗中，將節瓜、洋蔥和調味料混合均勻。

❷ 將材料放入烘烤盤。將布拉格液體胺基酸噴霧噴在蔬菜上。

❸ 蓋上蓋子，用華氏400度烘烤15分鐘。打開蓋子，繼續烘烤15分鐘直至柔軟。

〔備註〕

- 義大利人視節瓜為萬靈丹。它所含的抗氧化劑，可保護我們的細胞免受氧化侵害。

烤混合蔬菜
Roasted Vegetable Medley

〔材料〕

8至10顆香菇，每顆切四等份，用以下材料醃製。

醃製材料：

2大匙布拉格液體胺基酸（天然無發酵醬油）

1/4至1/2 杯清水

1小匙洋蔥粉

2條日本茄子（切圓片）

2條紅蘿蔔（切成小紅蘿蔔棒）

1顆紅、黃或白洋蔥（切片）

蔬菜外皮材料：

1大匙葛粉或玉米粉

1小匙鹽

1根紅辣椒（剁碎）

1小匙的新鮮生薑（剁碎）

3粒大蒜瓣（剁碎）

1小匙大蒜粉

〔作法〕

❶ 把蘑菇醃製，放在一旁。

❷ 在一大碗中，先拌勻葛粉、鹽、紅辣椒、生薑、大蒜和大蒜粉。加入切片茄子、紅蘿蔔和洋蔥。將以上食材拌勻，充分塗抹在蔬菜上。

❸ 把食材放在烘烤盤裡，將布拉格液體胺基酸噴在蔬菜上。

❹ 把醃製好的蘑菇放置蔬菜上。在烘烤盤底層注入約1/4至1/2杯的清水。蓋上蓋子。

❺ 用華氏400度烘烤45分鐘或直至蔬菜和香菇變軟。

〔**備註**〕

- 此食譜可使用其他蔬菜代替。大部分的烘焙可免油。加熱的脂肪會產生致癌物質，因此選用葛粉或玉米粉塗抹在蔬菜上，取代用油。
- 茄子提供重要的植化素。其中一種植化素——花青素，存在茄子的外皮層。此抗氧化劑在動物試驗中已經證實可以保護腦細胞。茄子又含另一種名叫綠原酸的化合物，是最有力的自由基清除劑之一，並帶有提供抗癌和抗微生物之功效。
- 香菇含有抗癌和提高免疫力的化合物，可用來對抗癌症及流行性感冒。

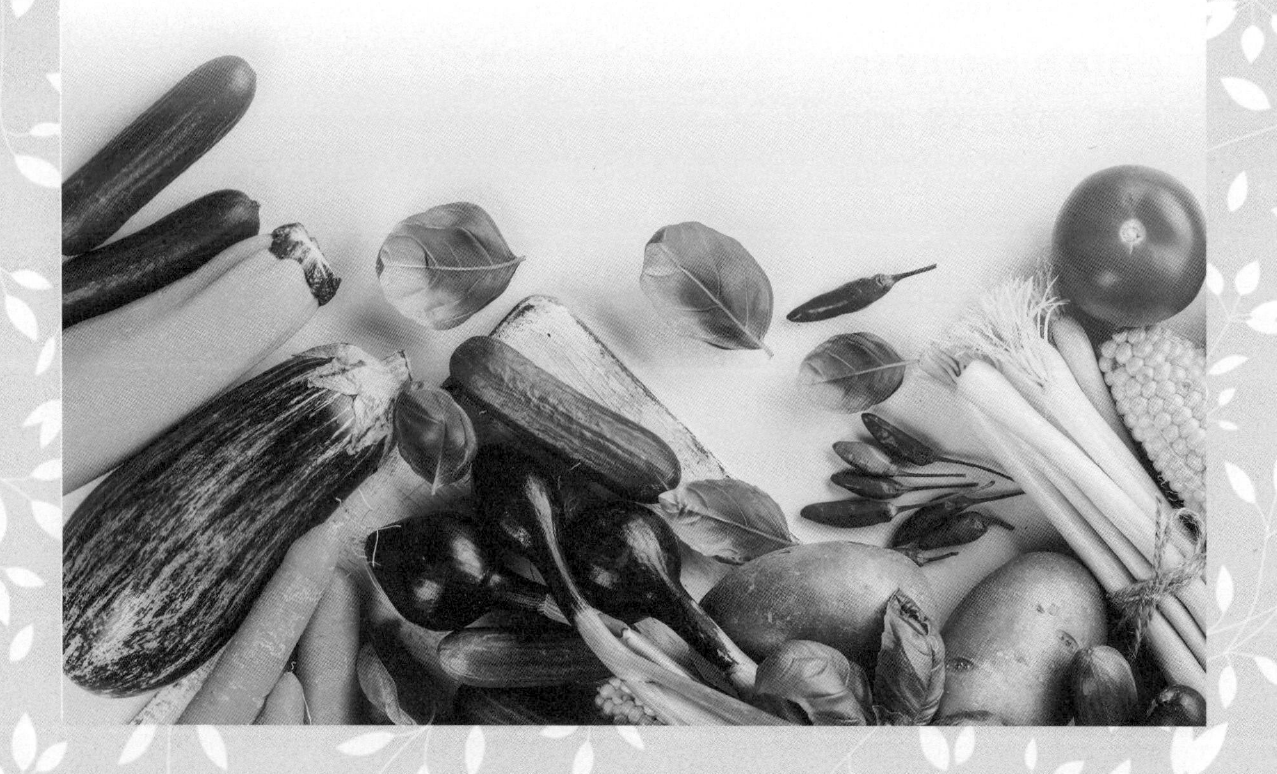

烤洋蔥
Baked Onions

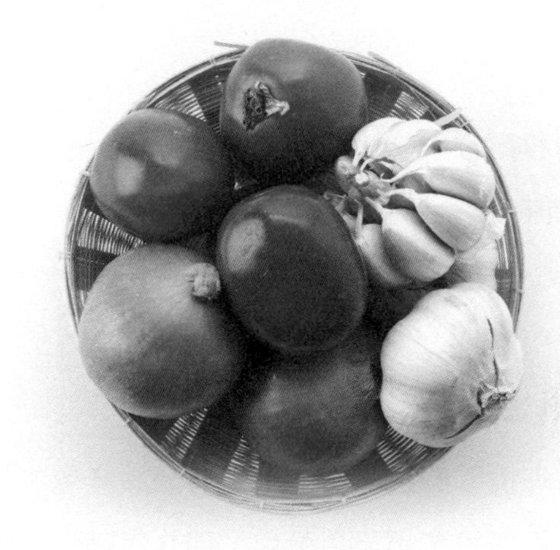

〔材料〕

1顆紅洋蔥（切薄片）

1顆黃甜洋蔥（切薄片）

將2小匙義大利黑醋倒進1大匙的清水內

布拉格液體胺基酸（天然無發酵醬油）噴霧

〔作法〕

❶ 將洋蔥薄片放在烘烤盤上，蓋上蓋子。

❷ 把混合清水的義大利醋倒在洋蔥薄片上。

❸ 將布拉格液體胺基酸噴在洋蔥上。

❹ 蓋上蓋子，用華氏250度烘烤2至3小時即可。

〔備註〕

- 洋蔥含有豐富，可抗癌的黃酮類化合物。在洋蔥內的黃酮類化合物，集中在其表皮外層。如欲達到最好的健康效果，可將新鮮洋蔥的外層小心剝開。若過度去掉外層，一顆紅洋蔥可流失約20%的槲皮素（黃酮類化合物其中的一種）和將近75%的花青素（另一種的黃酮類化合物）。

焦糖洋蔥
Caramelized Onions

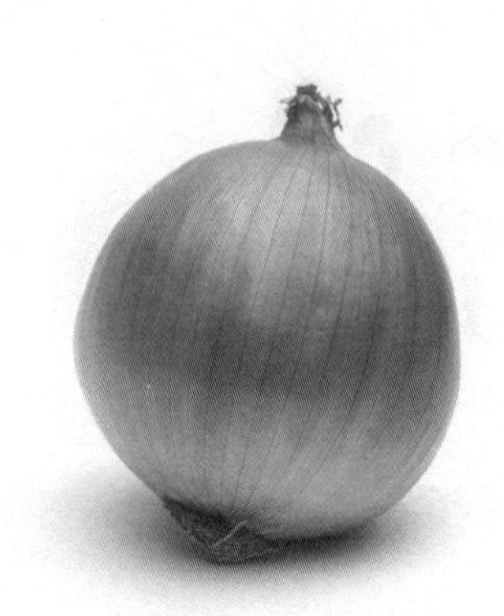

〔材料〕

3顆中等大小的洋蔥（切薄片）

1/4小匙鹽（依按個人口味）

〔作法〕

❶ 在擦乾的煎鍋裡，用中火煎炒洋蔥。加鹽。

❷ 把洋蔥烹調至金黃色，稱為焦糖化，約需10至15分鐘，經常攪拌。

〔備註〕

- 焦糖化的洋蔥嚐起來有甜味。此食譜可煮成一道美味的配菜，或搭配義大利麵、馬鈴薯、米飯、蔬菜、主菜和三明治。
- 根據統計，每星期食用一些洋蔥，可減輕某些癌症的風險，例如大腸癌、喉癌和卵巢癌。如欲對抗口腔癌和食道癌，應每天服用約半杯的洋蔥。

烤馬鈴薯
Roasted Potatoes

〔材料〕

6至8個有機黃褐色馬鈴薯（切成塊狀，不要去皮）

1大匙洋蔥粉

1小匙鹽

4瓣大蒜（剁碎）

1/4小匙迷迭香粉（可以不放）

外層裹粉材料：

1大匙葛粉或玉米粉

〔作法〕

❶將葛粉、洋蔥粉、鹽、大蒜和迷迭香粉放進大碗內。

❷把切成塊狀的馬鈴薯與粉拌勻。

❸將食材放在烘烤盤內，然後將布拉格液體胺基酸（天然無發酵醬油）噴在馬鈴薯上。

❹用華氏400度加蓋烘烤約45分鐘。打開蓋子持續烘烤5至10分鐘或直至完成。

〔備註〕

- 有機馬鈴薯味道十分美味，若連皮無油烘烤，是十分健康的食品。馬鈴薯雖含高升糖指數，能迅速增高血糖，但若能連皮和其他完整食物一起食用，即可降低升糖指數。馬鈴薯屬於無脂肪食物，含高纖維、鐵質、維生素B、維生素C、鉀和鎂。馬鈴薯可與洋蔥一起烘烤。

嫩煎木薯洋蔥和大蒜
Sauté Yucca Root with Onions and Garlic

〔材料〕

1根約10寸長的木薯（用利刀或削皮器去皮）

1顆洋蔥（切粒）

5至8瓣大蒜（切粒）

鹽（適量）

1/2小匙的小茴香

香菜（切碎裝飾用）

〔作法〕

❶將已去皮的木薯根切成塊狀，浸水，用鹽調味。將其煮沸，用慢火煮15至20分鐘至柔軟。不要煮過熟。將水濾出留作清湯使用。除掉木薯中心的硬脈。把木薯切成大約一口的尺寸。

❷在一煎鍋裡，加少許清湯煎炒洋蔥和大蒜。再加入適量已切好的木薯和小茴香。如有需要略加清湯。拌勻後加入香菜。趁熱食用。

〔備註〕

- 木薯是代替馬鈴薯的最佳選擇。它的外皮是棕色，裡面是白色。木薯提供很多有益健康的好處。木薯的抗氧化劑能保護因氧化作用而引起的癌症，及冠心疾病對身體造成的破壞。再者，木薯能阻止氧化自由基的累積，並防止血管被破壞。食用木薯可幫助控制血糖、血壓和膽固醇。木薯的抗發炎性有助降低關節炎、粘液囊炎和痛風所引發的腫脹和疼痛。

嫩煎雙孢蘑菇
Sautéed Button Mushrooms

〔材料〕

一包（10盎司）雙孢蘑菇（約20顆），切4等份

大蒜數瓣（切片）

3大匙巴西利（切碎）

1/2小匙鹽

布拉格液體胺基酸（天然無發酵醬油）

〔作法〕

❶用中火將1/4杯清水放入煎鍋中。

❷加入大蒜烹調約一分鐘至透明。

❸加入蘑菇，用慢火蓋上蓋子，烹調10分鐘，不要攪拌。

❹加進一半份量的巴西利、鹽和適量的布拉格液體胺基酸，略為攪拌。

❺用剩下來的巴西利作裝飾用。

〔備註〕

- 此食譜的所有食材皆含治療性的化合物。白色的雙孢蘑菇富有重要的抗癌物質－共軛亞麻油酸，可降低因雌性激素過多所引發的乳癌風險。根據研究顯示：比起其他試驗過的蔬菜，白色的雙孢蘑菇更能有效的減少因高雌性激素過多所引發的癌症風險。雙孢蘑菇亦能減低前列腺癌的風險。
- 大蒜不但可以減低胃癌、大腸癌、乳癌和食道癌的風險，還可以減少低密度膽固醇（不良膽固醇），提升高密度膽固醇（良好的膽固醇）和降低三酸甘油脂和血壓。
- 巴西利含有抗癌和抗發炎性能的類紅蘿蔔素。巴西利中豐富的葉綠素，能有效修建和淨化血液。巴西利亦含大量的維生素C和鐵質，促使鐵質能更有效被身體吸收。

九層塔炒香菇
Basil and Shiitake Mushrooms

〔材料〕

10至12個香菇（切4等份）

3瓣大蒜（切片）

3吋新鮮生薑（切片）

3杯新鮮九層塔

1把青蔥（切片）

適量的鹽

1小匙葛粉

1小匙布拉格液體胺基酸（天然無發酵醬油）

1/3杯清水

〔作法〕

❶將兩大匙清水放入煎鍋用中火煮滾，放入蘑菇、大蒜和生薑，煮五分鐘或直至變軟。加入九層塔和青蔥，烹調至變軟，再加入適量的鹽。

❷在小碗內混合葛粉、布拉格液體胺基酸和清水。將碗內混合物倒在蘑菇和青蔥上，略為攪拌直至起泡。

〔備註〕

- 九層塔炒香菇是一道在中式餐館非常普遍的菜式。然而大多數餐館均以大量的食用油和白糖烹煮。
- 香菇含數種對健康有益的化合物。其中之一名叫香菇多醣的化合物，可以阻止或減緩腫瘤的生長。另外一種名叫β-1,3葡聚糖的化合物，亦可減低腫瘤的活性度和減輕癌症療程所帶來的副作用。香菇還含有香菇嘌呤，有助於降低膽固醇。
- 九層塔被認為是草藥之王，傳統推崇為「神聖草藥」。它含有超額的抗氧化劑，可預防肺癌和口腔癌。九層塔含抗發炎性能，可保護心臟，控制血壓和淨化血液。

10 健康泡菜
Healthy Kimchi

〔材料〕

1棵大白菜（切片）

1顆包心菜（切片）

1根約10吋的白蘿蔔（切絲）

1根紅蘿蔔（切絲）

2把青蔥（切碎）

2根波斯黃瓜（切片，可以不放）

6至7瓣大蒜（切細）

1塊薑（拇指大，切細）

6根紅辣椒（切細，可以不放）

1/4杯檸檬汁

1大匙龍舌蘭花蜜

1/8小匙紅辣椒粉（可以不放）

3至4大匙粗鹽（未經加工）

〔作法〕

❶ 如有食物處理機，可以將大白菜（尤其是硬的部分）和包心菜用機器切片，也可手工切片（大小隨意）。

❷ 使用食物處理機機將白蘿蔔和紅蘿蔔切絲。將所有食材放置大碗內。

❸ 戴上手套用手搓揉蔬菜至均勻混合。放入玻璃罐中，放置冰箱冷藏。

〔備註〕

- 此食譜可製成約6品脫（約2.8公升）的罐裝泡菜。若太辣可減少或刪除紅辣椒。這道菜可增進食慾。

- 市售泡菜大多含糖、味精、食物添加劑及精製鹽。一般食鹽經過加工，皆含有防結塊劑，葡萄糖及化學添加劑。未經加工的鹽，含超過60種對人體健康重要的天然微量礦物質。除了對食鹽過敏者之外，未經加工的鹽是可安全使用的；事實上未經加工的鹽，可補助我們在食用日常加工食品時經常缺乏的天然微量礦物質。

- 大白菜含異硫氰酸酯，可減低肺癌的風險。其中的高維生素含量，可加強免疫系統和減少發炎。比起其他蔬菜，大白菜含較高的鈣質。大白菜提供水溶性和非水溶性纖維，可減少大腸憩室症的病發率以及高血壓、某些癌症和中風的危險。此外，大白菜提供對骨骼健康重要的維生素K。

- 只要每星期食用一次包心菜，即可減少60%大腸癌的風險。它亦是良好的血液解毒劑，可幫助排毒。包心菜含碘，有助大腦、神經系統及內分泌腺的正常功能。

- 白蘿蔔亦稱東方或中國蘿蔔。白蘿蔔含抗氧化劑，可抵抗自由基所引發的破壞。研究顯示白蘿蔔汁可幫助防止致癌物質的形成，並幫助肝臟處理毒素。其高維生素C含量有助維持免疫系統。白蘿蔔葉為優良的鈣源。未煮過的白蘿蔔汁有助解散黏液和化痰。

- 本人在很多食譜使用檸檬汁，不單是因為其味道，乃因為檸檬有助人體鹼性的平衡。我們一般只看到柑橘類水果的維生素C，而忽視了其中豐富的抗癌化合物。這些營養可減慢和阻止癌細胞的生長。

海帶結拌香菜
Kelp Knots and Cilantro

〔材料〕

4杯海帶結
1/2杯溫水
1大匙粗製糖
1大匙布拉格液體胺基酸
4瓣大蒜（剁碎）
1枚辣椒（剁碎）
1/2杯香菜（切碎）

〔作法〕

❶把所有食材（除香菜外）放進鍋，先用中火烹調至煮沸後，再用慢火熬海帶結至柔軟，約40分鐘。按需要多加清水。

❷上菜前加香菜裝飾。

〔備註〕

- 此簡單菜色冷熱皆宜。海帶適合與其他蔬菜食用，亦可為豆腐、大豆和麵筋的菜色增添口感。在各大亞洲超市的乾貨部或冷凍部，皆可找到乾或濕的海帶。
- 海帶或海底蔬菜含豐富的鈣、鎂、鐵、碘、鈉和鉀的礦物質。海帶亦含高量的維生素A、C、E、K、紅蘿蔔素、葉酸鹽和維生素B。香菜可增添味道、口感、美觀及幫助消化，是一種有力的解毒劑。

醃製蘿蔔菜
Pickled Turnip Greens

〔材料〕

1把有機的蘿蔔菜（連根和葉），切碎

1小匙或適量的鹽

〔作法〕

❶將已切碎的蘿蔔菜葉放入大碗內，加適量的鹽。

❷均勻混合後放入玻璃罐，可放置冰箱冷藏。

〔備註〕

- 蘿蔔菜是一種極富營養的蔬菜，其菜葉甚至比其菜根更有營養。蘿蔔菜葉提供抗氧化劑（維生素E、C及蘿蔔素），能夠摧毀有破壞性的自由基。這些抗氧化劑可對抗心臟病、肺病、癌症和關節炎。一杯煮熟的蘿蔔菜葉可提供197毫克的鈣質，比其他菜葉要高。如生食的話，則近乎百分之百的鈣質可被全面吸收。

大蒜烤球芽甘藍
Garlic Roasted Brussels Sprouts

〔材料〕

1包12盎司球芽甘藍（約12至15個）

5瓣大蒜（切碎）

1大匙義大利香醋

2大匙布拉格液體胺基酸（天然無發酵醬油）

1大匙葛粉

2小匙檸檬皮

1/4小匙迷迭香（切碎）

1/4杯清水

〔作法〕

❶將球芽甘藍一分為二。

❷在一大碗內混合其餘食材。

❸將球芽甘藍與調味料均勻混合，轉移到有蓋子的烘烤盤。

❹用華氏400度蓋上蓋子烘烤25分鐘。打開蓋子，持續烘烤10至15分鐘直至蔬菜變軟。攪拌一次以免出現燒焦狀況。

〔備註〕

- 球芽／孢子甘藍乃是貌似迷你捲心菜的小綠芽蓓蕾，富蛋白質、維生素、礦物質及抗氧化劑。球芽甘藍內的植物化學成分可預防前列腺、大腸、子宮內膜、肺及口腔癌。這些迷你捲心菜含豐富的維生素C、A、E，可封鎖有害的自由基，保護身體不受心血管疾病和與年齡相關的肌肉退化所侵害。球芽甘藍含豐富的維生素K，可增強骨骼，限制腦部神經的損傷，並能預防老人癡呆症的發作。

釀花菇
Stuffed Shiitake Mushrooms

〔材料〕

20至 24朵大花菇（去梗）

餡料：

1杯花菇梗，切碎

1粒蒜頭，剁碎

1/3杯洋蔥，切碎

1/2杯板豆腐（Firm Tofu），擠掉多餘水分、

適量薑黃粉

1/2小匙乾羅勒葉

1/2小匙或適量鹽

1杯煮熟的菠菜，切碎

2片全麥麵包

醬汁：

1杯水

1大匙玉米粉或太白粉

1大匙布拉格液體氨基酸

〔作法〕

❶ 選同樣大小去梗的花菇，小心將梗去掉。將花菇底部朝上，排在有蓋的烤盤裡。

❷ 炒鍋內加些水，用中火將碎的花菇梗、洋蔥、蒜和豆腐炒勻，加入調味料和碎的熟菠菜。盛起放置一旁待涼。

❸ 用食物調理機或果汁機將烤乾的全麥麵包打成碎粒，加入餡料混勻。

❹ 將餡料填入各個花菇。在烤盤的花菇下面加少許水，加蓋。

❺ 以華氏350度烤15至20分鐘，直到花菇熟軟。

❻ 將醬汁材料放入小湯鍋，不時攪動，用中火煮成濃汁，上桌前淋在釀花菇上。請趁熱享用。

〔**備註**〕

- 若沒有花菇，也可以用大的蘑菇替代，不用加蓋，可縮短焗烤時間為8至10分鐘。
- 若不用菠菜，可隨意採用其他煮熟的綠葉菜，如羽衣甘藍、芥藍菜、瑞士甜菜等。它們均含有抗癌的抗氧化劑、礦物質和維生素。
- 花菇含有多醣體，乃是支持免疫力的重要成分，可減少毒素、幅射、壓力及免疫功能的不足。菇類亦含有甘油（必需的糖分），與蛋白質食物內需要氨基酸的情形類似。

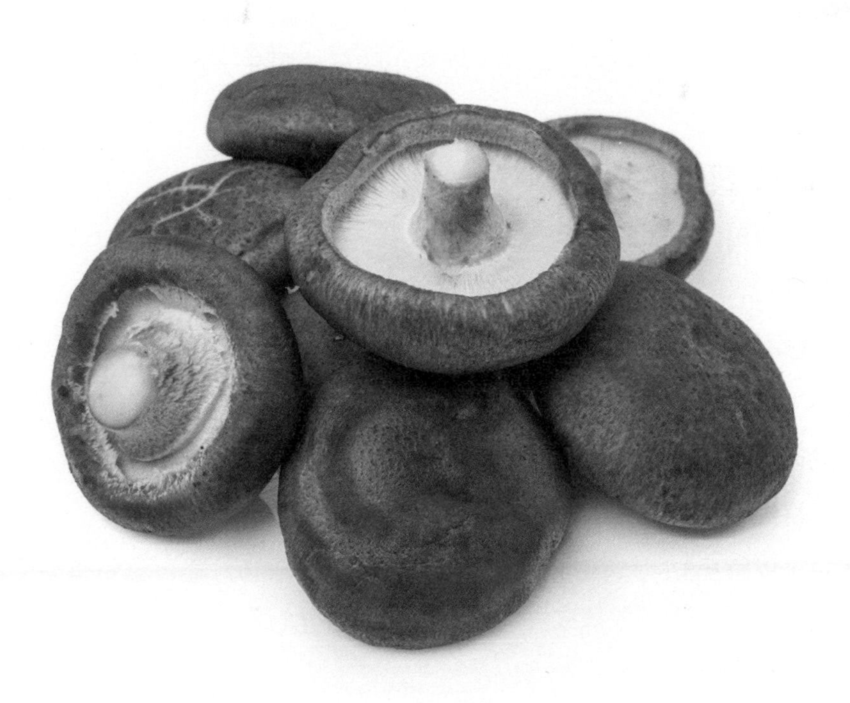

素魚
Mock Tofu Fish

〔材料〕

1盒杏鮑菇

1/2塊板豆腐（用廚房紙巾吸濕）

1/2小匙或適量鹽

1大匙洋蔥粉

2－3大匙全麥麵粉

布拉格液體氨基酸（天然無發酵醬油）

〔作法〕

❶ 挑選「扇尾」完整、長梗的杏鮑菇。把短小的菇粒擱在一邊，留待裝飾魚的眼睛之用。

❷ 在有蓋的烤盤裡刷些橄欖油。

❸ 用叉子壓碎板豆腐，加入鹽和洋蔥粉攪勻。

❹ 加入全麥麵粉，吸收過多水分再攪勻。

❺ 取1大匙豆腐料放在菇體上，逐漸壓成魚的形狀一頭窄身寬；在接近魚尾處只放少許豆腐料，讓杏鮑菇露出魚尾。然後將魚放在烤盤裡，魚尾鰭平攤著。取深色小菇圓片，貼在魚的頭上當作眼睛。

❻ 噴灑布拉格液體氨基酸在每條魚身上。

❼ 加上蓋子，以華氏375度烤15分鐘，開蓋之後加烤10－15分鐘，直到有硬度為止。

〔 **備註** 〕

- 這兩樣有營養的食材：豆腐和杏鮑菇，以有趣的方式變成烤魚上桌，就成為一道色香味俱全的菜餚。

- 其實杏鮑菇早已被用作藥膳食材。中藥將它列為提升免疫系統的補品。它含有高量的蛋白質、纖維和鐵質。人體內的T淋巴細胞，乃是一種專門消滅病毒和腫瘤的細胞，鐵質是T淋巴細胞生長的必需礦物質。杏鮑菇亦含有高量的菸鹼酸，對修復受損的DNA極有功效。

- 杏鮑菇也含有麥角硫因，它是一種獨特的抗氧化劑，能夠保護體內細胞，並可降低發炎及預防動脈血管斑塊的形成。

- 豆腐有預防心臟病和癌症的功能。它所含的異黃酮能降低罹患乳癌、前列腺癌、骨鬆症的風險，並減輕更年期的徵狀。

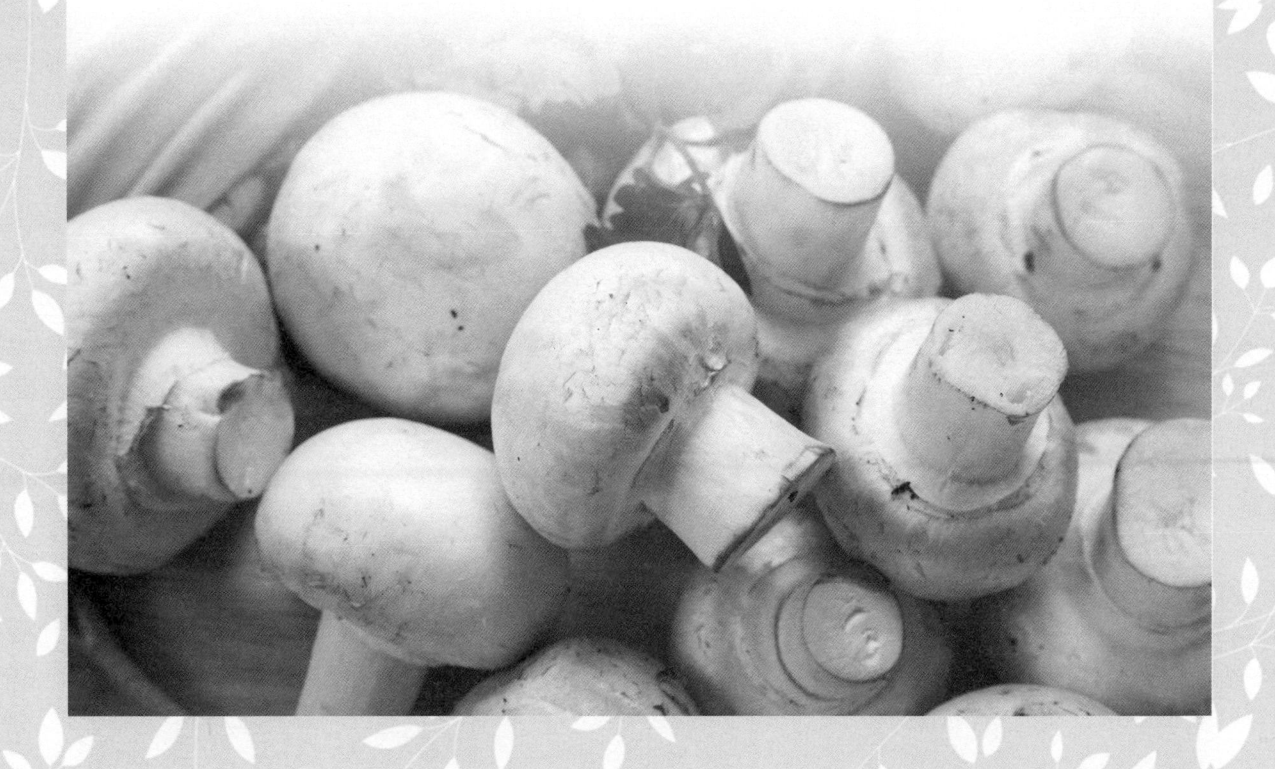

醃麵筋佐蔬菜腰果醬
Marinated Gluten and Vegetables with Cashew Gravy

【材料】

1包脫水麵筋（或凍豆腐）

2根紅蘿蔔，切片

2根西芹，切片

1顆小的洋蔥，切片

醃製料：

1/2杯溫水

1大匙粗糖（非精製糖）

1/4杯布拉格液體氨基酸（天然無發酵醬油）

4至6瓣蒜頭，剁碎

1根辣椒，剁碎（可以不放）

腰果醬：

1杯水

1大匙生腰果

1大匙洋蔥粉

1/2小匙蒜頭粉

1大匙玉米粉或太白粉

1大匙布拉格液體氨基酸

【作法】

❶將脫水麵筋浸水泡軟。擠出多餘水分。切塊，放進大鍋裡。

❷將所有醃醬料在碗內拌勻後，淋在麵筋上醃30分鐘。攪勻。

❸將醃麵筋用慢火煮20分鐘，或直到汁收乾。

❹用果汁機將腰果醬料打細，倒入小湯鍋，用小火煮成濃汁，經常攪動，若太濃可加些水稀釋。

❺炒菜鍋加點水，將紅蘿蔔、西芹和洋蔥炒熟後，加入醃麵筋和蔬菜拌勻。淋上腰果醬汁即可。

番茄栗子燴豆腐素肉排
Tofu Steaks with Tomatoes and Chestnuts

〔材料〕

1盒板豆腐（14－16盎司）

3瓣蒜頭，剁碎

1小匙生薑，剁碎

1杯番茄（罐頭或新鮮），切丁

1杯已煮熟或烤熟的栗子

1小匙洋蔥粉

1小匙或適量鹽

1/2小匙乾羅勒葉（九層塔）或1把新鮮羅勒葉，切碎

用少許香菜（芫荽）或新鮮的甜羅勒葉作為裝飾

〔作法〕

❶用廚房紙巾包裹豆腐，去濕。

❷將豆腐切成肉排形狀（4塊厚片或8塊薄片）。

❸用不沾鍋以中火將豆腐肉排煎至兩面呈金黃色。盛起保溫。

❹將蒜頭、生薑、番茄丁、栗子、洋蔥粉、鹽和羅勒葉放入鍋中，以低溫煮至味道融合在一起。若太乾可加一點水。

❺盤中擺上豆腐肉排，將番茄栗子汁淋在上面。再用香菜或新鮮的甜羅勒葉點綴。

〔備註〕

- 豆腐可隨個人口味做出變化。這一道菜混合了多重味道。此食譜裡的材料，均含有抗癌的抗氧化劑，並帶有抗發炎的性能。不同於多數屬酸性的堅果，栗子有屬鹼性的效益，也有保護心臟和抗癌的功用。

豆腐肉餅配蘆筍醬汁
Marinated Tofu Cutlets with Asparagus Sauce

〔材料〕

2盒中等硬度的豆腐（14－16盎司）

3大匙布拉格液體氨基酸（天然無發酵醬油）

2大匙水

2大匙番茄醬（有機番茄醬，含龍舌蘭花蜜）

1小匙鹽或適量

1包冷凍或新鮮的蘆筍（12盎司）

1/2杯生的菠菜葉

1棵青蔥，切碎

1/2杯水或蘆筍汁

1/8小匙或適量鹽

紅甜椒，切碎，作為點用綴

〔作法〕

豆腐肉餅作法：

❶用廚房紙巾包裹硬豆腐，去除多餘水份。

❷每盒豆腐各切成4片，用布拉格液體氨基酸、水、番茄醬和鹽醃30分鐘或更久。

❸在平底鍋放入豆腐片和醃料，加蓋煨煮。翻面後掀開蓋子，再煮至湯汁收乾。

蘆筍醬汁作法：

❶將蘆筍煮熟，切下蘆筍頭，留作裝飾。

❷用果汁機將剩餘的蘆筍、菠菜、青蔥、水或蘆筍汁和鹽，一起打成細滑狀。

擺盤：

將蘆筍醬汁先抹在餐盤上，擺好豆腐肉排，然後用紅甜椒碎和蘆筍頭裝飾餐盤。把剩餘的蘆筍醬汁，倒在小碟子裡，放在旁邊作為沾醬。

〔 **備註** 〕

- 每星期食用豆腐一次或更少的人，得前列腺癌的風險，比天天食用者高出3倍。一份4盎司量的豆腐，只含有成人每天所需的蛋白質約18%以及1/3的鐵質，還有大量的抗氧化劑。抗氧化劑能保護DNA，抵擋癌症的侵襲。
- 蘆筍含有黃酮素，能夠抑制癌細胞生長。常吃蘆筍能防止的癌症，包括卵巢癌、乳癌、大腸癌、咽喉癌、肺癌和骨癌。

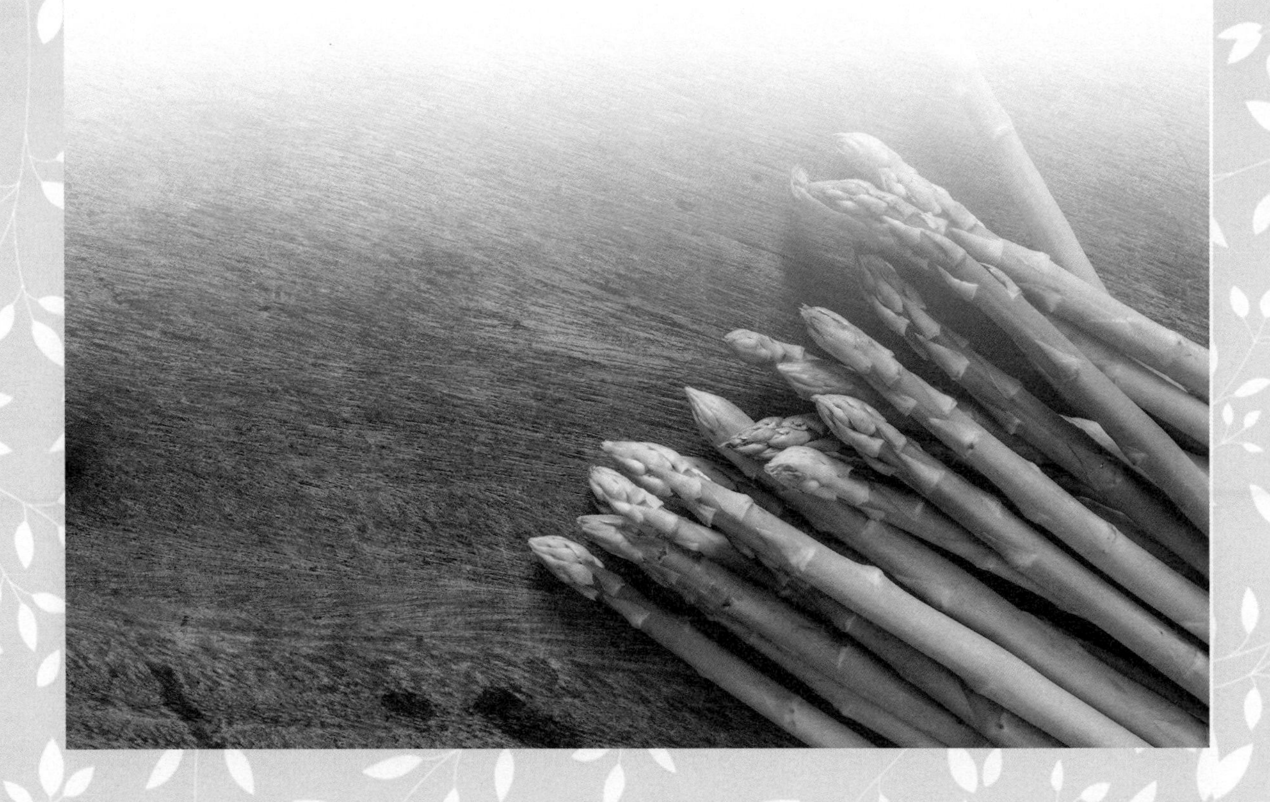

椒芹烤豆腐
Baked Tofu with Veggies

〔材料〕

2盒豆腐，由中央縱切成2片，再橫切6刀（每盒共切12片）

3大匙布拉格液體氨基酸（天然無發酵醬油）

2大匙素雞精粉

1顆紅洋蔥，切碎

6瓣蒜頭，剁碎

2根西芹，切碎

6顆迷你彩色甜椒（所有顏色皆可），切片

1小匙洋蔥粉

1/2小匙或適量鹽

1/2 杯青蔥，切碎

1/2 杯香菜，切碎

2大匙黑芝麻

〔作法〕

❶ 取一個小碗拌勻布拉格液體氨基酸和素雞精粉。

❷ 將豆腐排在一個不沾烤盤或不沾的墊上。慢慢的把布拉格液體氨基酸噴灑在所有豆腐上。用華氏400度烤15分鐘，翻面再烤15分鐘，直到呈金黃色。

❸ 炒鍋中加點水，將紅洋蔥和蒜頭炒香，加入西芹，迷你彩色甜椒和鹽，翻炒煮軟。再加入青蔥，香菜和黑芝麻子。

❹ 將烤好的豆腐擺在餐盤裡，再把蔬菜放在上面。

〔備註〕

- 經常食用豆腐，可降低30%的膽固醇。一份4盎司重的豆腐，包含了成人每天所需的蛋白質約18%以及1/3鐵質的需要量，10%每日鈣質的需要量；豆腐含有的抗氧化劑（鎂、銅和硒），亦能夠對抗癌症。

咖哩馬鈴薯佐蔬菜什錦
Curried Potato-Vegetable Medley

〔材料〕

1顆中型洋蔥，切碎

1/2顆紅洋蔥，切片

3瓣蒜頭，剁碎

5個赤褐色的馬鈴薯，連皮切塊

2根西芹，切片

2根紅蘿蔔，切成圓形

2大匙咖哩粉

1小匙薑黃粉

3杯煮熟或罐裝紅豆、腰豆、黑豆或鷹嘴豆，瀝掉水分

3顆新鮮的番茄切丁（或1½杯罐裝番茄丁），瀝掉水分

1½杯水或清湯（或五穀粥使之變得更濃稠）

1/2小匙鹽或適量

辣椒粉，可隨意

1顆青椒，切丁，或1/2杯青豆作為裝飾用

〔作法〕

❶ 用大湯鍋以中火炒洋蔥，直到呈金黃色。

❷ 拌入馬鈴薯塊、西芹、紅蘿蔔、蒜頭、咖哩粉和薑黃粉，煮5分鐘。

❸ 加入豆子、番茄丁、水、鹽和辣椒粉（可以不放）。

❹ 加蓋，以小火慢煮45分鐘，直到蔬菜熟透。偶爾需攪動一下。熄火之前，加入青椒或青豆，不需加蓋。

〔 **備註** 〕

- 這道菜乃是一道既營養又美味的主餐，其色香味俱全的食材，提供了大量的植化素。豆類含有豐富的蛋白質、維生素、礦物質、抗氧化劑和纖維。研究發現番茄能夠預防罹患多種癌症，包括大腸癌、乳癌、前列腺癌、肺癌和胰臟癌。

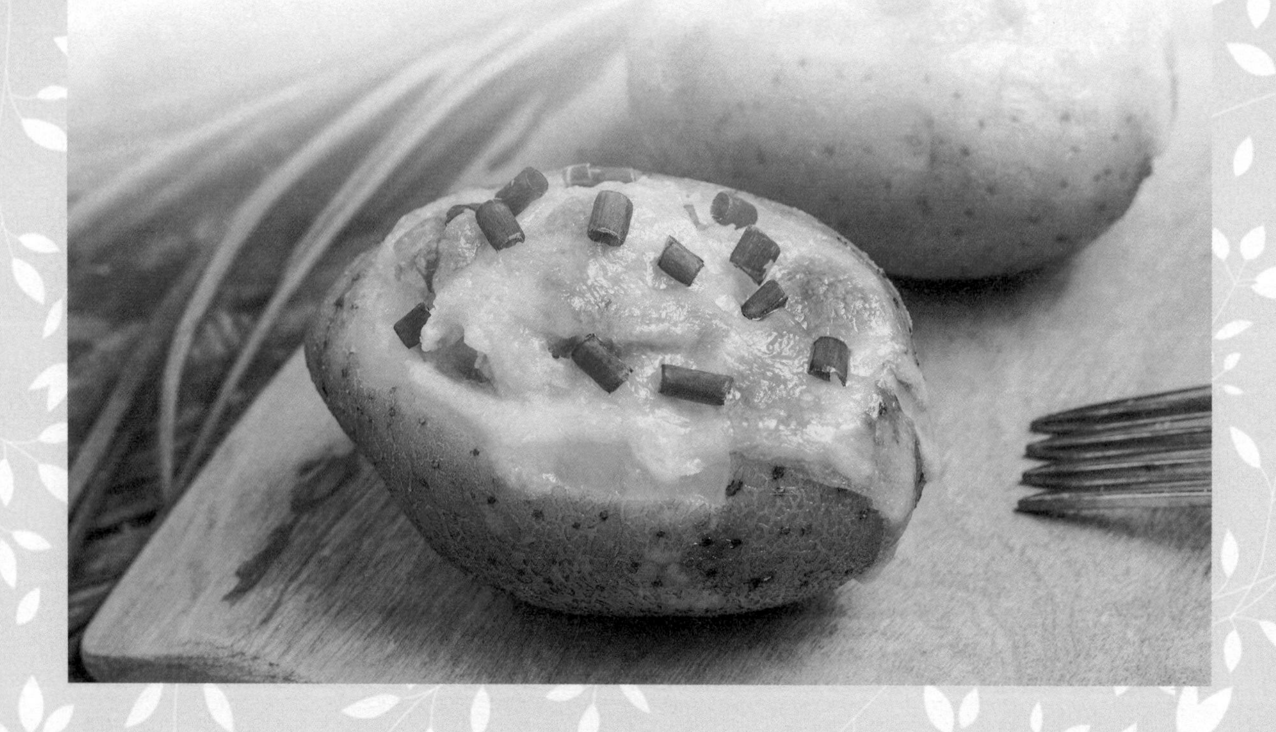

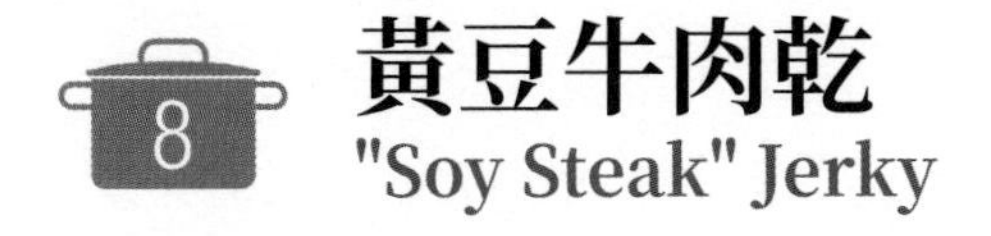

8 黃豆牛肉乾
"Soy Steak" Jerky

〔材料〕

1包素牛排（台灣製造）

醃製料：

1/2杯溫水

3大匙粗糖（未經加工的糖）

1大匙洋蔥粉

5大匙布拉格液體氨基酸（天然無發酵醬油）

6根紅辣椒，連子剁碎

1小匙鹽或適量

1大匙褐色芝麻或亞麻子

1小匙五香粉（購自亞洲超市）

1/4杯水加1大匙玉米粉

1/2杯紅甜菜汁（用水煮熟紅甜菜，留下湯汁作為配色用）

〔作法〕

❶ 將素牛排浸水泡軟。擠出多餘水分。

❷ 將素牛排切半，再縱切成2塊薄片，一共4薄片。放入一個有蓋的大鍋裡。

❸ 把所有醃料在碗裡拌勻，然後淋在素牛排上。確定每片都沾到醃料。

❹ 加蓋，以小火煮30－40分鐘，可添點水以免燒焦，攪動時要輕巧。

❺ 在食物烘乾機的網架上，先鋪一張不沾黏的薄紙，再把醃素牛排放上去，以華氏115度烘烤5小時（如果喜歡軟嫩的，可縮短時間）或直到兩面都烘乾（中途需要翻面）。如要更乾且帶有嚼勁，則在烘乾結束前1小時拿出不沾黏的薄紙，繼續讓素牛排直接在網架上烘乾，但是不要過乾。

變更的作法：

❶ 如果不想吃辣，可斟量少放紅辣椒。

❷ 若做成咖哩雞味道，可去除辣椒和甜菜水，加1/2杯水，1/2小匙咖哩粉和2小匙素雞精粉。

❸ 若要原味可省略辣椒和五香粉，也可加素雞精粉。

〔**備註**〕

- 這份黃豆素牛肉乾，可作為一道可口的前菜。此食譜除了是低油、無膽固醇、高纖維，富含蛋白質和礦物質之外，其中可抗癌的洋蔥和辣椒，還能提升免疫系統及促進血液循環。未加工的粗糖也供給了些許甜度、維生素、礦物質和存在未經加工蔗糖裡的微量天然元素。

洋蔥烤花菇
Baked Shiitake Mushrooms and Onions

〔材料〕

8至10朵花菇帽

花菇梗，切碎

1顆紅洋蔥，切片

2顆褐色洋蔥，切片

1至2小匙義大利黑醋調味

布拉格液體氨基酸（天然無發酵醬油）

〔作法〕

❶將花菇帽排在烤盤裡，每個花菇都刷上香醋。

❷把紅洋蔥及褐色洋蔥放在花菇帽上，噴灑布拉格液體氨基酸。

❸將花菇梗碎灑在花菇帽和蔥上。

❹放2大匙水在烤盤底，加蓋，以華氏250度「蒸烤」2小時，或至花菇熟嫩為止。

〔備註〕

- 洋蔥烤花菇可當成一道主菜。烤的時間越長，洋葱和花菇的味道就越甘甜。
- 香菇內的干擾素，使它具有較強的抗菌作用。干擾素是香菇內的天然蛋白質，能促進免疫系統的啟動。香菇所含的主要氨基酸比例，甚至比肉、牛奶或雞蛋更高。食用香菇還可以降低40－45%的膽固醇指數。

甜洋蔥烤雙孢（波托貝洛）蘑菇
Portobello Mushroom Steaks and Sweet Onions

〔材料〕

3個雙孢（波托貝洛）蘑菇，去梗
菇梗，切碎
4至5瓣蒜頭，剁碎
2大匙布拉格液體氨基酸（天然無發酵醬油）
1大匙水
1/2小匙義大利香醋
1顆甜洋蔥，切片
1/4小匙鹽或適量
3杯芝麻葉

〔作法〕

❶ 輕輕地把蘑菇梗掰開，洗乾淨後放在盤子裡。
❷ 將蒜頭、布拉格液體氨基酸、水和香醋在一個碗裡混合。
❸ 把調味汁倒入蘑菇帽醃製。如果不立即烹煮，請放入冰箱延長醃製的時間。
❹ 用乾鍋以中高火，將甜洋蔥熔化成焦糖褐色，不時攪拌。放入1小匙或多些水，鬆開焦的甜洋蔥。加鹽備用。
❺ 在同一個鍋裡，放上醃蘑菇帽和菇梗，以小火煮8至10分鐘直到軟嫩。若需要，一次加1大匙水，加蓋繼續燜煮。
❻ 在盤子上舖些芝麻葉，把蘑菇帽蓋在葉上，然後再放上略焦的甜洋蔥。如果喜歡，可滴些香醋。

〔備註〕

- 雙孢蘑菇通常拼寫為Portabellas，乃是未長開的白色或褐色小蘑菇之大型版本。它的質地比較耐嚼和密度高，常用作肉類替代品。

- 一杯雙孢蘑菇可供給五克蛋白質和三克纖維。它們雖是低鈉，卻含有高量的礦物質和維生素，還能提供31%每日硒的需要量。硒是一種抗氧化的礦物質，能保護健康細胞免受自由基傷害，及修補受損細胞。雙孢蘑菇具有高度的抗氧化能力。在菇帽裡發現的抗氧化物比梗還多。與其它許多食物不同的是，經過烹飪，它的抗氧化能力依然不受到破壞。

- 甜洋蔥富含的黃酮素，能預防癌症。這黃酮素更集中於外層，因此為了提高健康效益，儘可能少剝去甜洋蔥外層可吃的部份。

- 芝麻葉屬於捲心菜類，有助於減少罹癌的風險。三杯芝麻葉，就能提供超過100%每日維生素K的需要量。而維生素K能促進骨骼健康和大腦功能，乃是眾所周知的效益。

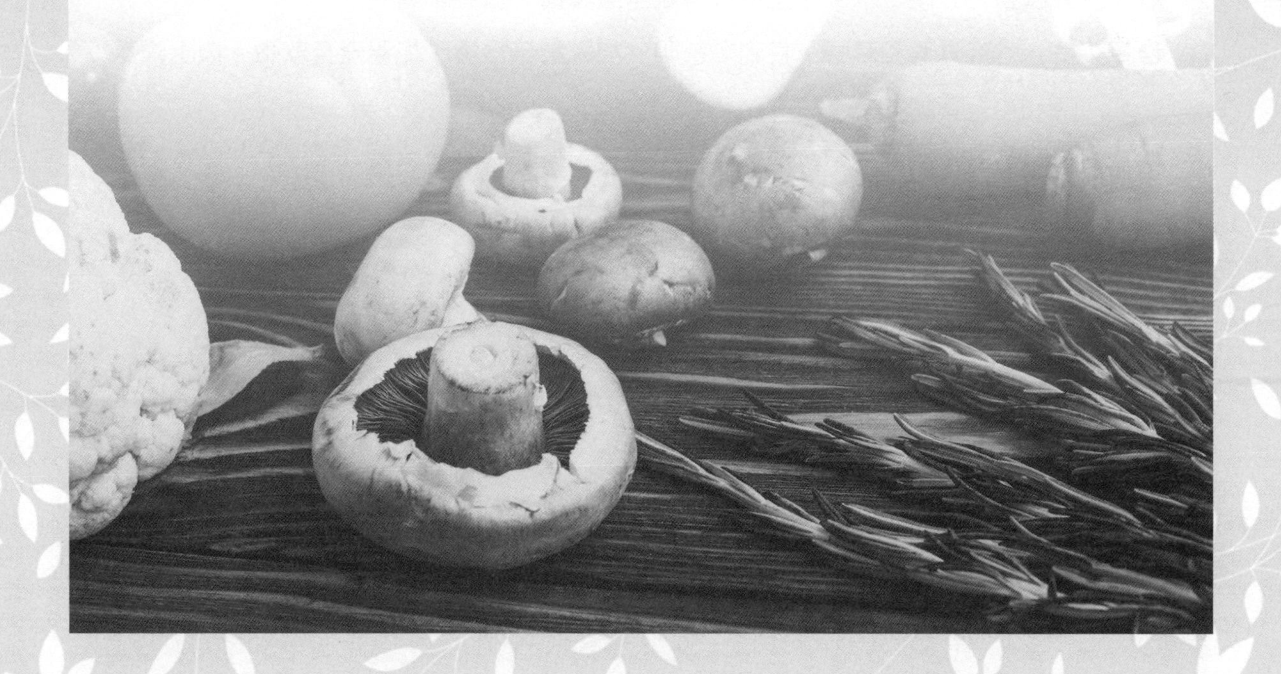

豆腐薑汁燴雙孢（波托貝洛）蘑菇
Portobello Mushroom with Tofu-Ginger Sauce

〔材料〕

1盒中等硬度的豆腐

1/2杯水

2大匙布拉格液體氨基酸（天然無發酵醬油）

1吋薑，切碎

2至3顆雙孢蘑菇，切片（切碎菇梗）

1顆紅洋蔥，切碎

2瓣蒜頭，剁碎

1/2小匙洋蔥粉

1/4小匙鹽

1小匙牛至葉辛香粉（小薄荷葉）

1/2杯香菜或青蔥，切碎作裝飾用

〔作法〕

❶ 用果汁機攪拌豆腐、水、布拉格液體氨基酸和薑，直到細滑。

❷ 用少許水炒紅洋蔥和蒜頭，直到變透明。加入蘑菇炒香，加蓋煮至軟嫩。撒上洋蔥粉，鹽和牛至葉粉。

❸ 將豆腐薑汁淋在蘑菇上，簡單地拌勻。關火，拌入香菜或青蔥。

糙米黑紅豆砂鍋
Rice and Bean Casserole

〔 材料 〕

6杯煮熟的糙米飯（黑、紅、棕色糯米或綜合米皆可）

2大匙素雞精粉

1杯煮熟的紅豆

1杯煮熟的黑豆

1/2顆洋蔥，切碎

2杯帝王蠔菇或花菇，切碎

1/2小匙鹽

1大匙布拉格液體氨基酸（天然無發酵醬油）

〔 作法 〕

❶ 把糙米飯和素雞精粉在一個大碗裡拌勻。放置一旁。

❷ 在另一個大碗裡，用叉子搗碎熟的紅豆和黑豆，或用食物調理機簡單攪拌一下。

❸ 炒香洋蔥和花菇，加鹽，加入碎豆泥和布拉格液體氨基酸，混合均勻。

❹ 先將一半糙米飯鋪在砂鍋底，把豆泥花菇混和料放在糙米飯上，再將剩餘的一半糙米飯，放在豆泥花菇上。

❺ 加蓋，以華氏325度烘烤40分鐘，直到全部熱透為止。

❻ 如果喜歡，可用冰淇淋圓勺挖出飯糰，做成小球狀，或用小蛋塔杯裝盛飯糰，擺在盤上。

〔備註〕

- 大米是世界上的主要食品。全穀糙米含有人體必需的碳水化合物、維生素B、維生素E和礦物質。
- 豆類的營養常被忽略。每週吃豆莢四次，就可降低22%罹患心臟疾病的風險。它的抗氧化劑能保護正常細胞，不會轉變為癌細胞。黑豆富含葉酸，是神經系統健康的必需營養素。此外，黑豆是鉬極豐富的來源，對亞硫酸鹽有解毒作用。研究發現缺乏鉬，能導致男性老年陽萎。此外，所有豆類均能穩定血糖，預防便秘，而且成本很低。

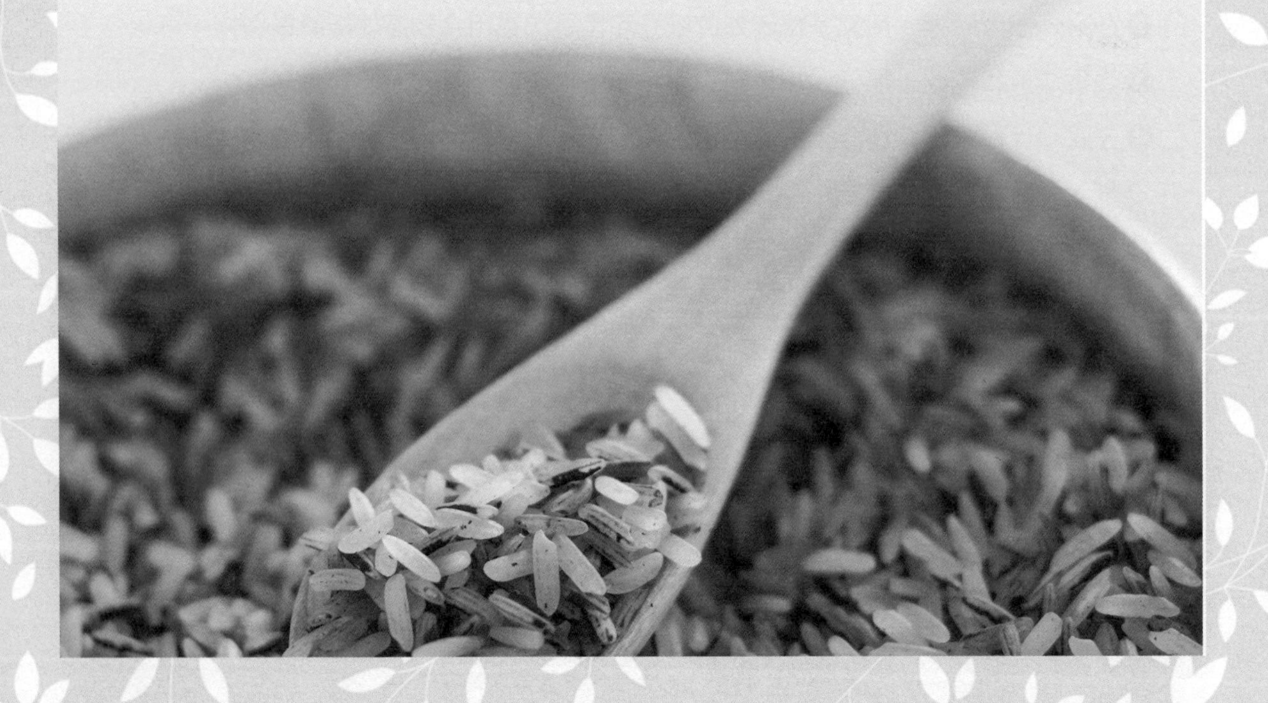

咖哩豆腐佐椰奶糙米飯
Curry Tofu with Coconut Milk and Rice

〔材料〕

醃製料：

2小匙素雞精粉

1/2小匙洋蔥粉

1/4小匙蒜頭粉

1/2小匙薑黃粉

1/4小匙小茴香

1小匙鹽調味

1/2杯水

1盒板豆腐（14盎司，先冷凍再解凍，用廚房紙巾包裹，去除多餘水分）

半顆紅洋蔥，切薄片

3杯煮熟的糙米飯

1/3杯有機葡萄乾

1/2杯冷凍青豆

1罐（14盎司）淡椰奶

〔作法〕

❶ 將醃製料混勻在一個大碗裡，放置一旁。

❷ 豆腐切成一吋方塊放入醃製料裡。如果不立即使用，需先放進冰箱。

❸ 用乾的大鍋，以中火將紅洋蔥炒熔至焦糖褐色。放入醃豆腐塊，加些水，煮5分鐘。

❹ 加入糙米飯、葡萄乾和椰奶。關小火後燉10分鐘，經常攪動。若有需要，可多加些水。拌入青豆煮5分鐘直到軟嫩，加鹽調味，趁熱上桌。如果喜歡，可用烤過的椰絲點綴。

〔備註〕

- 實驗室研究發現豆腐所含的黃豆縮氨酸，有抑制癌細胞生長的作用。根據研究顯示，黃豆的縮氨酸抑制大腸癌細胞生長達73%，肝癌細胞生長達70%，肺癌細胞生長達68%。
- 根據阿肯薩斯州大學研究發現，經常食用黃豆，有助於削減罹癌的風險。糙米含有高纖維，是抗大腸癌和乳癌的重要營養素。糙米也含有鎂，可以對抗自由基。
- 一杯糙米含有88%每日鎂的需要量，同時含有高量的硒，能破壞癌細胞，修復DNA，強化免疫系統。
- 葡萄乾含有苯酚，是有效的抗氧化劑，又能清除體內自由基。在醃製料裡的調味料均有抗癌的特性。薑黃粉中的薑黃素，能壓制癌細胞並停止它們蔓延。

墨西哥油條餅配玉米醬汁
Mexi-Fritters with Corn Salsa

〔材料〕

1顆紅洋蔥，切碎（留兩大匙做玉米醬汁）

2至3條深綠色的辣椒，切碎（留1/4杯做玉米醬汁）

1½杯罐頭或煮熟的斑豆，瀝乾水分

2大匙水

1大匙布拉格液體氨基酸（天然無發酵醬油）

1大匙檸檬汁

1大匙竹芋粉或太白粉

1大匙全麥麵粉

1盒板豆腐，瀝乾水分後，用毛巾蓋住

1/4杯玉米（冷凍、解凍或罐頭皆可，瀝乾水分）

1/2杯香菜，切碎

1小匙鹽

1/8小匙紅辣椒粉（可以不放）

〔作法〕

❶ 在煎鍋裡，放進切好的洋蔥和辣椒，加少許水，蓋上蓋子中火煮至變軟。

❷ 用叉子搗碎斑豆，放置一旁。

❸ 在一小碗裡，將水、布拉格液體氨基酸、竹芋粉或太白粉，及全麥麵粉攪勻。

❹ 用手捏碎硬豆腐，加進煎鍋與洋蔥和辣椒，繼續煎煮至乾狀。

❺ 摻入搗碎斑豆、竹芋粉液體混合物、玉米、香菜、鹽和紅辣椒粉，煮至所有食材融合在一起。

❻ 以類似乒乓球大小，將食材分成小塊，放在烤盤上（約可分成20－24塊）， 用大匙壓平後，以華氏450度烤10－15分鐘，或呈硬狀即可。

玉米醬汁材料及作法：

2大匙切成細碎的紅洋蔥

1/4杯切成細碎的綠辣椒

1顆切成細碎的番茄（可以不放）

1大匙檸檬汁，可按口味增加或減少

1杯玉米，如用冷藏的必須解凍

1/4杯香菜，切成細碎

1/2小匙鹽

〔**作法**〕

將所有食材拌在一起，淋在墨西哥餅上即可食用。

〔**備註**〕

- 斑豆與肉類相比，乃是蛋白質和鐵質的極佳來源。它含豐富的維生素B，有助於大腦功能及記憶，並且所含的礦物質有益心臟健康。其中的纖維幫助控制膽固醇指數，穩定血糖指數，促進消化，防止便秘。

- 豆腐增進體內的鈣質，食用一份的豆腐，足以供應10%每日所需的鈣。洋蔥和辣椒能夠抗癌，促進免疫系統，和降低心臟病發的風險。

豆腐棒佐甜酸醬汁
Tofu Sticks with Sweet and Sour Sauce

〔材料〕

豆腐棒

1盒硬豆腐（14盎司），瀝乾後蓋上毛巾

2大匙亞麻子粗粉（或1大匙磨過的亞麻子粒）

2大匙竹芋粉或太白粉

1大匙液體氨基酸或醬油（天然無發酵醬油）

1/4杯水

2個糙米糠（或1杯米糠粗粉）

1大匙未經漂白的麵粉

1/2小匙薑黃粉

1/4小匙大蒜粉

1/4小匙洋蔥粉

1/4小匙辣椒粉

〔作法〕

❶ 用食物調理機機將米糠搗碎成細粉狀，倒在盤內，放置一旁。

❷ 用另一淺的碗，攪入亞麻子、竹芋粉、液體氨基酸和水。

❸ 加入其他乾的食材，與米糠粉拌勻。

❹ 將豆腐切成16長條（先切成8條，然後再切對半），逐一沾上亞麻子液體，再放到米糠混合粉中，讓長條的每一面都均勻沾滿液體及粉。

❺ 放在烤盤上，以華氏350度在烤箱內烤25分鐘。然後翻面，再烤15分鐘至金黃色或香脆即可。

〔材料〕

甜酸醬汁：

1杯未加糖的鳳梨汁

1大匙布拉格液體氨基酸（天然無發酵醬油）

2大匙含龍舌蘭花蜜的番茄醬

2大匙蘋果醋

1至2小匙檸檬汁（或按照個人口味）

1大匙磨的生薑（可以不放）

2大匙竹芋粉或太白粉

〔作法〕

❶將所有食材放入煎鍋內，中火煎煮。

❶煮滾之後，用慢火熬成濃稠狀，如果太濃可加些水，多加攪拌。

〔備註〕

- 豆腐棒可以預先做好，待食用前加熱數分鐘即可。甜酸醬汁亦可預先做好，至室溫即可食用。如對大麥或麩質過敏，可免用麵粉。
- 豆腐含有廣泛的營養，能保護我們對抗心臟病、糖尿病、癌症與年齡老化相關的衰退。豆腐不但供給多種植物營養素及抗氧化劑，還有清除體內自由基的效益。
- 亞麻子含豐富的抗氧化劑，可保護心臟，防止阿茲海默症（老年痴呆症）及眼睛的黃斑病變症。
- 糙米含大量的錳，是對抗自由基的重要元素。它也提供硒，一種抗氧化劑。
- 薑黃粉的抗發炎和抗氧化功能，可去除腦內的澱粉樣蛋白積存，藉以預防或減緩阿茲海默症（老年痴呆症）惡化。此辛香料亦有抗癌的功效，可阻止腫瘤的新血管形成。
- 大蒜、洋蔥、辣椒粉，均有抗氧化的性能，可防護我們的細胞受到自由基的傷害。

紅豆和蘑菇肉餅
Red Bean and Mushroom Meat Loaf

〔材料〕

1杯煮熟或罐頭紅豆，用叉子稍微壓碎
1/4杯脫水的黃豆碎塊，可加入少許水
1/2杯煮熟的糙米
2大匙未煮過的藜麥，用水沖洗乾淨
1/2杯洋蔥，切碎
1杯雙孢小蘑菇，切碎
1/2杯青椒，切碎
1大匙營養酵母
1/4小匙鼠尾草
1小匙布拉格液體氨基酸（天然無發酵醬油）
少許鹽作為提味之用

〔作法〕

❶ 將煮熟的紅豆、黃豆碎塊、煮熟的糙米和洗好的藜麥，放進大碗內。
❷ 在煎鍋裡倒入2大匙的水，以中慢火炒香其餘的食材。
❸ 加入碗中的豆和米，再加鹽調味。
❹ 放入小型的烤盤內，蓋上蓋子；或是用烤肉餅的容器，蓋上錫箔紙。
❺ 以華氏350度烤10分鐘，然後降溫至325度，再烤20分鐘或烤熟為止（最後十分鐘可以打開蓋子）。用小刀子沿著邊緣小心切，反扣肉餅到盤子上，輕輕切片，以供食用。

〔備註〕

- 紅豆含有豐富的蛋白質、鐵質及維生素B。在諸多抗氧化劑之中，位居首位。完整的豆類、糙米和蘑菇，皆能抗癌，穩固血糖，降低膽固醇並防止便秘。藜麥素稱「糧穀之母」，能提供完整的蛋白質及豐富的礦物質。
- 蘑菇富有產生能量與修復細胞的營養素，包括消化酵素、維生素、礦物質、蛋白質和維生素D2。白蘑菇亦可抗發炎，長期的發炎會增加罹患第二型糖尿病、心血管疾病、癌症的風險。

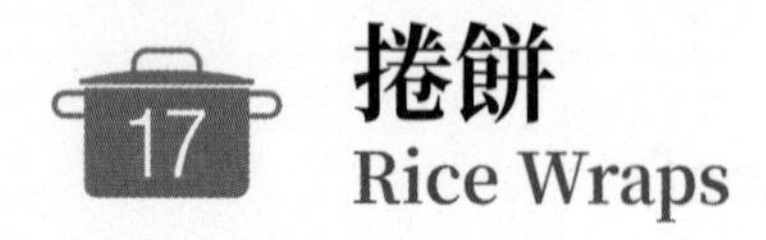

17 捲餅
Rice Wraps

〔材料〕

1包米紙（約25張，亞洲超市均有販售）

1盒板豆腐或大豆素肉

羽衣甘藍沙拉（作法請參閱沙拉類食譜2）

1顆紅椒，切成細長條

1條小黃瓜，切成細長條

1/2包豆芽，清洗後瀝乾

1顆酪梨，切片

2杯木耳（可以不放，多數亞洲超市均有售）

2根青蔥，切碎（可以不放）

1/2杯花生粉（可以不放）

〔作法〕

❶將豆腐或素肉搗碎，放置一旁。

❷備好羽衣甘藍沙拉（可參考沙拉類食譜2）。

❸如要用木耳，先浸泡好，切除中間硬的部分。開水煮5分鐘後，瀝乾並加鹽調味，放進冰箱。

❹用一淺盤，裝滿室溫的水，將米紙快速浸泡在盤中數秒，然後平放在乾的盤上。將上列食材依順序放在泡軟的米紙上，用包捲餅的方式包好即可食用。

〔**備註**〕

- 每個人可按自己喜好，做各式的捲餅。雖然米紙是用白米做成的，營養價值不高，但是捲餅內的食材卻富有營養。若要更健康的作法，也可採用全麥的口袋餅取代米紙。
- 中國種植綠豆芽已有三千多年了，綠豆芽含有能夠抑制癌腫瘤形成和生長的複合物。它提供飲食中的纖維，可預防大腸癌和乳癌。除此之外，豆芽還富高量的蛋白質、維生素、礦物質和活性的酶酵素。
- 木耳含有18%的蛋白質及50%的纖維，它富有抗癌、抗發炎和保護心臟的性能，均可預防癌症、中風和心臟病。木耳所提供的豐富鈣質是牛奶的兩倍，並且所含的鐵質，乃是豬肝的七倍之多。
- 紅椒是強而有力的抗氧化劑，能夠預防的癌症包括胃癌、腸癌、乳癌、前列腺癌和肺癌。它含有的維生素C，是蔬果中之冠。

18 包心菜捲
Cabbage Rolls

〔材料〕

8片大的包心菜葉（或12片小的包心菜葉）

1杯脫水的大豆素肉

醃製汁的材料：

1/2杯溫水

2大匙布拉格液體氨基酸（天然無發酵醬油）

2粒蒜，剁碎

1大匙薑，剁碎

1小匙洋蔥粉

少許紅椒粉（可以不放）

內餡的材料：

1根紅蘿蔔，切絲

4朵冬菇，切絲

2根青蔥，切碎

1/2條小黃瓜，切細長條

1/2顆紅椒，切細長條

白味噌醬（可以不放）

〔作法〕

❶ 將大豆素肉在醃製汁裡浸泡15分鐘。

❷ 小心地切除包心菜梗莖，盡量保持菜葉完整。在一大鍋內煮滾開水，將菜葉輕輕放入鍋中川燙5分鐘，直到變軟為止。然後盛在盤上，擱置一旁。

❸ 在煎鍋裡用2大匙水，中火炒熟紅蘿蔔，醃製的大豆素肉及冬菇，約7至8分鐘。如有需要，可加少許水。最後放入青蔥。

包心菜捲作法：

❶ 小心地將味噌醬塗在包心菜的下半葉上。

❷ 將兩大匙的內餡（小的包心菜葉只放1大匙）放在包心菜的下半葉上，再放入小黃瓜和紅椒細長條。

❸ 將內餡和菜葉一起捲起來，兩邊的菜葉向內捲。菜捲的接口朝下放在盤中。

❹ 用鋒利的刀，將菜捲對切，一分為二。

〔**備註**〕

- 您可用壓縮的豆腐片或麵筋片取代大豆素肉。只要預備好所有食材，很容易就能做好包心菜捲。若為兒童預備這道菜，可用較小的菜葉做小的菜捲。
- 包心菜屬於有抗癌功能的十字花菜類，能夠藉著排除體內有毒的化學物質，停止癌細胞的生長。

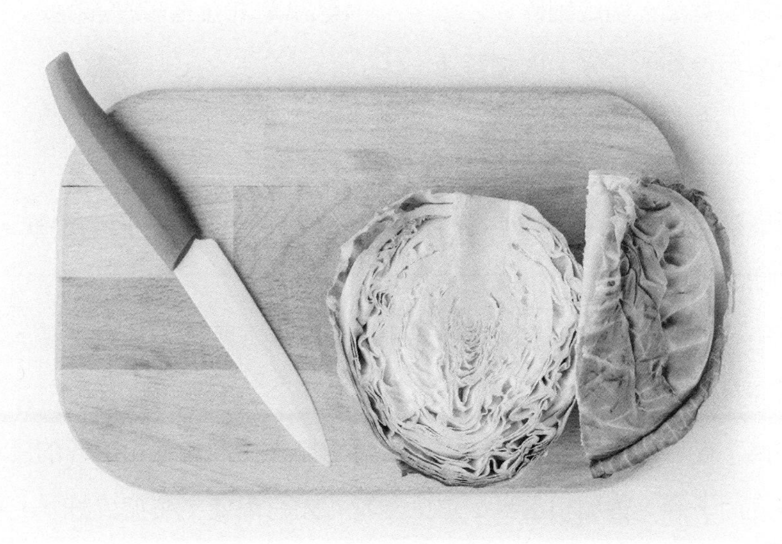

19 釀茄子
Stuffed Eggplant

〔材料〕

4至6條日本紫圓茄

內餡材料：

1/2杯洋蔥，切碎

5瓣蒜頭，剁碎

1大匙生薑，切碎

1杯煮熟或罐裝的豆，瀝乾後用叉子壓碎

挖出煮熟茄子的肉，切成細碎

1/4杯新鮮或罐裝番茄，切成細碎

1/4杯玉米，如用冷凍的玉米，則需解凍

1/2杯青椒，切成細碎

1小匙布拉格液體氨基酸（天然無發酵醬油）

1/2小匙鹽調味

少許辣椒粉調味（可以不用）

紅辣椒碎粒（裝飾用，可以不放）

調味汁：

1大匙竹芋粉或太白粉

3/4杯水

1至2大匙布拉格液體氨基酸

〔作法〕

❶ 在大鍋裡煮沸開水加1小匙鹽，放入整條茄子，約煮十分鐘，直到變軟。

❷ 在小碗中調配調味汁的材料，放置一旁。

❸ 茄子冷卻後，切成兩半。小心地挖出茄子的肉，剁成細碎，放在一旁。將剩下的茄子外殼放在有蓋的烤盤上。

❹ 開始做內餡：在煎鍋裡以中火炒洋蔥至褐色，加入蒜頭、薑和壓碎的豆。然後轉為小火，放進茄子碎、番茄和玉米，煮至變軟。如有需要，可加少許水。再加布拉格液體氨基酸、鹽和辣椒粉，偶爾攪拌。關火。

❺ 加入青椒，拌勻。

❻將內餡填滿茄子外殼，淋上調味汁，灑上紅辣椒碎粒作為點綴。

❼倒少許水到烤盤底，蓋上蓋子，以華氏400度烤15至20分鐘。

〔備註〕

- 您可採用任何一種豆，菜豆、白豆或鷹嘴豆皆可。此食譜可預先做好，等要吃之前放入烤箱即可。
- 我們從彩色的蔬果中，能夠攝取健康、豐富的植化素。無論是藍或紫色茄子，均含有抗發炎和抗氧化的花青素，都有抗癌、預防心臟病、逆轉衰老及鍛鍊大腦等功用。其他深藍或紫色的食物，如紫椒、紫薯、紫花椰、紅或紫包心菜、李子、黑莓、藍莓以及葡萄，均有同樣效益。
- 番茄所含的茄紅素，與類紅蘿蔔素一樣有健康效益。但是番茄還附加保健的植物營養素，可產生相輔互補的作用。

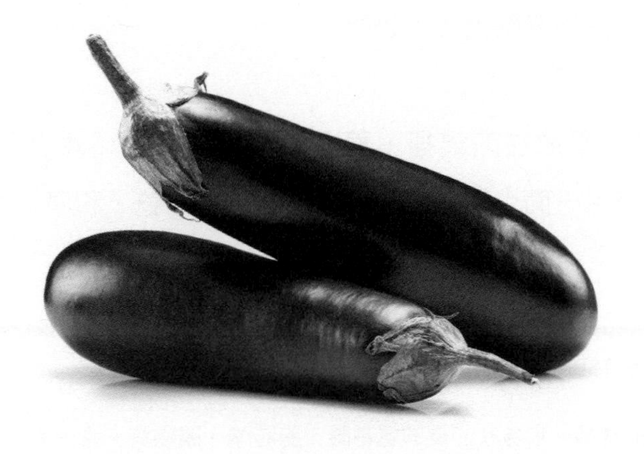

紅燒腐竹
Soy Bean-curd Sticks

〔材料〕

2包乾的腐竹

醬汁材料：

1/4杯布拉格液體氨基酸（天然無發酵醬油）

2大匙大蒜粉

4大匙營養酵母

半杯至1杯水

〔作法〕

❶ 在長型的平鍋裡，用水浸泡腐竹至變軟。把水倒掉。將腐竹切成3至4吋長，如果腐竹還是太硬，可用水煮到變軟為止。瀝乾。

❷ 將醬汁倒在腐竹上。

❸ 將浸在醬汁的腐竹，平放在煎鍋裡，蓋上蓋子，以小火燜煮直到軟嫩。掀開蓋子，將腐竹翻邊，讓另一面也煎煮片刻，直到醬汁都收乾，和腐竹煮熟即可。

〔備註〕

- 你可以再加上蔥花和香菜點綴，這道菜可以熱食或做涼菜，也能冷凍起來。
- 黃豆已是遍及全世界的食品。它含有必要的氨基酸、脂肪酸、礦物質、維生素、植化素和纖維。流行病學的研究顯示，黃豆食品能夠降低乳癌、大腸癌及前列腺癌的風險。

新加坡素雞
Singapore Mock Chicken

〔材料〕

1包（6盎司）乾的腐竹

1包（8盎司）小蘑菇，切片

3把青蔥，切片

1/2小匙茴香粉

1/2小匙薑黃粉

1大匙布拉格液體氨基酸（天然無發酵醬油）

1大匙營養酵母

灑上紅辣椒乾碎粒或1/8小匙紅辣椒粉

適量香菜（裝飾用）

〔作法〕

❶ 用水浸泡腐竹，直到變軟，將水倒掉。

❷ 將腐竹切成2－3吋，放進大平鍋裡，用水以中火煮熟（水必須蓋過腐竹）。有些腐竹會破碎，將水倒掉，放在一旁。

❸ 在煎鍋裡，將蘑菇和青蔥煎炒，加鹽調味後，盛起來放在一旁。

❹ 用同一煎鍋，煎炒完整和碎掉的腐竹。加入茴香粉、薑黃粉、布拉格液體氨基酸、營養酵母和紅辣椒乾碎粒。將所有食材炒至均勻，味道混合為止。

❺ 放進蘑菇拌勻，盛盤時，加上香菜作為點綴。

〔 **備註** 〕

- 這道菜充分顯示出黃豆類食品在亞洲烹飪的多元法。此食譜可採用不同的調味配料或其他配菜，作出有變化的美味效果。
- 蘑菇可防止體內生產促進發炎的分子。大部份的慢性疾病均由發炎引起。蘑菇亦含有豐富的硒，是防禦體內健康細胞，不受到自由基傷害的抗氧化劑。

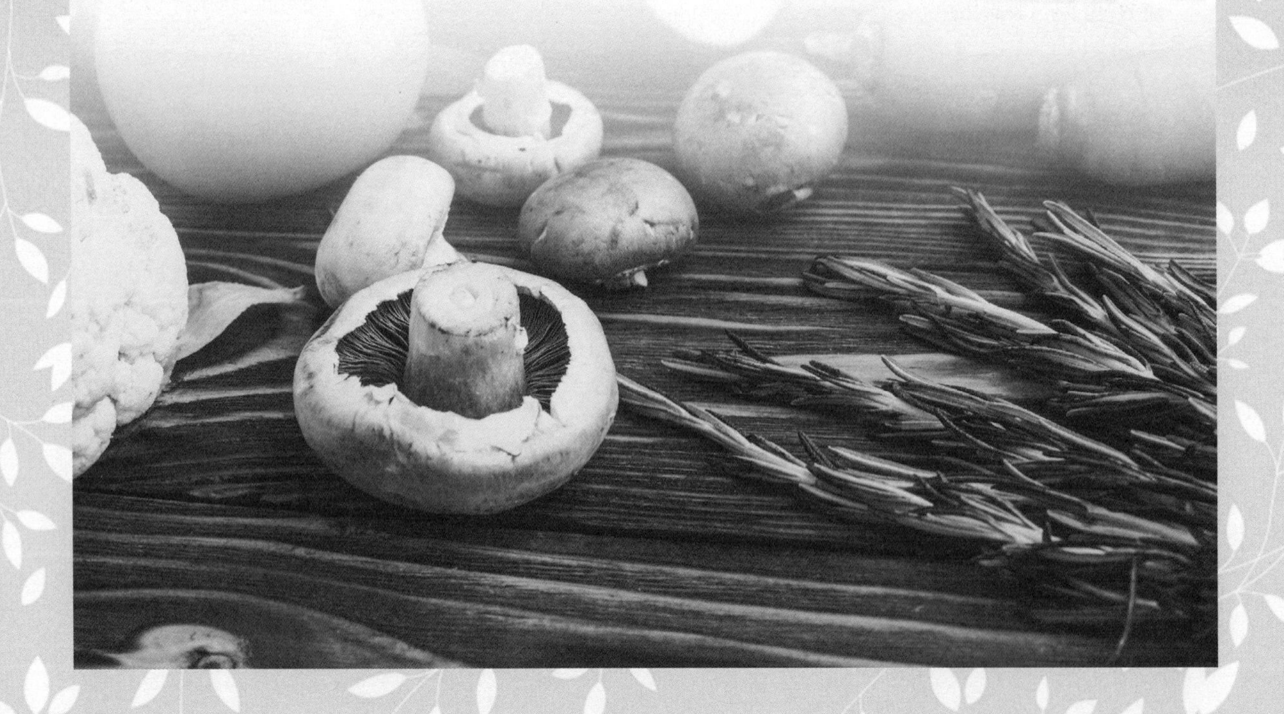

紅燒素鴨
Soy Bean-curd Mock Duck

〔 材料 〕

2包（6盎司）乾的豆皮

醬汁材料：

1杯濾過的水

1/4杯布拉格液體氨基酸（天然無發酵醬油）

1小匙洋蔥粉

1小匙大蒜粉

1小匙素雞粉（可以不放）

1大匙加1小匙竹芋粉

〔 作法 〕

❶將豆皮用水泡軟，把水倒掉。

❷在一個碗裡，將所有醬汁材料拌勻。

❸將醬汁倒在豆皮上。

❹把豆皮捲成平的長條狀，浸泡在醬汁裡，使其入味。

❺將4至5個豆皮捲放進平底鍋裡，淋些醬汁。

❻蓋上鍋蓋，用小火燜煮。

❼小心將豆皮捲翻邊，如有必要可以加些水。繼續在鍋內燜煮，直到醬汁收乾，豆皮捲熟透為止。

❽冷卻後，每條豆皮捲可橫切成7至8塊。

〔備註〕

- 此道菜乃是冷熱皆宜的主食，亦可冷凍。有些超市銷售新鮮的豆皮。如用新鮮的豆皮，即不用浸泡，可以直接倒入醬汁燜煮。
- 黃豆應該是每一個人飲食中的重要主食。多吃黃豆能夠降低罹患乳癌、大腸癌和前列腺癌的機率。若和以素食為主的國家相比較，在以肉食為主的國家裡癌症更為猖狂。

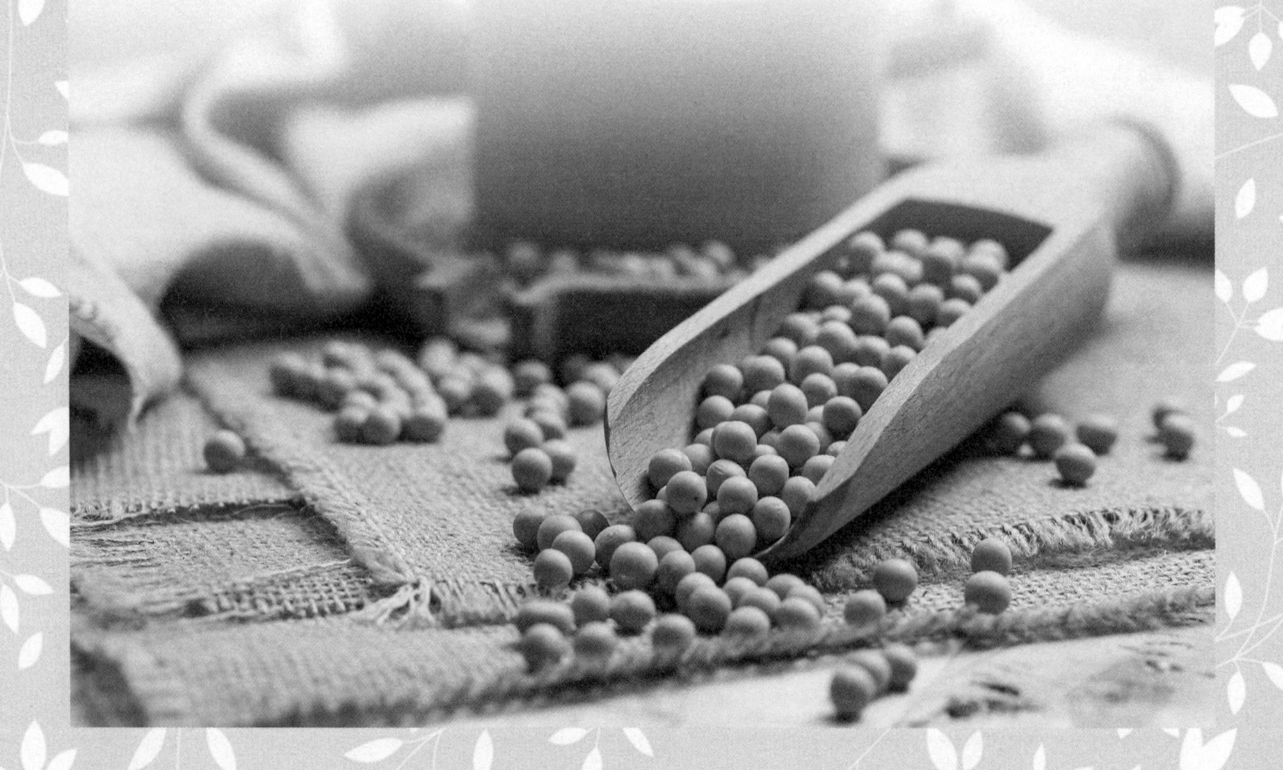

芋頭素雞腿
Taro Root "Drum Sticks"

〔材料〕

4顆小芋頭

4張乾的豆皮，泡軟後切成6x7吋的三角形

1大匙全麥麵粉或全麥蛋糕粉

1至2大匙布拉格液體氨基酸（天然無發酵醬油）

1小匙洋蔥粉

1/2小匙大蒜粉

1/4小匙蜂蜜或楓糖漿，或龍舌蘭花蜜

2大匙水

〔作法〕

❶將芋頭煮熟，約20分鐘，然後把皮輕輕剝掉。

❷在一碗內，放入麵粉、液體氨基酸、洋蔥粉、大蒜粉、蜂蜜或糖漿和水，做成半濃稠的麵糊。

❸用中型容器，將豆皮浸在溫水裡泡軟。按照尺寸切好，放在盤子上。

❹將麵糊塗一薄層在豆皮上。

❺把芋頭沾上麵糊，放在豆皮的一角，然後捲起其他角落，做成雞腿的形狀。用麵糊封口。

❻放進烤盤，噴灑少許液體氨基酸在每根雞腿上。加入1/4杯水到烤盤底。

❼蓋上蓋子，以華氏400度烤15至20分鐘，直到烤熟為止。如要外皮酥脆，可掀開蓋子，再烤幾分鐘，直到呈金黃色即可。

另一種作法：

用叉子壓碎芋頭，加入1大匙洋蔥粉和1/2小匙鹽（還可加各種蔬菜，如玉米、紅蘿蔔和青豆等）。將麵糊塗在整張豆皮上，再放芋頭在豆皮的一角，然後捲起其他角落，做成雞腿的形狀。

〔**備註**〕

- 為了使這道菜外形接近雞腿形狀，請選購與雞腿一般大小的芋頭，而豆皮就像是一張雞皮，卻沒有真的雞皮所含的膽固醇和毒素。您可將豆皮切成足以包上芋頭的尺寸。
- 芋頭含大量的纖維與養分，能夠減少心臟病、高血壓、大腸癌和腎病。芋頭亦可幫助消化，及增進免疫功能。
- 何謂亞硫酸鹽？自從1660年代開始，亞硫酸鹽因可抗菌、抗氧化及抗褐變，即被使用為防腐劑。它被添加在食物裡防止腐爛。因此在許多食品當中，都有亞硫酸鹽存在，包括腐竹和豆皮。但是，有些人會對亞硫酸鹽過敏。請留心閱讀食物標籤所標示的亞硫酸鹽複合物（偏亞硫酸氫鈉，亞硫酸氫鈉，亞硫酸鹽）。大部分的不良反應是哮喘。這種化學複合物能在水中溶解。所以最好將腐竹和豆皮浸泡在水中，瀝乾水分後，再用濾過的清水烹煮。

義大利麵佐毛豆醬汁
Spaghetti with Edamame Sauce

〔材料〕

8盎司（半磅）義大利麵

1顆中型洋蔥，切碎

4瓣蒜頭，切碎

1杯罐頭番茄或3顆新鮮番茄，切碎

1至1½杯半番茄汁或清水

2大匙無精製糖的有機番茄醬

1/2小匙鹽

1大匙布拉格液體氨基酸（天然無發酵醬油）

2大匙營養酵母碎片

1/4小匙牛至（小葉薄荷）辛香粉

1/4小匙羅勒（九層塔）辛香粉

1/2小匙粗糖（非精製糖）

1杯煮熟的毛豆或青豆

〔作法〕

❶按照包裝上的指示，煮好義大利麵。

❷在煎鍋裡放1/4杯水，用中火煮滾後，加入洋蔥及蒜頭，炒至軟化。

❸加進切碎的番茄和番茄汁，小火熬煮。

❹加入番茄醬、鹽、液體氨基酸、營養酵母、牛至和羅勒辛香粉，以及粗糖。

❺拌入煮好的毛豆或青豆。

❻將麵用水沖過後，與醬汁拌勻，趁熱吃。

〔 **備註** 〕

- 營養酵母乃是一種非活躍性的酵母，用來增添食物的堅果味。它含有18種胺基酸，15種礦物質和豐富的維生素B群，包括B-12。定時食用營養酵母，能夠增強免疫力，降低膽固醇，控制血糖指數，並且提昇抗癌功能。

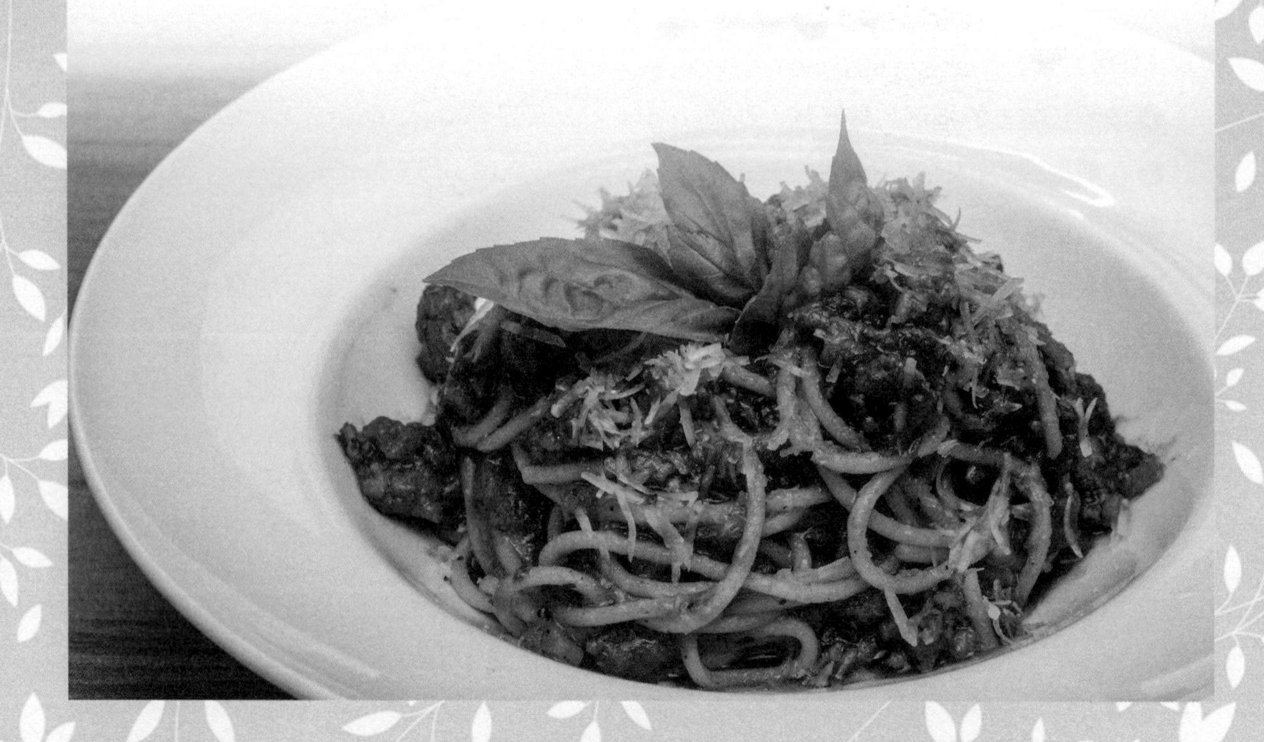

螺旋麵佐茄子、番茄乾、菠菜及毛豆
Eggplant, Sundried Tomatoes, Spinach, Edamame with Fusilli Pasta

〔材料〕

1磅螺旋麵

5瓣蒜頭，剁碎

2根辣椒，剁碎（可以不放）

1條茄子，連皮切粒

10片曬乾的完整番茄，泡水後切片（將水留下待用）

1小匙鹽

1大匙布拉格液體氨基酸（天然無發酵醬油）

1包（6盎司）嫩菠菜，切碎

1杯新鮮番茄，切粒

1小匙牛至（小葉薄荷）辛香粉

2小匙蘋果醋

1杯煮熟的毛豆

〔作法〕

❶按照包裝上的指示，煮熟螺旋麵。瀝乾水分後，留下3/4杯煮麵的水。

❷放2大匙水在煎鍋裡，加入蒜頭和辣椒，開中火稍微炒一下，然後加茄子，一起煮約5分鐘。攪拌時可以按照需要多加水，煮熟茄子。

❸加進番茄乾和浸泡的水。繼續煮至番茄乾和茄子都變軟（可按需要多加水）加鹽及布拉格液體氨基酸調味。

❹將番茄、菠菜、牛至辛香粉、蘋果醋、毛豆和螺旋麵放進煮麵的水裡。攪拌至麵熱透和菠菜煮爛為止。

全穀通心粉佐茄子、番茄及橄欖

Whole Grain Penne with Eggplant, Tomatoes, and Olives

〔材料〕

2顆紅椒，切粒

6瓣蒜頭，切粒

1/2小匙紅辣椒乾碎

1條大茄子，連皮切成1/2吋小方粒

1大匙牛至（小葉薄荷）辛香粉

1罐28盎司帶汁的番茄粒罐頭

1/2杯新鮮羅勒（九層塔）香菜，切碎

1/2杯黑或綠的橄欖，切片

1小匙檸檬汁

1/4小匙鹽

1大匙布拉格液體氨基酸（天然無發酵醬油）

1盒（12盎司）全穀通心粉

配料：（將下列材料在小碗中拌勻）

1/2杯腰果，用咖啡機磨碎

2大匙營養酵母

1/4義大利麵調味料（可以不放）

〔作法〕

❶將紅椒，蒜頭，和辣椒乾碎放入少許水裡，以中火炒香。

❷加入茄子和牛至辛香粉，降至小火；再加1/4至1/2杯水煮熟茄子。蓋上蓋子，煮約10分鐘，直到茄子變軟，可偶爾攪拌。

❸加上帶汁的番茄粒，羅勒香菜，橄欖和檸檬汁。蓋上蓋子燜煮至所有蔬菜都變軟，約需15分鐘，然後加鹽調味。

❹按照包裝上的指示，煮熟通心粉，稍微軟化即可。瀝乾水份後，將蔬菜加進來，與液體氨基酸一起攪拌。倒進烤盤內，將腰果配料灑在通心粉上，用蓋子蓋起來。

❺烤箱預熱至華氏350度，烤約25分鐘，直到通心粉熟透。拿掉蓋子，再烤5分鐘直到呈金黃色。如要更酥脆，可多烤幾分鐘。放上羅勒香菜，作為點綴。

〔**備註**〕

- 許多麵食都會加起司和油。此食譜乃是比較健康的版本。如想增加味道及溼潤，可加入少許不含糖的義大利醬汁。
- 茄子含多種植化素，能夠保護體內細胞不受自由基損害。番茄中的茄紅素與類紅蘿蔔素一樣有健康效益，可以對抗多種癌症。

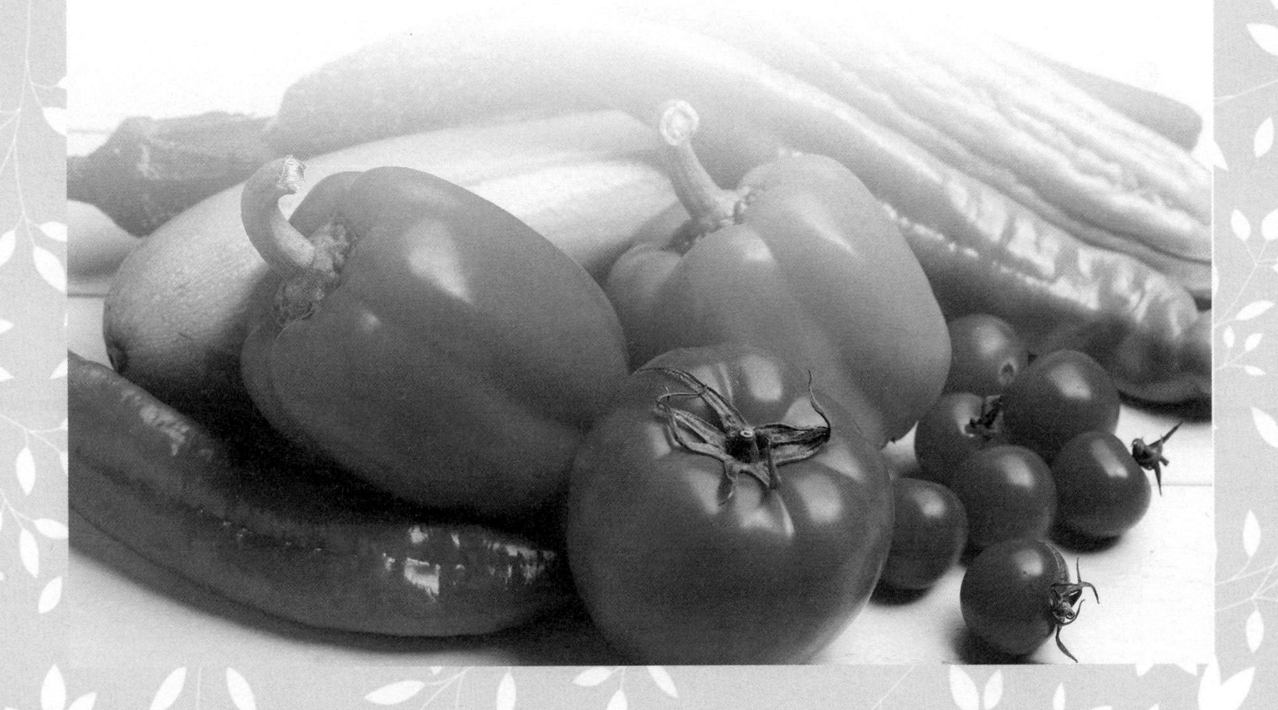

鷹嘴豆醬拌義大利麵
Garbanzo Sauce over Pasta Noodles

〔材料〕

2杯煮熟或罐頭鷹嘴豆（雞豆、雪蓮子）

1罐番茄粒

1顆中型洋蔥，切碎

5瓣蒜頭，切碎

1小匙洋蔥粉

1小匙營養酵母碎片

1/2小匙乾的羅勒葉 （九層塔）

1/2小匙牛至（小葉薄荷）辛香粉

1/4小匙鹽

1/4小匙辣椒粉

1包義大利麵

〔作法〕

❶將所有食材（除了義大利麵以外）放入平底鍋內，小火熬煮一小時。

❷依照包裝指示，將義大利麵煮熟。

❸食用前，將鷹嘴豆醬汁淋在義大利麵上。

〔備註〕

- 若要增加醬汁口感使其更濃滑，可先將一半份量的鷹嘴豆在煮之前，用攪拌機打至平滑。此拌麵醬汁亦可用來淋在糙米飯上。鷹嘴豆含有豐富的蛋白質、纖維、鈣和鐵質；其中還有礦物質錳，能強化骨頭。一杯鷹嘴豆供應84%人體每日所需的錳。鷹嘴豆所含的色氨酸，乃是氨基酸之中重要的成分，亦是血清素的前身。血清素負責調節人們的情緒和睡眠。

- 番茄富有不同的保健植物營養素，可產生相輔及互補的作用。番茄能夠防範的癌症，包括肺癌、胃癌、前列腺癌、結腸癌、乳癌、子宮內膜癌和胰臟癌。

海帶結拌大豆素肉
Kelp Knots with Soy Curls

〔材料〕

4杯海帶結（1－5磅）

1/2杯溫水

1大匙粗糖（非精製糖）

1大匙布拉格液體氨基酸（天然無發酵醬油）

4瓣蒜頭，剁碎

1根辣椒，剁碎

大豆素肉的材料：

2杯脫水的大豆素肉加1杯溫水

1大匙蒜頭粉

1小匙素雞精調味粉

少許紅辣椒粉（可以不放）

香菜，切碎作點綴之用（可以不放）

〔作法〕

❶ 先將上述前六種食材，用中火在鍋裡煮滾；然後轉成小火，熬煮至變軟，約40分鐘。如有需要，可再加水。

❷ 在煎鍋裡加2大匙水，以中火煎炒大豆素肉。加入調味料，蓋上鍋蓋燜煮至變軟，約10至15分鐘。

❸ 將海帶結與素肉拌勻，加上香菜點綴，即可上桌。

〔 **備註** 〕

- 可隨意加入長豆或紅蘿蔔或其他蔬菜，使這道菜更有變化。亦可用其他超市販賣的海藻類蔬菜，取代海帶結。大豆素肉是用黃豆做成的食品，不但有肉的口感，亦有黃豆的益處，一舉兩得。

- 海帶或海藻類蔬菜乃是上萬種生長在海底的植物。它們分為三種類型：褐色、紅色和綠色。海帶含有大量的維生素，以及少量的氨基酸。在所有食物當中，它富有最廣泛的礦物質種類，存在海洋裡的這些礦物質，與人體血液裡的礦物質相似。海藻類蔬菜富有抗發炎、抗菌、抗癌的功效，亦能夠減少罹患乳癌與大腸癌的風險。

  可食用的海草有：

  海帶——淺褐色、深綠色
  紫菜——紫黑或綠色
  洋棲菜（鹿尾菜）——黑色細絲
  海帶（昆布）——深色、長條或整張販售
  裙帶菜——與昆布類似，用來做味增湯
  海藻菜——細絲海藻蔬菜，帶有甜味
  紅皮藻——深紅色，軟中帶有嚼勁

胡桃南瓜派
Butternut Squash Shepherd's Pie

〔材料〕

內餡材料：

1個胡桃南瓜（奶油南瓜），切成半吋細粒

1顆大洋蔥，切碎

2瓣蒜頭，剁碎

2杯煮熟的鷹嘴豆

1顆青椒，切碎

2大匙全麥麵粉，加1/3杯水

1小匙素雞精調味粉

1/2小匙鹽

派餅皮材料：

10至12個去皮煮熟的馬鈴薯

1大匙白味增醬，溶入1大匙的水

1小匙鹽

1顆小的紅椒，切成細碎（作裝飾用）

〔作法〕

❶ 用刀削去南瓜表皮，切成小方塊。

❷ 用2大匙水在大的煎鍋裡，以中火炒香洋蔥，加入蒜頭。轉為小火，放入南瓜，蓋上鍋蓋，煮至變軟。如果太乾，可加少許水。

❸ 在一小碗內，混合水、麵粉和調味料。放在一旁。

❹ 加進煮熟的鷹嘴豆和青椒，與南瓜混合後，一面攪拌，一面倒入小碗裡的麵粉和調味料，煮至變成濃稠狀。

❺ 將南瓜內餡鋪在烤盤上（9x13吋）。

❻ 將煮好的馬鈴薯壓碎，與味增醬攪勻，加鹽調味。

❼ 將馬鈴薯泥鋪在南瓜上面，用大匙鋪平。然後用叉子在表皮中間壓上花紋。

〔備註〕

- 胡桃南瓜乃是營養食品中的明星，含有豐富的維生素、礦物質和纖維。它提供300%細胞每日所需的維生素A，並含有豐富的維生素C，是抗癌的抗氧化劑，能保持免疫系統正常運作。1杯胡桃南瓜還可供應50%每日所需的維生素C。

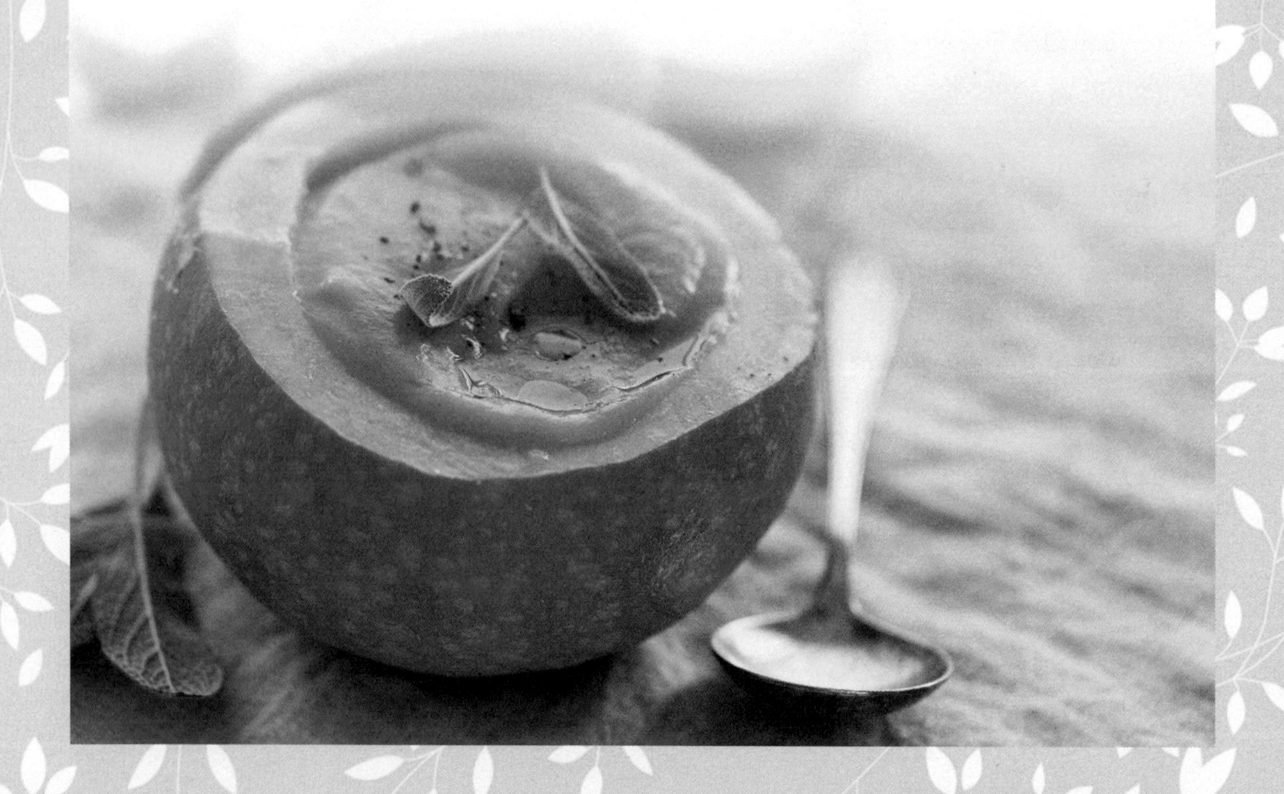

雙烤馬鈴薯佐葵花子和香草
Twice Baked Potatoes with Sunflower Seeds and Herbs

〔材料〕

4個大的馬鈴薯

1/2杯生腰果，浸泡後瀝乾

3大匙營養酵母

1大匙檸檬汁或蘋果醋

1大匙白味增醬

2大匙水

1/2杯韭菜切成細碎，分兩份

1/2杯香菜切成細碎，分兩份

1/3杯生的葵瓜子，磨成粗粒

1/4杯不加糖的椰子絲

〔作法〕

❶ 以華氏400度焗烤馬鈴薯，約一小時或烤至變軟。

❷ 將腰果、營養酵母、檸檬汁、味增醬和水，放進食品調理機裡，打勻至平滑，倒入碗中。

❸ 輕輕地將馬鈴薯上方切下來。小心地挖出裡面的馬鈴薯，放進腰果混合泥中。必須在外殼留下1/4吋的厚度，保持外殼完整。將馬鈴薯殼放在烤盤上。

❹ 將腰果混合泥與馬鈴薯肉攪在一起，加入一份韭菜、香菜和葵花子，加鹽調味。

❺ 將馬鈴薯與腰果混合泥平均分配在每一個馬鈴薯殼內，烤15分鐘或直到表皮呈金黃色為止。

❻ 將另一份韭菜、香菜和葵瓜子灑在烤好的馬鈴薯上。

〔備註〕

- 這份食譜不但美味，亦是高纖、低熱量的健康食品。馬鈴薯含有多種植物化學物質，包括黃酮類化合物，以及新發現能夠降低血壓的苦柯胺複合物。馬鈴薯有豐富的維生素B和C，還有多種礦物質。

- 腰果含有單一不飽和脂肪、Omega-3脂肪酸和維生素E。它還有原花青素（一種黃酮醇），能夠導致腫瘤餓死，並遏止癌細胞分裂。腰果中的銅可排除自由基。

- 葵瓜子能夠預防膽固醇囤積，而且有抗發炎的功用。它含有豐富的維生素E，是最佳的抗氧化劑來源，減少自由基所造成的傷害。葵花子含有的硒，可促進體內DNA的修護，防止癌症產生。此外，硒也促使舊的癌細胞解體和清除。它的種子還有高量的葉酸（維生素B），可增進新血液細胞的形成，改善血液輸送氧分的能力及體內的免疫力。

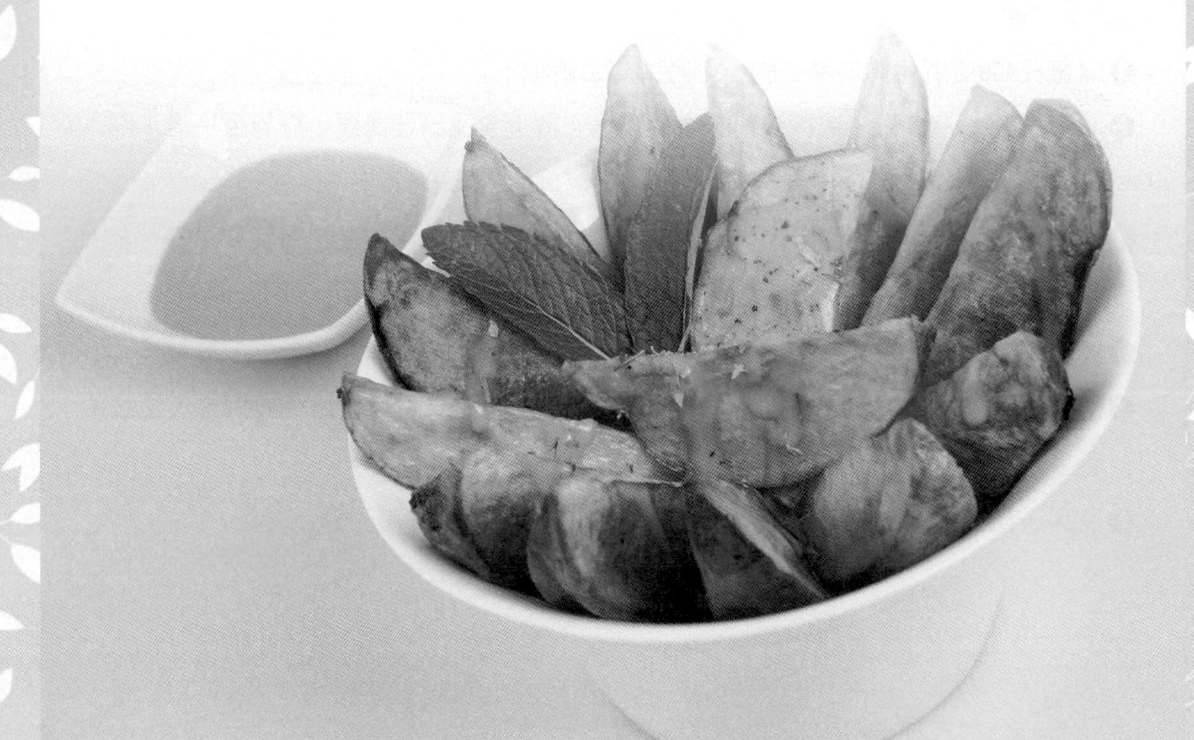

墨西哥式小蘑菇佐酪梨烤馬鈴薯
Mexi-Potatoes with Baby Bella and Guacamole

〔材料〕

4個烤好的馬鈴薯

內餡材料：

1/2杯洋蔥，切碎

3瓣蒜頭，切碎

1杯棕色小蘑菇（又名貝拉小蘑菇），切片

1/8小匙鹽

外層配料：

1顆酪梨，切成小丁

1顆番茄，切成小丁

2大匙生核桃，切成小丁

1/2小匙檸檬汁

2大匙香菜，切成細碎

1/4小匙鹽

1/4小匙紅辣椒粉（可以不放）

〔作法〕

❶ 以華氏400度焗烤馬鈴薯，約一小時，或烤至鬆軟。切成兩半，挖出裡面的馬鈴薯。必須在外皮留下1/4吋的厚度，保持外皮完整。

❷ 用中火爆香洋蔥和蒜頭，加入小蘑菇，鹽和1小匙水。蓋上鍋蓋稍微煮一下，留在鍋裡保溫。

❸ 將酪梨、番茄、核桃放入碗中，加入檸檬汁、香菜、鹽和辣椒粉。

❹ 食用之前，將蘑菇平均分別放入每個馬鈴薯內，再將酪梨丁放在馬鈴薯上面。

〔備註〕

- 這道菜乃是備受歡迎的多元化食品，並且提供豐富的治療養分。

- 許多女性承受與荷爾蒙相關的乳癌風險，蘑菇提供「共軛亞麻酸」（Conjugated linolenic acid），一種獨特的脂肪酸，能夠與芳香酶相連，減少雌激素的生產。因為乳癌的腫瘤，必須靠雌激素才能生長。藉著蘑菇的亞麻酸與芳香酶的阻塞作用，可降低得這種乳癌的風險。

- 近期的研究發現，在新鮮蘑菇裡，含有相當多的維生素B12。這些B12，乃來自生長在新鮮蘑菇表面的健康細菌。

- 酪梨的多項功能是：抑制前列腺癌的生長，破壞口腔癌細胞和預防乳癌。酪梨含有的葉酸、維生素E、單一不飽和脂肪以及穀胱甘肽；均對心臟有益，能降低中風與罹癌的風險。酪梨還含有葉黃素，可防止肌肉萎縮和眼睛的白內障。

- 番茄中的茄紅素，是主要的抗氧化劑，能夠沖走體內的自由基和打擊癌細胞的形成。經過證明，如前列腺、子宮頸、大腸、直腸、胃、口腔、咽喉及食道等癌細胞，均能被高劑量的茄紅素，以餓死方式殲滅。

毛豆三明治醬
Edamame Sandwich Spread

〔材料〕

1包連殼或去殼的冷凍毛豆

1/2杯的生核桃

1/2杯的香菜，稍為切碎葉和梗

1把青蔥或1/4顆的紅或甜洋蔥，切碎

1小匙鹽（或適量）

4大匙檸檬汁

1/4至半杯清水（使醬汁平滑即可）

〔作法〕

❶ 按照先前毛豆的烹調方法。將已煮熟的帶殼毛豆、核桃、香菜、洋蔥和鹽放入食物調理機。把食材攪碎。

❷ 在調理機仍運作時，加入檸檬汁和足量的清水，形成均勻的糊狀即可。

❸ 可將此三明治醬塗在麵包、餅乾、口袋餅或卷餅上食用，亦可放在生菜、其他蔬菜、切片黃瓜、番茄、酪梨和豆芽上一起食用。

〔備註〕

- 毛豆，此綠色的大豆含豐富的植物蛋白質，半杯份量即含有超過10克的植物蛋白質。毛豆亦含所有重要的氨基酸、高含量omega-3脂肪酸、礦物質和纖維。而且此綠色大豆還含有植物雌激素，不含膽固醇。

- 生核桃能提供omega-3脂肪酸，降低膽固醇，改善及調節情緒。香菜為天然的利尿劑，可幫助消化和預防噁心、嘔吐。香菜亦是強力的水銀、鉛和鎘的金屬解毒劑。香菜和洋蔥兩者皆含抗菌和抗病毒的物質。

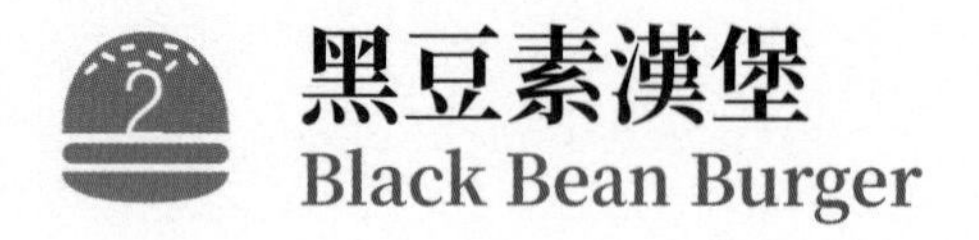

黑豆素漢堡
Black Bean Burger

〔材料〕

3杯煮熟的黑豆（或一罐29盎司，已沖洗和瀝過水的罐裝黑豆）

2杯煮熟的糙米

1杯麵包糠，將兩片吐司磨屑成為麵包糠

1/3杯紅洋蔥，切細

2根小紅辣椒，切細（可以不放）

3大匙有機番茄醬（可使用有機、含龍舌蘭花蜜的Organic Ville牌番茄醬）

1大匙大蒜瓣（四至五枚），剁碎

1/2杯生核桃，切細

1杯紅蘿蔔果肉（來自紅蘿蔔汁）或紅蘿蔔絲

1/2杯滋養酵母

1/2杯亞麻子，切細

1小匙鹽

1/2小匙辣椒粉

1/3杯生芝麻子

1小匙比爾調味醃料（Bills' Best牌的Baste and Marinade，可以不放）

1/3杯清水，可按需要適量增加清水

〔作法〕

❶ 用華氏400度預先加熱烤箱。在不沾烤盤塗上一層薄的食用油。

❷ 使用食物調理機將所有食材快速打碎，但不要將食材打成泥狀。按需要加入清水直至呈現黏性即可，但不能太濕（可按需要分批處理）。

❸ 冷卻數分鐘或隔夜放涼後，製成10至12片小餡餅形狀，放入烤箱烤25至30分鐘。中間需要翻面，將另一面烤熟即可。

❹ 以上作法也可以用平底鍋取代烤箱。把漢堡放在不沾鍋裡，不必用油以中小火煎，每面分別煎約10分鐘左右。

〔備註〕

- 漢堡有很多不同種類。從營養角度上來看，我最喜歡黑豆素漢堡。黑豆能抵抗大腸和乳癌；可穩定血糖和降低膽固醇。糙米則含維生素B、E、礦物質和微量礦物質。

- 洋蔥、辣椒和大蒜均可降低某些癌症的風險和提高免疫力。核桃可減緩癌細胞的生長和預防冠心病。番茄內的茄紅素對子宮內膜癌、肺癌、前列腺癌和胃癌均有幫助。

- 紅蘿蔔含豐富的抗氧化劑，能夠有效對抗癌症。紅蘿蔔可潔淨及幫助肝臟排毒，並且減低血液的毒性。紅蘿蔔內的分子與人體的血紅素分子最為相似，具有補血的功能。

- 亞麻子早在西元前三千年的巴比倫時代就已為人耕種。八世紀查理曼大帝通過法令，規定他的人民食用亞麻子，因他深信亞麻子對健康極有好處。研究顯示亞麻子能降低某些癌症的風險，例如乳癌、前列腺癌和大腸癌。

- 芝麻子則含抗癌化合物，其中豐富的鎂富有抗癌效果，對預防大腸癌特別有效。

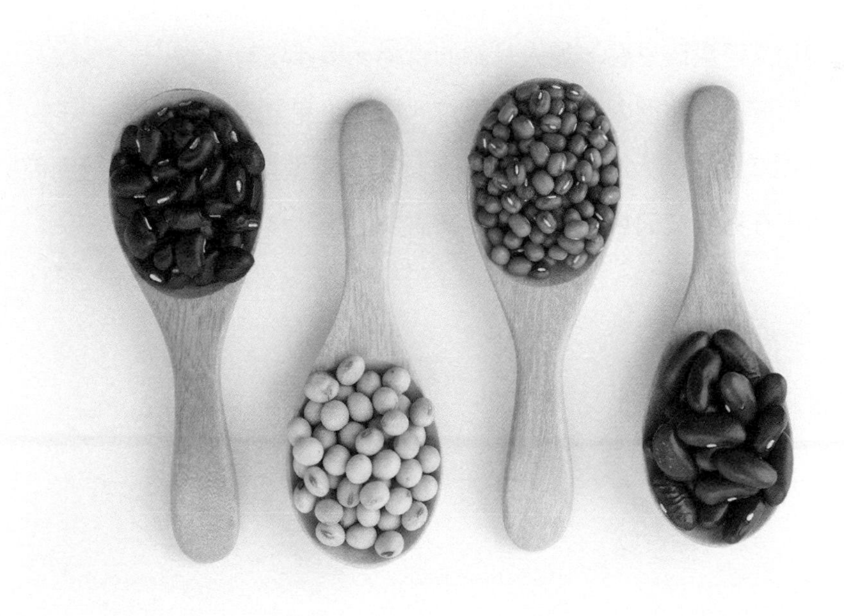

燕麥豆腐果仁漢堡
Oat-Tofu-Nut Burger

〔材料〕

3杯燕麥片

2杯核桃，切碎

2杯半冷水

1盒板豆腐（把水分擠掉）

1/4杯營養酵母

2大匙洋蔥粉

2大匙大蒜粉

3/4杯切碎的香菜葉（或使用1/3杯的乾香菜）

5大匙 Bill's Best牌的Chik'nish 調味料

〔作法〕

❶ 在一大碗內混合燕麥片、核桃和清水。放置一旁。

❷ 在另一碗內用叉子壓碎豆腐，加入其餘的食材。攪拌均勻。

❸ 將已調味、壓碎的豆腐混入燕麥片和果仁。攪拌至完全混合。

❹ 將漢堡肉餅捏成適合的大小。用不沾鍋，以小火將漢堡肉餅的兩面分別煎5分鐘至金黃色。可夾在麵包或口袋餅中，或將肉餅淋上醬汁食用。

〔備註〕

- 此食譜由一位朋友提供，她在自己的餐廳供應這道料理，得到客人們極力讚賞。本人把她的食譜改良成比較健康的版本。
- 完整燕麥片的健康益處一直受到廣泛肯定，包括降低癌症、心冠病和糖尿病的風險。燕麥片含有高效的抗氧化性能；提供豐富的蛋白質、維生素、礦物質和纖維。
- 就抗氧化劑含量而論，核桃排列僅次於黑莓。核桃的抗氧化劑可預防慢性疾病，如心血管、神經系統疾病和癌症，也抗衰老。
- 豆腐不但比肉類含有更多蛋白質，還不含膽固醇。豆腐能降低不良膽固醇及罹患心冠病的風險。豆腐又含異黃酮，能幫助女性維持均衡的荷爾蒙指數。

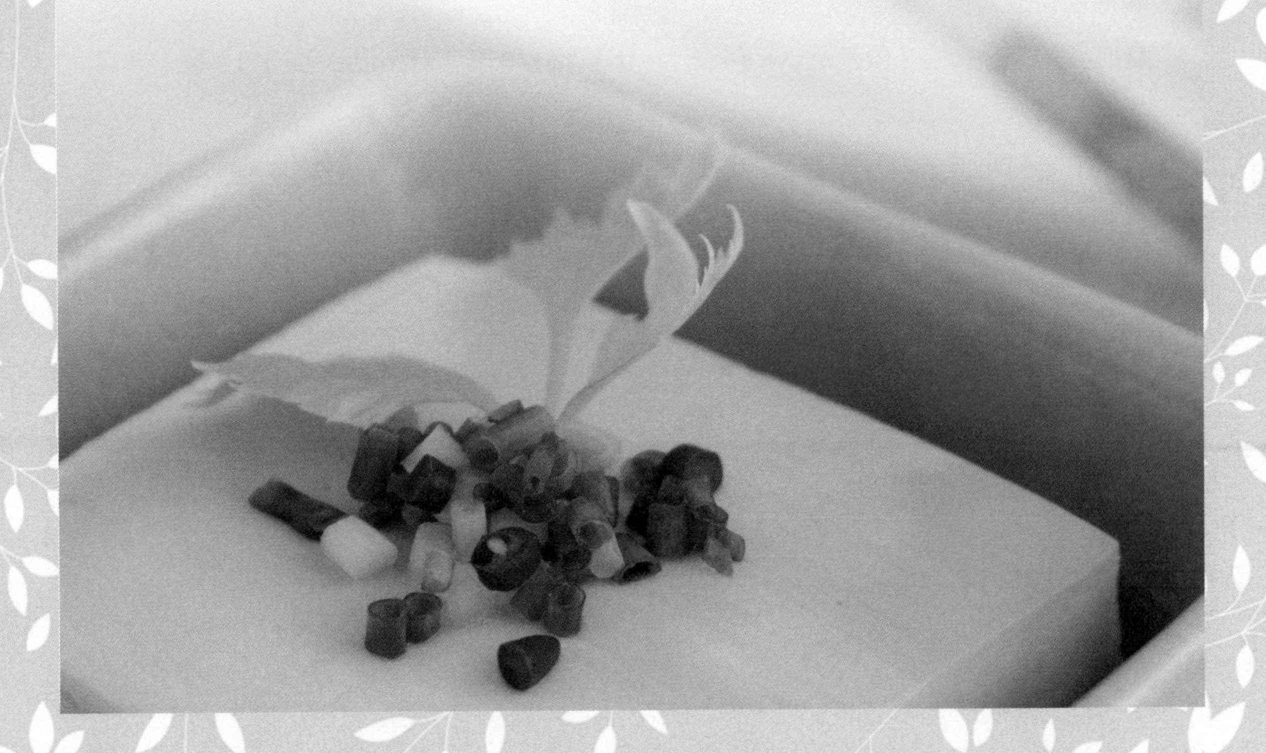

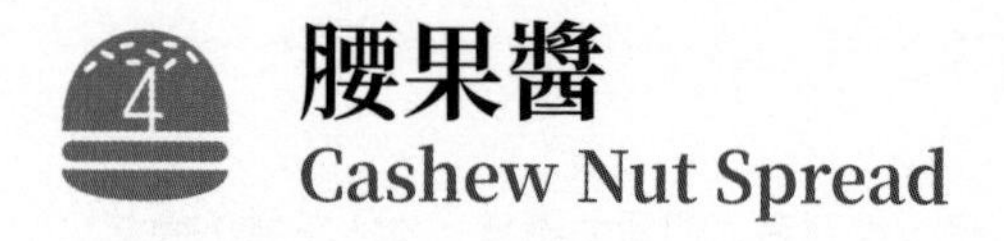

腰果醬
Cashew Nut Spread

〔材料〕

2杯生腰果，浸泡一夜後隔日瀝乾

2大匙營養酵母

1大匙檸檬汁

1小匙洋蔥粉

2小匙白味噌醬（可以不放）

1小匙鹽（按個人口味）

1小匙牛至或羅勒葉

半杯洋香菜（巴西利），切碎

1顆番茄，切細

〔作法〕

❶將腰果放入食物調理機打成糊狀。

❷加入約半杯清水、營養酵母、檸檬汁、洋蔥粉、味噌和鹽，混合至均勻。按需要可多加清水。

❸加入香料和番茄，以手工將食材混合。

❹可使用腰果醬塗抹在麵包、餅乾上，或作蔬菜沾醬食用。

鷹嘴豆黃瓜沙拉皮塔口袋餅
Chickpeas and Cucumber Salad in Pita Pockets

〔材料〕

1杯半煮熟／罐頭鷹嘴豆（雞豆），瀝水

1瓣大蒜，切碎

2至3大匙清水

1小匙檸檬汁

1小匙鹽（依個人口味）

半杯黃瓜，切丁

1顆番茄，切丁

半顆青椒，切碎，留下其中嫩的種子

1把青蔥，把綠色和白色的部分切碎

半小匙橄欖油（可以不放）

2個完整的皮塔口袋餅，切半

〔作法〕

❶ 將鷹嘴豆加水，用叉子絞碎，保留一部分完整的鷹嘴豆。加入大蒜、檸檬汁和鹽。

❷ 在另一碗內混合黃瓜、番茄、青椒、青蔥、檸檬汁、橄欖油（若選用）和鹽。

❸ 如喜歡可先將皮塔口袋餅放進烤麵包機加熱。

❹ 將已調味的鷹嘴豆和蔬菜放入皮塔口袋餅內。可製成四個切半的口袋餅。

〔備註〕

- 烹調鷹嘴豆可將鷹嘴豆泡水2至3小時，濾水。使用新的清水浸泡豆，水要蓋過豆一寸左右。煮沸後用慢火熬約一個半小時至豆變軟為止，亦可使用罐頭裝鷹嘴豆。
- 填滿內餡的皮塔餅就是一頓完整的膳食。鷹嘴豆提供充分的蛋白質、纖維、維生素、礦物質和微量礦物質。這廉價的豆類植物含有豐富的色氨酸，是一種不可缺少的氨基酸，又是血清素的前體，有調節情緒和睡眠的功效。
- 青椒生吃最佳，可避免其中的營養化合物隨烹調流失。青椒含豐富的抗氧化劑和抗發炎化合物，可預防癌症。一杯生的青椒含接近200%人體每日所需的維生素C。青椒含玉米黃素，服用後能維護眼睛健康。
- 黃瓜含抗氧化劑，可保護人體細胞不受自由基的破壞。黃瓜含豐富的鉀，對心臟有益，能幫助調節血壓。

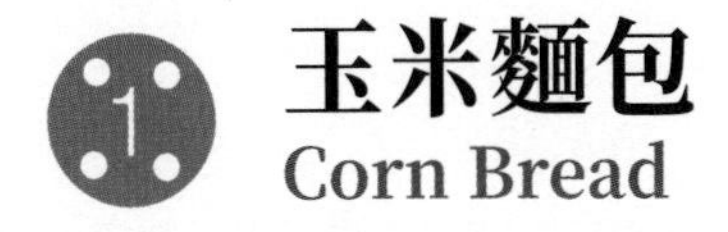

玉米麵包
Corn Bread

〔材料〕

3杯半黃玉米粉

3杯全麥麵粉

1/3杯楓糖粉或粗糖

2大匙發酵粉

2小匙鹽

3杯半豆奶（杏仁奶或米漿亦可）

2杯新鮮或冷凍玉米

1杯不加糖的蘋果醬或２顆去皮蘋果

〔作法〕

❶ 用華氏400度預先加熱烤箱，在烘烤盤塗上油。

❷ 在一大碗內混合玉米粉、麵粉、糖、發酵粉和鹽。均勻混合。

❸ 將玉米和部分豆奶放入食物調理機，打至細滑。

❹ 將蘋果醬和剩下的豆奶加進玉米泥，一同放入調理機攪拌至均勻。

❺ 將混合液體倒入麵粉混合物。均勻混合。

❻ 把所有混合物倒入已預先加熱的烘烤盤。烘烤30至35分鐘，直到表面呈金黃色。以牙籤插入後沒有混合物黏著，方為完成。

〔備註〕

- 此玉米麵包的質感，比其他以雞蛋和奶油製成的玉米麵包厚重。若採用新鮮時令的甜玉米，味道更佳。把剩下來的玉米麵包收藏在冰箱內。用烤麵包機加熱即可食用。

- 玉米含有較慢消化的碳水化合物和纖維，能使糖在血液中的變化受到控制。但糖尿病患者須注意，因玉米能讓血糖指數升高。

- 豆奶是混合乾大黃豆和清水所製成的，其營養成分可與牛奶相比。然而豆奶不含反式脂肪及膽固醇，也無合成的荷爾蒙和抗生素。一杯豆奶可提供的核黃素（維生素B其中的一種），比美國農業部所推薦的份量，還要高出1/3倍。豆奶可充當抗氧化劑，防止人體細胞受損壞。

- 一杯豆奶含299毫克的鈣質，可比得上一杯牛奶。豆奶還提供超出人體每日所需一半以上的維生素D。維生素D能防禦癌症、中風、心冠疾病、抑鬱症和其他疾病。研究顯示含高豆類的飲食能降低某些癌症的風險和更年期問題。

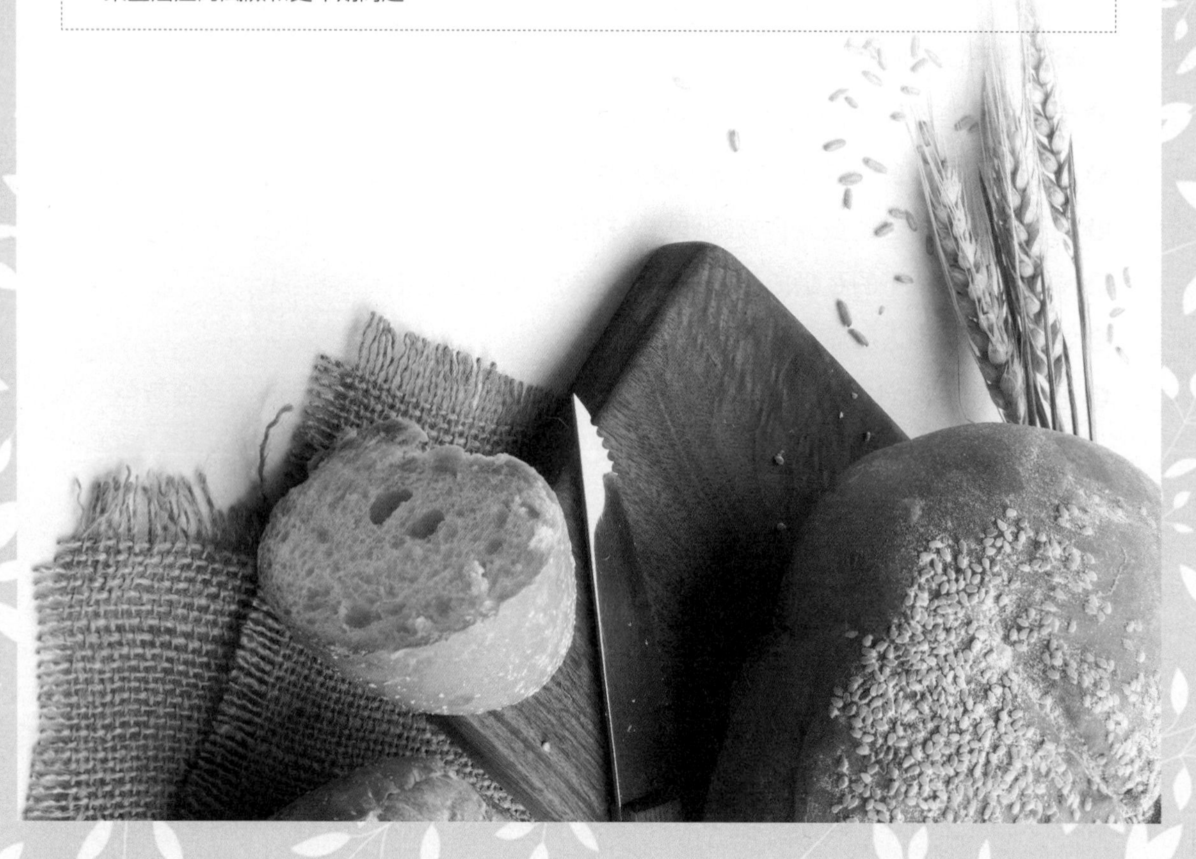

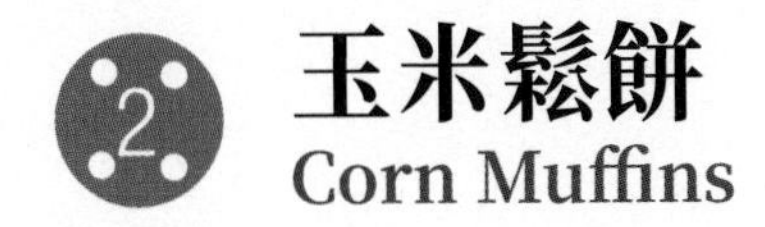

2 玉米鬆餅
Corn Muffins

【材料】

1杯解凍或新鮮的玉米
約1/2杯至3/4杯非乳製奶（大豆、稻米、杏仁或腰果均可）
1/2小匙鹽
1杯細燕麥片
1小匙發酵粉

【作法】

❶ 用華氏350度預先加熱烤箱。準備烤鬆餅的平底鍋，一次性使用的鬆餅杯，或使用不沾的鬆餅平底鍋。
❷ 用攪拌機混合玉米和非乳製奶，打成玉米奶。
❸ 放進鹽，逐漸加入燕麥片，將食材快速打碎。
❹ 加入發酵粉後，按鈕暫停片刻。把混合物倒入預先準備好的鬆餅鍋，烘烤25至30分鐘。牙簽插進後若不沾黏即完成。

【備註】

- 此食譜可使用雙倍食材，但要分兩次個別處理。若有高強度的攪拌機則可一次完成。因為高強度攪拌機能處理雙倍的食材，若要製作12個鬆餅，亦適用於8X8吋的烘烤盤或雙分小型長條麵包烤模。

新鮮玉米麵包
Fresh Corn Cornbread

〔材料〕

一包（一大匙）的烘烤酵母

3/4杯溫水

3/4杯溫豆奶

1/3杯至半杯龍舌蘭花蜜或楓糖漿

3根新鮮玉米（約三杯半新鮮玉米）

1杯豆奶

1¼杯未漂白的多用途麵粉

1杯全麥麵粉

1杯半至2杯細燕麥片

1小匙鹽

〔作法〕

❶ 用華氏110至115度的溫水和暖豆奶溶化酵母。加入甜味劑讓混合物發酵。

❷ 將玉米粒刮下。將玉米粒和豆奶放進攪拌機打至細滑。若喜歡多些玉米口感，可將1/4杯的玉米粒留下。

❸ 在一大碗內攪拌已發酵的酵母和玉米粒。

❹ 加入麵粉、燕麥片、玉米和鹽，均勻混合。

❺ 將混合物倒入塗上油的烤盤。讓它發酵膨脹。

❻ 用華氏375度烘烤30至35分鐘（在烘烤的頭20分鐘蓋上蓋子，可防止表面過硬或變乾。在烘烤的最後10分鐘打開蓋子，烤至呈金黃色，牙籤插進後若不沾黏即完成。）

〔 **備註** 〕

- 此食譜使用酵母代替發酵粉作為發酵體。未加雞蛋和奶油，因此玉米麵包的口感會比較重。
- 玉米含高質量的植物營養，包含食用纖維、維生素、抗氧化劑和礦物質。黃玉米含大量的黃酮類化合物抗氧化劑，有助於防止肺癌、口腔癌、抗衰老和減少發炎。

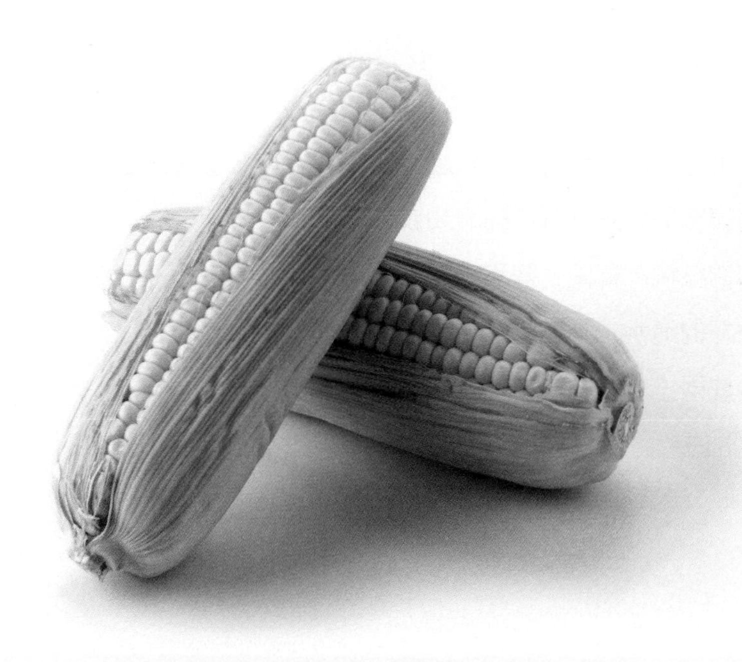

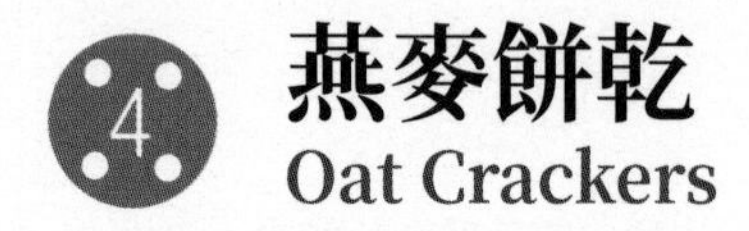

燕麥餅乾
Oat Crackers

〔材料〕

4杯燕麥片

1杯生核桃

4大匙椰棗糖

1小匙鹽

〔作法〕

❶ 使用食物調理機將燕麥打成粗粒細狀。倒入大碗，放置一旁。

❷ 使用食物調理機將核桃打成細磨粉狀。

❸ 混合磨碎的核桃、椰棗、鹽和燕麥片。

❹ 加入約一杯的清水（或腰果奶或豆奶），將混合物捏成麵團。

❺ 把麵團分成兩份。擀麵皮成薄片（約1/4寸的厚度）。

❻放在不沾的餅乾烤盤上（將麵團切成理想的餅乾尺寸）。用華氏300度烘烤30至35分鐘。

〔**備註**〕

- 這些餅乾耐嚼，口感較粗。或許有些人會喜歡比較細緻的口感。若將燕麥片和核桃打的較精細，則可製成口感較細緻的餅乾。若喜歡較甜的餅乾，可多加入一些椰棗糖。
- 燕麥片能提供充足的鎂、硒、錳和磷。燕麥片亦含有豐富維生素B1和纖維。燕麥片的蛋白質幾乎與大豆的蛋白質相等，是適合每個人的理想食品。
- 雖然椰棗含高量的天然糖分，但它的升糖指數偏低，不會大幅提升血糖。它含高纖維，能降低膽固醇和三酸甘油脂，可預防冠心疾病、中風和大腸癌。椰棗含豐富的維生素B，其中以維生素B6居榜首。它也是礦物質的最佳來源之一。

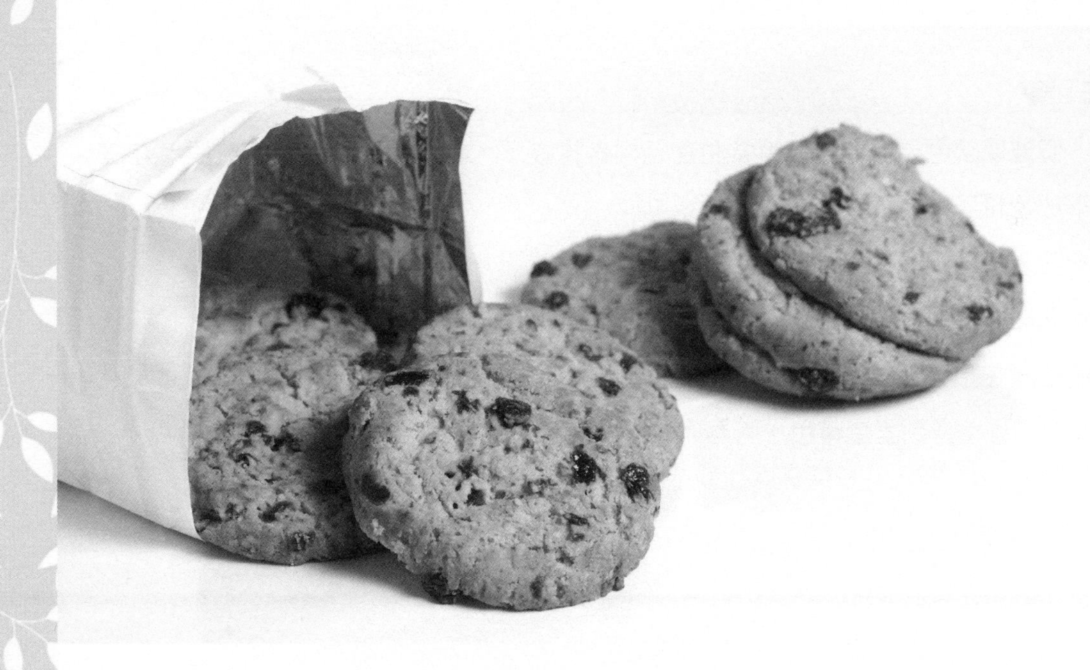

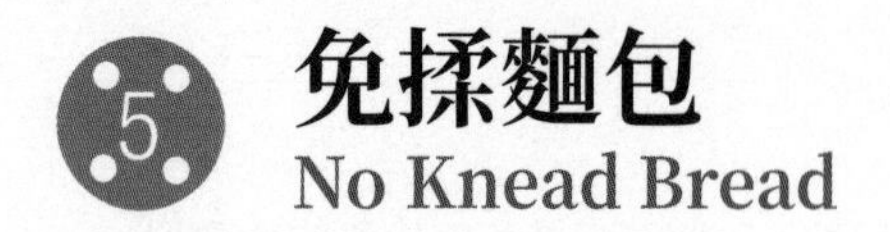

5 免揉麵包
No Knead Bread

〔材料〕

1杯半全麥麵粉

1杯半未漂白的多用途麵粉

1/2小匙酵母

1½小匙鹽

1½杯清水

〔作法〕

❶ 在一個玻璃碗內混合食材。將食材在碗內搓揉幾下，捏成球狀。蓋上保鮮膜。在室溫下放置18至24小時。

❷ 於桌面灑上麵粉。搓揉麵團二至三次。蓋上保鮮膜。放在桌面上2小時。

❸ 用華氏450度預先加熱一個有蓋子的烘烤盤或使用荷蘭式燉烤鍋約15分鐘。將球狀的麵團放在預先加熱的烘烤容器裡。蓋上蓋子烘烤30分鐘。然後打開蓋子，繼續烘烤10至15分鐘直到呈金黃色。將蓋子拿掉，鋪上毛巾。冷卻後切片享用。

免揉椰棗葡萄乾麵包
No Knead Date and Raisin Bread

〔材料〕

1杯全麥麵粉

2杯未經漂白的多用途麵粉

1/2小匙酵母

1小匙鹽

1/2杯椰棗（以1¼杯的清水浸泡）

1/4杯葡萄乾（浸泡在1/4杯的清水中，瀝乾）

浸泡後的汁留下備用

〔作法〕

❶將半杯椰棗與清水和葡萄乾水在攪拌機內混合至細滑。

❷在一玻璃碗內混合乾的食材。將食材在碗內搓揉幾下，捏成球狀。蓋上保鮮膜。在室溫下放置約15小時。

❸於桌面灑上麵粉。搓揉麵團幾下。在烤盤灑上麵粉。把麵團放在烘烤盤上，蓋上保鮮膜。讓麵團在烤盤內膨漲一至二小時。

❹蓋上蓋子，在華氏425度預先加熱的烤箱烘烤25至30分鐘。打開蓋子，繼續烘烤約5分鐘，直到呈金黃色。將蓋子拿掉，鋪上毛巾。冷卻後切片享用。

〔備註〕

- 此食譜來自我們的兒媳婦。她所介紹的這道免揉麵包，做法精簡又省時。自家做的麵包總是最好！

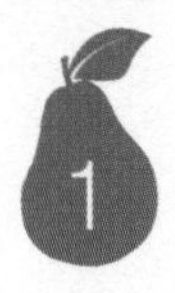

酪梨角豆布丁
Avocado-Carob Pudding

〔材料〕

3顆酪梨

3至4大匙龍舌蘭花蜜

2大匙角豆粉

3大匙未加熱和烹調的杏仁醬

1/2小匙檸檬汁

1/4小匙肉桂粉

1/4小匙肉豆蔻

〔作法〕

❶將所有食材放進食物調理機，打成細滑的奶油泥狀。

❷放在冰箱內冷卻後食用。

〔備註〕

- 酪梨角豆布丁可保存在冰箱內長達數天的時間。此食譜並未經加熱和烹調，是富有活性酵素的甜品。
- 雖然酪梨含高脂肪，但同時亦含單一不飽和脂肪和能降低膽固醇的植物固醇。單一不飽和脂肪有助於消除腹部脂肪，而腹部脂肪是導致冠心疾病的因素之一。在所有的堅果中，我認為「堅果之王」非生杏仁莫屬。杏仁含有蛋白質、纖維、豐富的鈣質、維生素E和葉酸。
- 角豆粉來自地中海其中一種長青樹的豆莢。它不含脂肪和咖啡因，是可可粉（cocoa）的代替品。長豆角含鈣、磷和鐵質。

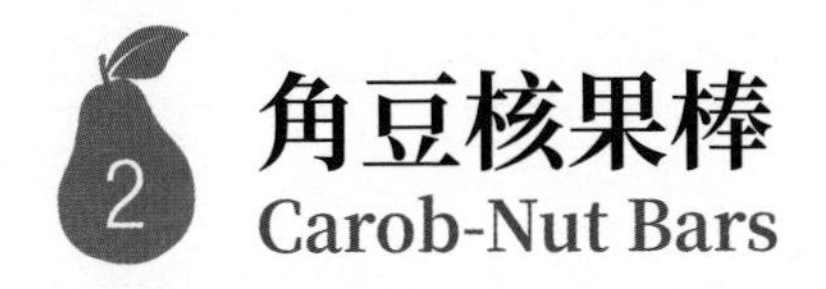

2 角豆核果棒
Carob-Nut Bars

〔材料〕

4杯生核桃，磨細

1杯生杏仁（或腰果或夏威夷果仁），磨細

1杯生葵瓜子，磨細

1杯生南瓜子（亦稱Pepitas），磨細

4枚軟椰棗，切細，浸泡在少量清水中

1杯曬乾和切絲、未加糖的椰子

1/2杯生角豆粉

1/4小匙鹽

1杯生杏仁奶油，用室溫軟化

1/4杯生龍舌蘭花蜜或楓糖蜜

〔作法〕

❶ 使用食物調理機的S型刀片把核桃打細。但注意不要打成「奶油狀」。放進一大碗內。

❷ 將三種食材（杏仁、葵瓜子、南瓜子）磨細。加入軟椰棗，攪至均勻，加入核桃。

❸ 加入椰子、角豆粉、鹽和堅果種子混合物。攪拌均勻後，放在一旁。

❹ 將杏仁奶油和龍舌蘭花蜜混合均勻。放入堅果/種子混合物，混合均勻。

❺ 戴上手套，將所有食材攪拌均勻。

❻ 將食材放進一長方形的盤子上（7x11吋）。用掌心或勺子用力按壓。

❼ 放置冰箱數小時或整夜（使其硬化）。用利刀切成四方形或條狀，適宜保存在冷凍冰箱內。

〔備註〕

- 角豆核果棒極富營養能量。核桃能提供人體所需要的omega-3脂肪酸、抗氧化劑、植物固醇和褪黑激素，因此成為一種強而有力的抗癌食物。
- 杏仁含天然的苦杏仁苷，有抗癌的效益。其中的鎂能減少低密度膽固醇（不良的膽固醇），提升高密度膽固醇（良好的膽固醇）。杏仁能穩定血糖，對糖尿病患尤為有益。
- 葵瓜子是維生素E的特佳來源，已被證明能減少大腸癌，膀胱癌和前列腺癌的風險。只需1/4杯的葵瓜子，便足以提供超過90%人體日常所需的維生素E和超過30%的硒。硒已被證明能促使基因修復和重整被破壞的細胞。
- 南瓜子含植物固醇，是能降低膽固醇和防禦癌症的化合物。1/2杯的生南瓜子含92%人體每日所需的鎂，此乃大多數美國人缺少的一種礦物質。
- 角豆粉是從豆角莢磨製而成，不含咖啡因、咖啡鹼和膽固醇。而且含有豐富的蛋白質、維生素、礦物質、抗氧化劑和抗發炎化合物。

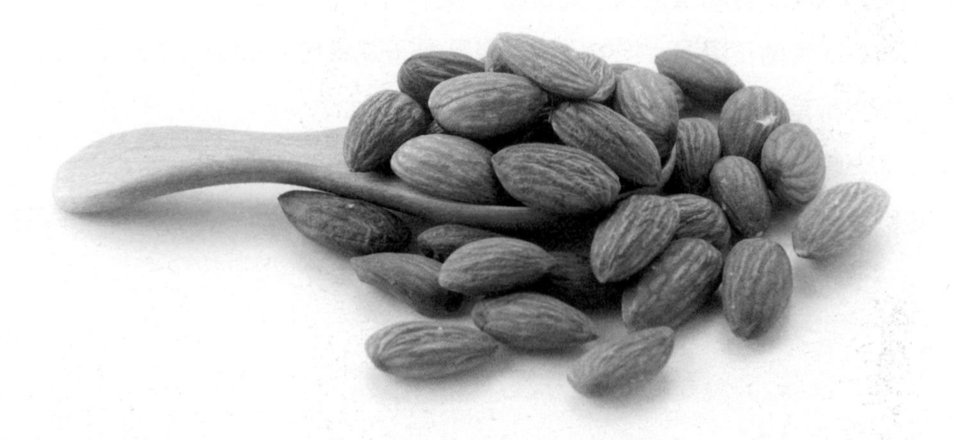

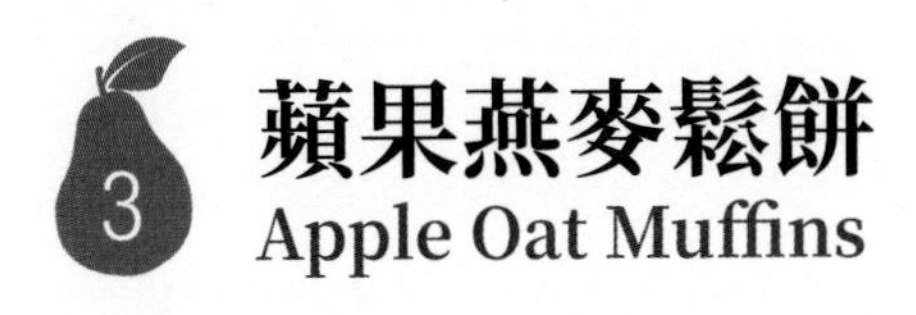

3 蘋果燕麥鬆餅 Apple Oat Muffins

〔材料〕

2顆大蘋果（或三顆小蘋果），削皮切細絲

2杯燕麥片

1/2小匙鹽

1/2杯椰棗，切碎並浸泡在少許清水中，壓碎

1/2杯核桃

〔作法〕

❶ 使用食物調理機的切絲刀片切蘋果，放入一大碗內。

❷ 使用食物調理機的S型刀片將核桃切碎成粗粒。

❸ 將蘋果絲與燕麥片、鹽、椰棗和核桃混合。若混合物看來太乾，可加入約1/4杯的清水，分別用一大匙的份量逐次加入清水。

❹ 將混合物放進烤盤，將鬆餅的表層弄平。

❺ 用華氏375度烘烤20分鐘或直至呈金黃色。

〔**備註**〕

- 此食譜無須加糖，因其本身含天然甜味，亦可使用葡萄乾來取代椰棗。這些迷你鬆餅可作早餐或健康甜點食用。

- 蘋果、燕麥和核桃能對抗癌症和預防冠心疾病。蘋果含豐富的類黃酮和多酚化合物。這些化合物有助人體防禦自由基的惡性效應。

- 蘋果含豐富的纖維。蘋果的果皮含極高的纖維。像果膠這種可溶性纖維，能預防在血管內膜所形成的膽固醇。此外，纖維能阻礙大腸黏膜和致癌化學物的結合，進而保護大腸黏膜不受毒性物質的侵害。蘋果含維生素C，是強力的天然抗氧化劑，能幫助人體抵禦傳染物和清除有害的自由基。幾乎一半的維生素C都能從果皮中攝取到。

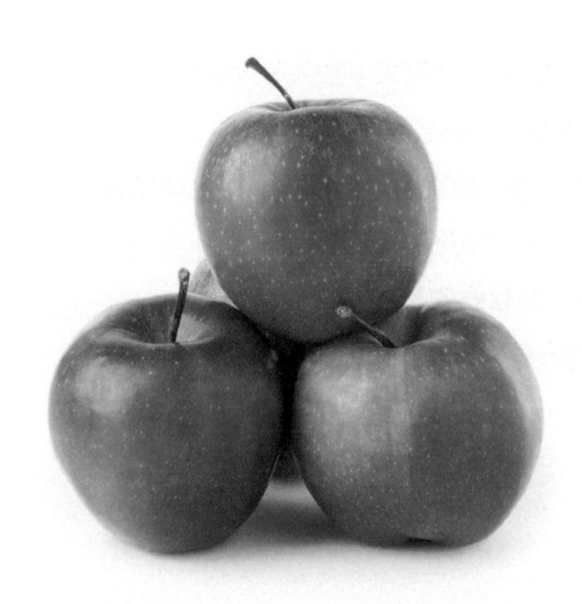

生燕麥片餅乾
Raw Oatmeal Cookies

〔材料〕

3/4杯生杏仁

3杯燕麥片

1杯椰棗（約14枚）

1/2杯葡萄乾

2顆蘋果，削皮去核，約可製作一杯蘋果醬

〔作法〕

❶ 使用食物調理機的S型刀片，將杏仁打成粗狀。

❷ 加入燕麥片，繼續打成半粗細狀。

❸ 逐步地將椰棗加進食物調理機，繼續攪拌至形成麵團，放在一大碗內。

❹ 將葡萄乾放入麵團混合物，攪拌至均勻。

❺ 在攪拌機加入少許清水（1至2小匙），將蘋果打成醬。

❻ 放入麵團混合物，繼續均勻混合。

❼ 用手將麵團隨意捏成餅乾的理想尺寸和厚度（約2吋半乘1/2吋厚）。

❽ 鋪在烤盤上。用100度華氏在食物風乾機內烘烤20至24小時，或至理想的酥脆口感。

〔 **備註** 〕

- 使用食物風乾機「烘烤」餅乾，能保留所有對熱度敏感的酵素和維生素，亦可補充人體的酵素儲備。酵素儲備會隨著人體老化而迅速消耗。
- 蘋果含大量的槲皮素和鞣花酸，以及能夠毀壞癌細胞的光合化學物。蘋果能保護心臟，停止腹瀉和緩解關節的問題。

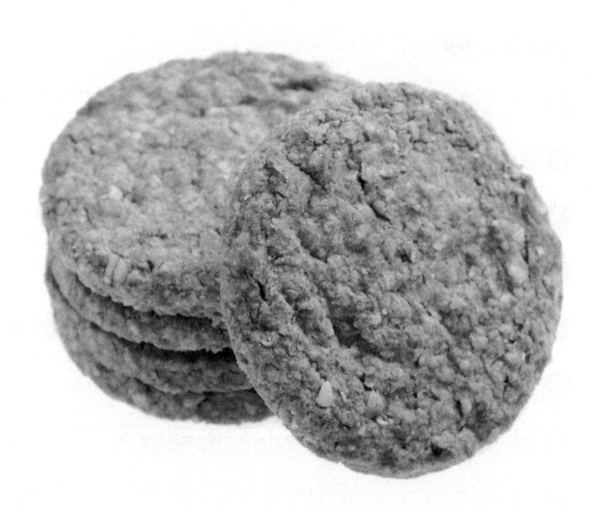

杏仁奶油塗角豆葡萄乾餅乾
Almond Butter Carob-Coated-Raisin Cookies

〔材料〕

1瓶（16盎司）生奶油（或小塊杏仁奶油）

1瓶（23盎司）有機不加糖的蘋果醬

半杯有機葡萄乾，切碎

1大匙生角豆粉

半杯至一杯椰棗，切碎

2小匙肉桂粉

2小匙不含酒精的香草精（或杏仁精）

4杯燕麥片

〔作法〕

❶ 用華氏350度預先加熱烤箱。

❷ 在一大碗內混合杏仁奶油和蘋果醬至均勻。

❸ 將葡萄乾和長角豆粉放入紙袋或有蓋的容器內，搖動至角豆粉均勻裹在葡萄乾上。放置一旁。

❹ 加入其餘的食材，均勻混合。拌入葡萄乾。

❺ 把麵團捏成適用的小球狀。用手在不沾烤盤上壓平麵團。以華氏350度烘烤30至40分鐘至呈金黃色。可製成約20個大的（2吋半）或40個小餅乾。

〔備註〕

- 在此食譜中，我使用了純角豆粉來取代角豆片塗抹在葡萄乾上，藉以模仿巧克力片的味道。不使用角豆片，乃因它含有糖和油。所以在使用食材時，應多花時間研讀食物所含成分。

- 此食譜的甜味來自葡萄乾和椰棗；我建議可以使用乾果增添個人的口味。有些人喜歡體積較大的甜餅，因它帶有鬆軟的麵包口感；有些人則喜歡比較香脆，體積小的甜餅。

- 杏仁提供防護性的抗氧化劑，能對抗自由基的破壞和幫助維持人體細胞的完整。杏仁含維生素E，能減低癌症和冠心疾病的風險。

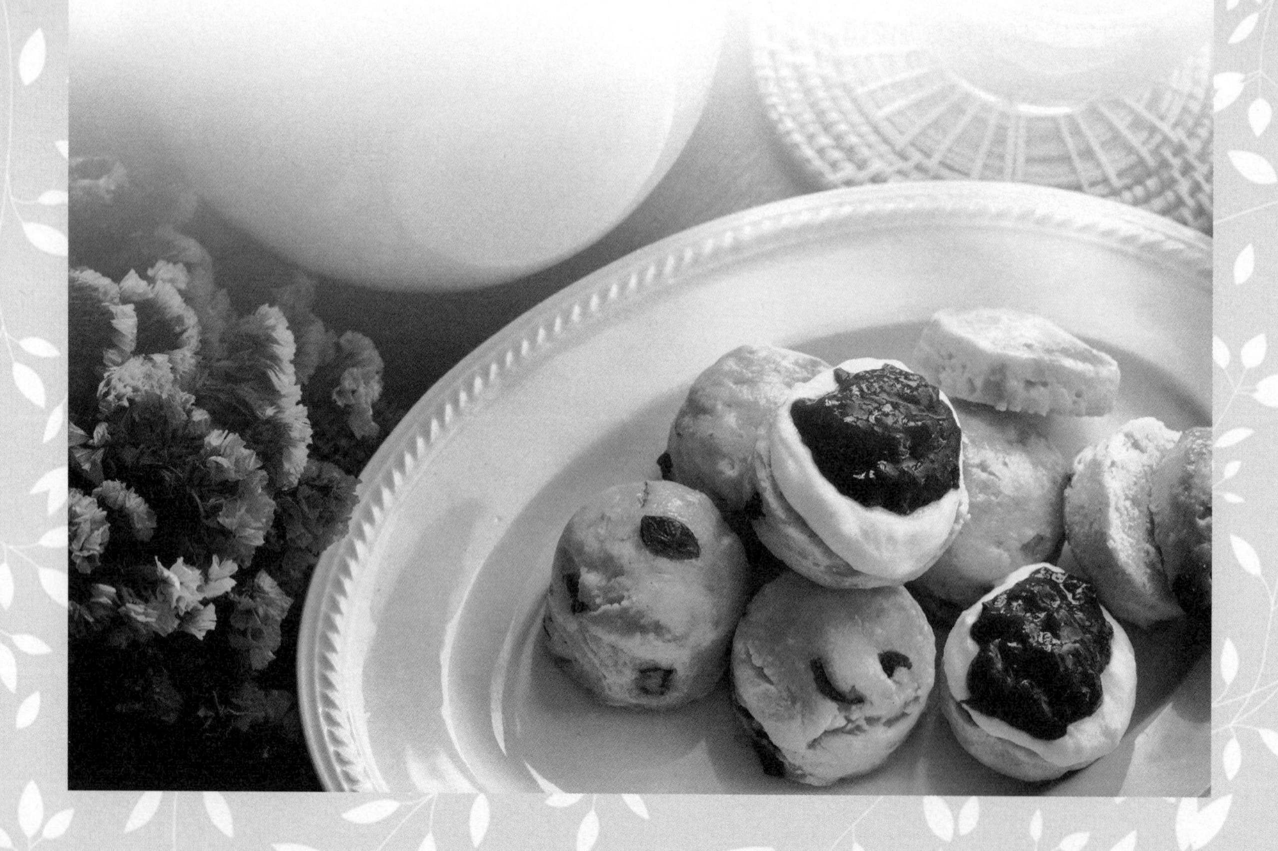

6 紅豆米布丁
Red Beans and Rice Pudding

〔材料〕

3杯已煮熟的罐裝紅豆或紅扁豆

3杯已煮熟的甜糙米，煮成較黏稠

4大匙未精煉的粗糖

1/2杯至1杯豆奶或米漿或椰奶（濃度隨個人喜好）

6顆泡軟的椰棗，浸泡在半杯清水中，用叉子壓成泥狀

3/4杯生核桃，切碎

〔作法〕

❶ 在大平底鍋內混合已煮熟的豆、熟米飯、糖和非乳製奶，用慢火熬至起泡即可。偶爾稍加攪拌，若太濃，可加入少許清水。

❷ 加入椰棗，均勻混合，關火。

❸ 拌入切碎的果仁，趁熱品嚐。或放置冰箱冷卻後，作冷布丁食用。

〔 **備註** 〕

- 在若使用椰奶，儘可能選擇使用不含糖和防腐劑的椰奶。其中一種椰奶品牌——AROY-D是泰國製造，不含化學物成份，只含椰子提煉物和水，在很多亞洲超級市場均有銷售。Trader Joe's有機食物超市所銷售的椰奶也沒有防腐劑。

- 紅豆米布丁甜點熱或冷吃皆宜。想省時間的話，可預先煮熟紅豆，放在冰箱冷藏。糯米也可以預先煮熟。許多中國餐館使用類似紅豆或綠豆的木薯粉製成布丁。但一般布丁含太多糖精，若喜歡比較甜的口味，可多加些椰棗或拌入少許龍舌蘭花蜜。

- 紅豆有保護心臟，穩定血糖，降低膽固醇和抗癌的養分。此外，紅豆含豐富的維生素B1（硫胺素），能改善記憶力，抵抗抑鬱症，疲勞和減低老人癡呆症的風險。事實上所有的豆子和豆類植物，都含有充分的植物化學物質。

- 糙米含重要的維生素B、礦物質、維生素E和硒。甜糙米內的凝膠狀質地能給布丁增添極佳口感。

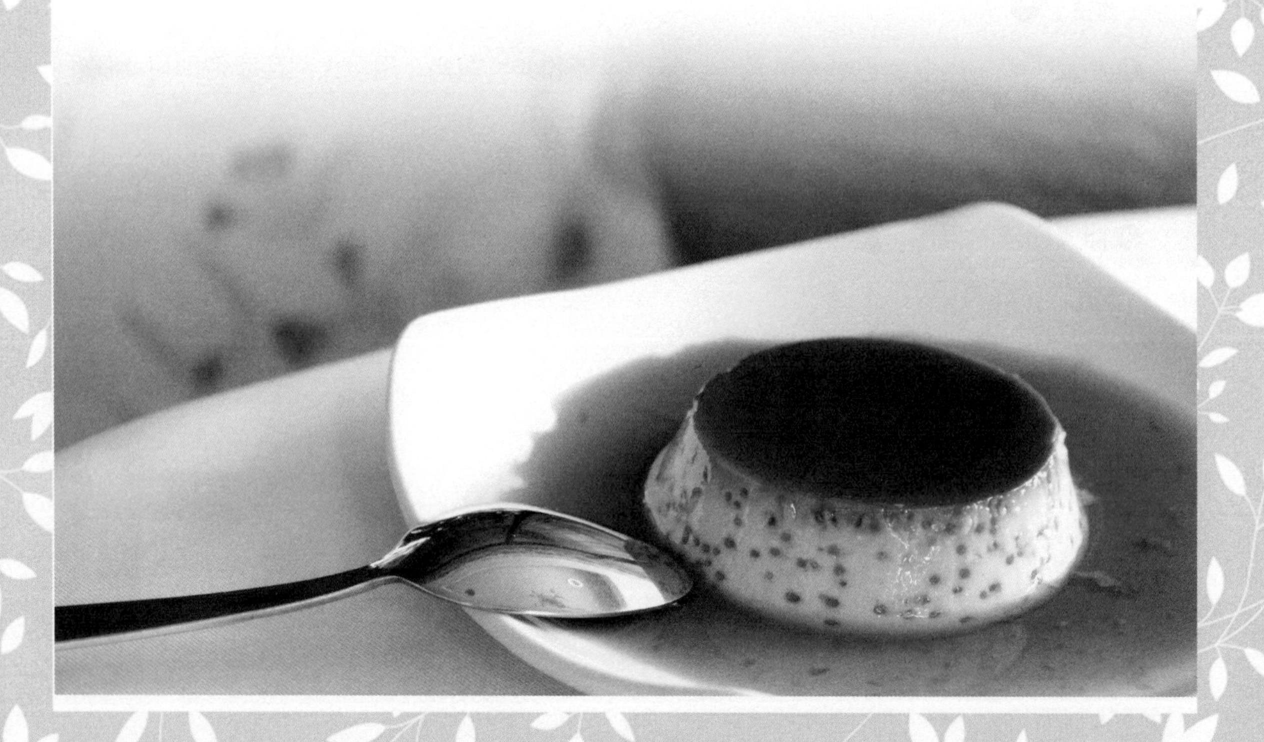

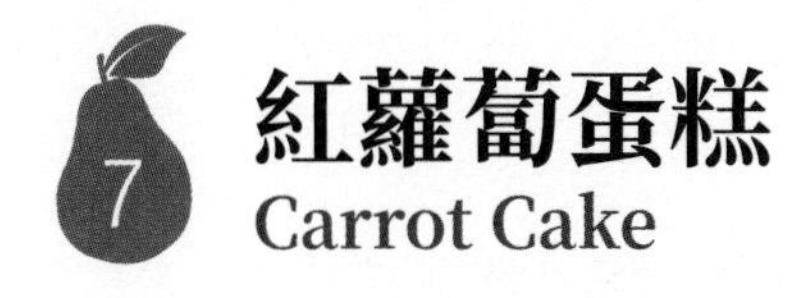

7 紅蘿蔔蛋糕
Carrot Cake

〔材料〕

2根大紅蘿蔔，切絲

1/4杯有機葡萄乾，浸泡在1/3杯的清水中，瀝乾並保留浸泡汁

5顆椰棗，切碎以1/4杯清水浸泡中

1大匙亞麻子，磨碎並混合6大匙的清水當作素蛋粉

1/2杯不加糖的蘋果醬

2大匙龍舌蘭花蜜

1小匙肉桂粉

1/4杯核桃，切碎

約1/3杯葡萄乾果麥片

2杯全麥麵粉

1小匙發酵粉

1小匙蘇打粉

1/4小匙鹽

〔作法〕

❶ 以華氏350度預先加熱烤箱。使用食物調理機的切絲刀片將紅蘿蔔切絲。取出後放在一旁。

❷ 將泡了水的椰棗、椰棗水和葡萄乾水放進攪拌機打成細滑泥狀。

❸ 使用食物調理機將蘋果醬、龍舌蘭花蜜、打成泥狀的椰棗、肉桂和用亞麻子磨成的素蛋粉攪拌至均勻。加入紅蘿蔔絲和葡萄乾，把食材混合。

❹ 在一大碗內混合麵粉、發酵粉、蘇打粉和鹽。將混合物的中心挖空。

❺ 將紅蘿蔔混合物加進乾的食材裡，拌入核桃和葡萄乾果麥片，均勻混合。倒入一個8 x 8吋的不沾烤盤。烘烤35至40分鐘，將牙籤插進蛋糕中心，牙籤拔出時若沒有沾上食材即表示完成。放在一旁冷卻。

〔**備註**〕

- 紅蘿蔔蛋糕的食譜有很多不同版本。我所研發的這份食譜，可算得上是最為健康的做法。
- 紅蘿蔔蛋糕因含有紅蘿蔔，所以常使人誤解它肯定是「健康」食品。據說紅蘿蔔內的分子與人體的血紅蛋白（紅血球）分子最為接近。就養分上來看，紅蘿蔔也的確能對補血和治療有所幫助。紅蘿蔔對內臟表皮組織的健康維持尤其重要。因表皮組織容易成為癌生長的地方。
- 核桃含抗氧化劑和抗發炎的植物營養素，能減低癌症的風險，預防心血管問題、新陳代謝症候群病和糖尿病。
- 椰棗含豐富的纖維、維生素和礦物質。全麥麵粉含植物化學物質，能防禦癌症、心血管疾病和糖尿病。

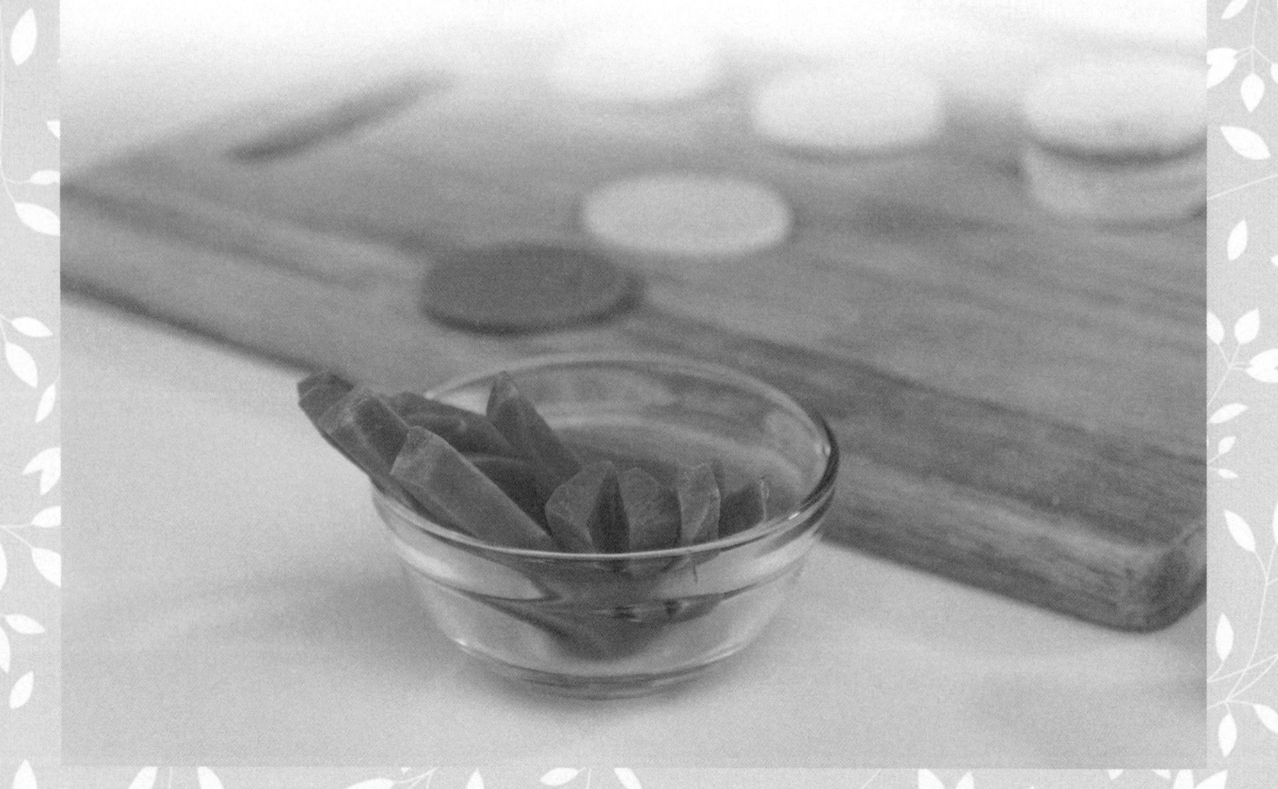

大(漢)麻子核桃果塊
Hemp-Walnut Clusters

〔材料〕

4顆椰棗，切碎，以半杯清水浸泡

1/2杯生核桃

1/4小匙磨碎肉桂粉

適量鹽

1/4杯帶殼的生大（漢）麻子

1大匙龍舌蘭花蜜

〔作法〕

❶在清水中浸泡已切碎的椰棗。

❷切碎核桃成小粒，放在一大碗內。

❸將肉桂粉和鹽加進核桃裡，加入大（漢）麻子，均勻混合。

❹將浸泡過的椰棗和龍舌蘭花蜜放在攪拌機內打至細滑。倒入果仁／種子混合物。再攪拌混合。

❺用勺子將個別的果塊（約一顆大葡萄或櫻桃的大小）放在盤子上。然後放進冷凍箱凝固。可將果塊當作零食或灑在沙拉上，但必須放置冰箱冷藏。

〔 **備註** 〕

- 大(漢) 麻子核桃果塊做法簡單，一會兒功夫即可製成。在夏天時，可省去烹煮的麻煩。這種生食的食譜既富營養，又能充實人體的酵素庫!
- 有些人可能對大(漢) 麻子不太熟悉。最好使用去殼的大(漢) 麻子。其外表像芝麻子，味道卻像葵瓜子。大(漢) 麻子含有易消化的蛋白質和不可缺少的氨基酸。只須3大匙便能提供11克的蛋白質。大(漢) 麻子也能提供均衡的omega-6與omega-3比例。大(漢) 麻子含有益的Gamma-次亞麻油酸（GLA），能提供抗發炎所需之荷爾蒙的建構。此荷爾蒙是燃燒脂肪重要的元素，有助於減輕體重，消除發炎和降低不良的膽固醇。
- 核桃供應抗氧化劑和抗發炎的植物營養素，能降低前列腺癌和乳癌的風險。
- 椰棗含豐富的纖維、維生素和礦物質。椰棗已被證明能減低腹腔癌的風險。

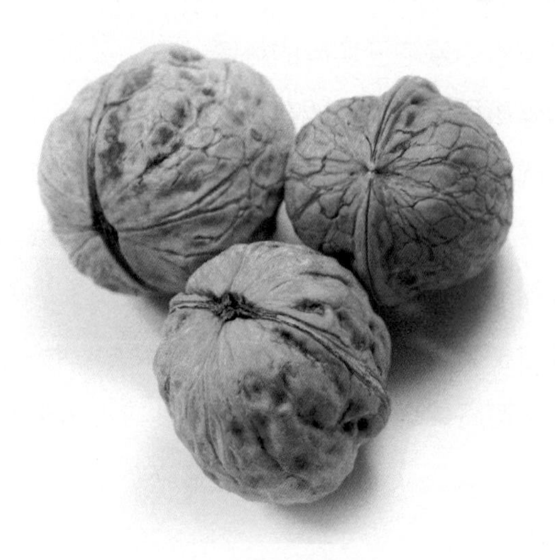

椰子珍珠西谷布丁
Tapioca Pudding from Sago Palm Pearls

〔材料〕

1包西谷椰子珍珠，使用2杯煮熟和浸泡過的西谷椰子珍珠

3杯半清水

1/2杯橙汁

4大匙龍舌蘭花蜜（按口味而定）

〔作法〕

❶按照包裝指示烹調西谷椰子珍珠。

❷將浸泡後瀝過水的西谷珍珠放入裝了清水的湯鍋，用慢火或中火烹調，在變濃時攪拌，以防黏成一團，直到西谷珍珠呈半透明狀時即關火。

❸加入橙汁和龍舌蘭花蜜。冷卻後，放入冰箱冷藏。

〔備註〕

● 西谷椰子珍珠能用來做布丁、水果湯、冰沙、小菜、主菜、麵包和濃化劑。西谷珍珠是從西谷椰子樹的莖部提煉而出，味道像西米。西米則來自木薯。西谷珍珠含低脂肪、纖維和蛋白質，並且只含低量的升糖指數。西谷珍珠也能減低罹患大腸癌的風險。

香蕉腰果布丁
Banana-Cashew Pudding

〔材料〕

1杯腰果奶油（作法請參閱*星號註解）

1根熟香蕉（切成大塊）

1大匙龍舌蘭花蜜

1小匙香草調味

1大匙或更多的清水作混合溶液

適量鹽

半根香蕉，用一大匙椰棗糖煮至焦糖化

腰果碎粒（可以不用）

〔作法〕

❶將腰果奶油、香蕉塊、龍舌蘭花蜜、鹽和清水放在攪拌機打成細滑狀。按需要放入一小匙清水，將食材攪成布丁奶油狀。

❷倒進點心盤裡，放在冰箱冷卻。

❸將椰棗糖塗在每一片香蕉上，使香蕉焦糖化。放在不沾平底鍋上，用中火加熱至呈棕色，小心地將另一面翻過來，也加熱至呈棕色。上菜時，可將焦糖香蕉片放在布丁上作裝飾，同時灑上少許腰果。

＊腰果奶油：

❶一杯腰果浸泡在四杯熱水中浸泡在1/3杯至1/2杯冷水中，擱置一晚。

❷將浸泡過的腰果瀝乾，放在攪拌機內打成細滑奶油狀。

❸存放在玻璃瓶內，在冰箱內可冷藏至一週。此分量可製成一杯腰果奶油。

〔**備註**〕

- 香蕉腰果布丁是一種簡單、不經加熱和烹調的甜點。若預先準備好腰果奶油，只須數分鐘便可製成此甜點。如需作出變化，可改用任何時令水果來代替焦糖香蕉片，放在布丁上作裝飾。

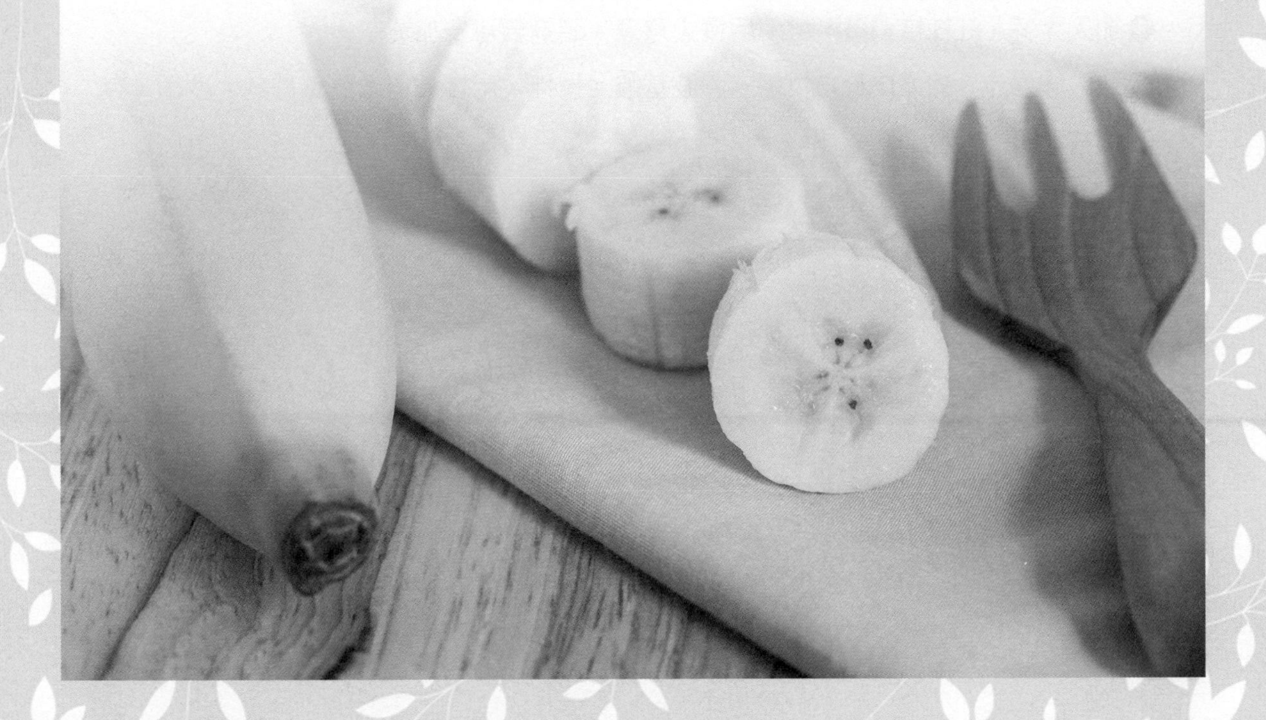

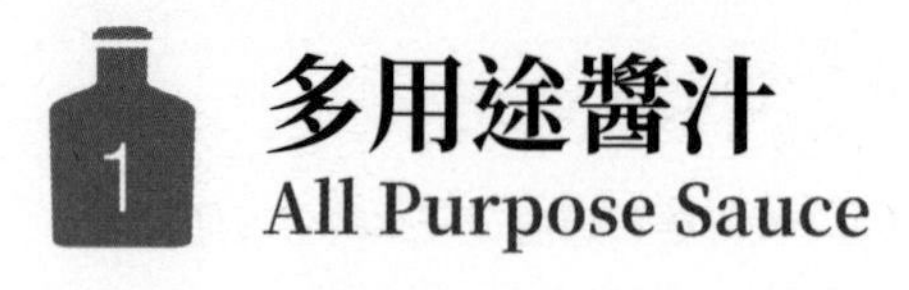

多用途醬汁
All Purpose Sauce

〔材料〕

一顆小洋蔥（一杯，切細）

1/3杯大蒜，切細

一根紅辣椒，切細

兩大匙薑，切細

1顆檸檬（擠出檸檬汁）和檸檬皮，切碎

1/2杯布拉格液體氨基酸（天然無發酵醬油）

〔作法〕

❶ 在煎鍋放入兩杯清水，煮沸

❷ 加入洋蔥，繼續用慢火熬至呈半透明狀。

❸ 加入大蒜、紅辣椒和薑，繼續用慢火熬煮。若需要可多加清水。

❹ 加入檸檬汁、檸檬皮和布拉格液體胺基酸。攪拌，用慢火稍微熬煮片刻。冷卻，存放在冰箱內。

〔備註〕

- 此多用途醬汁可淋在米飯、義大利麵、馬鈴薯、蔬菜沙拉、蔬菜和砂鍋等菜餚上。其中的調味食材（洋蔥、大蒜、紅辣椒、薑和檸檬）均含強力的抗癌化合物。

2 多用途滷汁
All Purpose Marinade

〔材料〕

1/2杯溫水

1大匙未精煉粗糖

1/4杯布拉格液體胺基酸（天然無發酵醬油）

4至6瓣大蒜，剁碎

1根紅辣椒（可以不放）

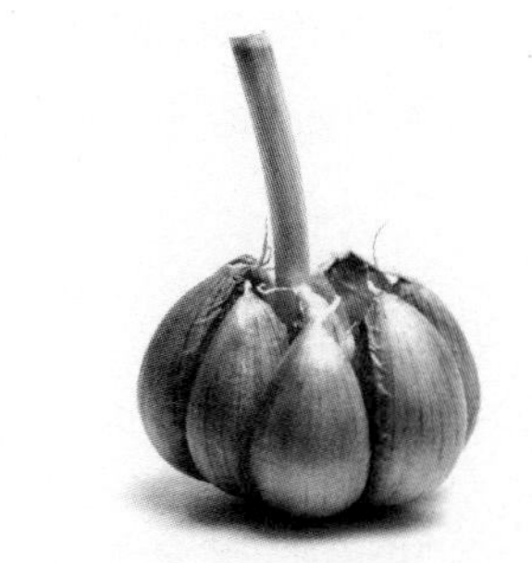

〔作法〕

❶ 在一碗內攪拌溫水和糖至融化。

❷ 加入其他食材。

❸ 用滷汁泡食材30分鐘或整夜。

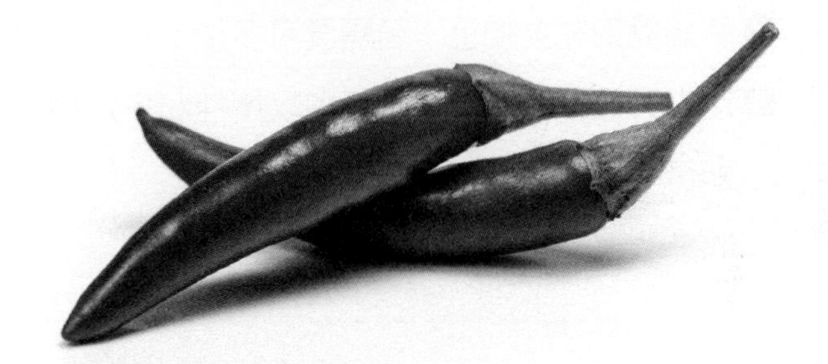

〔備註〕

- 多用途滷汁能將清淡，未調味的食物變得美味。我常使用此滷汁來滷豆腐、麵筋、蘑菇、麥麩、原味的脫水豆製品、海帶和蔬菜。

芡汁滷醬
Thickened Marinade Sauce

〔材料〕

2大匙布拉格液體胺基酸（天然無發酵醬油）

2小匙葛粉（玉米粉）

約半杯清水

〔作法〕

❶ 將約兩杯的食材（脫水的麵筋、豆製品、豆腐和蘑菇等）放在一大容器內。

❷ 將滷醬倒在食物上，若需要可多加清水浸蓋食材。滷一小時或整夜。

❸ 用中火煎炒。若需要，可加以攪拌和多加清水。蓋上蓋子烹調至大部分的水分收乾即可。

〔備註〕

- 滷製過的「素肉」可單獨上菜或和其他蔬菜一起食用。我也將此滷醬淋在蔬菜、馬鈴薯和麵條上。

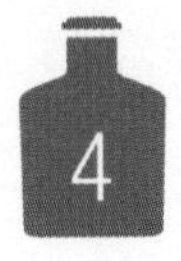

生腰果白醬
Raw Cashew White Sauce

〔材料〕

1/2杯生腰果，以半杯清水浸泡

1/4小匙小茴香粉

1小匙洋蔥粉

1/4小匙鹽

1根紅椒作裝飾，切碎

〔作法〕

❶ 將所有食材放進攪拌機攪拌至細滑。

❷ 倒在已煮熟的蔬菜上。灑上切碎的新鮮紅椒或壓碎的胡椒乾。

〔備註〕

- 此不經加熱和烹調的食譜能快速點綴任何菜餚。只須把生腰果白醬倒在煮熟的蔬菜上，用新鮮紅椒作裝飾。此白醬能為清蒸或煮熟的蔬菜增添口味。此白醬也能放在烤馬鈴薯上作裝飾配料。

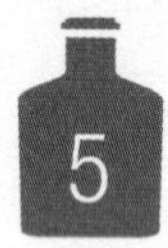

奶油白醬
Creamy White Sauce

〔材料〕

1/2杯生腰果浸泡在兩杯清水中

1小匙鹽

1小匙洋蔥粉

1小匙大蒜粉

2小匙葛粉

〔作法〕

❶將食材放進攪拌機攪拌至細滑。

❷使用小煮鍋，用慢火熬至起泡，攪拌，可與義大利麵或煮熟的蔬菜一同上菜。

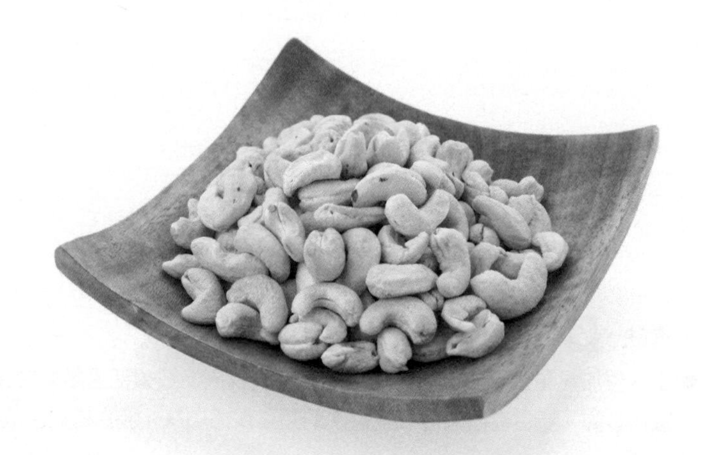

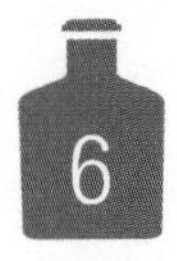

腰果滷汁
Cashew Nut Gravy

〔材料〕

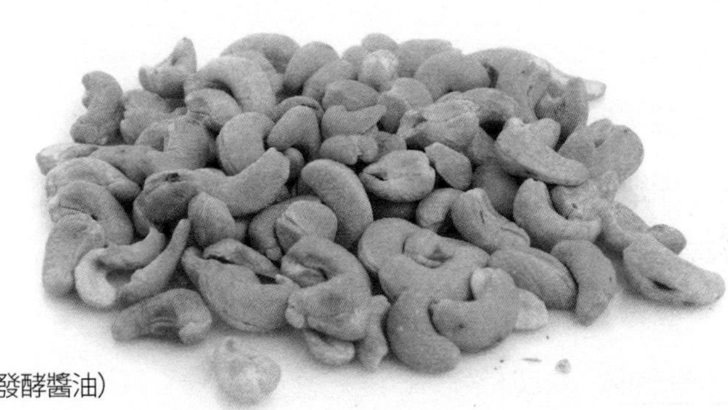

1杯清水

1大匙生腰果

1大匙洋蔥粉

1/2小匙大蒜粉

1大匙葛粉或玉米粉

1大匙布拉格液體胺基酸（天然無發酵醬油）

〔作法〕

將所有食材放進攪拌機攪拌至細滑。倒入小鍋，用慢火烹調至變成濃稠。經常攪拌，若太濃可多加清水。此多用途滷汁可使用在煮熟的義大利麵、麵條、馬鈴薯、米飯或主菜上。

7 杏仁和白豆沾醬
Almond and White Bean Dip

〔材料〕

1/4杯生杏仁

3瓣大蒜，剁碎

1大匙迷迭香葉，切碎

2杯罐頭裝白豆，瀝乾

1小匙鹽

1/8小匙辣椒（可以不放）

〔作法〕

❶ 在一平底鍋用中火烘烤杏仁2至3分鐘。攪拌至輕微烘烤狀，但不要燒焦，取出冷卻。

❷ 在同一煎鍋內加入3至4大匙的清水，把大蒜和迷迭香嫩煎1至2分鐘。

❸ 將大蒜／迷迭香混合物，豆和調味料放進食物調理機，打成細滑。加入烤好的杏仁和2至3大匙的清水，把杏仁和所有食材打至細狀。

〔備註〕

- 此杏仁和白豆沾醬能與生的素肉、烘烤過的皮塔麵包、餅乾、三明治和薯片一起食用。
- 白豆內的抗氧化劑能保護人體不受細胞破壞所引致的退化性疾病。白豆含鉬，是一種能中和毒素的礦物質。
- 迷迭香能刺激控制人體雌激素的肝酵素，從而防禦乳癌。迷迭香含豐富的維生素A，能抵禦肺癌和口腔癌。

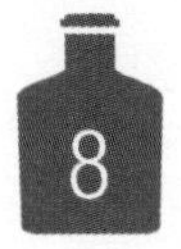

自製豆乳優格
Homemade Soy Yogurt

〔材料〕

1盒不含精製糖及乳製品的豆乳優格（用作發酵劑）

1盒有機無糖豆奶或任何無糖豆奶

3個附蓋子的500毫升玻璃瓶

〔作法〕

❶ 在一個不銹鋼鍋裡盛滿半鍋的清水，用中火煮滾。

❷ 在燒水時將豆奶分別倒進3個瓶子裡，每瓶大約盛3/4滿。

❸ 將兩大匙的豆乳優格發酵劑逐一放進每個瓶子。攪拌至均勻。將蓋子輕放在瓶子上，不要扭緊。

❹ 當水溫達華氏120度時，將瓶子放進鍋裡。關火，蓋上鍋蓋，放在爐子上。

〔備註〕

- 天氣若炎熱，可將盛了熱水的鍋移到室外，用太陽能源加熱4至5小時。優格會變成微硬狀態。然後將優格冷藏在冰箱內兩週。可保留其中一瓶作下一批的發酵劑。若住在陽光較猛烈（多達4小時強烈陽光）的地方，可以將優格瓶子直接放在室外的桌子上，無須用熱水浸泡。優格一般能在3小時內完成。

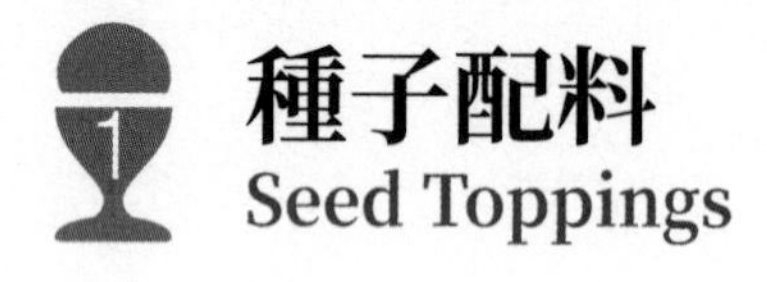

種子配料
Seed Toppings

〔材料〕

以下食材請使用相等分量——

生芝麻子

生亞麻子

生南瓜子

生葵瓜子

〔作法〕

❶ 使用種子或咖啡研磨機將芝麻子磨成細粉狀。持續把其他的種子磨碎。

❷ 將所有磨好的種子放在大碗內，均勻混合。儲存在玻璃瓶內，放進冰箱冷藏。在一週之內食用。

〔備註〕

- 磨碎的種子能灑在任何食物上。此食譜能提供重要的氨基酸、脂肪酸和礦物質；含豐富的維生素E、纖維和活酵素。
- 半杯芝麻子所含的鈣質比半杯牛奶所含的鈣質高出三倍。芝麻子能預防高血壓和保護肝臟不受氧化損傷。
- 亞麻子所含的木酚素（抗氧化劑）比其他植物性食物更多，能防禦癌症，尤其是乳癌，因它能阻擋激素新陳代謝的酵素發效，並且阻礙腫瘤的生長和擴散。
- 南瓜子含有豐富的抗癌物質，可對抗乳癌和前列腺癌。葵瓜子含豐富的維生素E，有助細胞不受自由基的破壞。一盎司葵瓜子能提供人體每日所需35%的維生素E。葵瓜子含銅，有助皮膚和髮質的健康。只需一盎司的葵瓜子，已能提供超過50%人體每日所需要吸收的銅。

加味芝麻子
Seasoned Sesame Seeds

〔材料〕

1/4杯芝麻子

1小匙大蒜粉

1/2小匙鹽

1/4小匙奧勒岡葉粉或百里香粉（或兩小匙乾香草）

〔作法〕

❶將芝麻子放在烤麵包機烘烤至呈金黃色。

❷與調味料混合。冷卻後儲存在密封的瓶子。若有口徑較大的鹽罐，可將已調味的芝麻子存放在內。可以用來灑在沾醬、沙拉、米飯、義大利麵或其他菜色上。

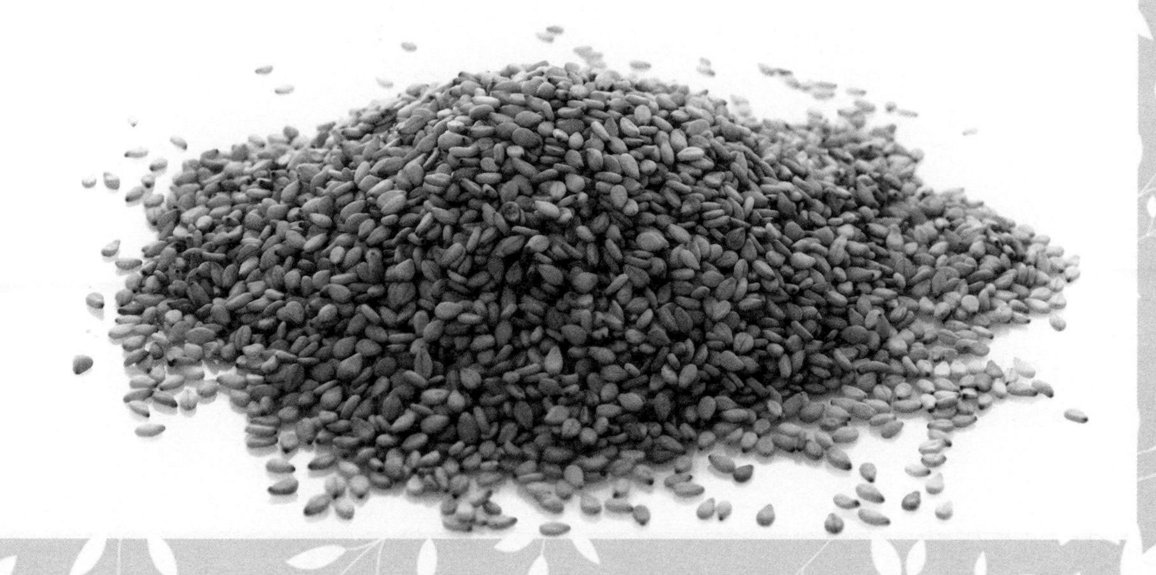

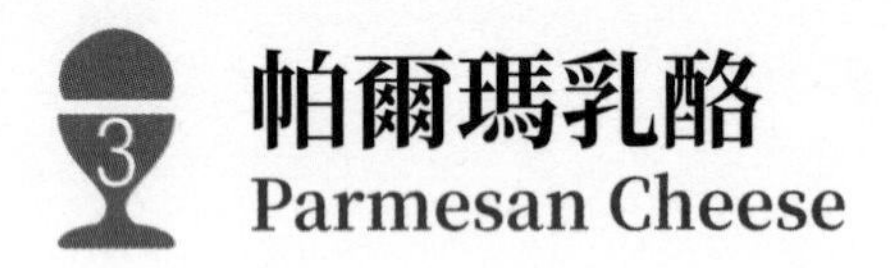

帕爾瑪乳酪
Parmesan Cheese

〔材料〕

1/4杯芝麻子

3小匙洋蔥粉

1/2杯營養酵母

1/2小匙鹽

〔作法〕

❶用華氏350度在烤箱或烤麵包機稍為烘烤芝麻子。

❷將烤好的種子磨碎和其餘的食材混合。

〔備註〕

● 此乳酪是很好的裝飾配料，適宜用在義大利麵條和沙拉。

自製杏仁奶油
Homemade Almond Butter

〔**材料**〕

一杯整顆的生杏仁，連皮（整夜保存在冷凍庫）

〔**作法**〕

使用Champion 牌的榨汁機：

❶ 使用Champion品牌的榨汁機，於啟動時將一把冷凍的杏仁放入榨汁機裡。使用榨汁棒慢慢將杏仁擠下。結凍的杏仁便可製成杏仁奶油。

❷ 將其保存在玻璃瓶內，放在冰箱冷藏。一杯未經加熱和烹調的杏仁，可製成約一杯的杏仁奶油。

使用VitaMix 牌的料理機（攪拌機）**：**

❶將兩杯的杏仁隔夜浸泡在清水中，瀝乾。

❷ 將浸泡過和瀝乾的杏仁放進VitaMix牌的攪拌機。用高速將杏仁打成細滑的奶油狀，再用棒子將杏仁往下推。

❸ 保存在玻璃瓶內，放進冰箱冷藏。

〔**備註**〕

- 生杏仁是硒（抗氧化劑其中的一種）、鈣、磷、鎂等礦物質，以及維生素E、蛋白質和纖維的最佳來源。杏仁含良好的單元不飽和脂肪，能幫助降低膽固醇，減少冠心疾病和癌症，延長壽命。

班氏特製香辣羽衣甘藍薯片
Ben's Spicy Kale Chips

〔材料〕

1袋包裝（10盎司）羽衣甘藍或一束新鮮的羽衣甘藍（除掉中間硬莖，將菜葉切成小片尺寸）

2張生海帶海苔片

1大匙橄欖油

1大匙布拉格液體胺基酸（天然無發酵醬油）

1大匙營養酵母

1大匙脫水剁碎的洋蔥

半小匙鹽（按口味）

搖灑2至3下辣椒（可以不放）

搖灑2至3下壓碎的紅辣椒乾（可以不放）

〔作法〕

❶將所有食材放入大碗內。用手均勻搓揉。

❷預先在脫水器的四個托盤上鋪好烘焙紙，將食材分別放在四個托盤上，用華氏118度烘乾2小時或至理想的香脆度。

〔備註〕

- 海帶海苔片乃是像紙一般薄的乾海苔。海苔含蛋白質、食物纖維、維生素和礦物質。
- 只需一杯的羽衣甘藍就能提供人體每日所需之1,327%的維生素K。此維生素能防禦多種癌症和老人癡呆症。羽衣甘藍提供192%的維生素A和89%的維生素C。每卡路里的羽衣甘藍比鮮奶含更高的鈣質，比牛肉含更多的鐵質。羽衣甘藍亦含豐富的纖維和硫磺。

素蛋液
Egg Replacer and Binding Agent

〔材料〕

將一大匙磨好的大（漢）麻子拌入三大匙的清水，作為一顆雞蛋的份量。

將一大匙的亞麻子餅粉拌入三大匙的清水或果汁，作為一顆雞蛋的份量。

將一大匙的亞麻子磨成粉，拌入6大匙的清水，作為兩顆雞蛋的份量。

將一大匙完整的亞麻子用水完全浸蓋，放在一旁，便形成凝膠狀的蛋白液體。

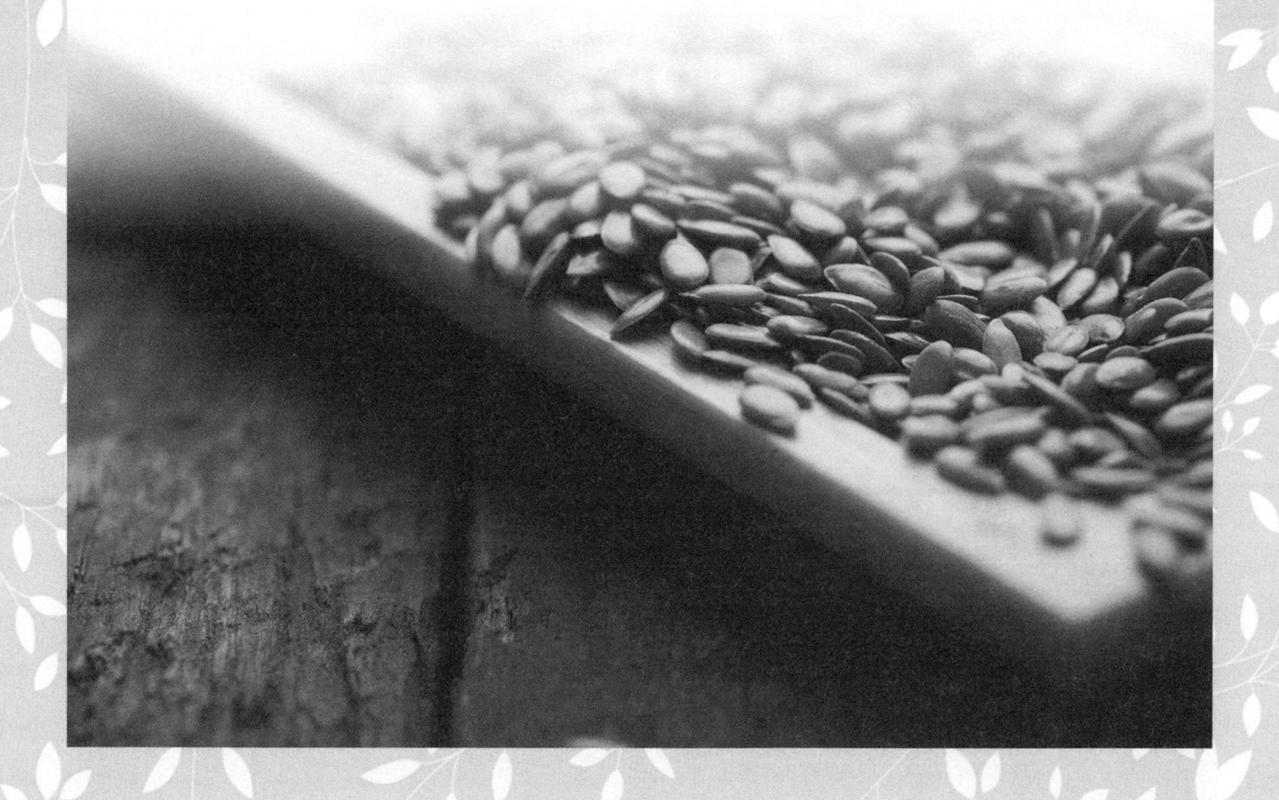

國家圖書館出版品預行編目資料

遏阻癌細胞；/ 植物療法新視野，抗癌食譜100+道
劉漢新、王守美著；-- 初版.-- 臺北市：時兆, 2018.10
面； 公分
譯自：Stop cancer with Phytotherapy : With 100+
Anti-cancer Recipes
ISBN 978-986-6314-82-7（平裝）

1.癌症 2. 食療 3食譜

417.8 107012967

遏阻癌細胞

植物療法新視野，抗癌食譜100+道

作　者　劉漢新、王守美
譯　者　李秀華翻譯團隊（李秀華、姜瑩文、李斌祥、沈津、李婷婷、洪慈恩、顏素惠）

董事長　金時英
發行人　周英弼
出版者　時兆出版社
客服專線　0800-777-798
電　話　886-2-27726420
傳　真　886-2-27401448
地　址　台灣台北市105松山區八德路2段410巷5弄1號2樓
網　址　http://www.stpa.org
電　郵　stpa@ms22.hinet.net

主　編　周麗娟
文字校對　林思慧
封面設計　時兆設計中心、馮聖學
美術編輯　時兆設計中心、林俊良
法律顧問　元輔法律事務所　電話：886-2-27066566

商業書店　總經銷　聯合發行股份有限公司 TEL：886-2-29178022
基督教書房　0800-777-798
網路商店　http://www.pcstore.com.tw/stpa
電子書店　http://www.pubu.com.tw/store/12072

ISBN　978-986-6314-82-7
定　價　新台幣420元　美金20元
出版日期　2018年10月 初版1刷
2019年4月　初版2刷